Rumi Ichinohe

foi olhando para você...

Kimi no Yokogao o Miteita

きみの横顔を見ていた

volume um

①

Tradução
Drik Sada

TAVERNA do REI editora

São Paulo, 2025

"Foi olhando para você..."

volume um

Índice

"Foi olhando para você..."

lhando

você...

"Foi olhando para você..."

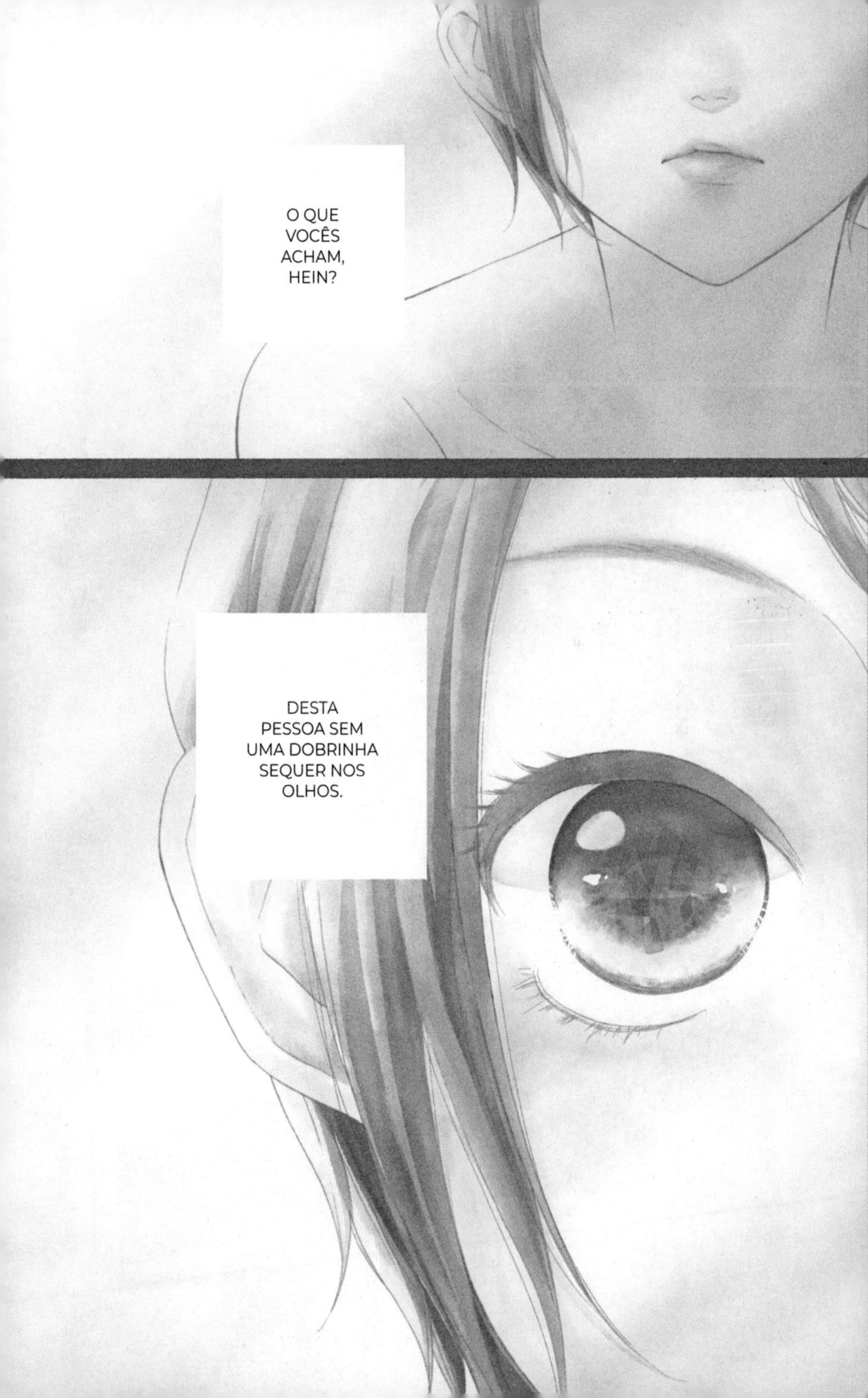
O QUE VOCÊS ACHAM, HEIN?
DESTA PESSOA SEM UMA DOBRINHA SEQUER NOS OLHOS.

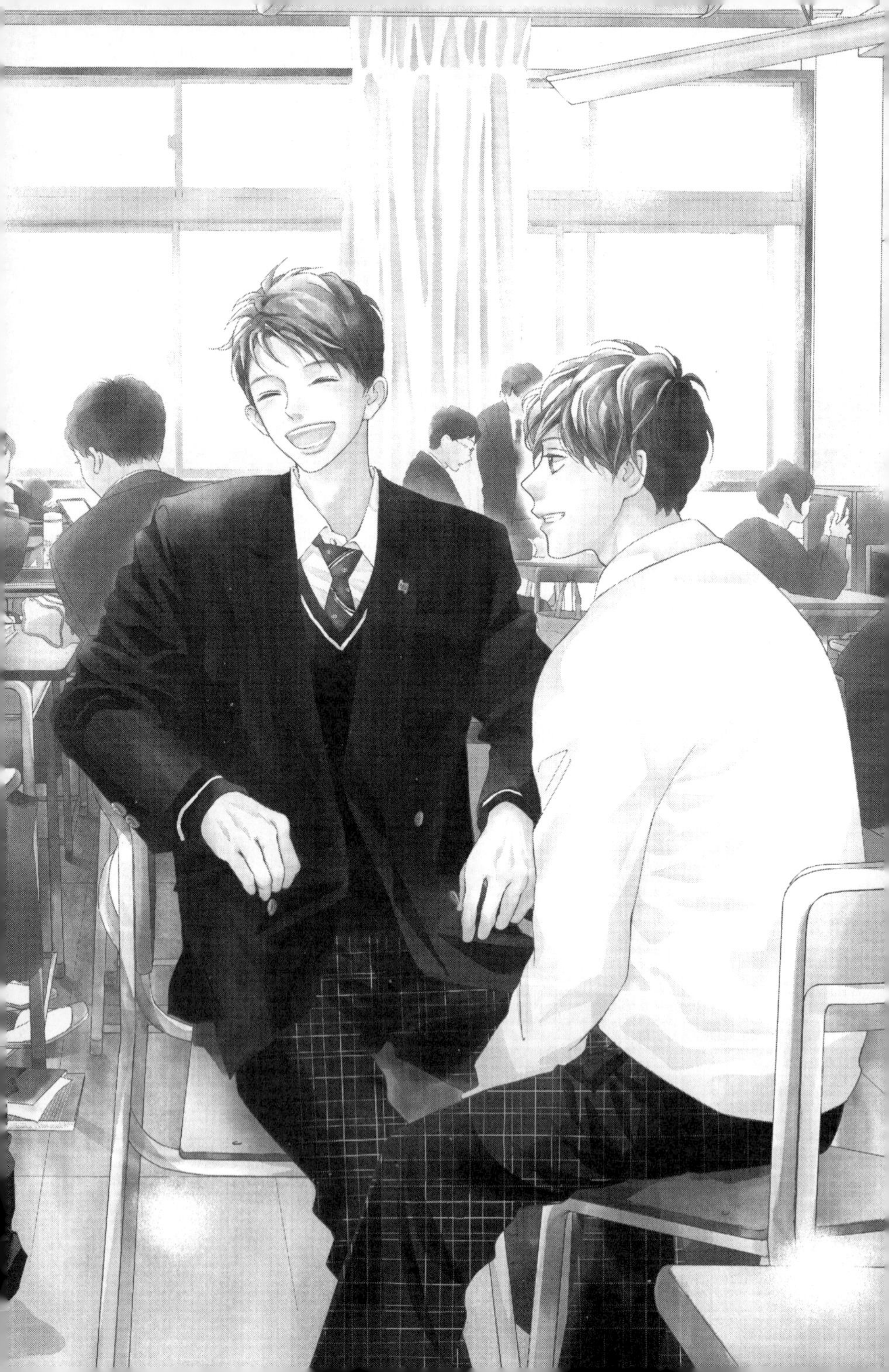

CAPÍTULO 1

Hikari Mori dos olhos sem dobrinha ①

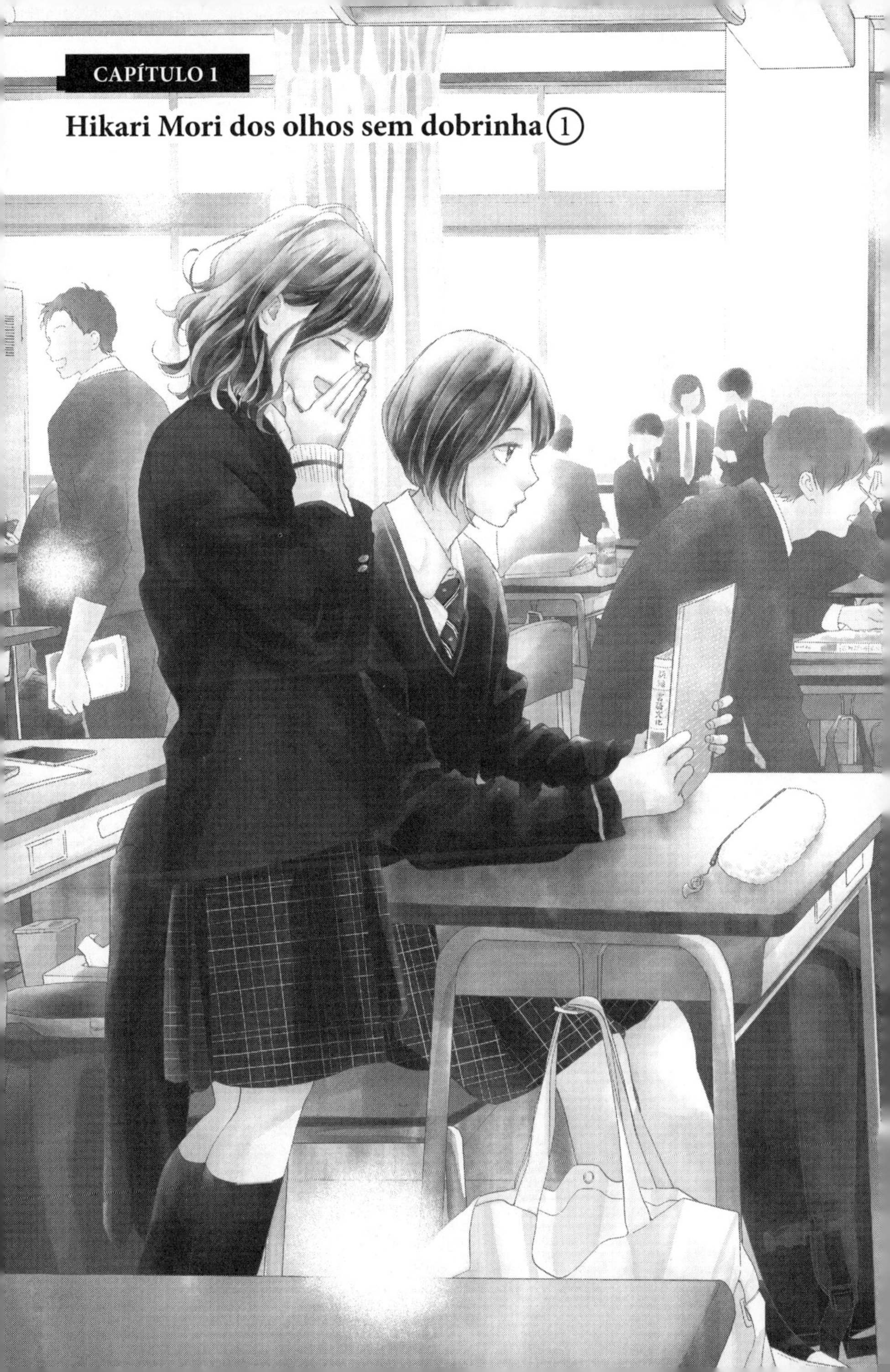

“Foi olhando para você...”

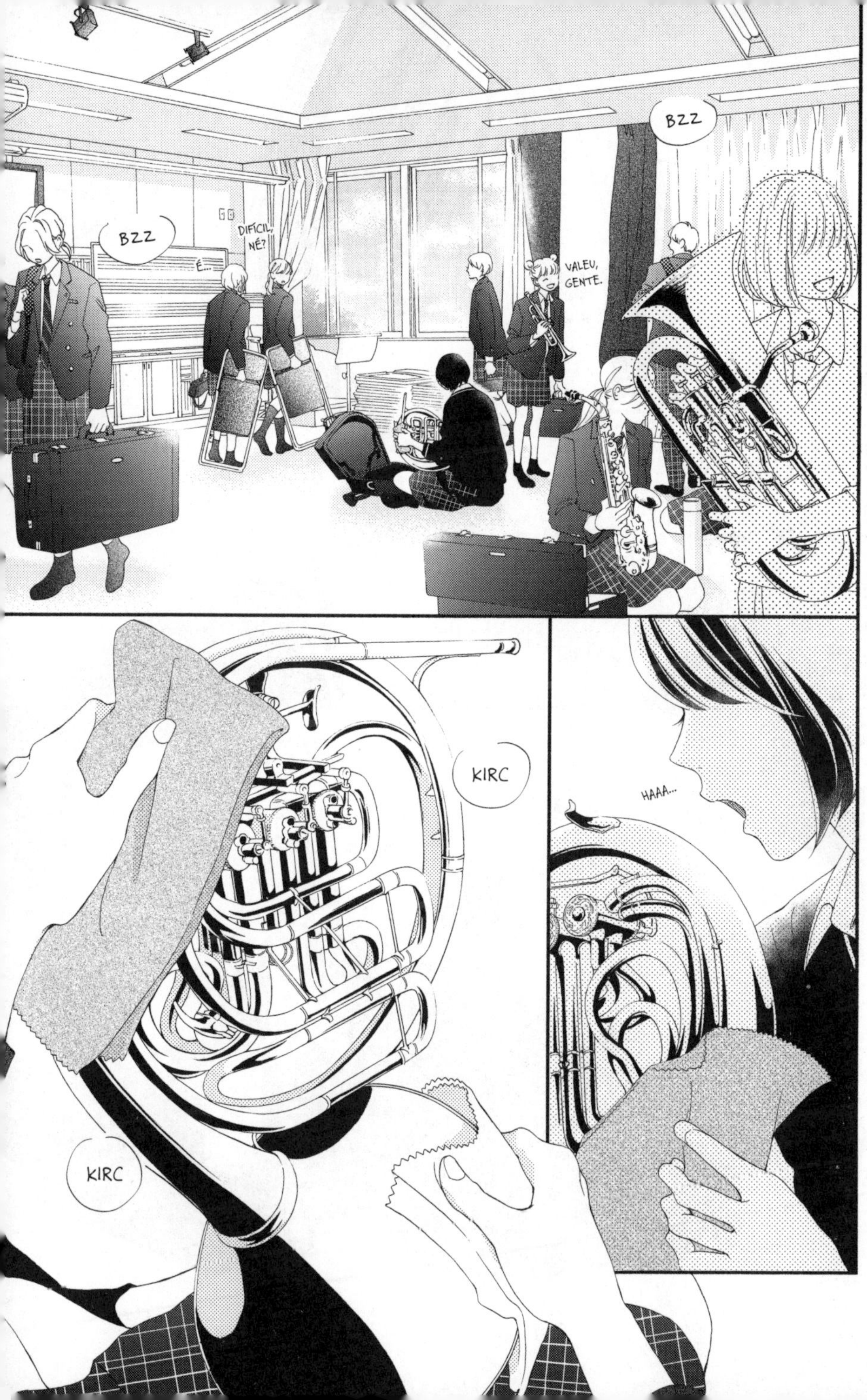
BZZ
VALEU, GENTE.
DIFÍCIL, NÉ?
É...
BZZ
HAAA...
KIRC
KIRC

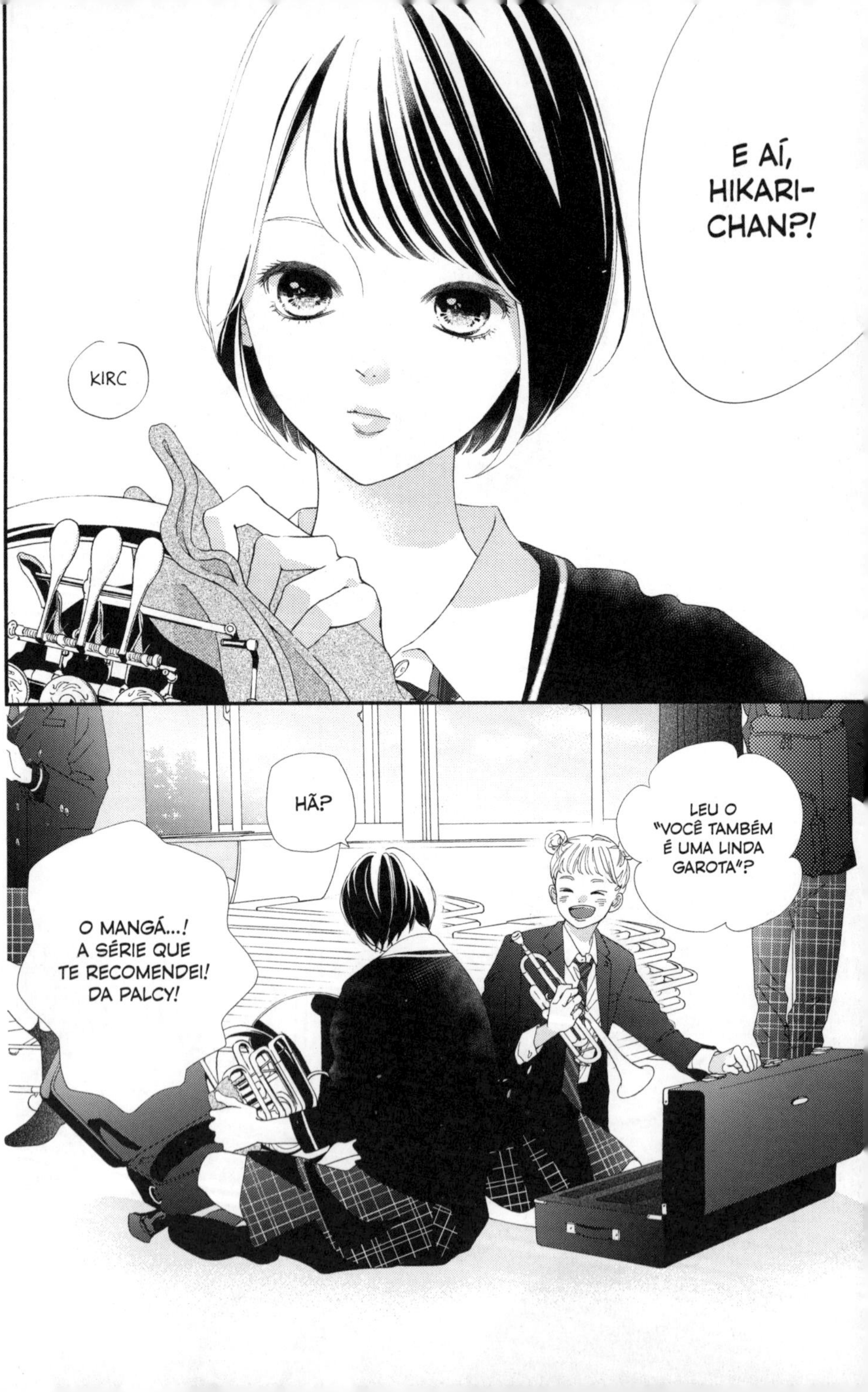
E AÍ, HIKARI-CHAN?!
KIRC
LEU O "VOCÊ TAMBÉM É UMA LINDA GAROTA"?
HÃ?
O MANGÁ...! A SÉRIE QUE TE RECOMENDEI! DA PALCY!

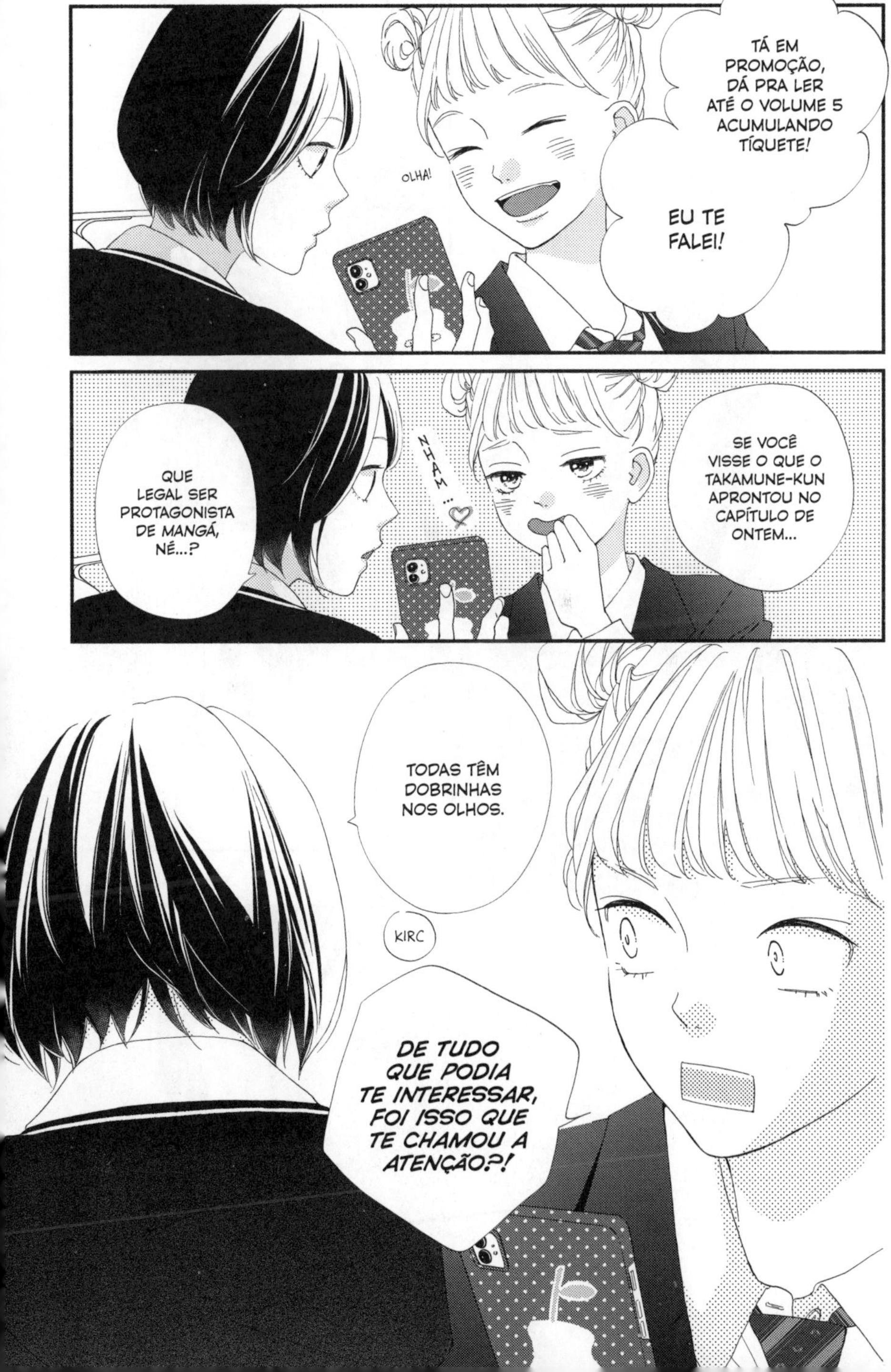
TÁ EM PROMOÇÃO, DÁ PRA LER ATÉ O VOLUME 5 ACUMULANDO TÍQUETE!
EU TE FALEI!
OLHA!
SE VOCÊ VISSE O QUE O TAKAMUNE-KUN APRONTOU NO CAPÍTULO DE ONTEM...
NHAM...
QUE LEGAL SER PROTAGONISTA DE MANGÁ, NÉ...?
TODAS TÊM DOBRINHAS NOS OLHOS.
KIRC
DE TUDO QUE PODIA TE INTERESSAR, FOI ISSO QUE TE CHAMOU A ATENÇÃO?!

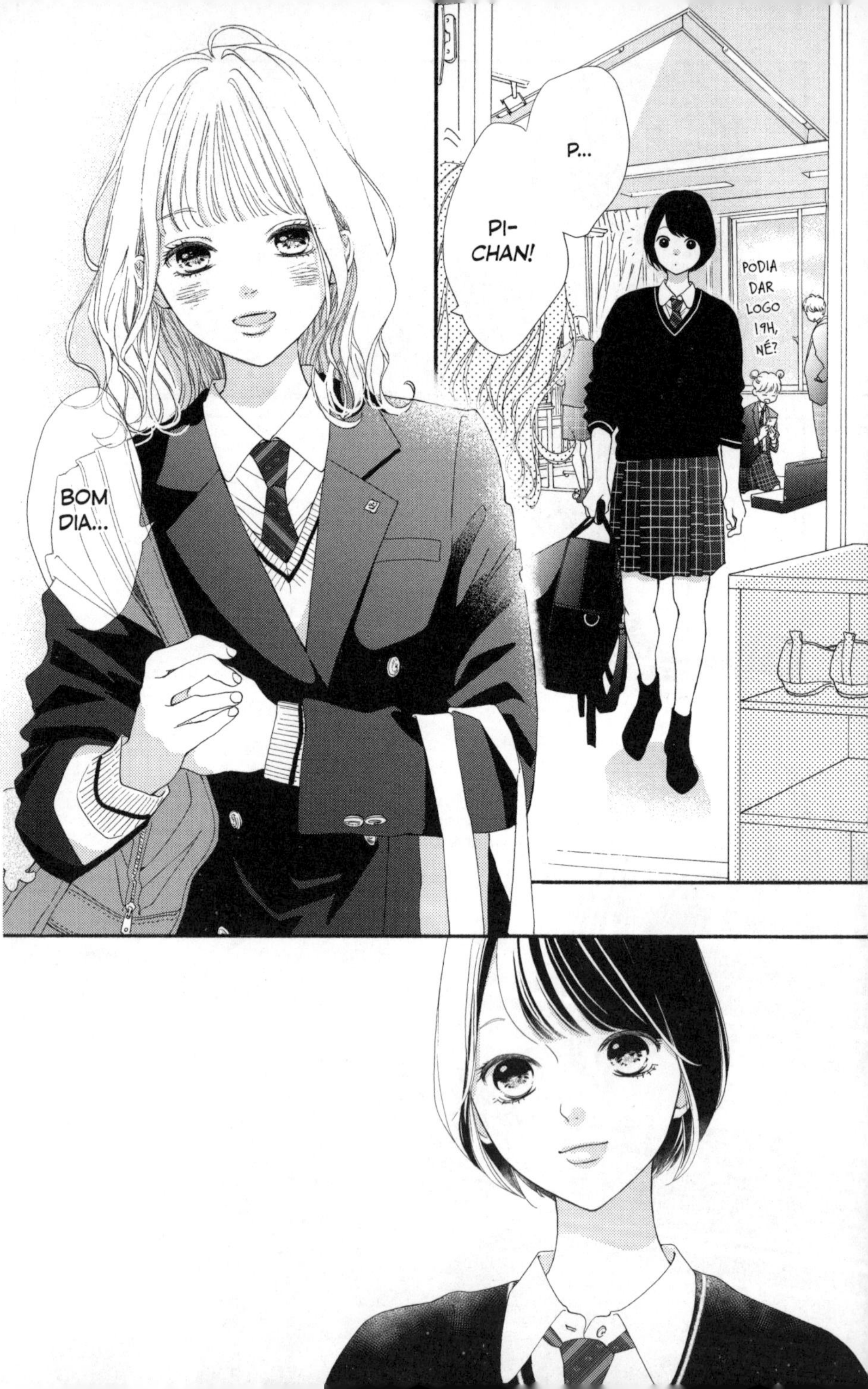
P...
PI-
CHAN!
PODIA DAR LOGO 19H, NÉ?
BOM DIA...

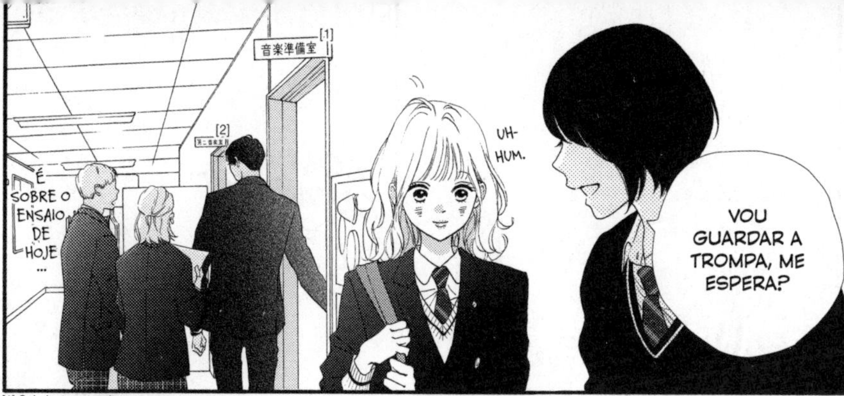
VOU GUARDAR A TROMPA, ME ESPERA?
UH-HUM.
音楽準備室 [1]
[2]
É SOBRE O ENSAIO DE HOJE ...

[1] Sala Instrumental
[2] Sala de Música 2

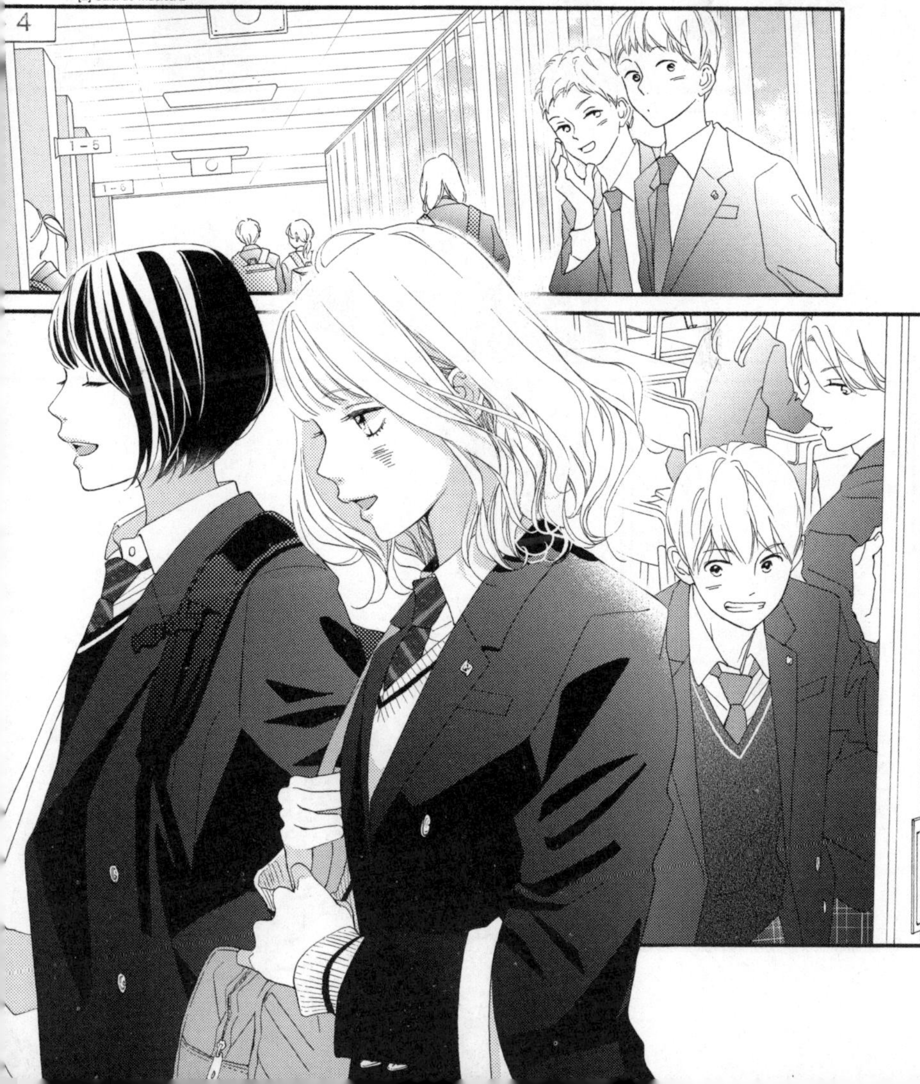

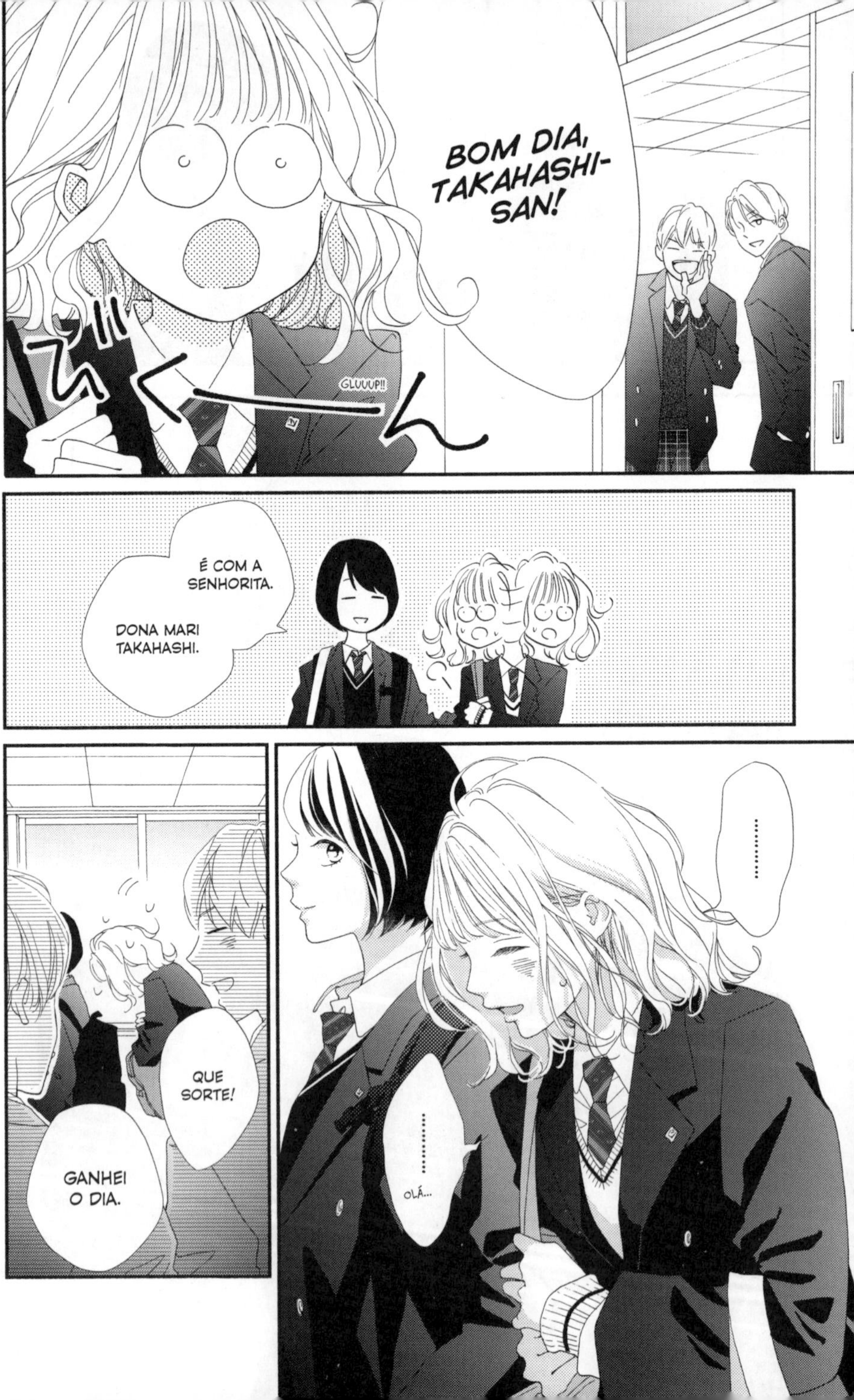
BOM DIA, TAKAHASHI-SAN!
GLUUUP!!
É COM A SENHORITA.
DONA MARI TAKAHASHI.
....
....
OLÁ...
QUE SORTE!
GANHEI O DIA.

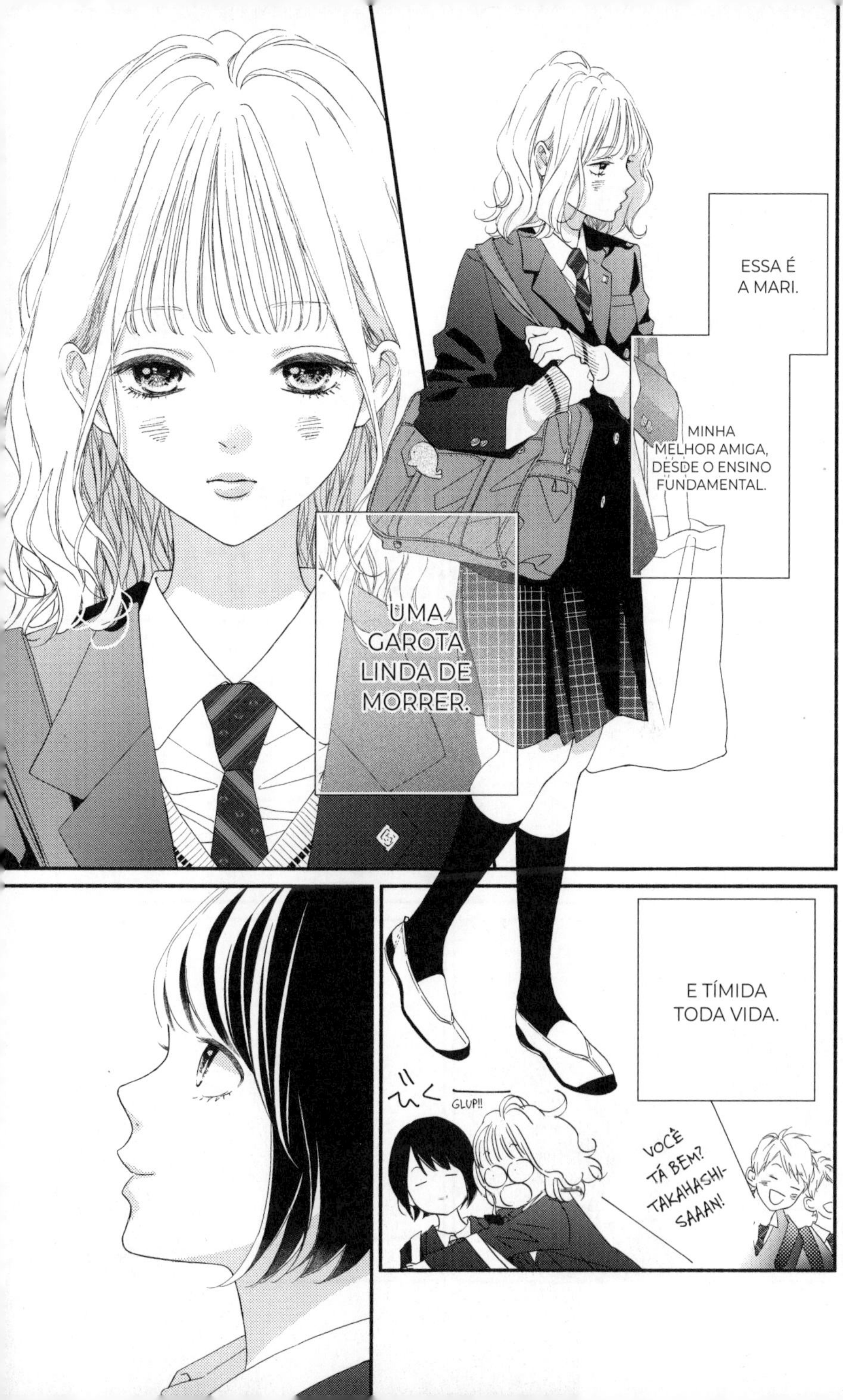
ESSA É A MARI.
MINHA MELHOR AMIGA, DESDE O ENSINO FUNDAMENTAL.
UMA GAROTA LINDA DE MORRER.
E TÍMIDA TODA VIDA.
VOCÊ TÁ BEM? TAKAHASHI-SAAAN!
GLUP!!

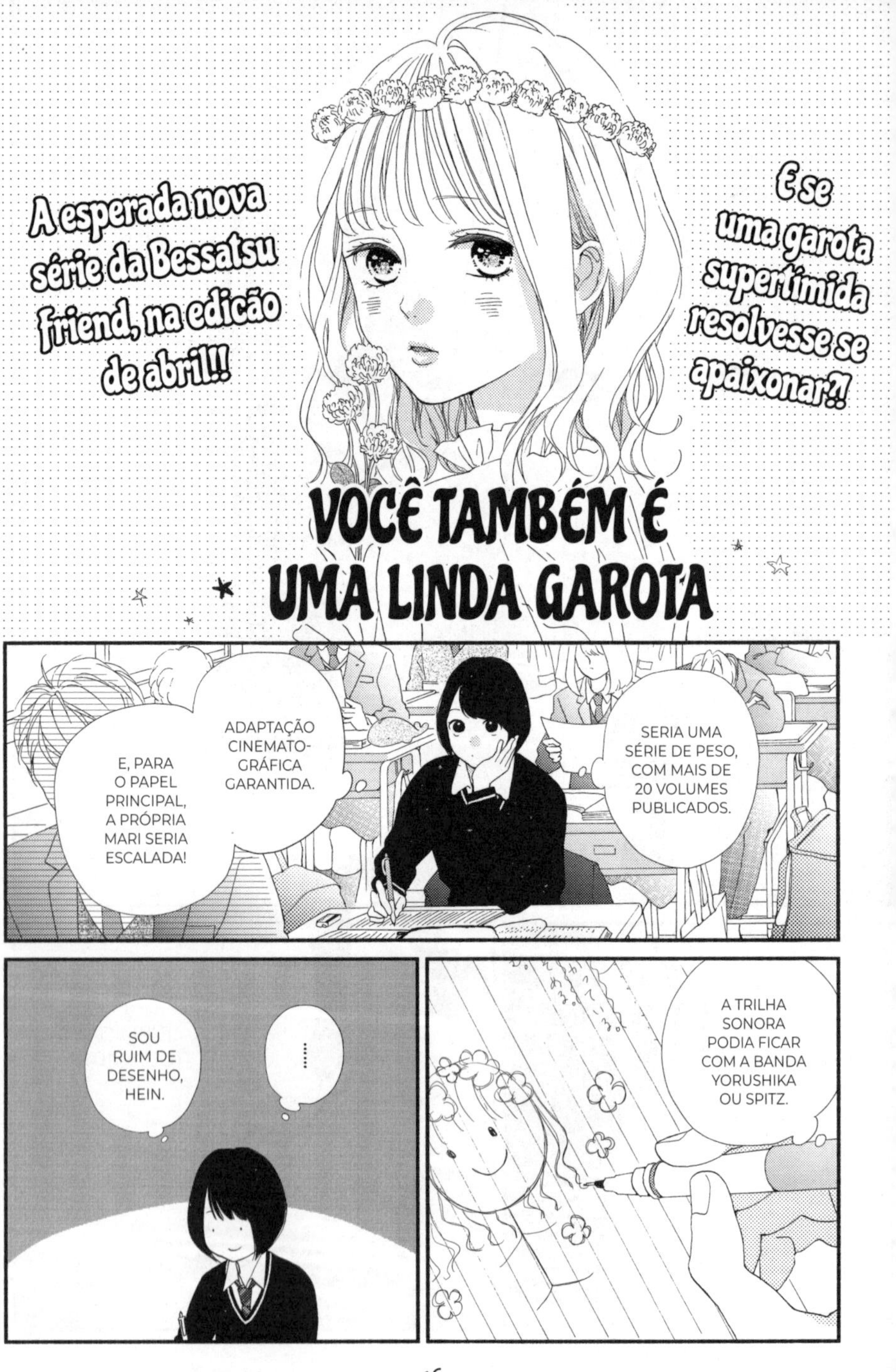
É se uma garota supertímida resolvesse se apaixonar?!
A esperada nova série da Bessatsu friend, na edição de abril!!
VOCÊ TAMBÉM É UMA LINDA GAROTA
SERIA UMA SÉRIE DE PESO, COM MAIS DE 20 VOLUMES PUBLICADOS.
ADAPTAÇÃO CINEMATO-GRÁFICA GARANTIDA.
E, PARA O PAPEL PRINCIPAL, A PRÓPRIA MARI SERIA ESCALADA!
A TRILHA SONORA PODIA FICAR COM A BANDA YORUSHIKA OU SPITZ.
……
SOU RUIM DE DESENHO, HEIN.

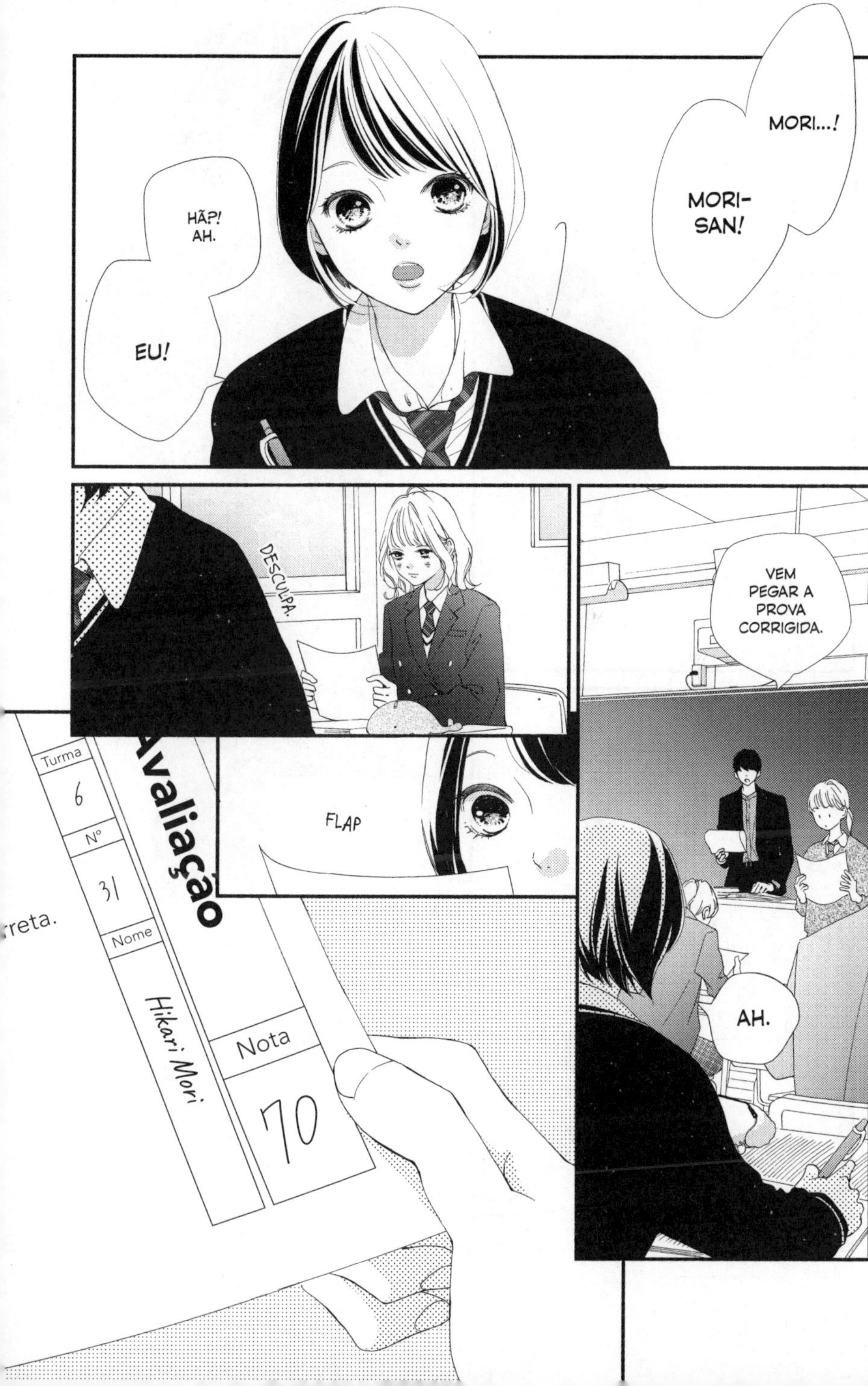
MORI...!
MORI-SAN!
HÃ?! AH.
EU!
VEM PEGAR A PROVA CORRIGIDA.
DESCULPA.
AH.
FLAP
Avaliação
Turma
6
Nº
31
Nome
Hikari Mori
Nota
70
rreta.

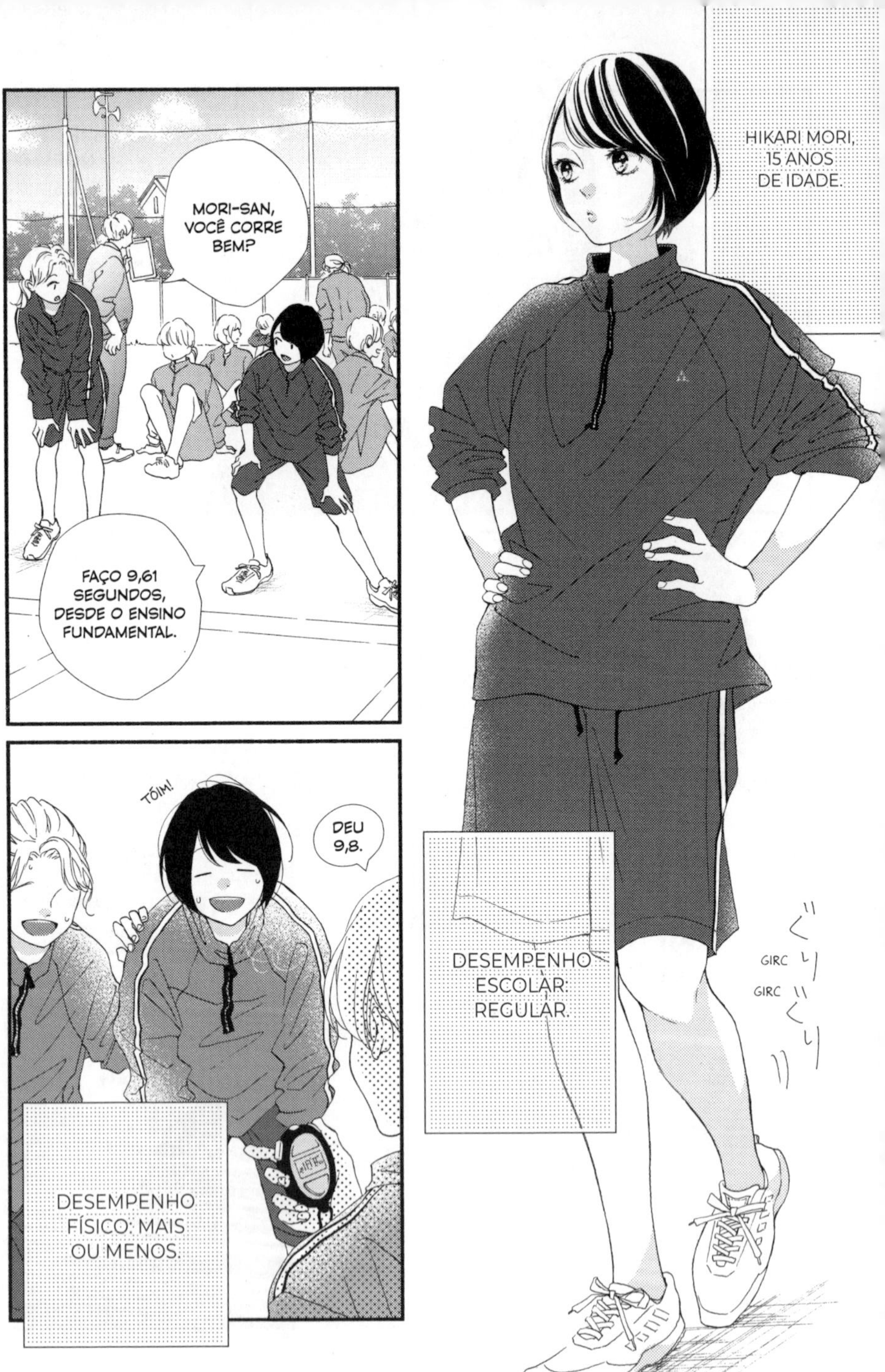
HIKARI MORI, 15 ANOS DE IDADE.
DESEMPENHO ESCOLAR: REGULAR.
GIRC
GIRC
MORI-SAN, VOCÊ CORRE BEM?
FAÇO 9,61 SEGUNDOS, DESDE O ENSINO FUNDAMENTAL.
TÓIM!
DEU 9,8.
DESEMPENHO FÍSICO: MAIS OU MENOS.

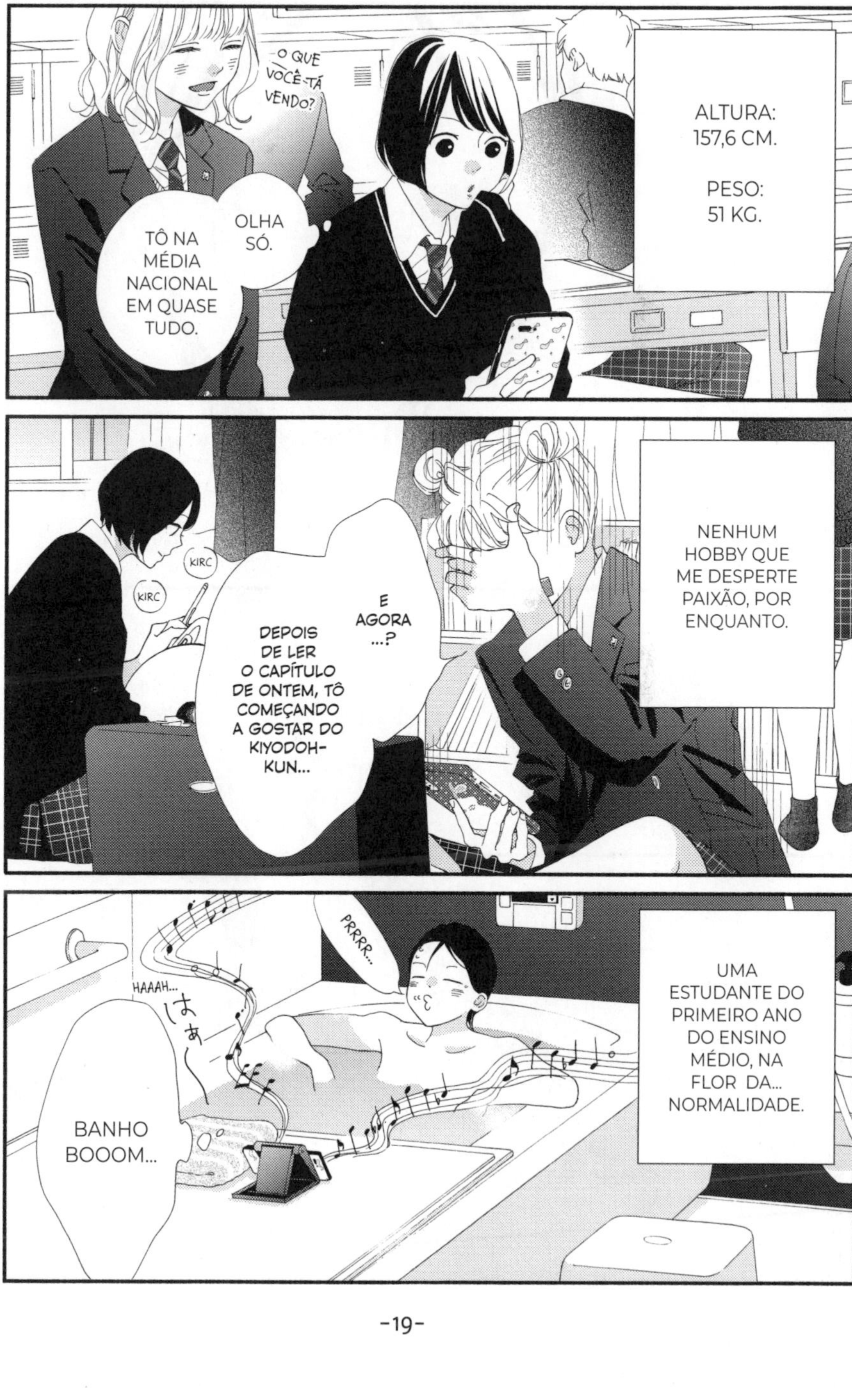
ALTURA: 157,6 CM.
PESO: 51 KG.
O QUE VOCÊ-TÁ VENDO?
OLHA SÓ.
TÔ NA MÉDIA NACIONAL EM QUASE TUDO.
NENHUM HOBBY QUE ME DESPERTE PAIXÃO, POR ENQUANTO.
E AGORA ...?
DEPOIS DE LER O CAPÍTULO DE ONTEM, TÔ COMEÇANDO A GOSTAR DO KIYODOH-KUN...
KIRC
KIRC
UMA ESTUDANTE DO PRIMEIRO ANO DO ENSINO MÉDIO, NA FLOR DA... NORMALIDADE.
PRRRR...
HAAAH...
はあ〜
BANHO BOOOM...

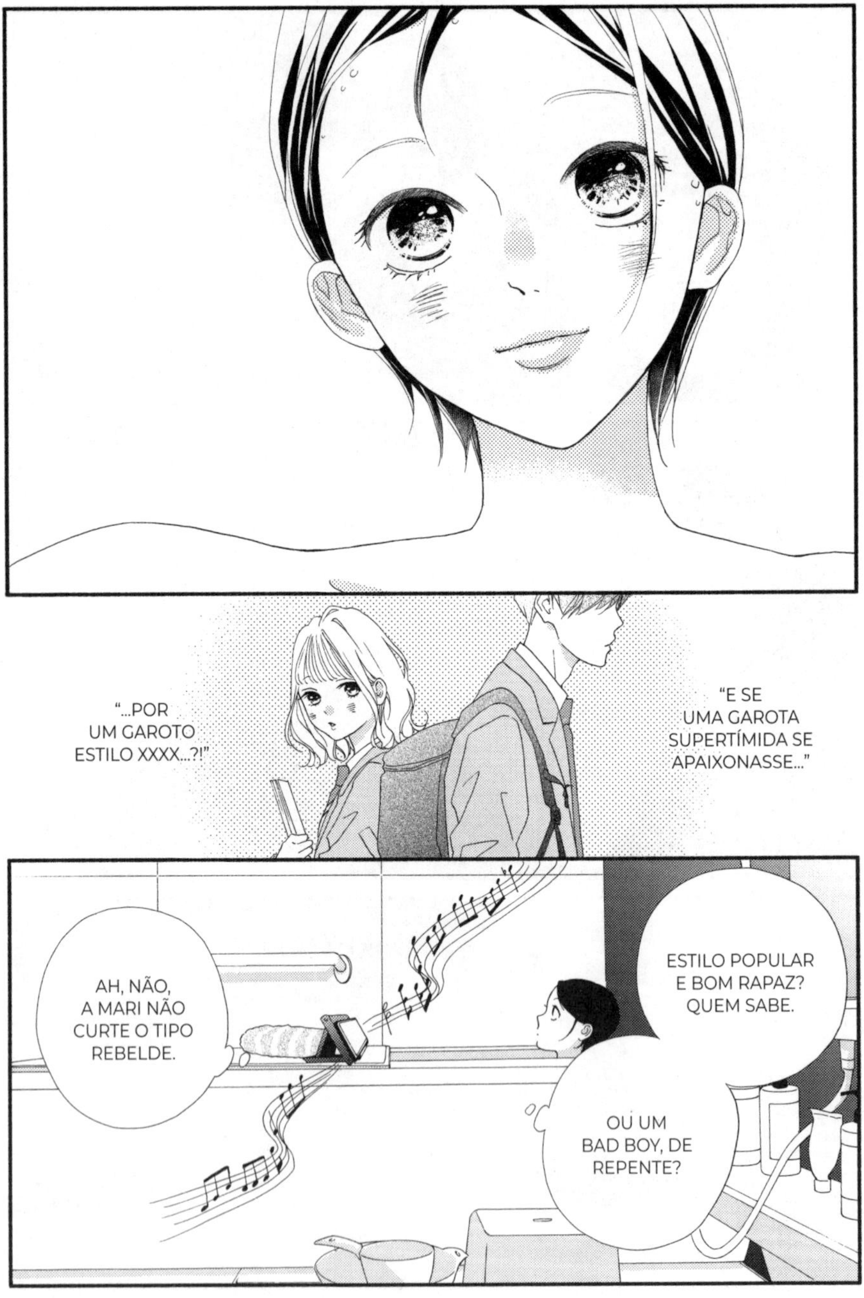
"E SE UMA GAROTA SUPERTÍMIDA SE APAIXONASSE..."
"...POR UM GAROTO ESTILO XXXX...?!"
ESTILO POPULAR E BOM RAPAZ? QUEM SABE.
OU UM BAD BOY, DE REPENTE?
AH, NÃO, A MARI NÃO CURTE O TIPO REBELDE.

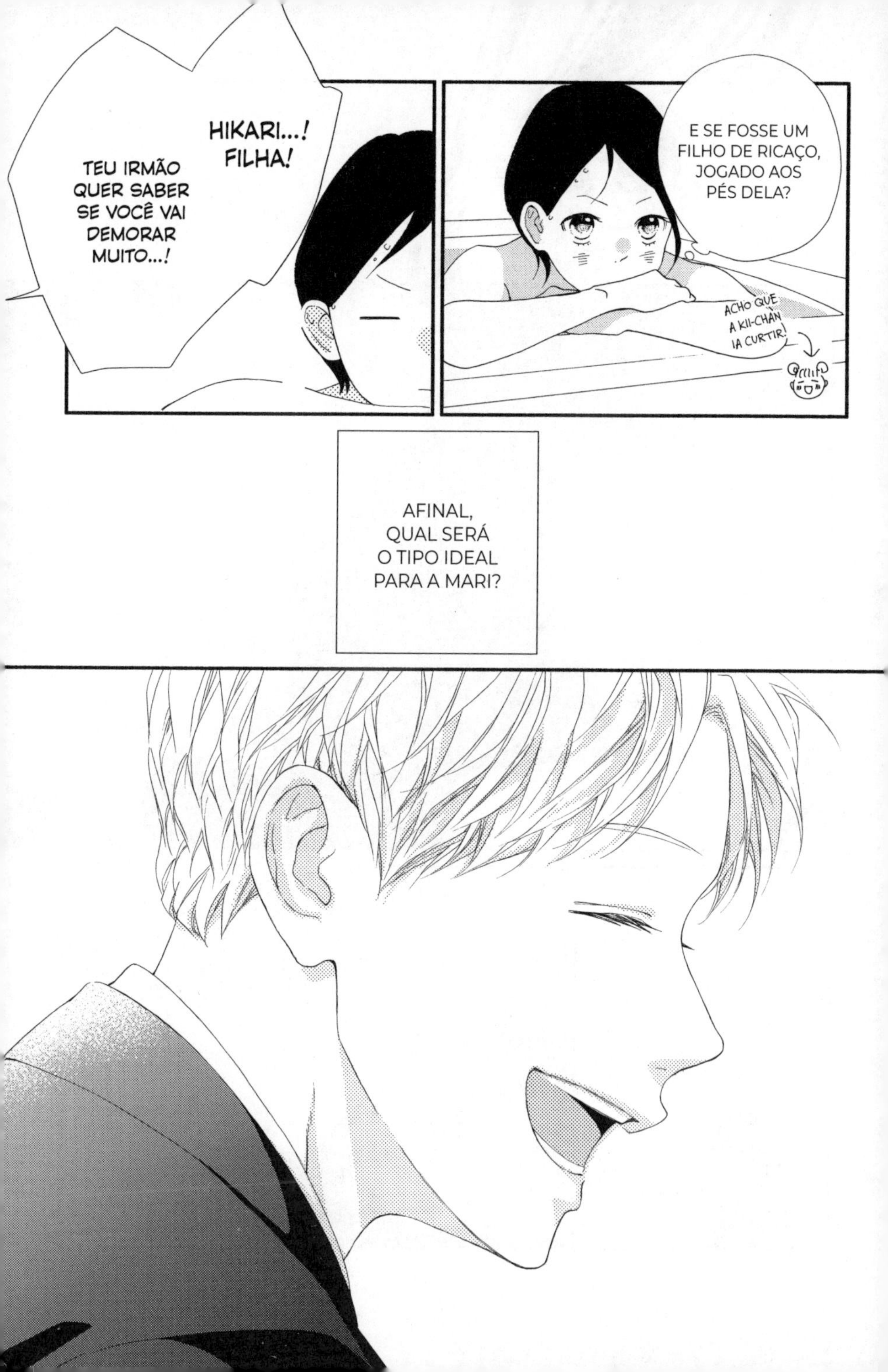
E SE FOSSE UM FILHO DE RICAÇO, JOGADO AOS PÉS DELA?
ACHO QUE A KII-CHAN IA CURTIR!
HIKARI...! FILHA!
TEU IRMÃO QUER SABER SE VOCÊ VAI DEMORAR MUITO...!
AFINAL, QUAL SERÁ O TIPO IDEAL PARA A MARI?

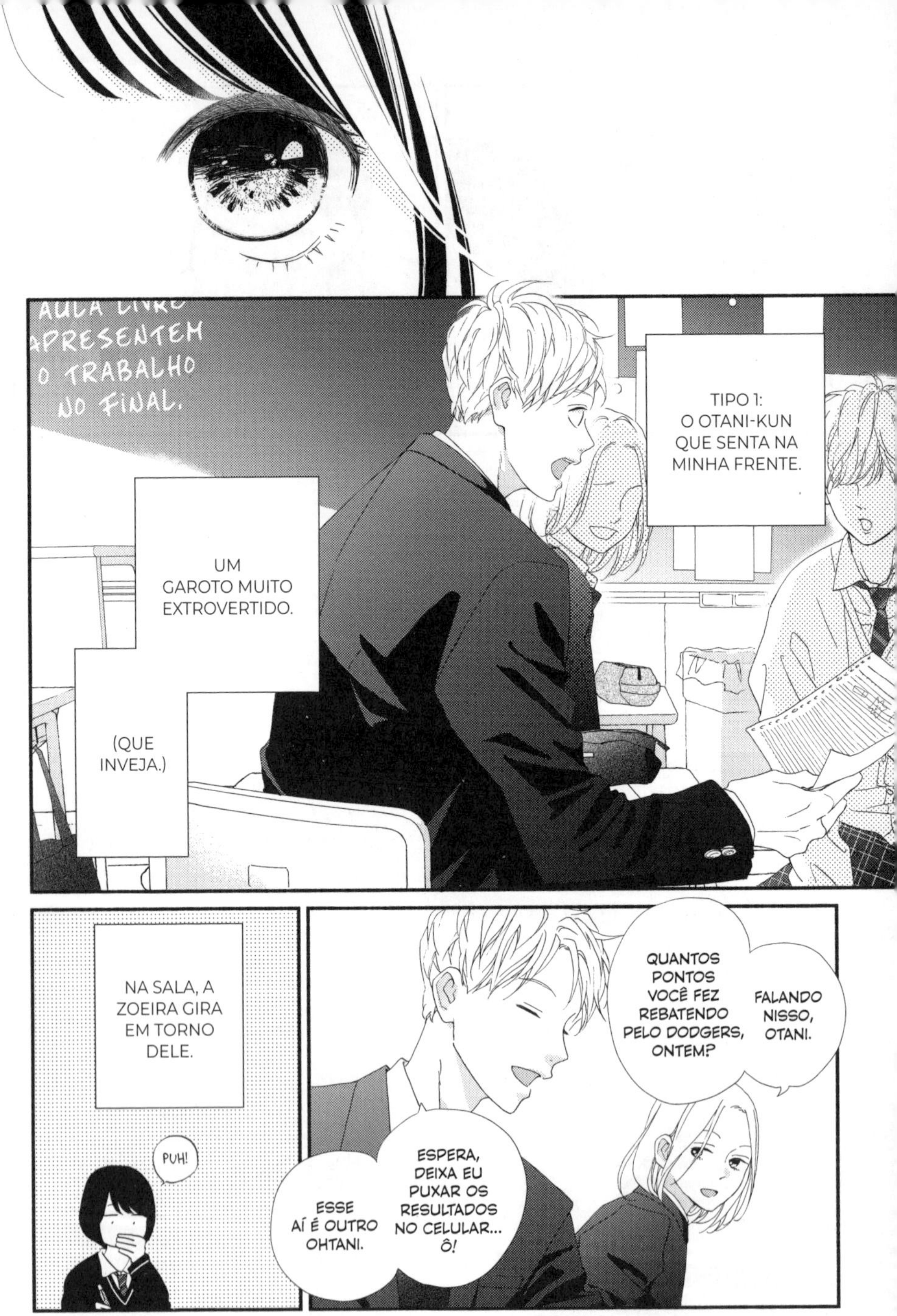
APRESENTEM O TRABALHO NO FINAL.
TIPO 1: O OTANI-KUN QUE SENTA NA MINHA FRENTE.
UM GAROTO MUITO EXTROVERTIDO.
(QUE INVEJA.)
FALANDO NISSO, OTANI.
QUANTOS PONTOS VOCÊ FEZ REBATENDO PELO DODGERS, ONTEM?
ESPERA, DEIXA EU PUXAR OS RESULTADOS NO CELULAR... Ô!
ESSE AÍ É OUTRO OHTANI.
NA SALA, A ZOEIRA GIRA EM TORNO DELE.
PUH!

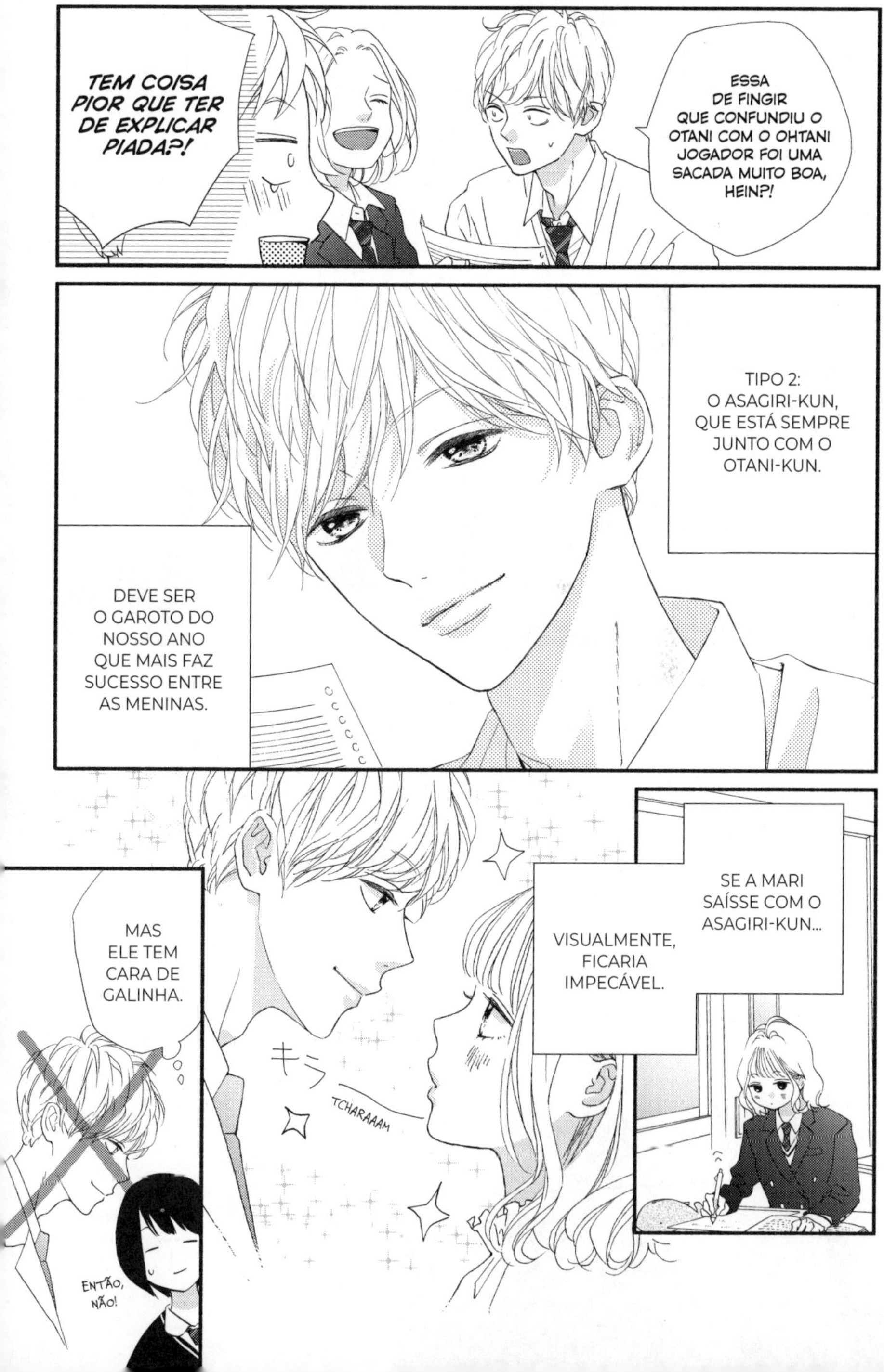
ESSA DE FINGIR QUE CONFUNDIU O OTANI COM O OHTANI JOGADOR FOI UMA SACADA MUITO BOA, HEIN?!
TEM COISA PIOR QUE TER DE EXPLICAR PIADA?!
TIPO 2: O ASAGIRI-KUN, QUE ESTÁ SEMPRE JUNTO COM O OTANI-KUN.
DEVE SER O GAROTO DO NOSSO ANO QUE MAIS FAZ SUCESSO ENTRE AS MENINAS.
SE A MARI SAÍSSE COM O ASAGIRI-KUN...
VISUALMENTE, FICARIA IMPECÁVEL.
キラー
TCHARAAAM
MAS ELE TEM CARA DE GALINHA.
ENTÃO, NÃO!

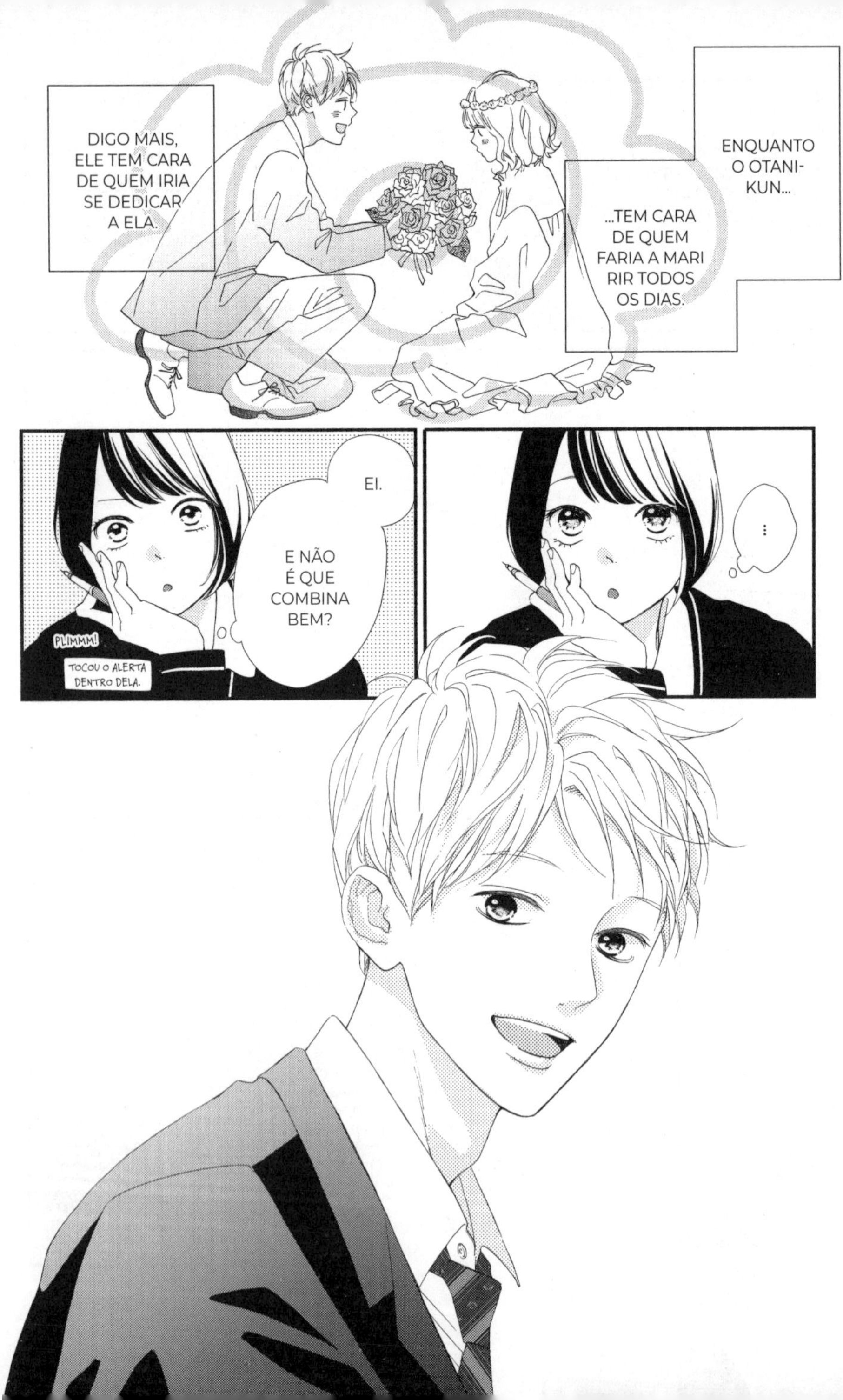
ENQUANTO O OTANI-KUN...
...TEM CARA DE QUEM FARIA A MARI RIR TODOS OS DIAS.
DIGO MAIS, ELE TEM CARA DE QUEM IRIA SE DEDICAR A ELA.
...
EI.
E NÃO É QUE COMBINA BEM?
PLIMMM!
TOCOU O ALERTA DENTRO DELA.

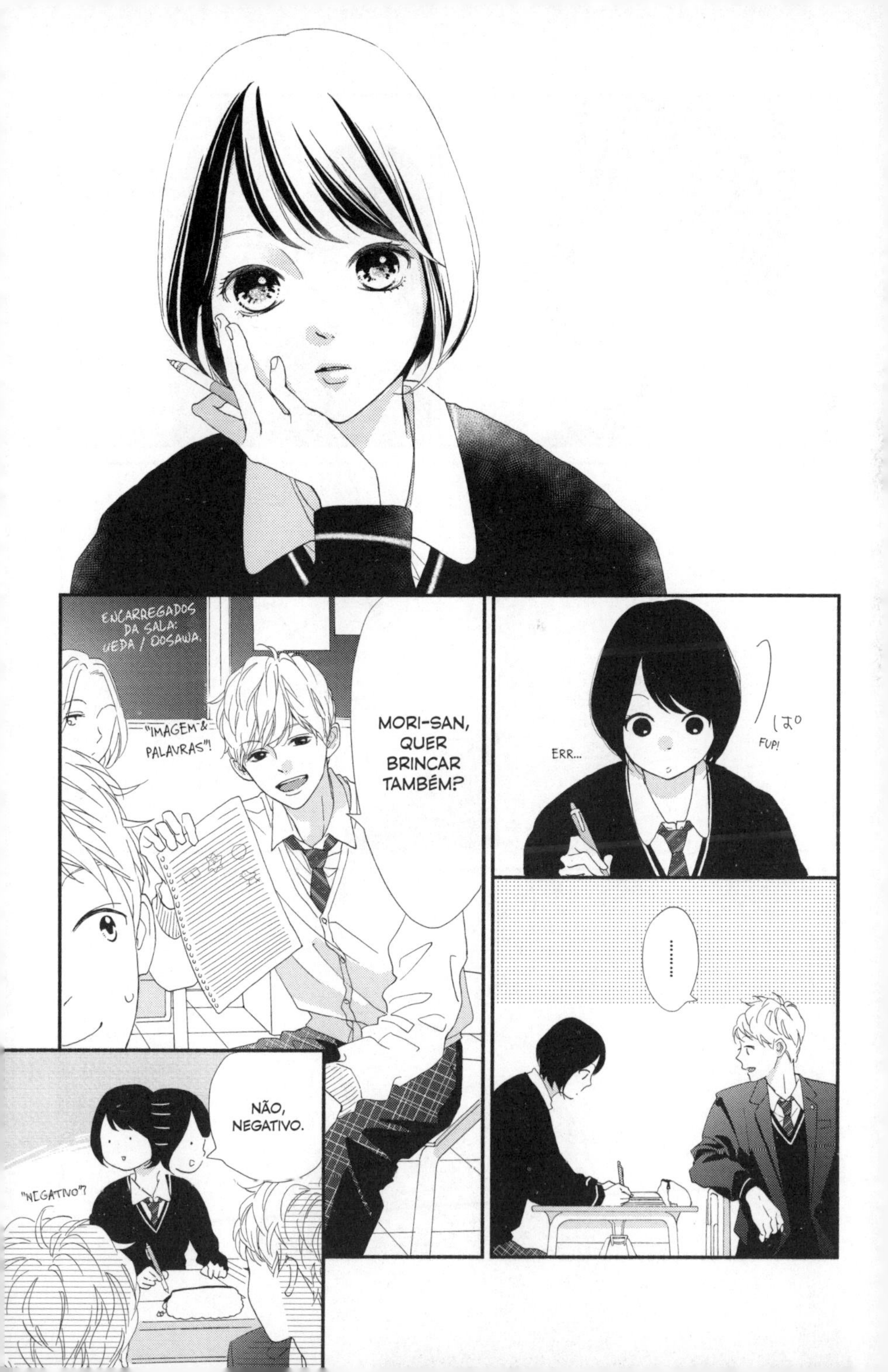
ENCARREGADOS DA SALA: UEDA / OOSAWA.
MORI-SAN, QUER BRINCAR TAMBÉM?
"IMAGEM & PALAVRAS"!
FUP!
ERR...
....
NÃO, NEGATIVO.
"NEGATIVO"?

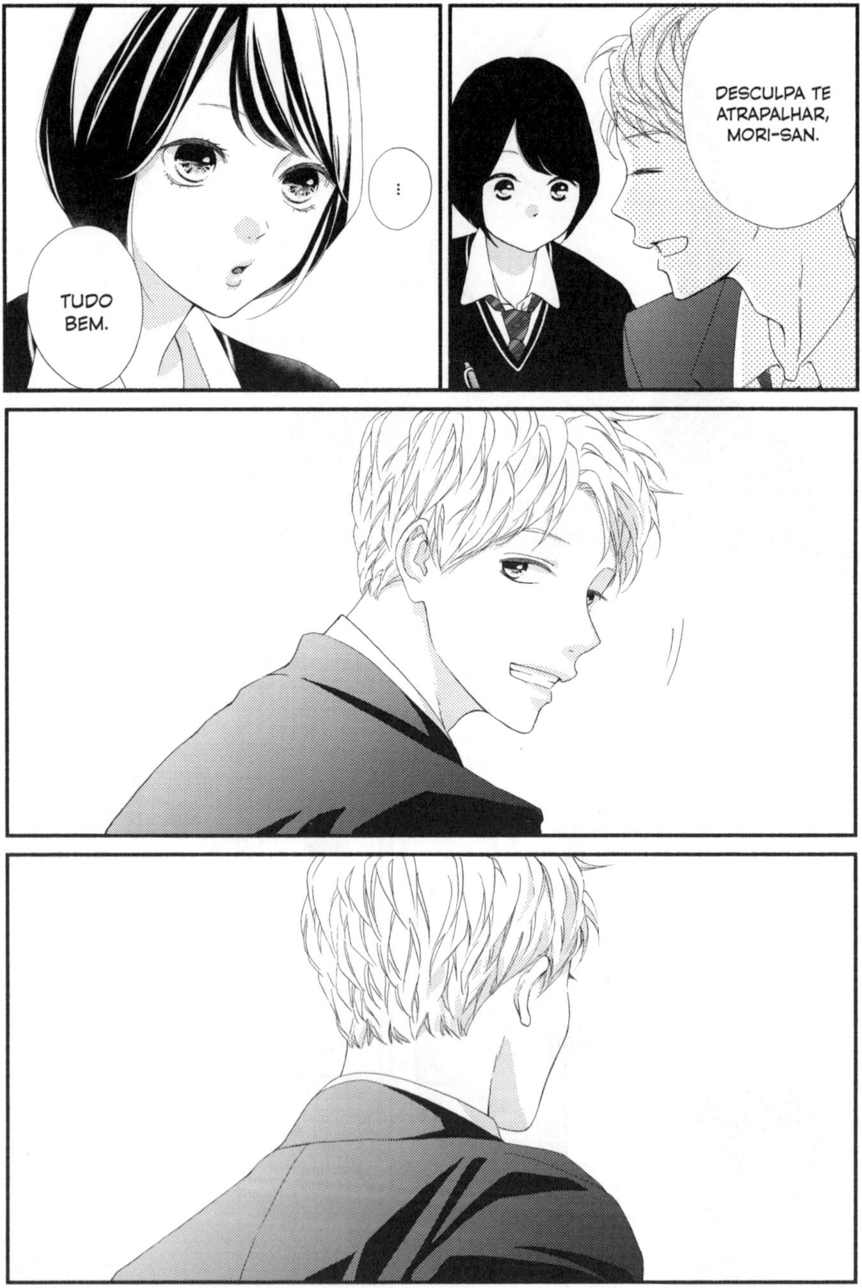
DESCULPA TE ATRAPALHAR, MORI-SAN.
...
TUDO BEM.

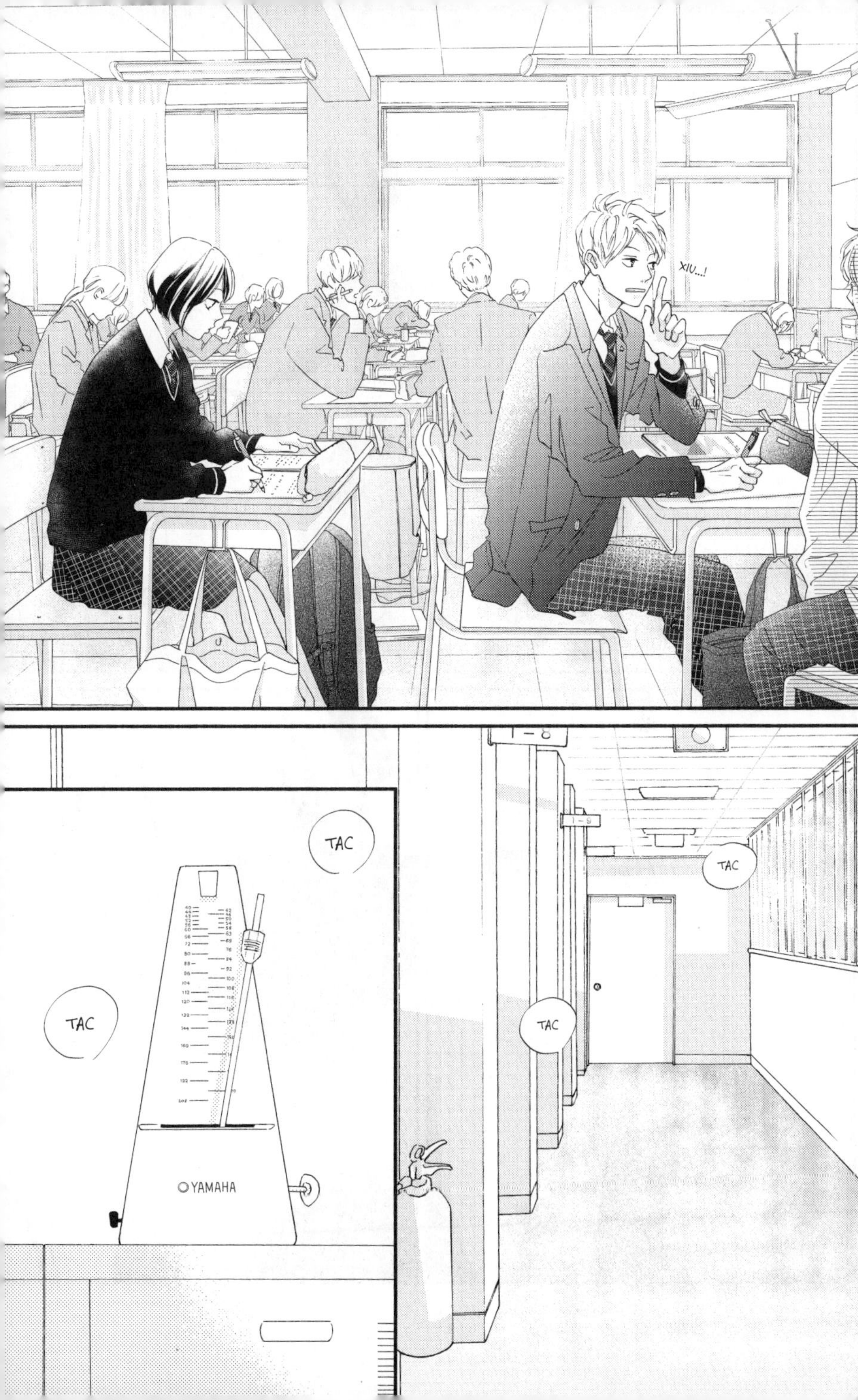
XIU...!
TAC
TAC
YAMAHA
TAC
TAC

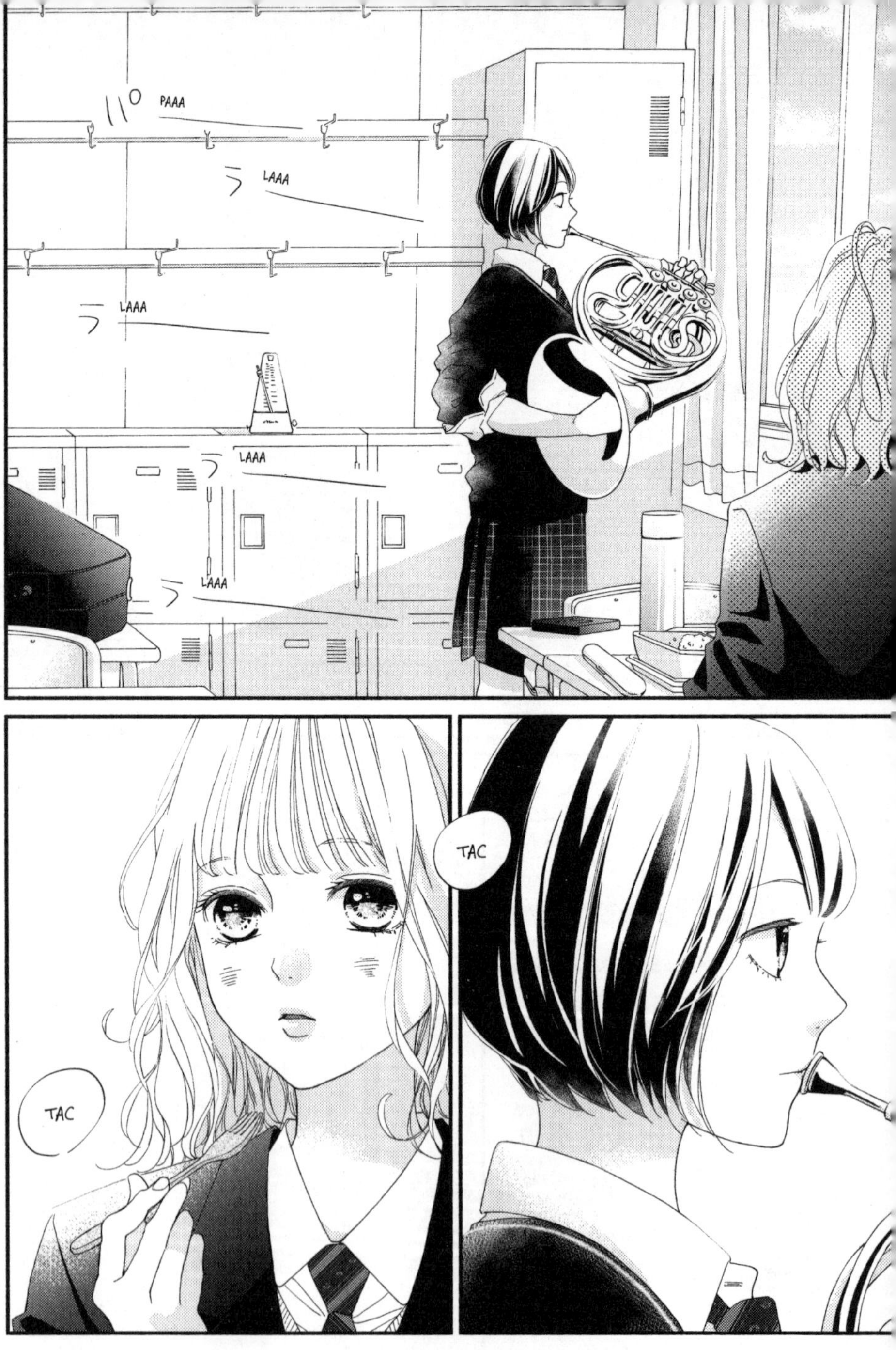

ハ° PAAA
ラ LAAA
ラ LAAA
ラ LAAA
ラ LAAA
TAC
TAC

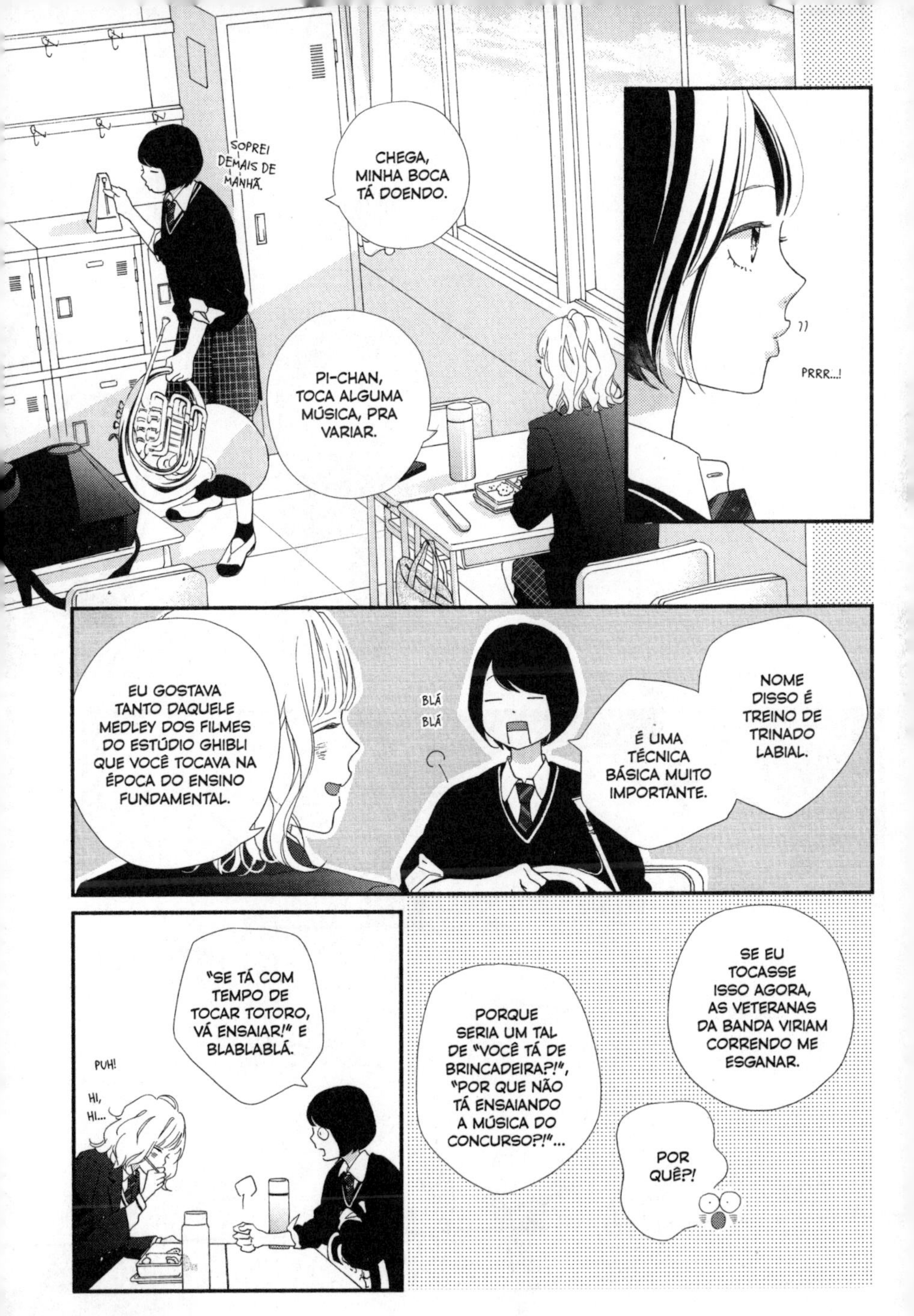

PRRR...!
CHEGA, MINHA BOCA TÁ DOENDO.
SOPREI DEMAIS DE MANHÃ.
PI-CHAN, TOCA ALGUMA MÚSICA, PRA VARIAR.
NOME DISSO É TREINO DE TRINADO LABIAL.
É UMA TÉCNICA BÁSICA MUITO IMPORTANTE.
BLÁ BLÁ
EU GOSTAVA TANTO DAQUELE MEDLEY DOS FILMES DO ESTÚDIO GHIBLI QUE VOCÊ TOCAVA NA ÉPOCA DO ENSINO FUNDAMENTAL.
SE EU TOCASSE ISSO AGORA, AS VETERANAS DA BANDA VIRIAM CORRENDO ME ESGANAR.
POR QUÊ?!
PORQUE SERIA UM TAL DE "VOCÊ TÁ DE BRINCADEIRA?!", "POR QUE NÃO TÁ ENSAIANDO A MÚSICA DO CONCURSO?!"...
"SE TÁ COM TEMPO DE TOCAR TOTORO, VÁ ENSAIAR!" E BLABLABLÁ.
PUH!
HI, HI...

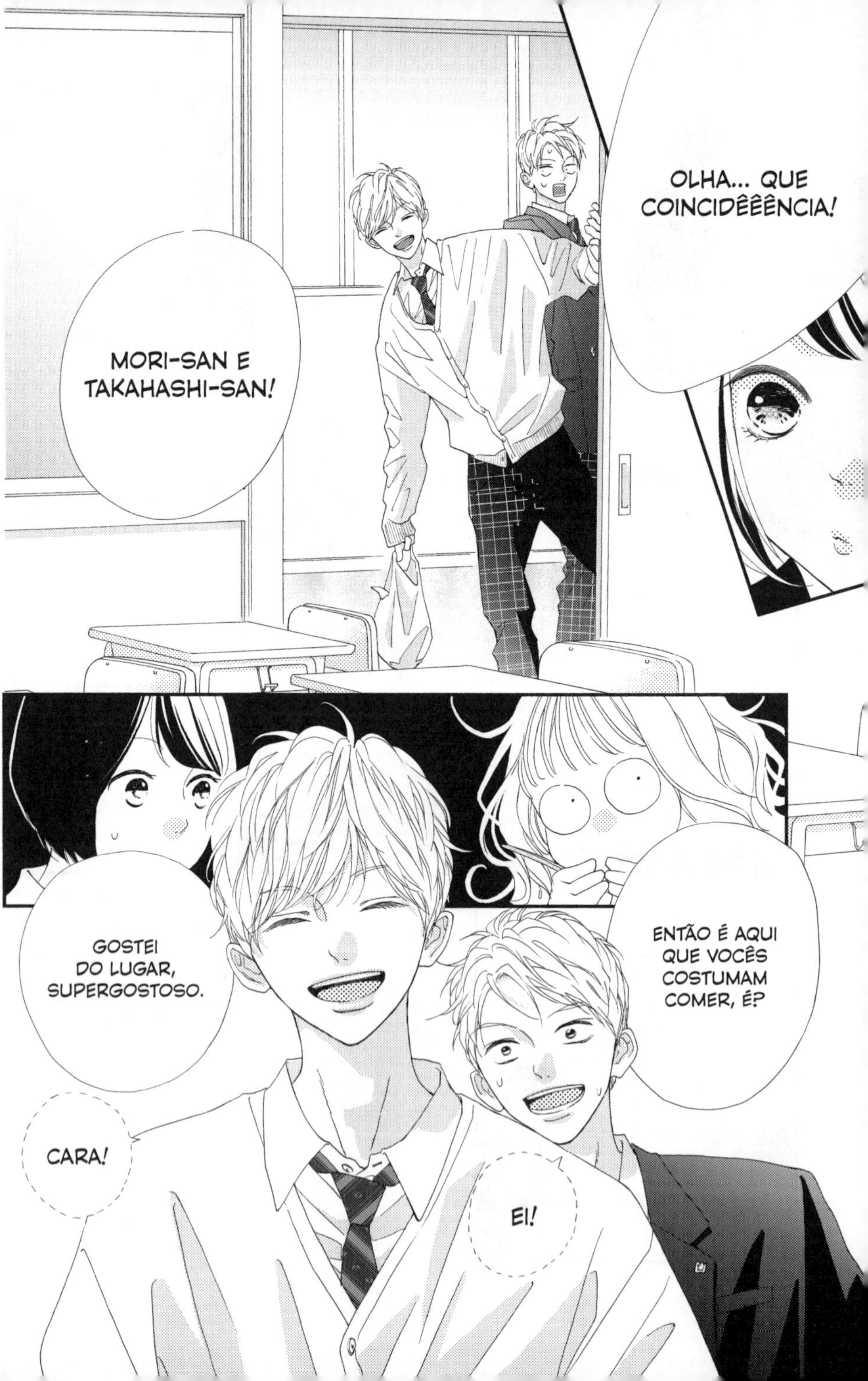
OLHA... QUE COINCIDÊÊÊNCIA!
MORI-SAN E TAKAHASHI-SAN!
ENTÃO É AQUI QUE VOCÊS COSTUMAM COMER, É?
GOSTEI DO LUGAR, SUPERGOSTOSO.
EI!
CARA!

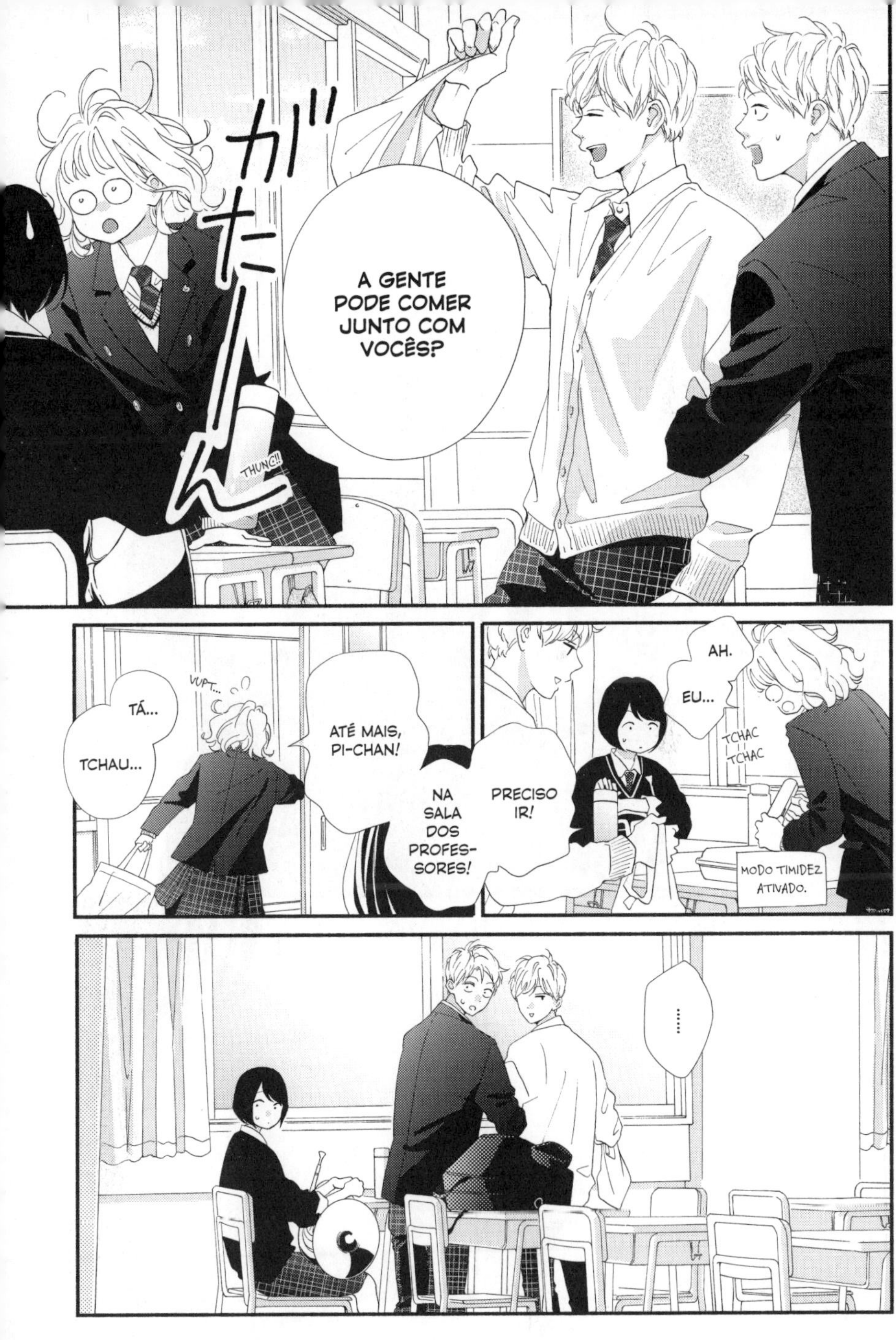
A GENTE PODE COMER JUNTO COM VOCÊS?
がたーん
THUNC!!
AH.
EU...
TCHAC TCHAC
MODO TIMIDEZ ATIVADO.
PRECISO IR!
NA SALA DOS PROFES-SORES!
ATÉ MAIS, PI-CHAN!
VUPT...
TÁ...
TCHAU...
......

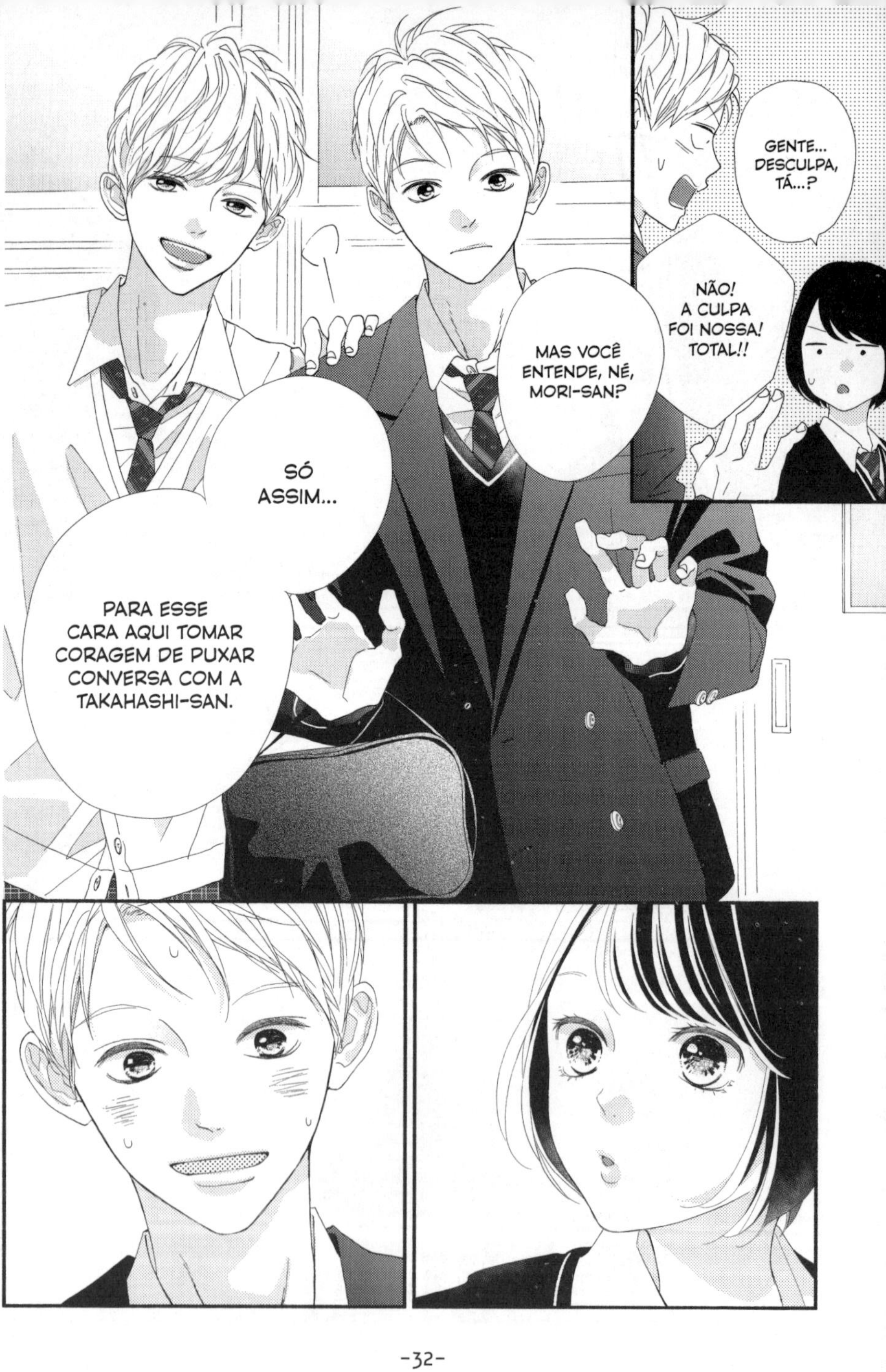
GENTE... DESCULPA, TÁ...?
NÃO! A CULPA FOI NOSSA! TOTAL!!
MAS VOCÊ ENTENDE, NÉ, MORI-SAN?
SÓ ASSIM...
PARA ESSE CARA AQUI TOMAR CORAGEM DE PUXAR CONVERSA COM A TAKAHASHI-SAN.

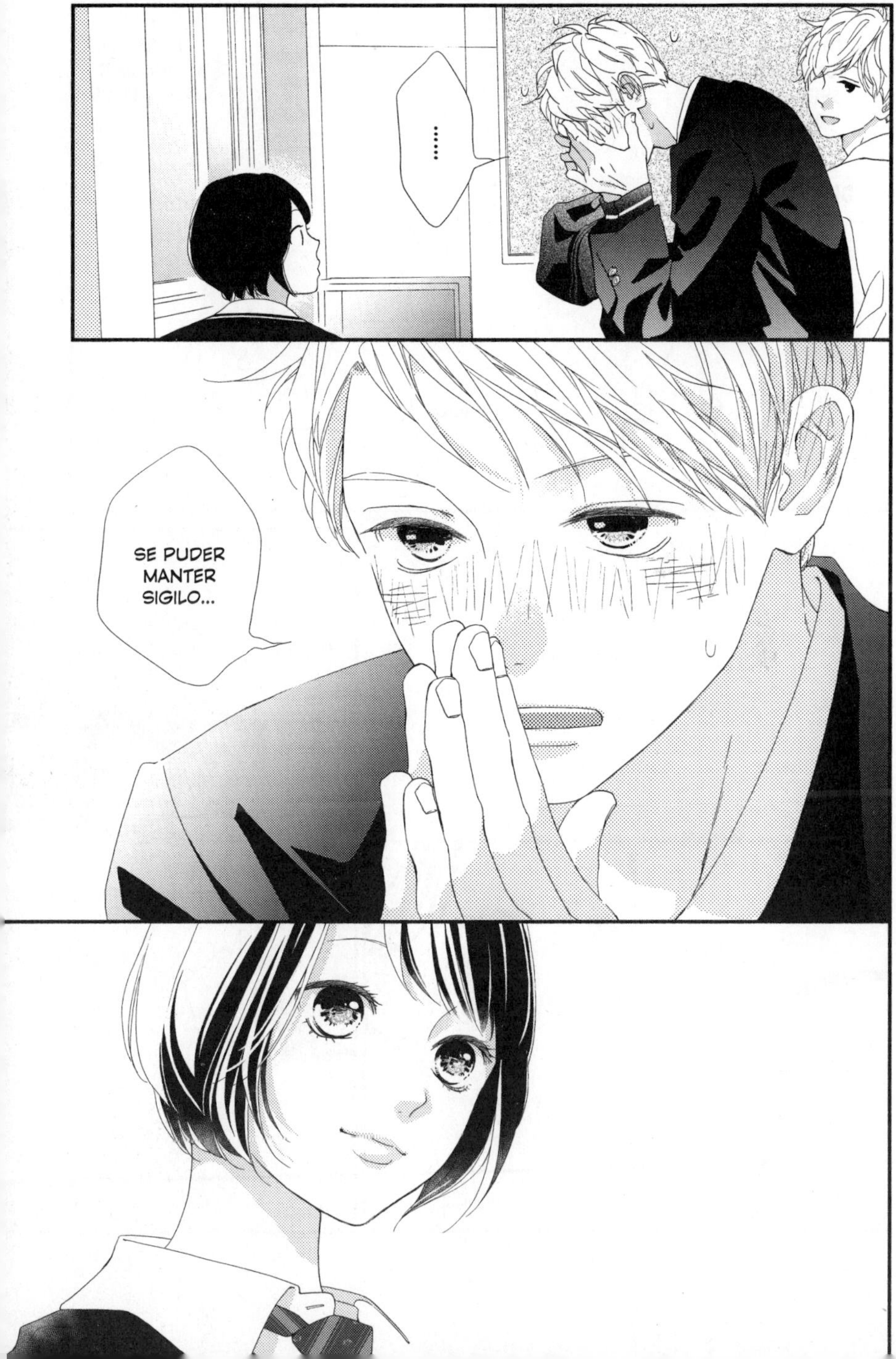
……
SE PUDER MANTER SIGILO...

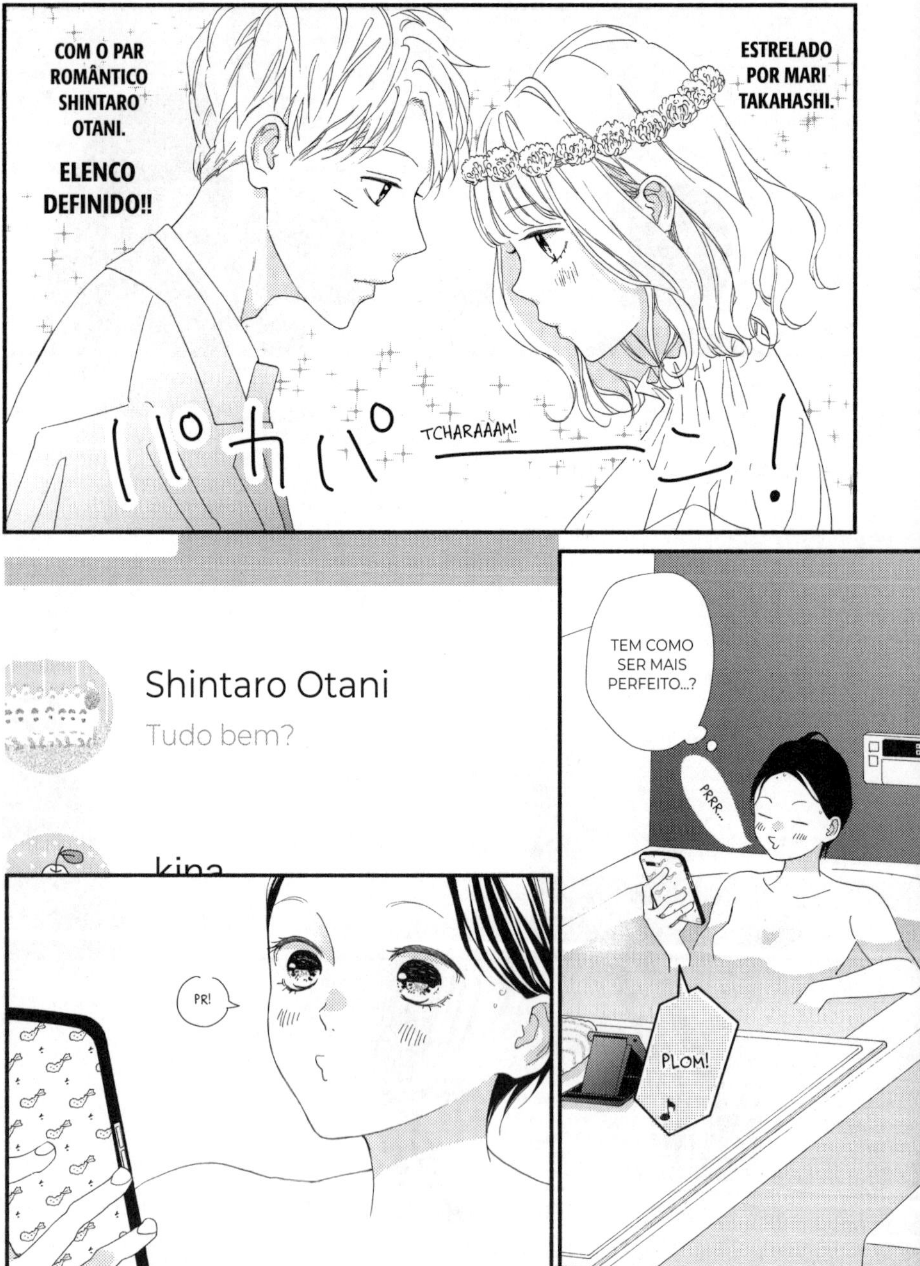
ESTRELADO POR MARI TAKAHASHI.
COM O PAR ROMÂNTICO SHINTARO OTANI.
ELENCO DEFINIDO!!
TCHARAAAM!
TEM COMO SER MAIS PERFEITO...?
PRRR...
PLOM!
Shintaro Otani
Tudo bem?
PR!

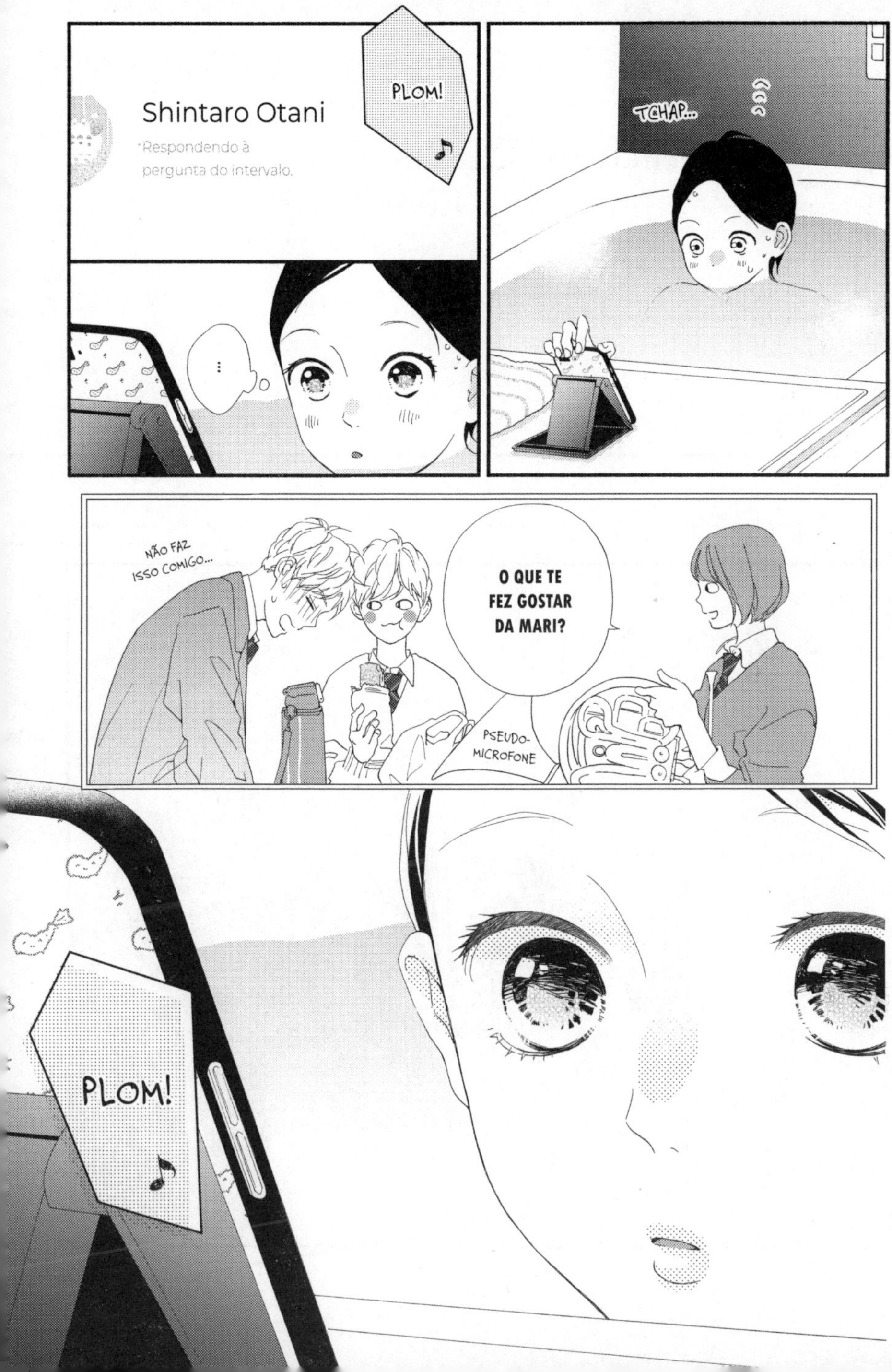
Shintaro Otani
Respondendo à pergunta do intervalo.
PLOM!
TCHAP...
...
NÃO FAZ ISSO COMIGO...
O QUE TE FEZ GOSTAR DA MARI?
PSEUDO-MICROFONE
PLOM!

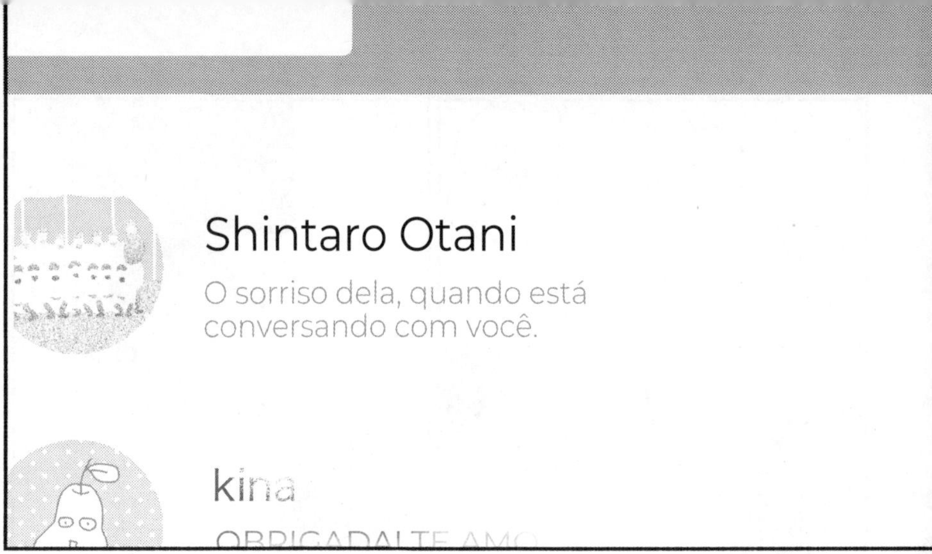
Shintaro Otani
O sorriso dela, quando está conversando com você.
kina

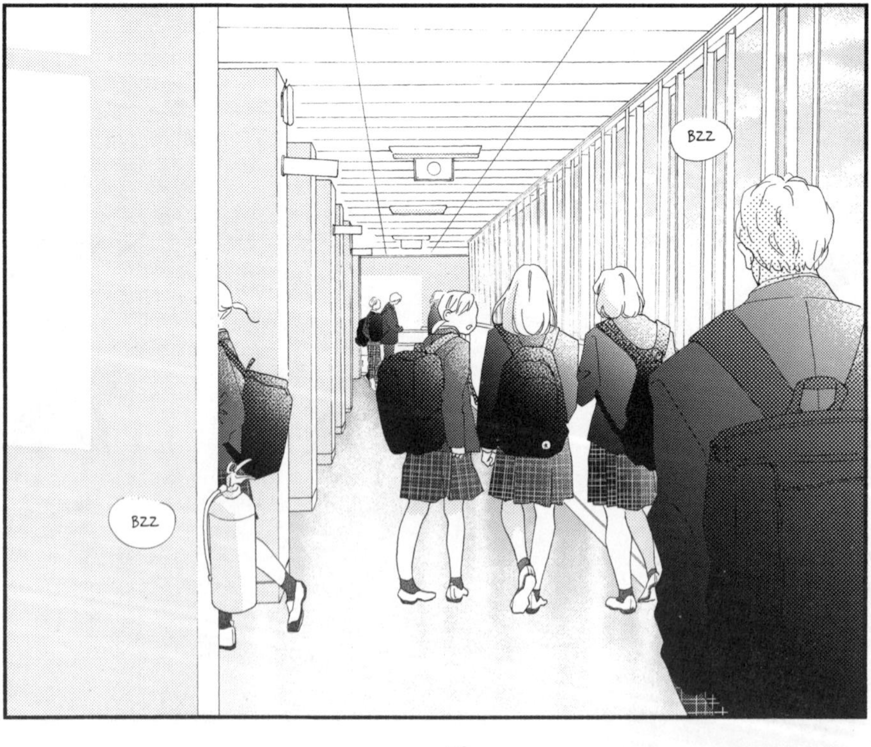
BZZ
BZZ

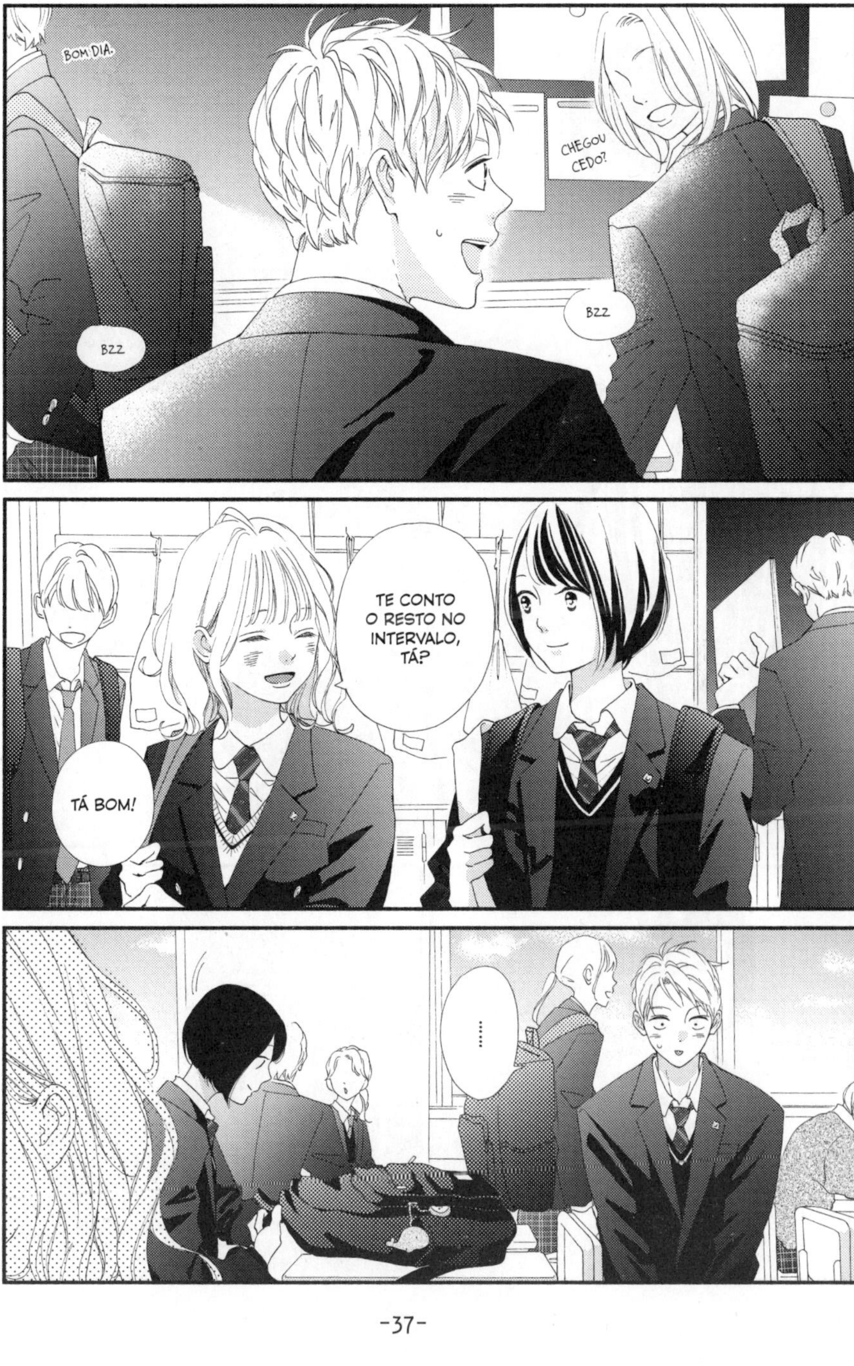
CHEGOU CEDO?
BZZ
BOM DIA.
BZZ
TE CONTO O RESTO NO INTERVALO, TÁ?
TÁ BOM!
……

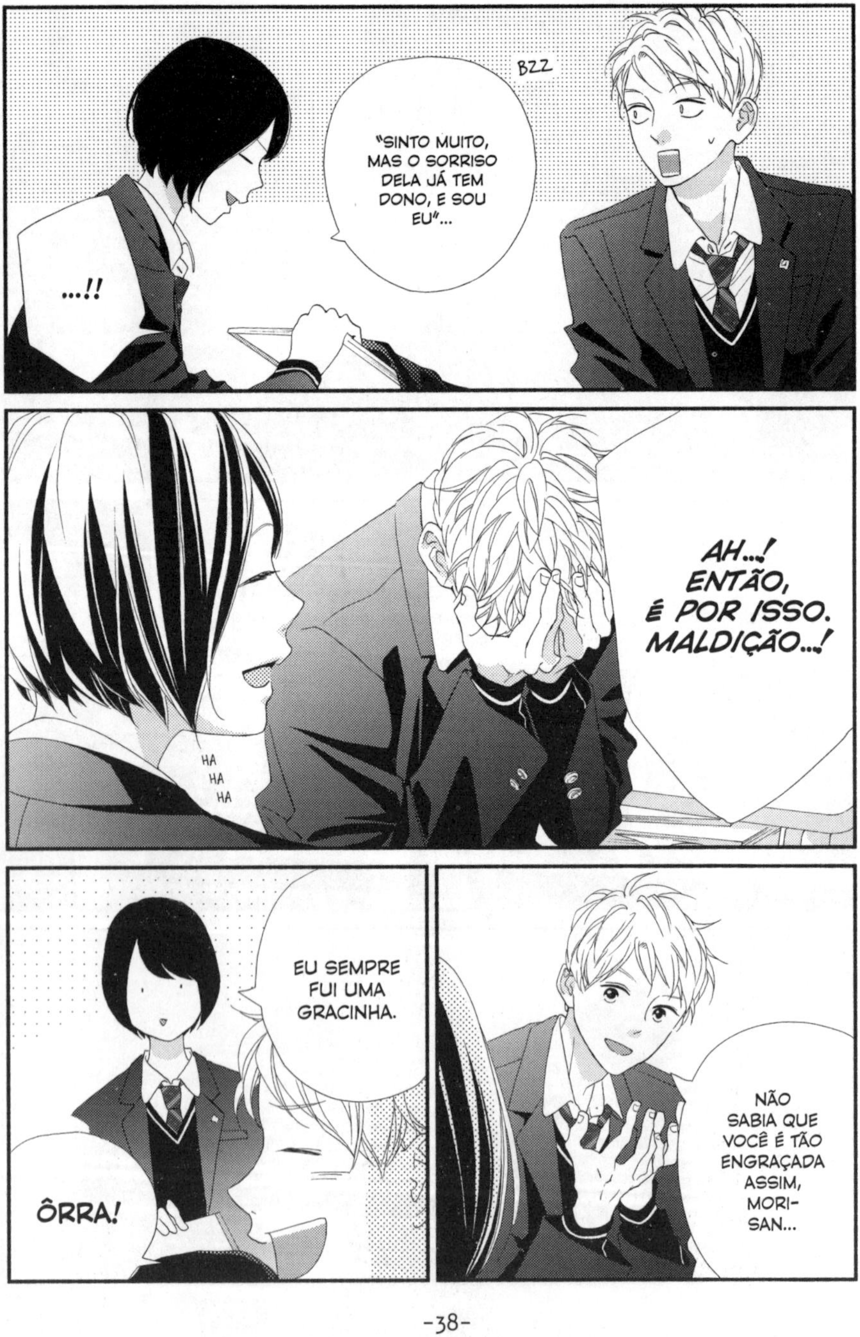
BZZ
"SINTO MUITO, MAS O SORRISO DELA JÁ TEM DONO, E SOU EU"...
...!!
AH...! ENTÃO, É POR ISSO. MALDIÇÃO...!
HA HA HA
NÃO SABIA QUE VOCÊ É TÃO ENGRAÇADA ASSIM, MORI-SAN...
EU SEMPRE FUI UMA GRACINHA.
ÔRRA!

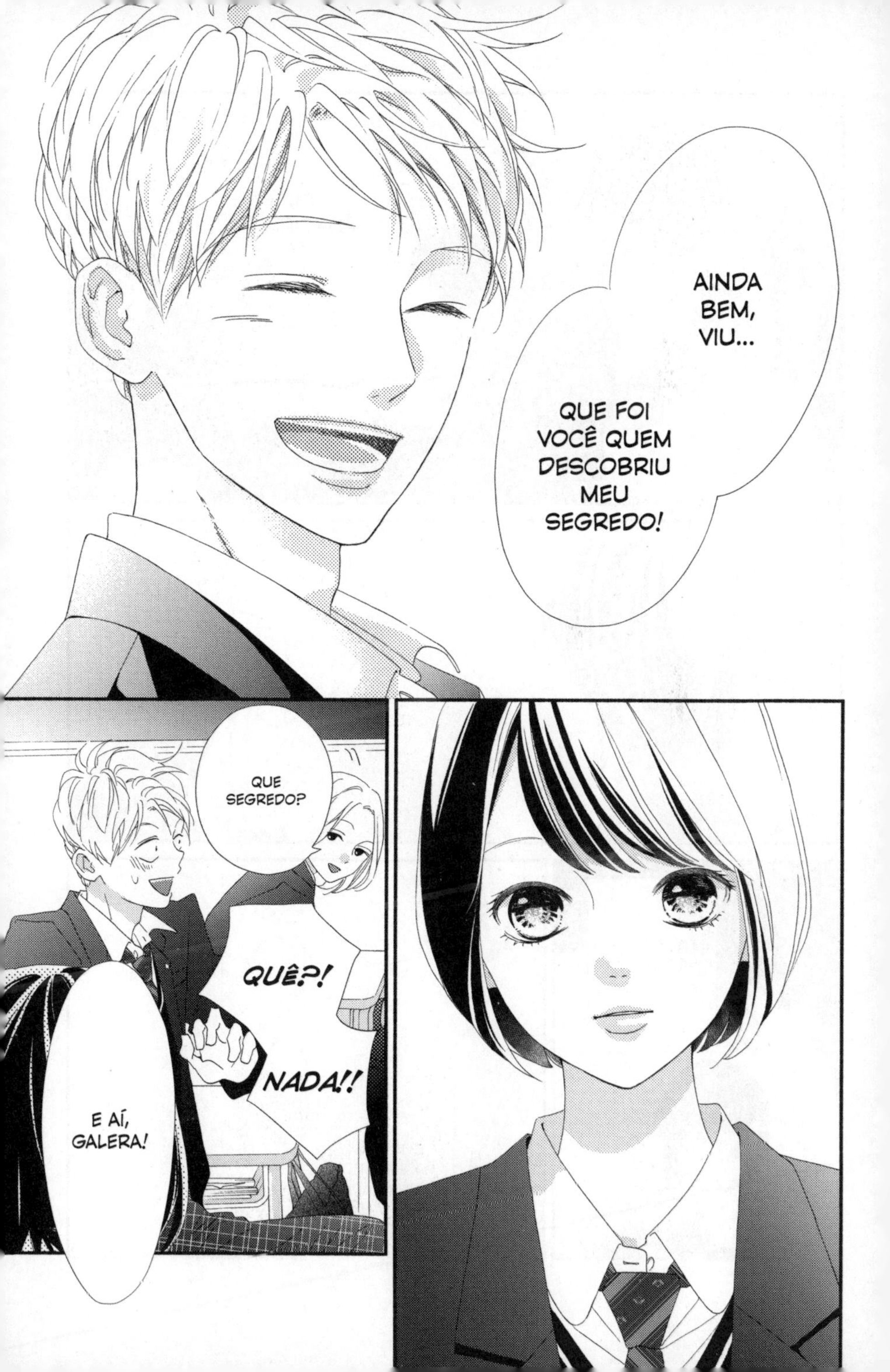
AINDA BEM, VIU...
QUE FOI VOCÊ QUEM DESCOBRIU MEU SEGREDO!
QUE SEGREDO?
QUÊ?!
NADA!!
E AÍ, GALERA!

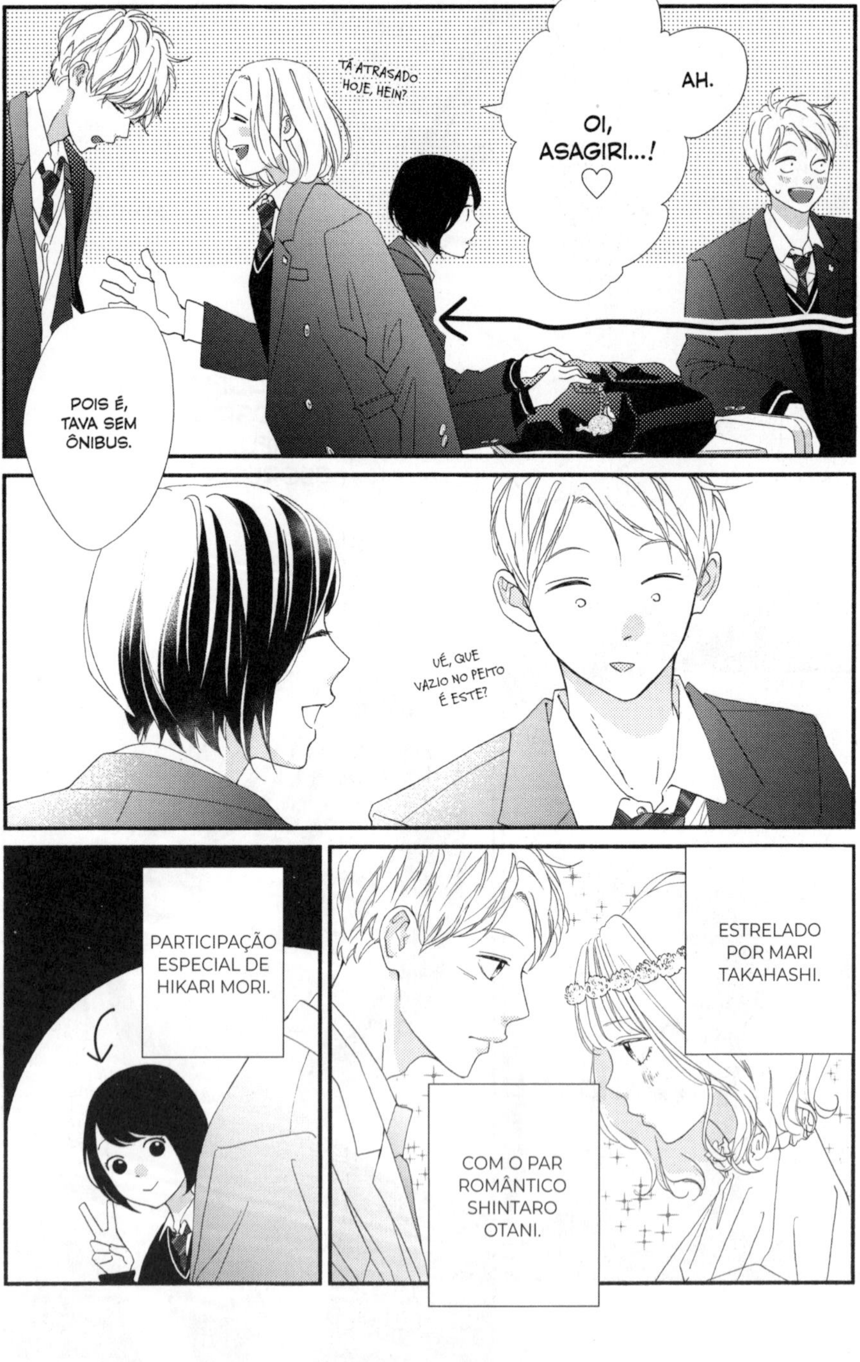
AH.
OI, ASAGIRI...! ♡
TÁ ATRASADO HOJE, HEIN?
POIS É, TAVA SEM ÔNIBUS.
UÉ, QUE VAZIO NO PEITO É ESTE?
ESTRELADO POR MARI TAKAHASHI.
COM O PAR ROMÂNTICO SHINTARO OTANI.
PARTICIPAÇÃO ESPECIAL DE HIKARI MORI.

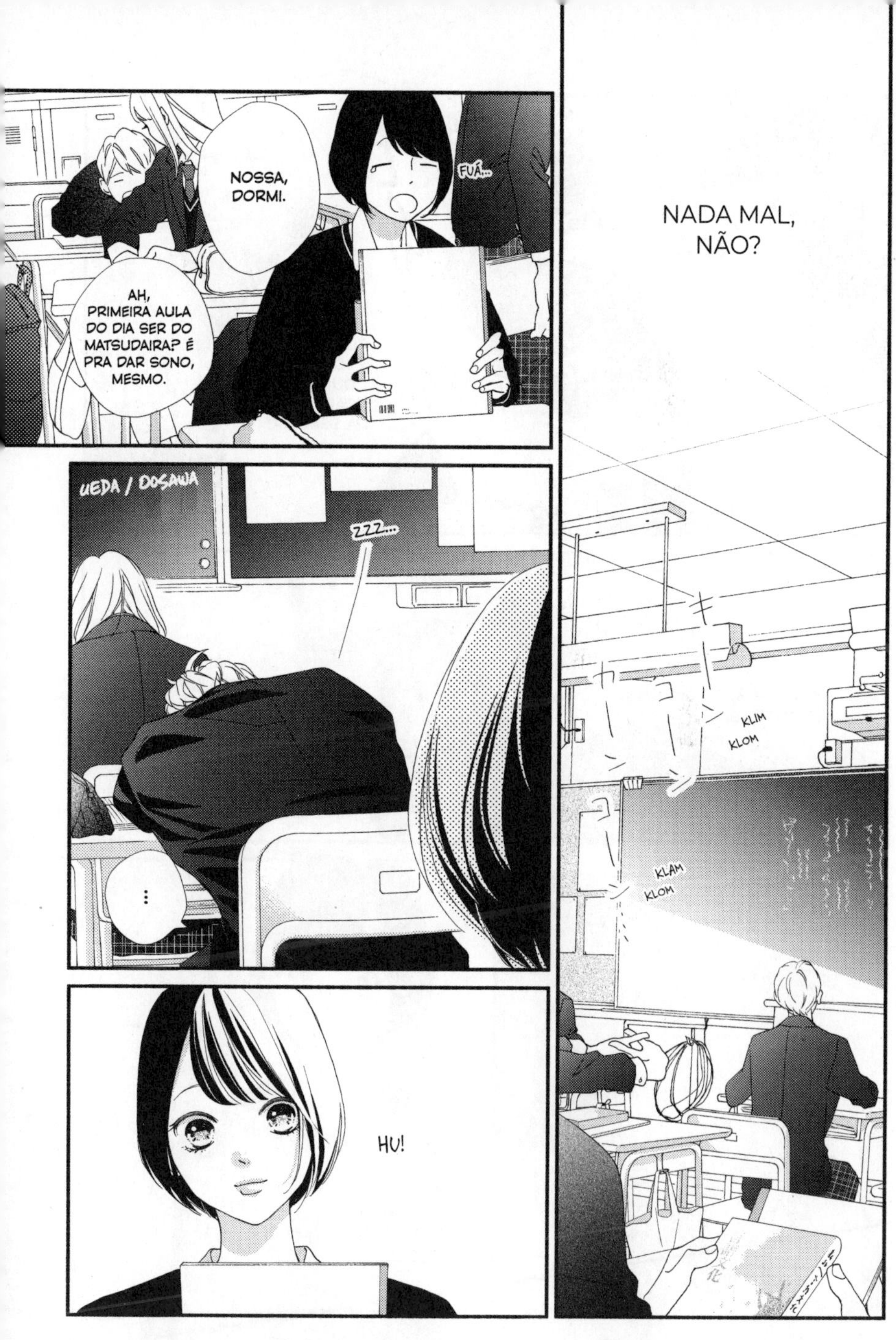
NADA MAL, NÃO?
KLIM
KLOM
KLAM
KLOM
FUÁ...
NOSSA, DORMI.
AH, PRIMEIRA AULA DO DIA SER DO MATSUDAIRA? É PRA DAR SONO, MESMO.
UEDA / DOSAWA
ZZZ...
...
HU!

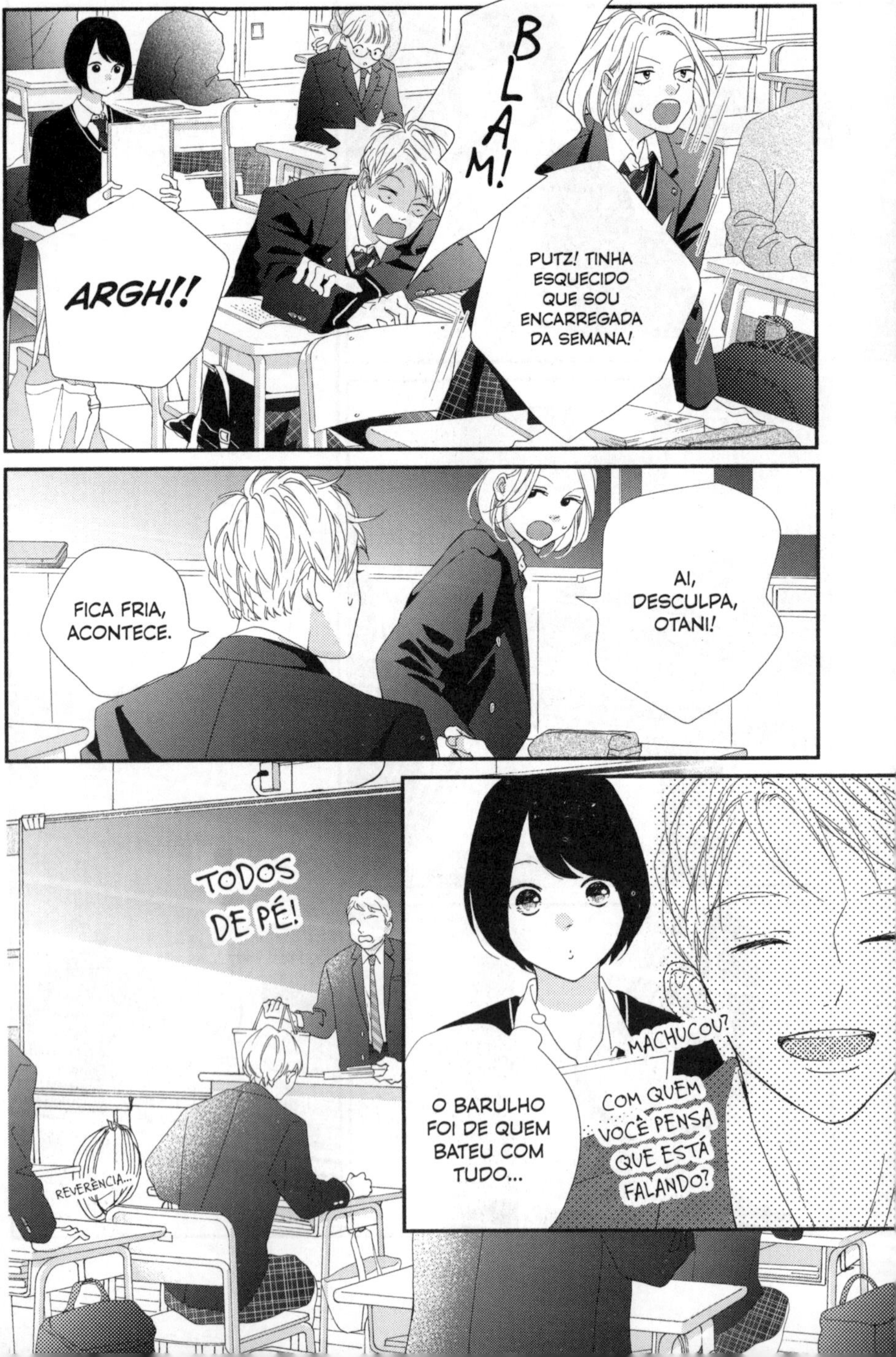
BLAM!
ARGH!!
PUTZ! TINHA ESQUECIDO QUE SOU ENCARREGADA DA SEMANA!
AI, DESCULPA, OTANI!
FICA FRIA, ACONTECE.
TODOS DE PÉ!
REVERÊNCIA...
MACHUCOU?
COM QUEM VOCÊ PENSA QUE ESTÁ FALANDO?
O BARULHO FOI DE QUEM BATEU COM TUDO...

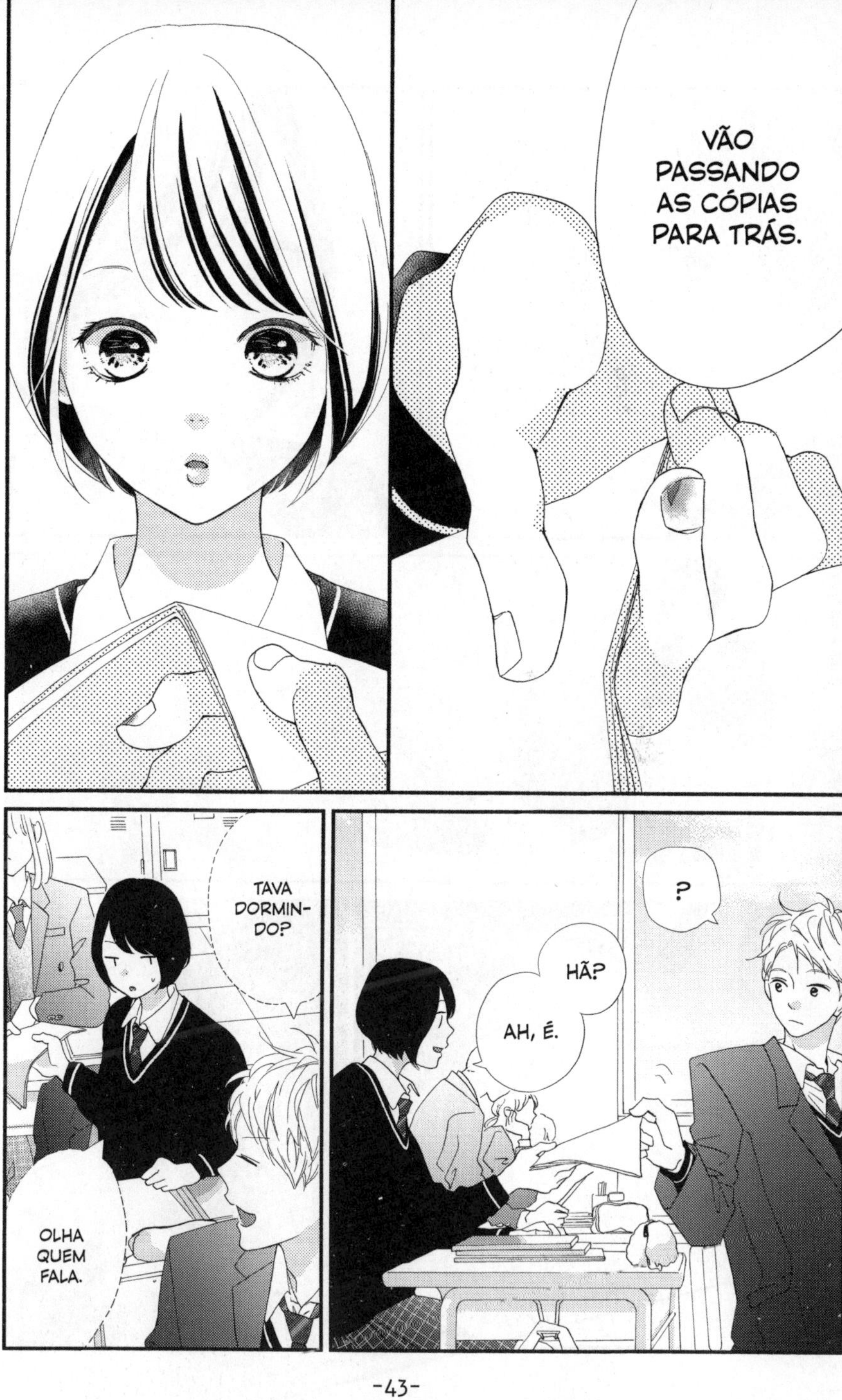
VÃO PASSANDO AS CÓPIAS PARA TRÁS.
?
HÃ?
AH, É.
TAVA DORMIN-DO?
OLHA QUEM FALA.

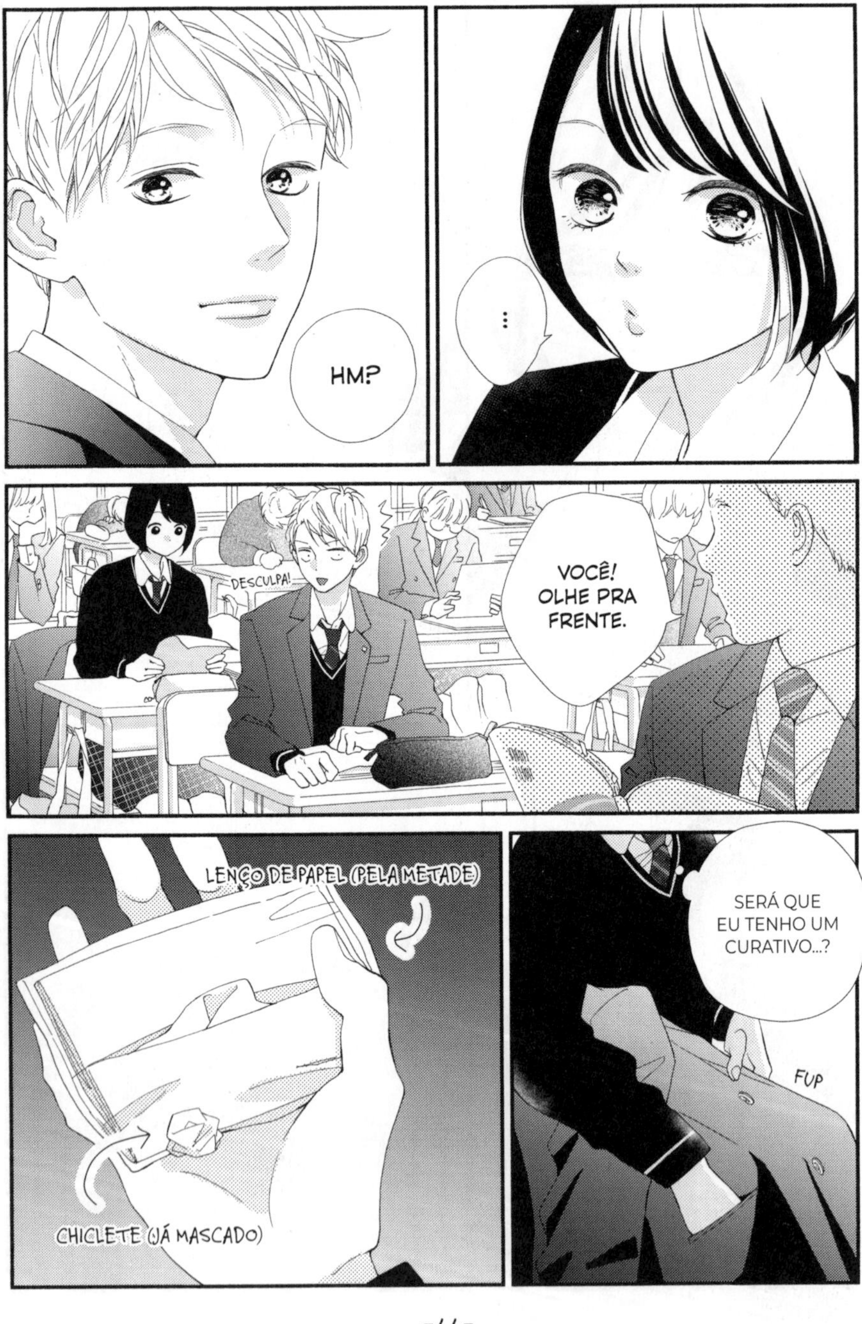
...
HM?
VOCÊ! OLHE PRA FRENTE.
DESCULPA!
SERÁ QUE EU TENHO UM CURATIVO...?
FUP
LENÇO DE PAPEL (PELA METADE)
CHICLETE (JÁ MASCADO)

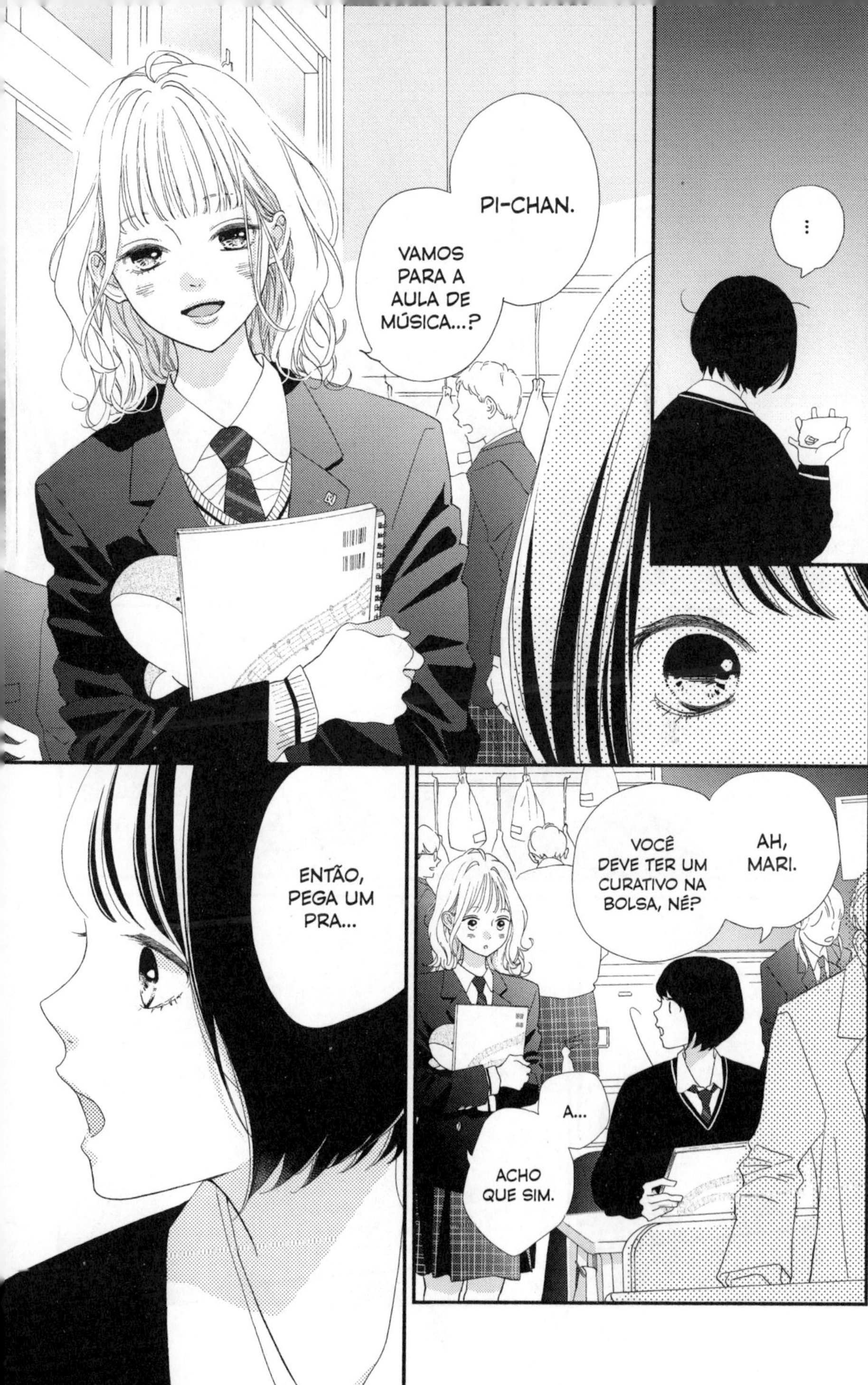
...
PI-CHAN.
VAMOS PARA A AULA DE MÚSICA...?
AH, MARI.
VOCÊ DEVE TER UM CURATIVO NA BOLSA, NÉ?
A...
ACHO QUE SIM.
ENTÃO, PEGA UM PRA...

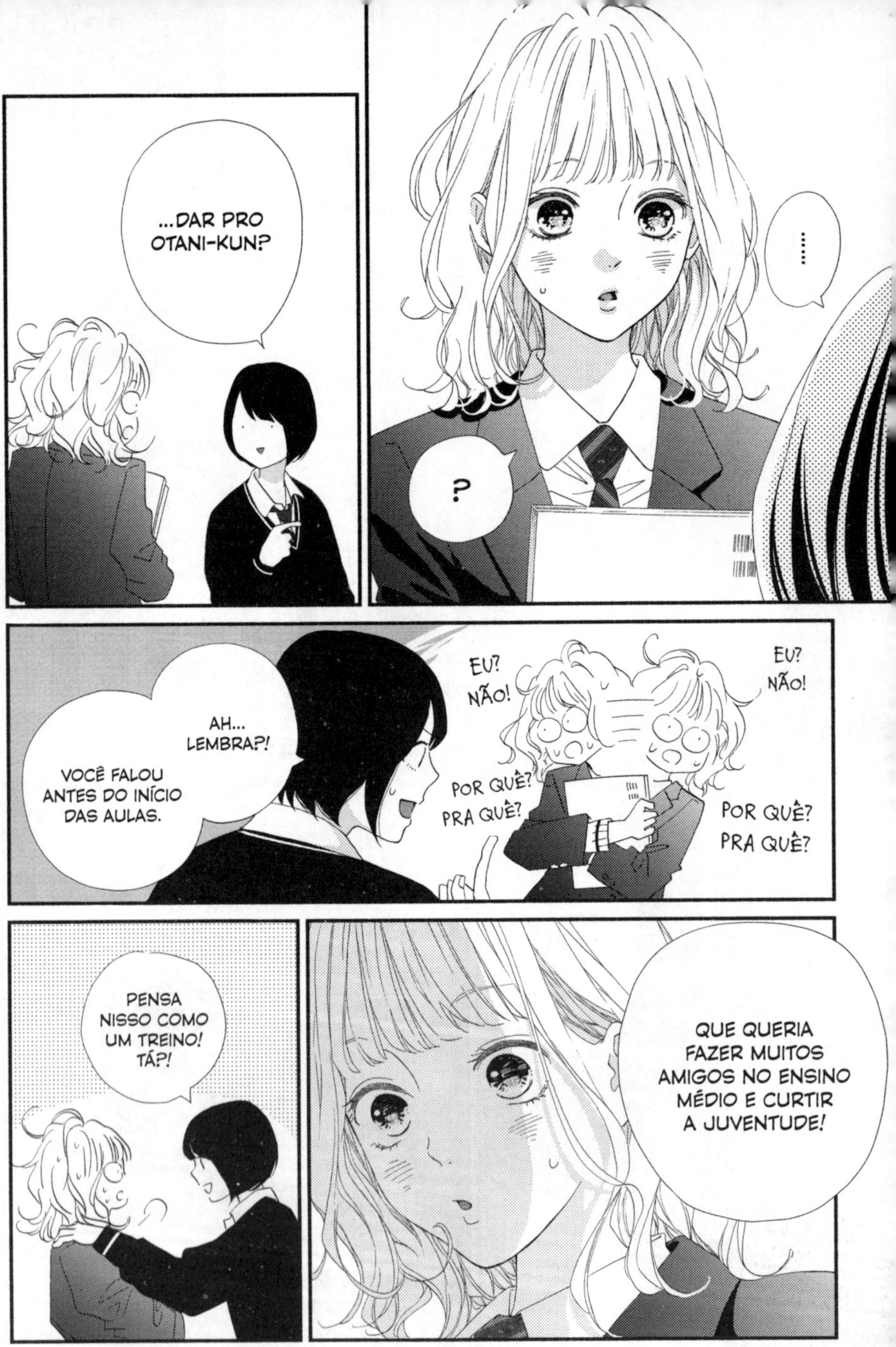
......
?
...DAR PRO OTANI-KUN?
EU? NÃO!
POR QUÊ? PRA QUÊ?
EU? NÃO!
POR QUÊ? PRA QUÊ?
AH... LEMBRA?!
VOCÊ FALOU ANTES DO INÍCIO DAS AULAS.
QUE QUERIA FAZER MUITOS AMIGOS NO ENSINO MÉDIO E CURTIR A JUVENTUDE!
PENSA NISSO COMO UM TREINO! TÁ?!

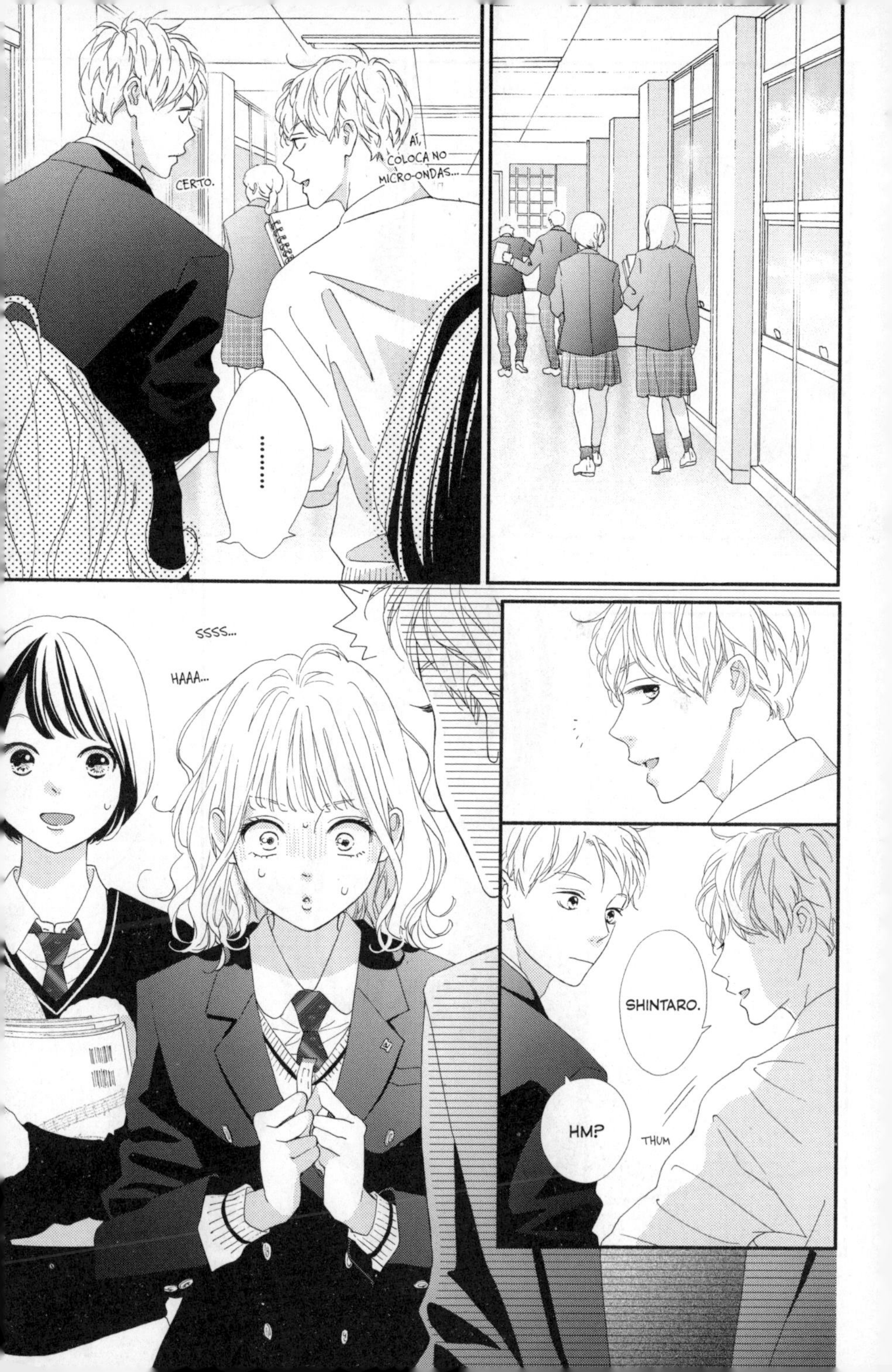

AÍ, COLOCA NO MICRO-ONDAS...
CERTO.
....
SSSS...
HAAA...
SHINTARO.
HM?
THUM

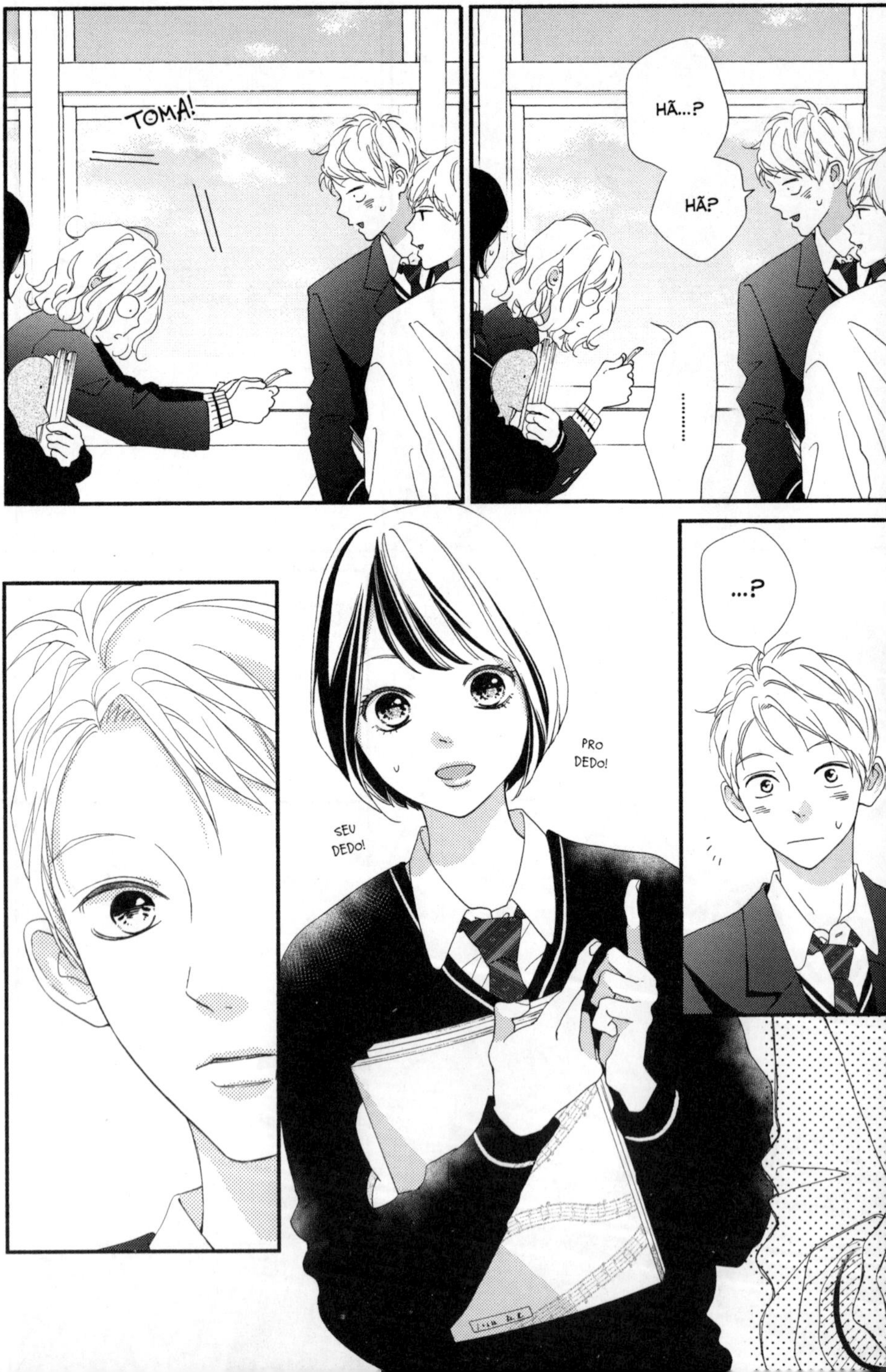
HÃ...?
HÃ?
......
TOMA!
...?
PRO DEDO!
SEU DEDO!

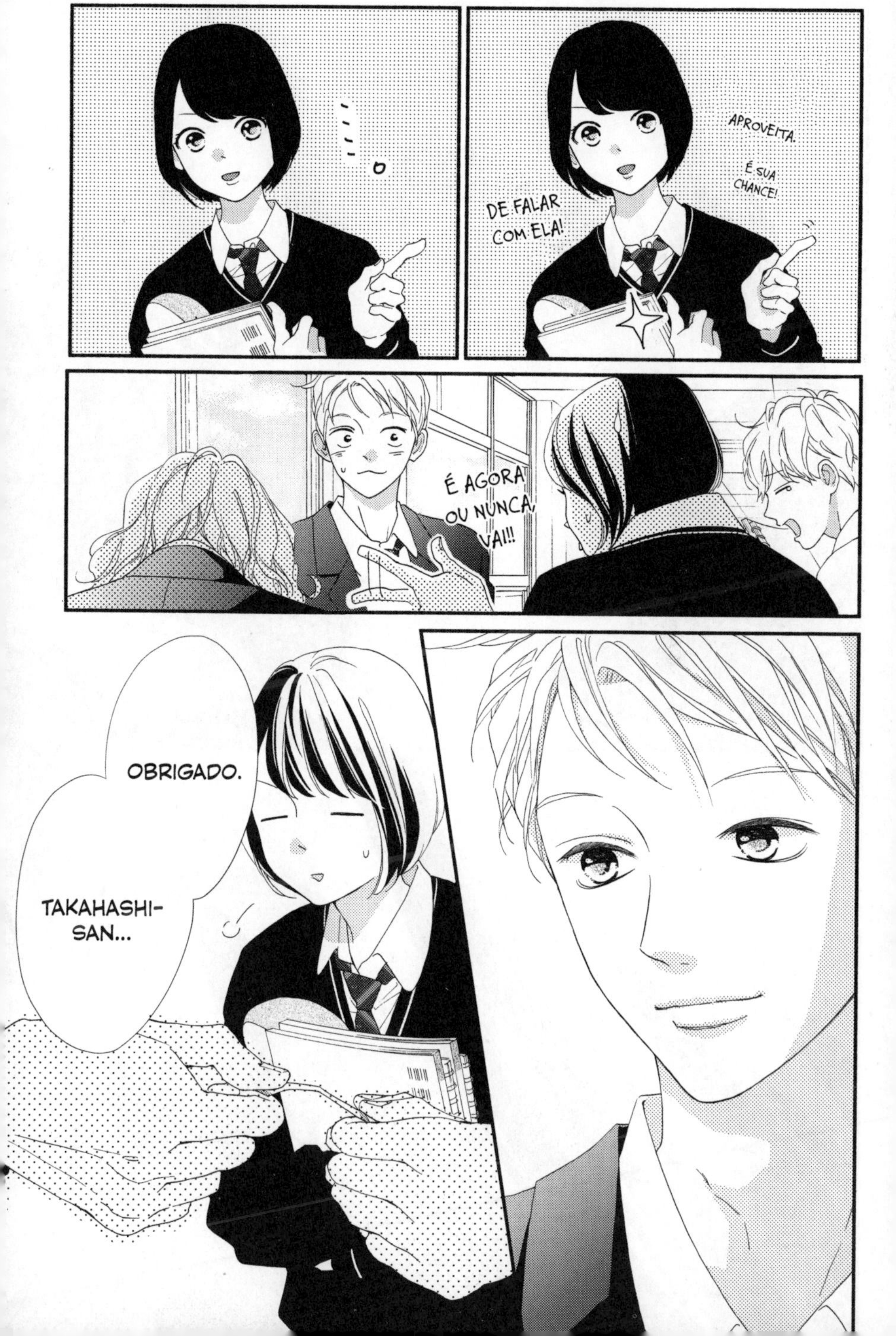

APROVEITA.
É SUA CHANCE!
DE FALAR COM ELA!
...
O
É AGORA OU NUNCA, VAI!!
OBRIGADO.
TAKAHASHI-SAN...

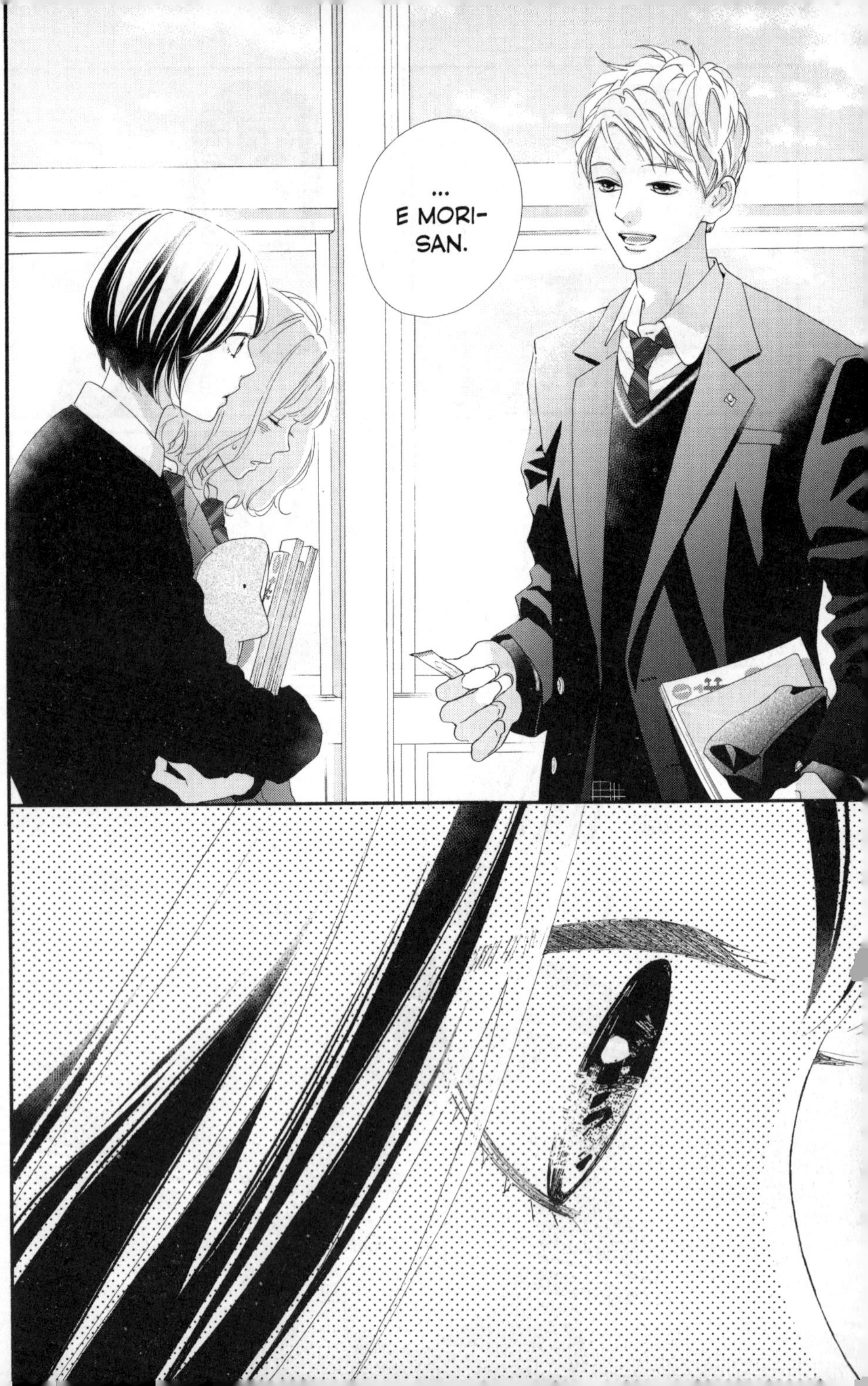
... E MORI-SAN.

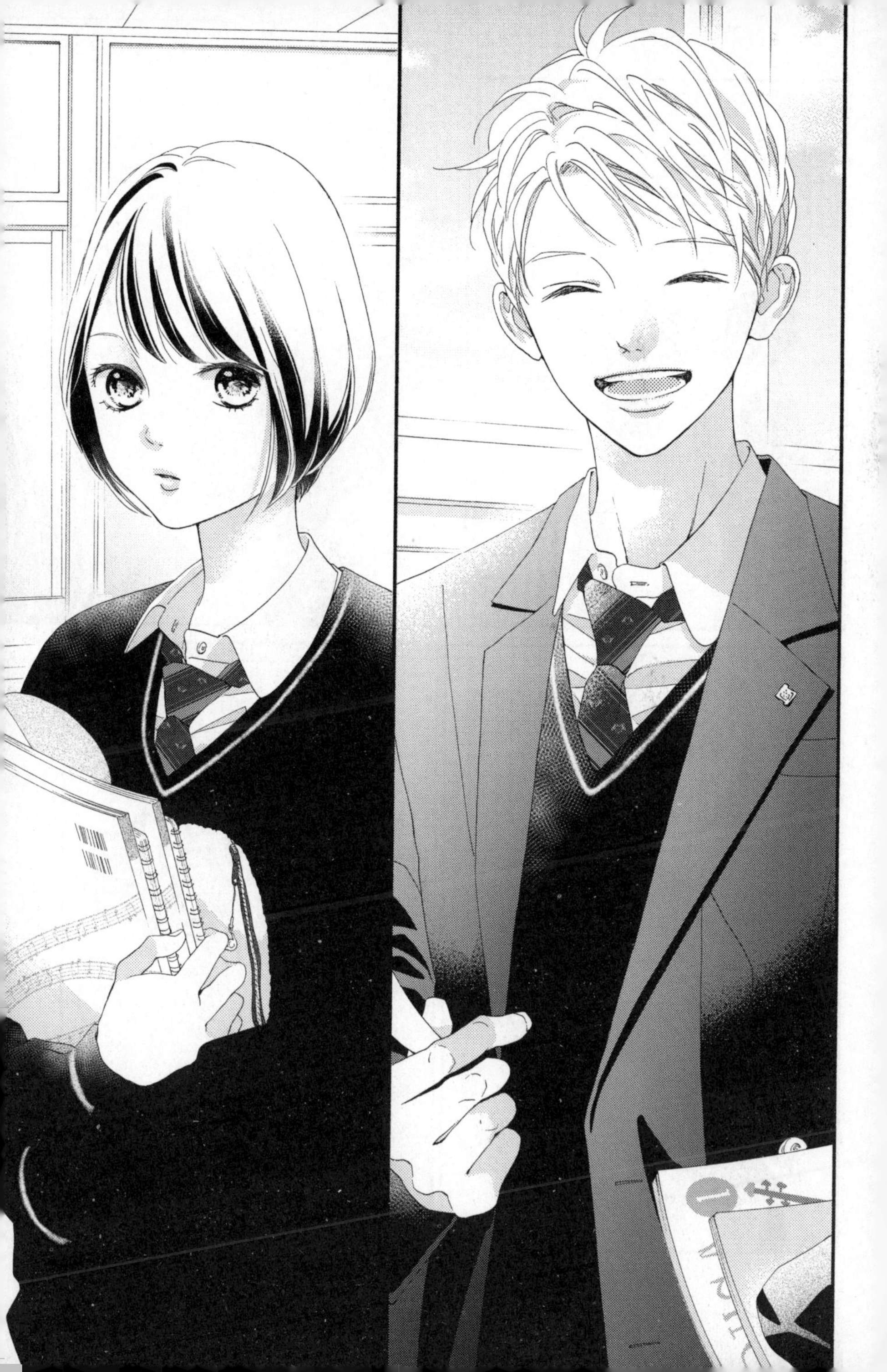

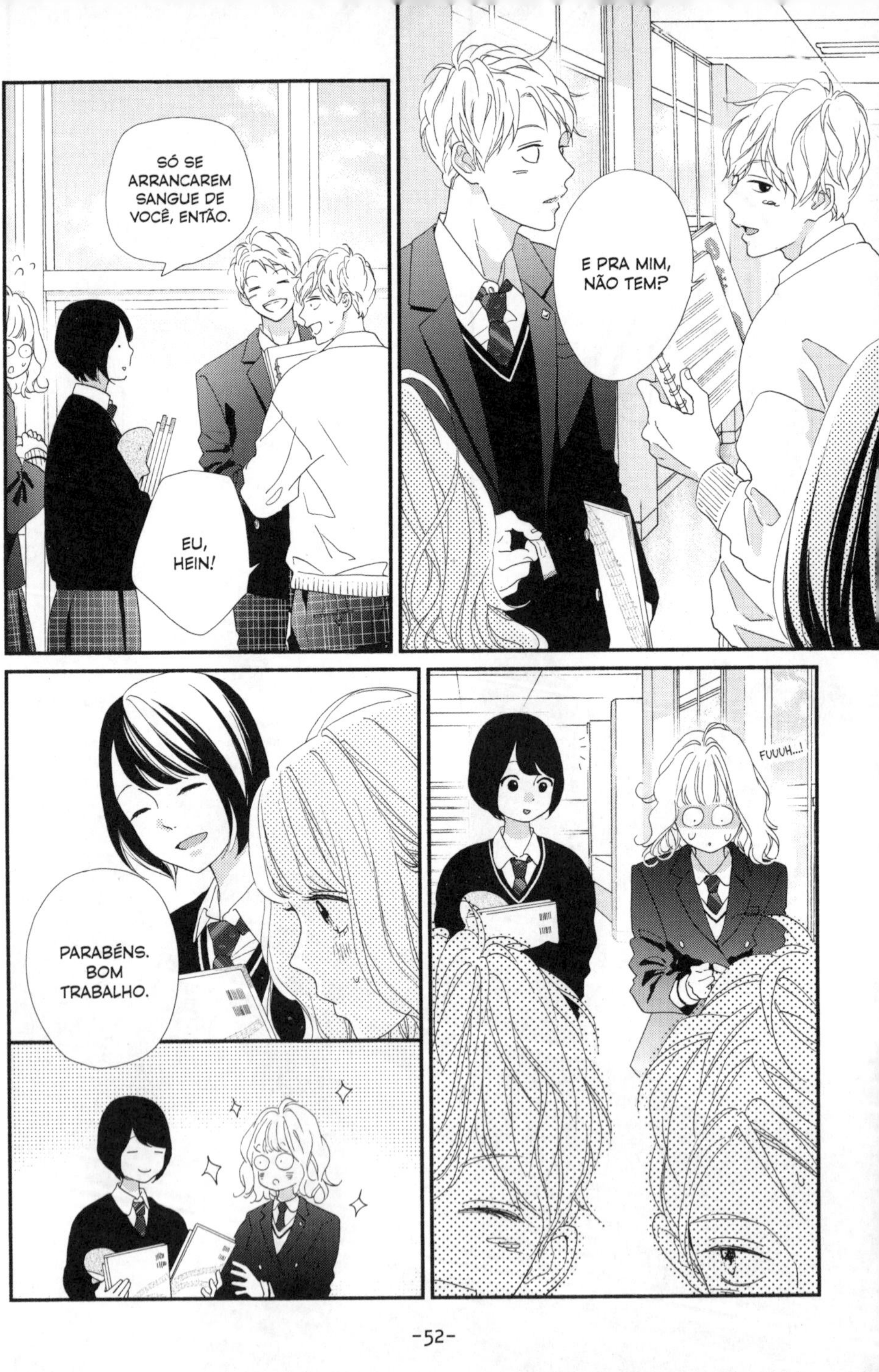
E PRA MIM, NÃO TEM?
SÓ SE ARRANCAREM SANGUE DE VOCÊ, ENTÃO.
EU, HEIN!
FUUUH...!
PARABÉNS. BOM TRABALHO.

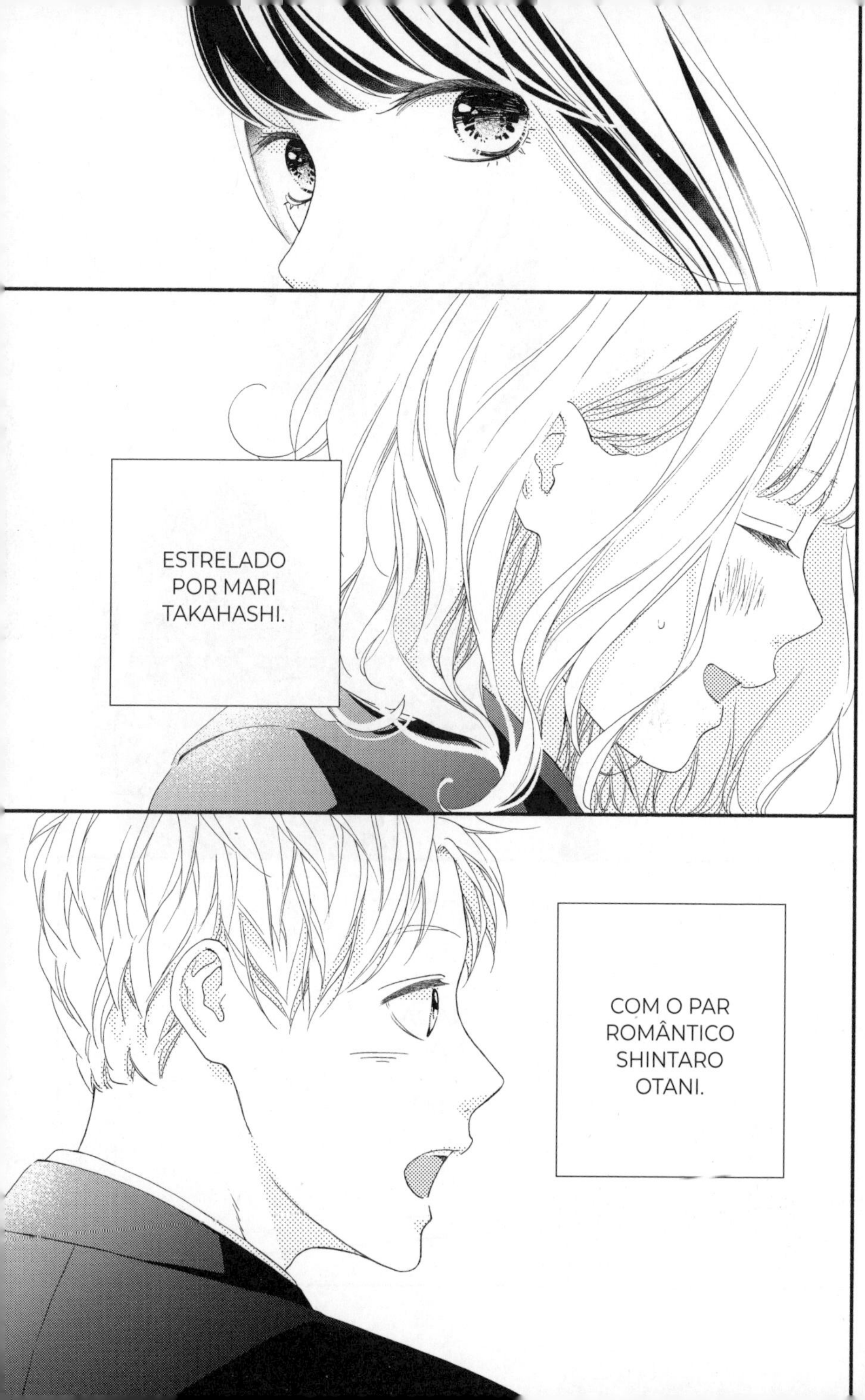
ESTRELADO POR MARI TAKAHASHI.
COM O PAR ROMÂNTICO SHINTARO OTANI.

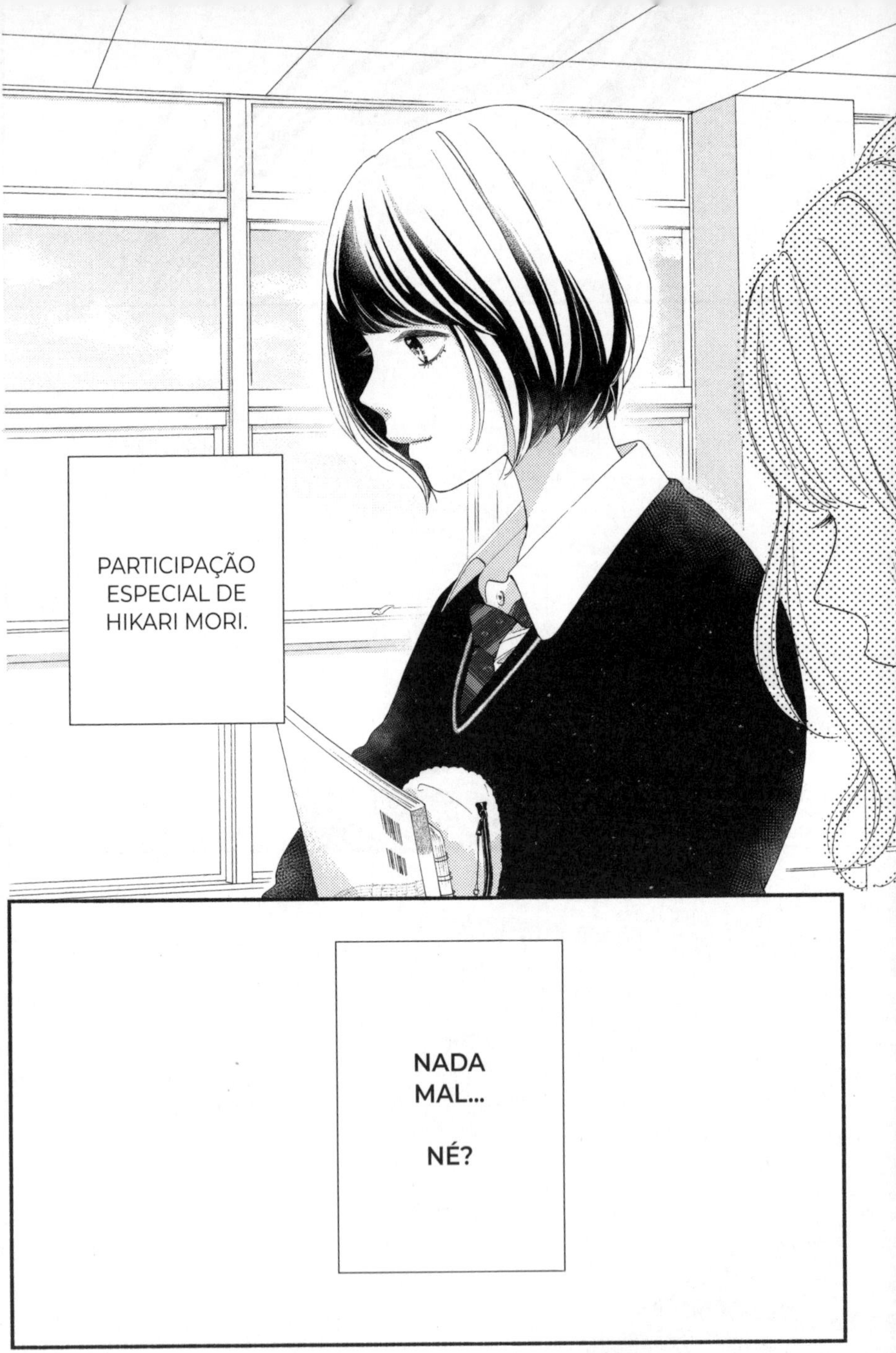
PARTICIPAÇÃO ESPECIAL DE HIKARI MORI.
NADA MAL...
NÉ?

“Foi olhando para você...”

"Foi olhando para você..."

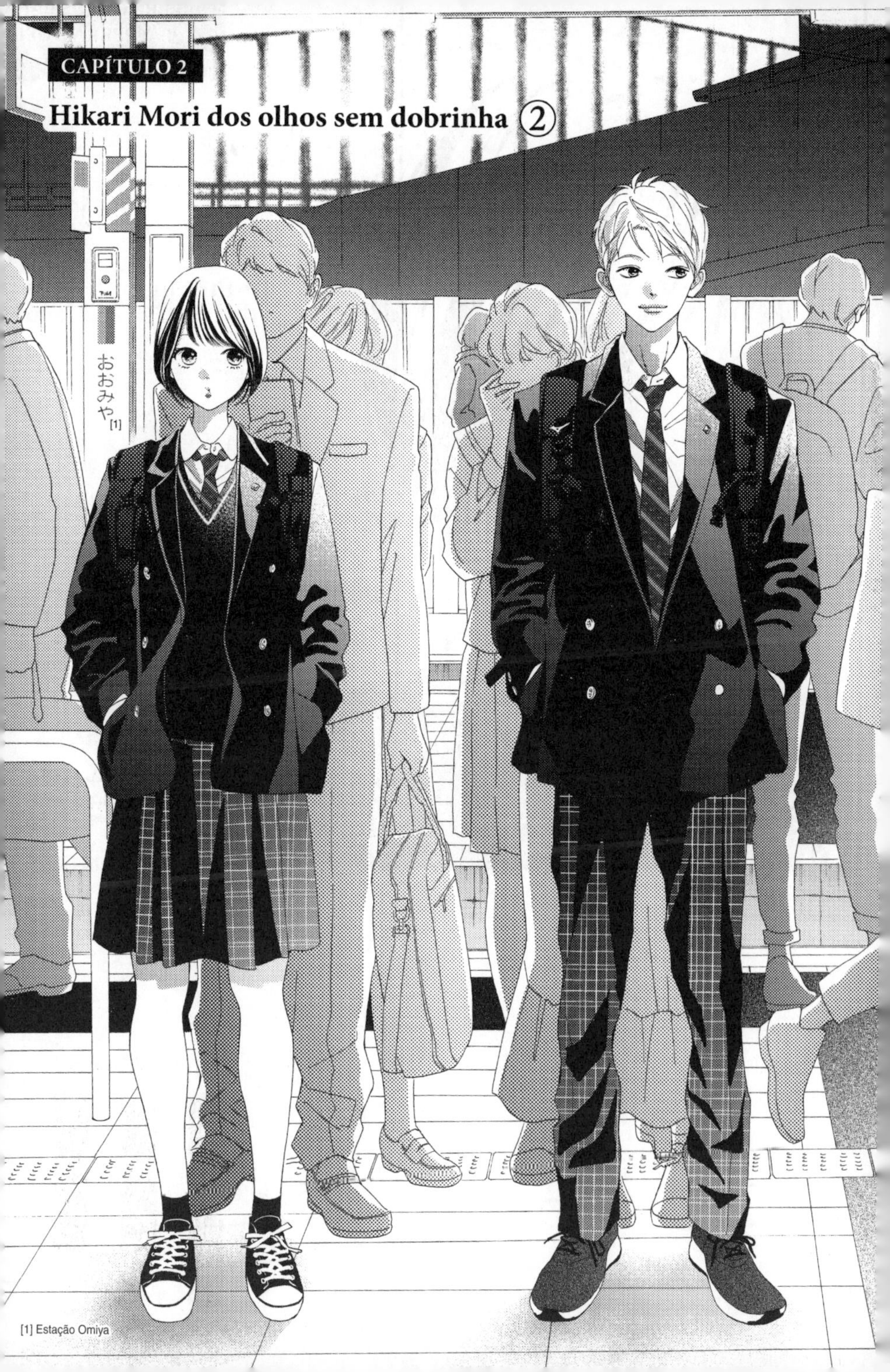

[1] Estação Omiya

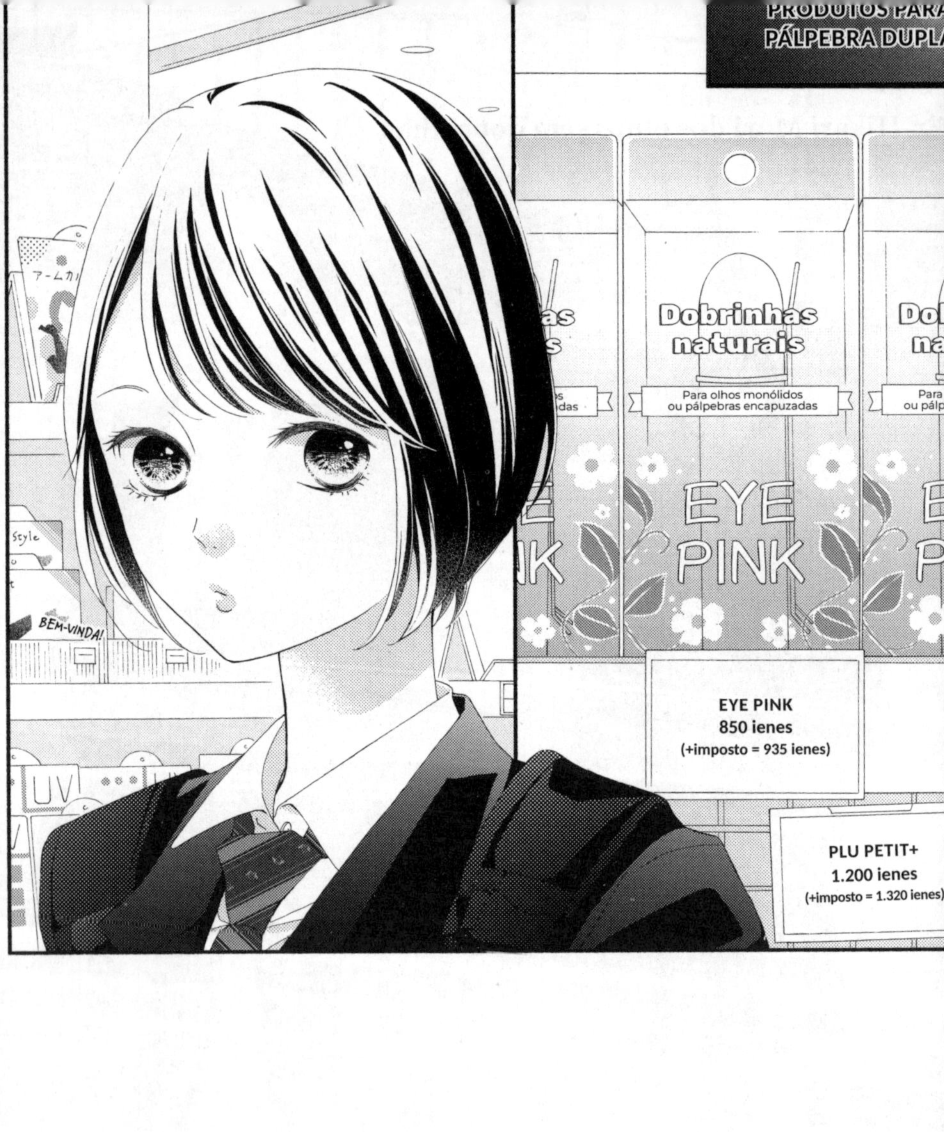

"Foi olhando para você..."

きみの横顔を見ていた

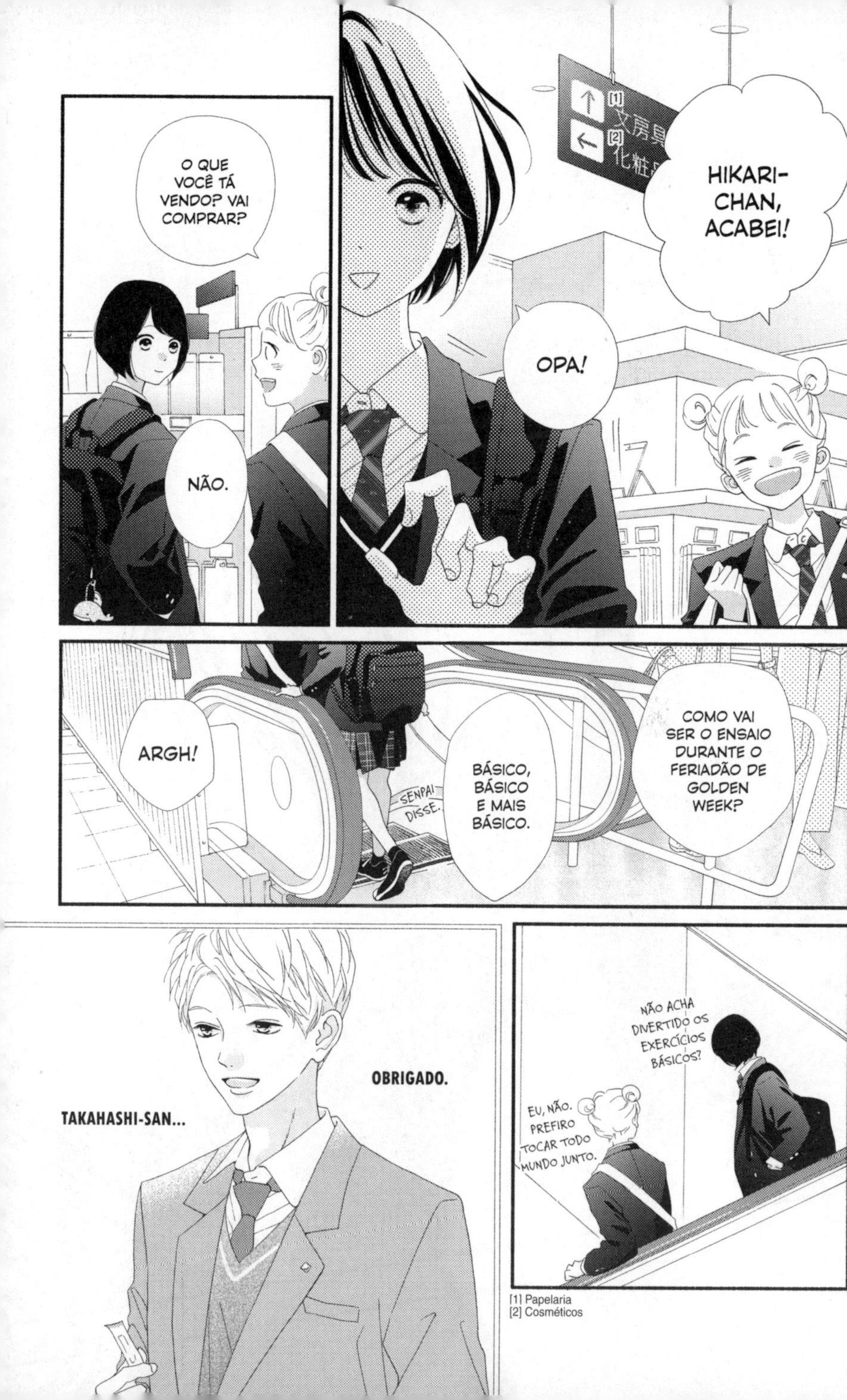

[1] Papelaria
[2] Cosméticos

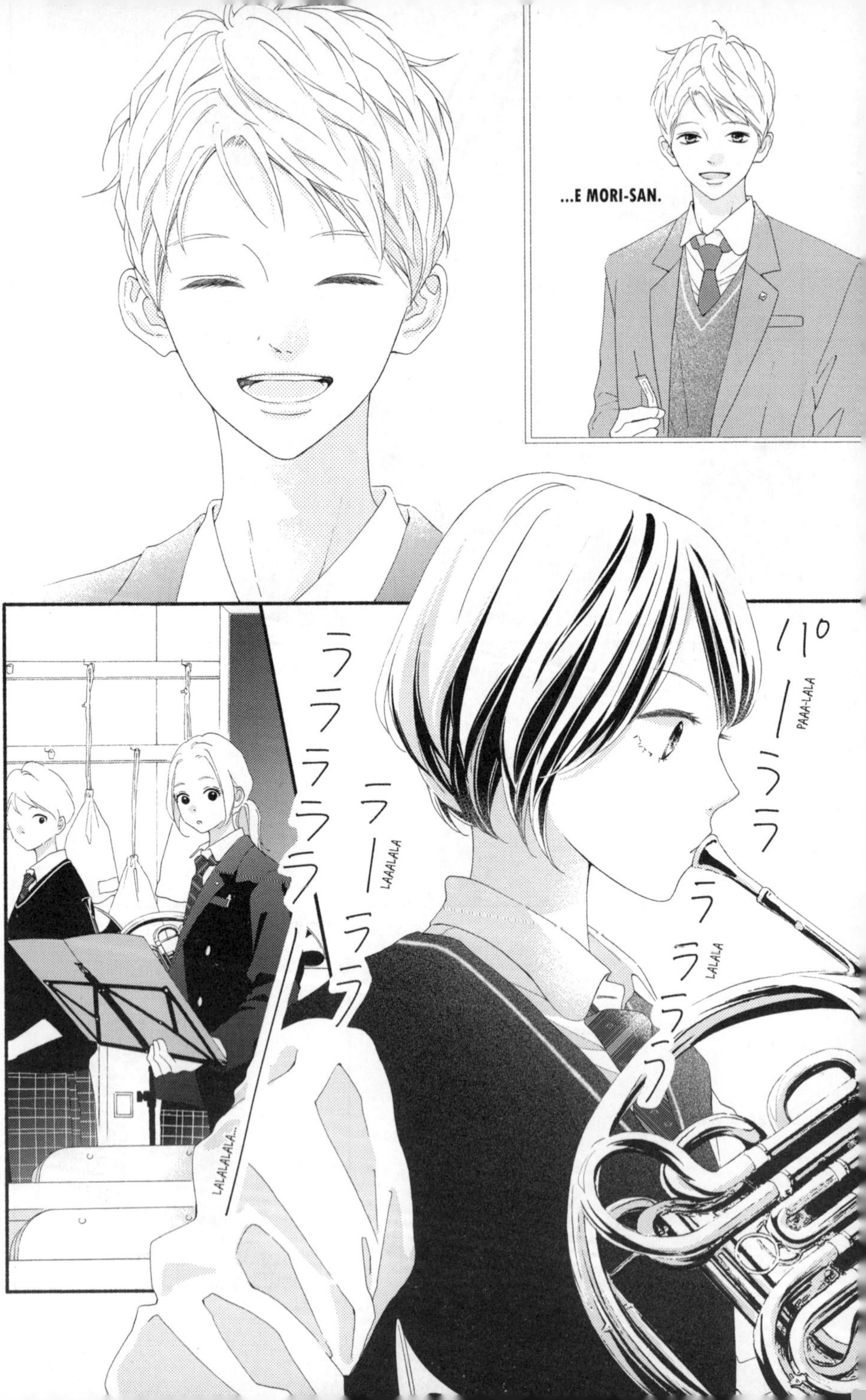

...E MORI-SAN.
パーララ
PAAA-LALA
ラララ
LALALA
ラーララ
LAAALALA
ラララララー
LALALALALA...

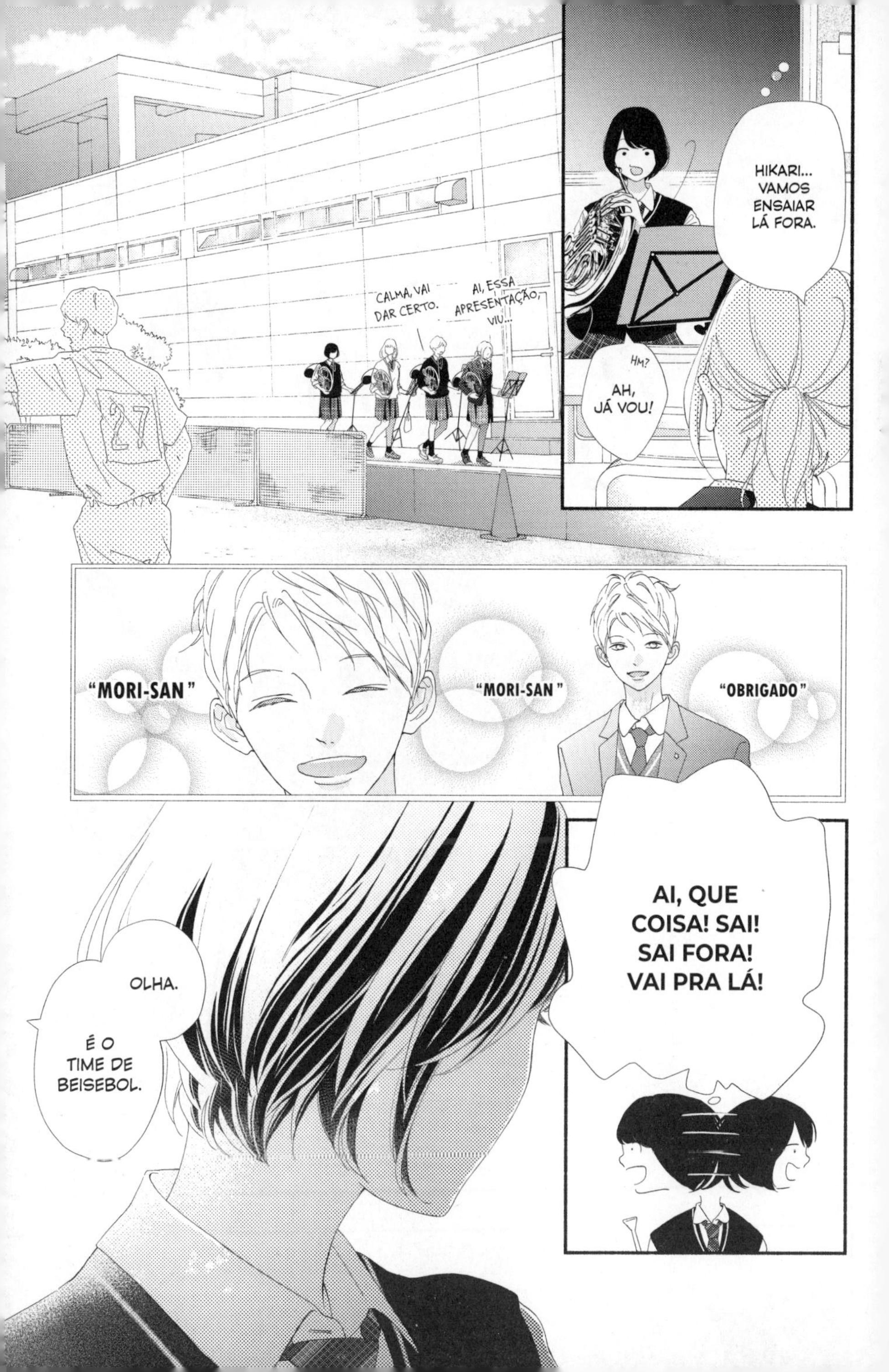
HIKARI... VAMOS ENSAIAR LÁ FORA.
HM?
AH, JÁ VOU!
AI, ESSA APRESENTAÇÃO, VIU...
CALMA, VAI DAR CERTO.
"OBRIGADO"
"MORI-SAN"
"MORI-SAN"
AI, QUE COISA! SAI! SAI FORA! VAI PRA LÁ!
OLHA.
É O TIME DE BEISEBOL.

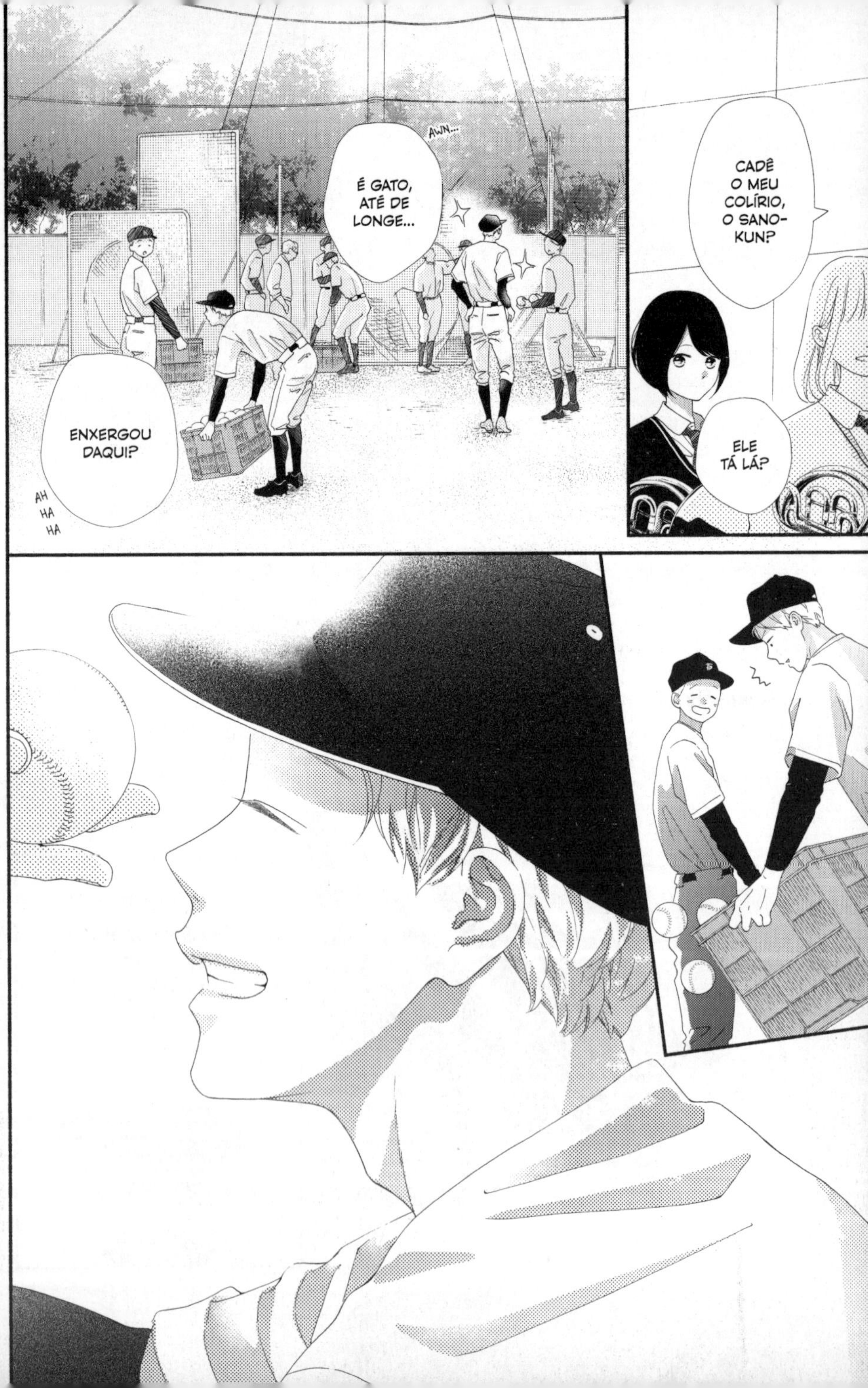
CADÊ O MEU COLÍRIO, O SANO-KUN?
ELE TÁ LÁ?
AWN...
É GATO, ATÉ DE LONGE...
ENXERGOU DAQUI?
AH HA HA

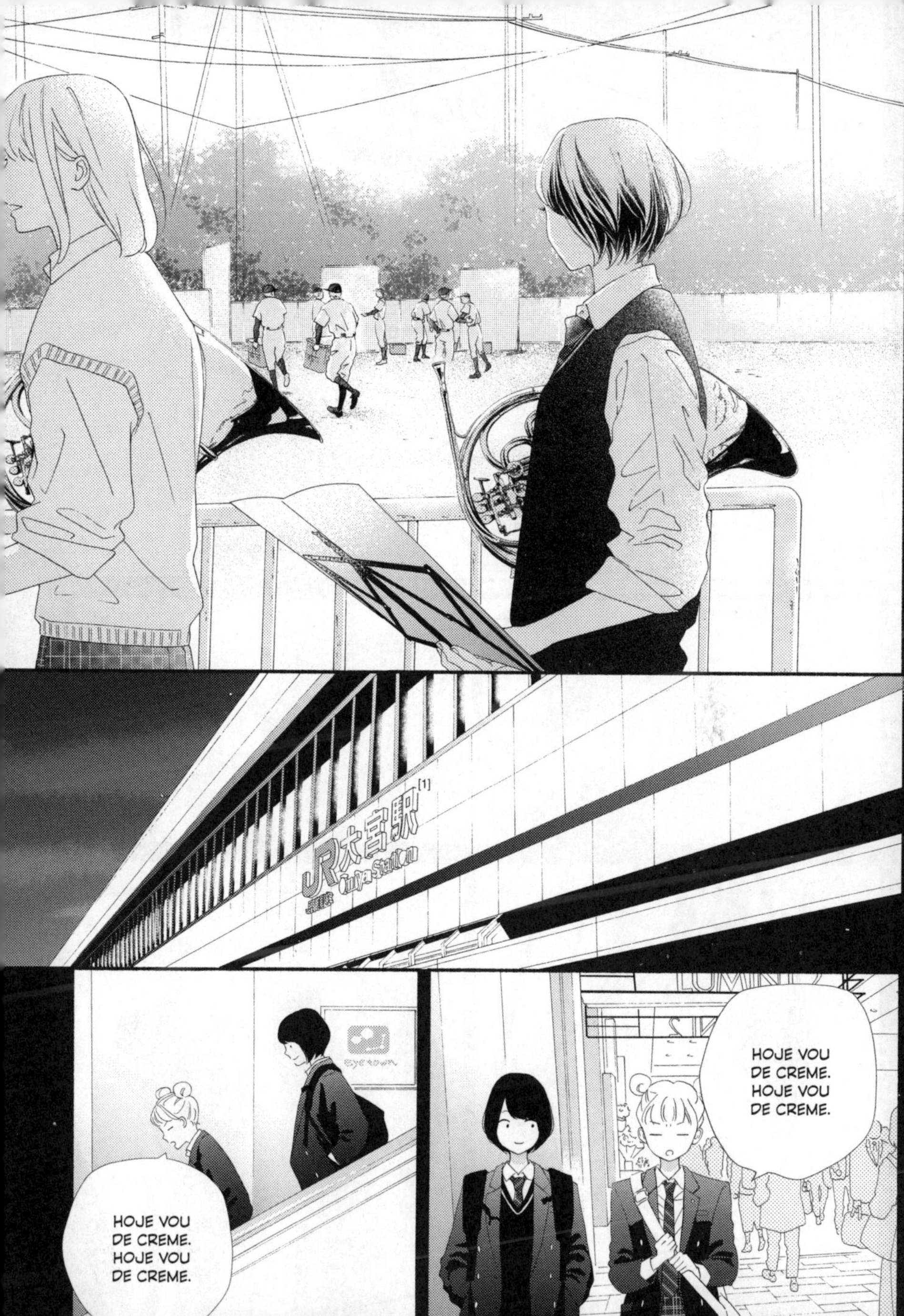
JR大宮駅[1]
Omiya Station
HOJE VOU DE CREME. HOJE VOU DE CREME.
HOJE VOU DE CREME. HOJE VOU DE CREME.

[1]Estação Omiya

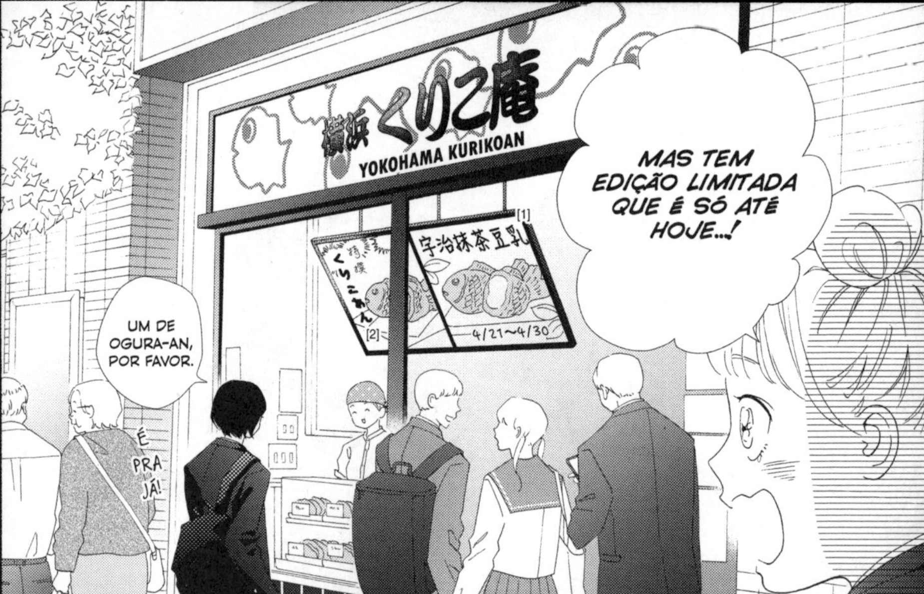
横浜 くりこ庵
YOKOHAMA KURIKOAN
[1]
宇治抹茶豆乳
4/21～4/30
くりこあん
[2]
MAS TEM EDIÇÃO LIMITADA QUE É SÓ ATÉ HOJE...!
UM DE OGURA-AN, POR FAVOR.
É PRA JÁ!

[1] Sabor chá verde com creme de leite de soja – edição limitada de 21 a 30 de abril. [2] Tradicional Kurikoan

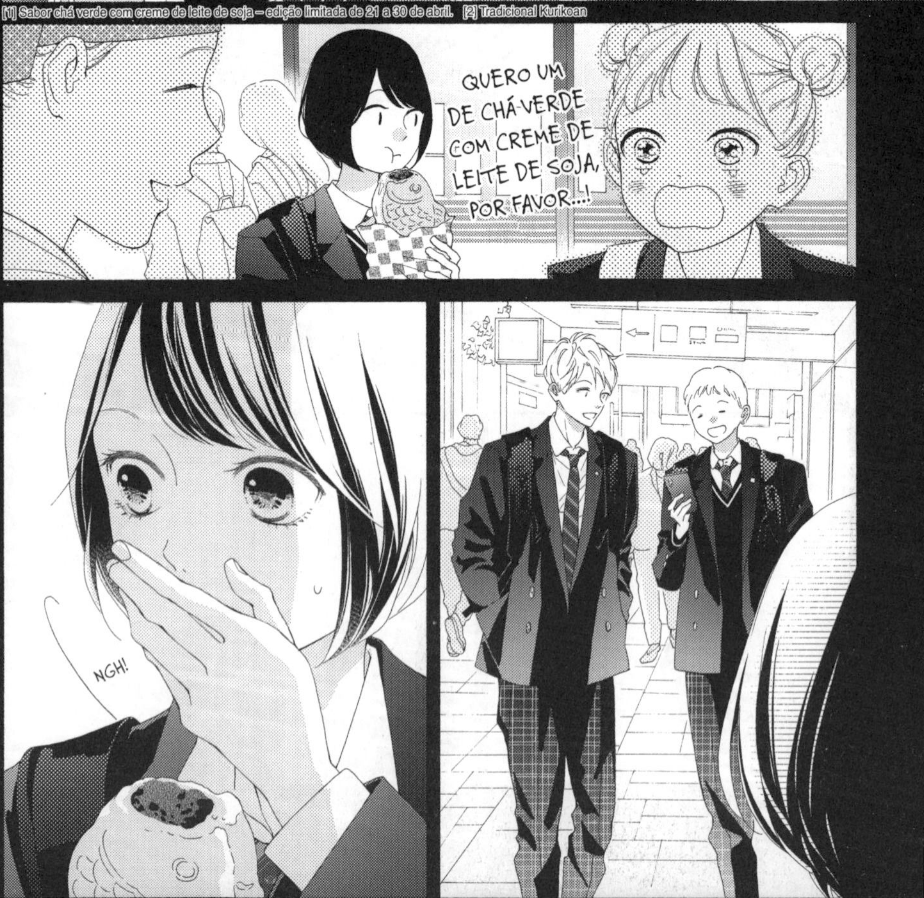
QUERO UM DE CHÁ-VERDE COM CREME DE LEITE DE SOJA, POR FAVOR...!
NGH!

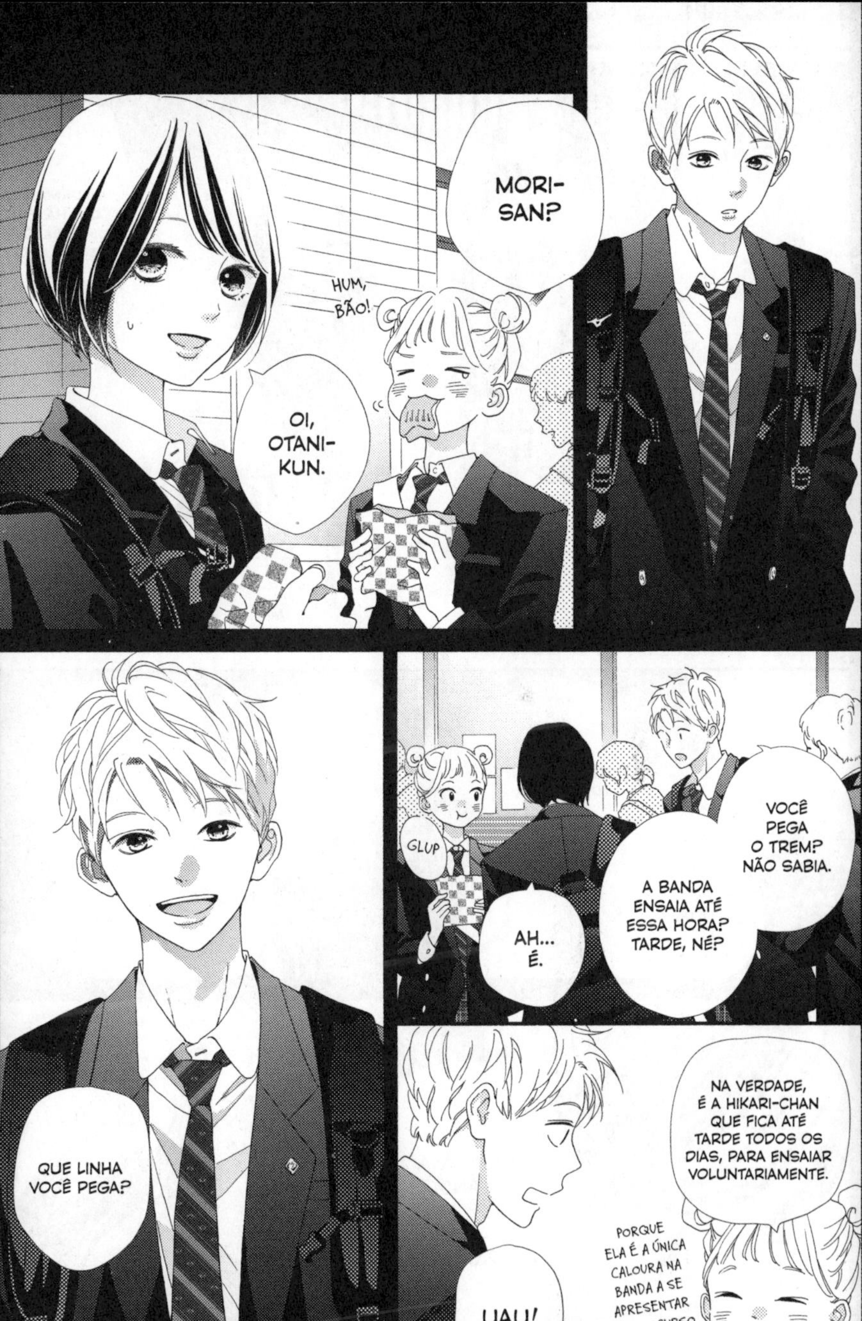
MORI-SAN?
HUM, BÃO!
OI, OTANI-KUN.
VOCÊ PEGA O TREM? NÃO SABIA.
A BANDA ENSAIA ATÉ ESSA HORA? TARDE, NÉ?
AH... É.
GLUP
NA VERDADE, É A HIKARI-CHAN QUE FICA ATÉ TARDE TODOS OS DIAS, PARA ENSAIAR VOLUNTARIAMENTE.
PORQUE ELA É A ÚNICA CALOURA NA BANDA A SE APRESENTAR NO CONCURSO DESTE ANO.
UAU!
QUE LINHA VOCÊ PEGA?

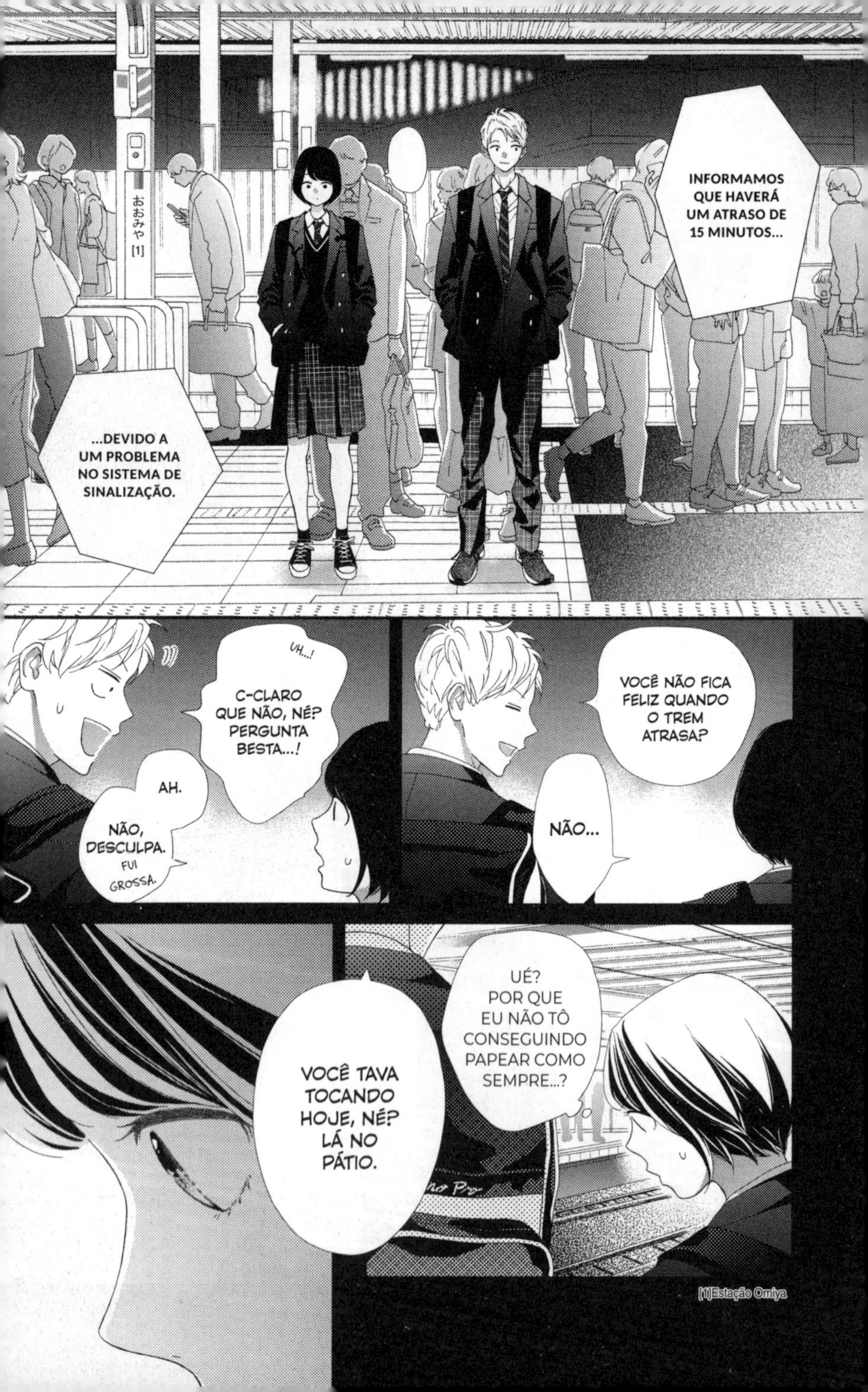
おおみや [1]
INFORMAMOS QUE HAVERÁ UM ATRASO DE 15 MINUTOS...
...DEVIDO A UM PROBLEMA NO SISTEMA DE SINALIZAÇÃO.
VOCÊ NÃO FICA FELIZ QUANDO O TREM ATRASA?
NÃO...
UH...!
C-CLARO QUE NÃO, NÉ? PERGUNTA BESTA...!
AH.
NÃO, DESCULPA. FUI GROSSA.
UÉ? POR QUE EU NÃO TÔ CONSEGUINDO PAPEAR COMO SEMPRE...?
VOCÊ TAVA TOCANDO HOJE, NÉ? LÁ NO PÁTIO.

[1]Estação Omiya

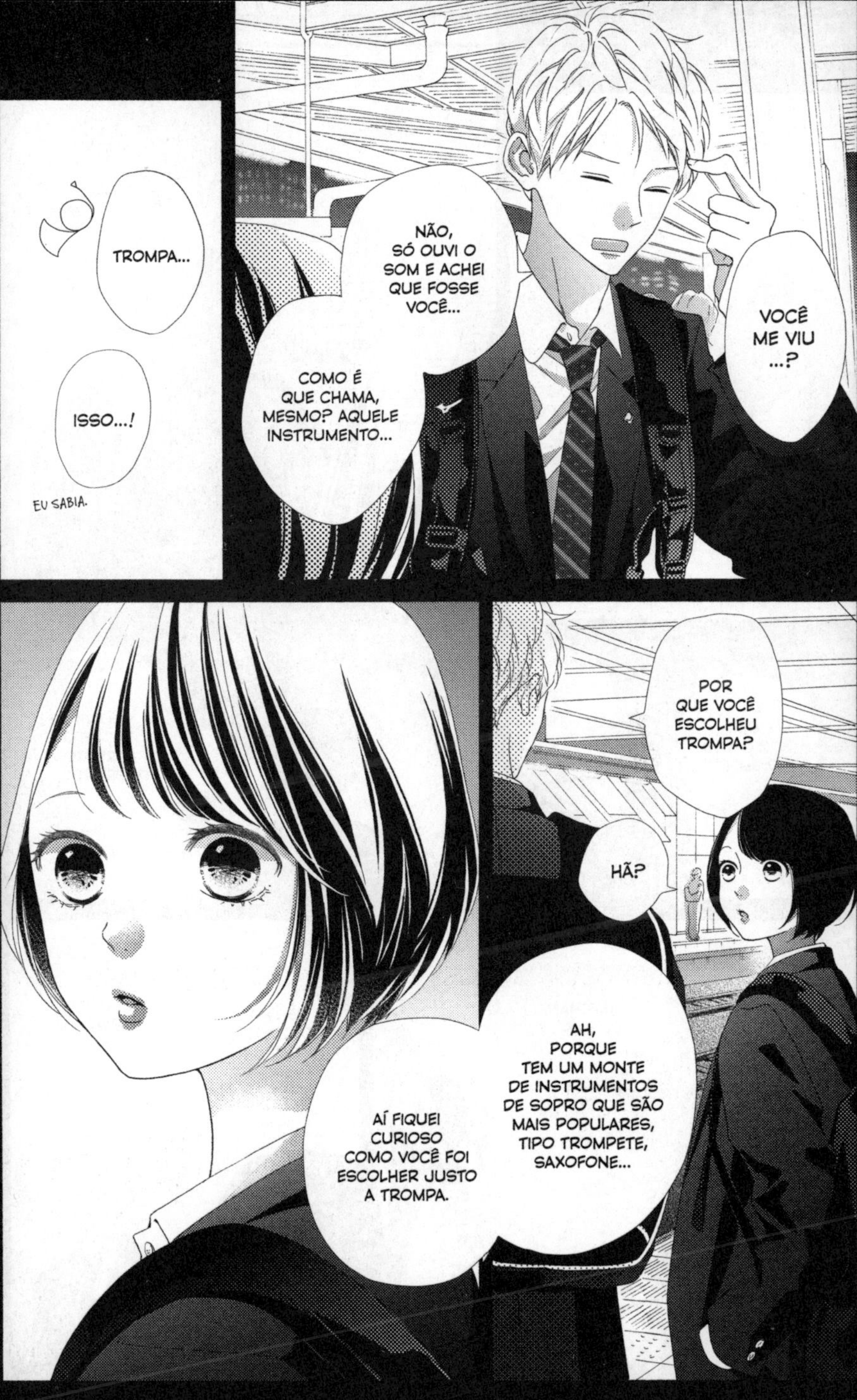
VOCÊ ME VIU ...?
NÃO, SÓ OUVI O SOM E ACHEI QUE FOSSE VOCÊ...
COMO É QUE CHAMA, MESMO? AQUELE INSTRUMENTO...
TROMPA...
ISSO...!
EU SABIA.
POR QUE VOCÊ ESCOLHEU TROMPA?
HÃ?
AH, PORQUE TEM UM MONTE DE INSTRUMENTOS DE SOPRO QUE SÃO MAIS POPULARES, TIPO TROMPETE, SAXOFONE...
AÍ FIQUEI CURIOSO COMO VOCÊ FOI ESCOLHER JUSTO A TROMPA.

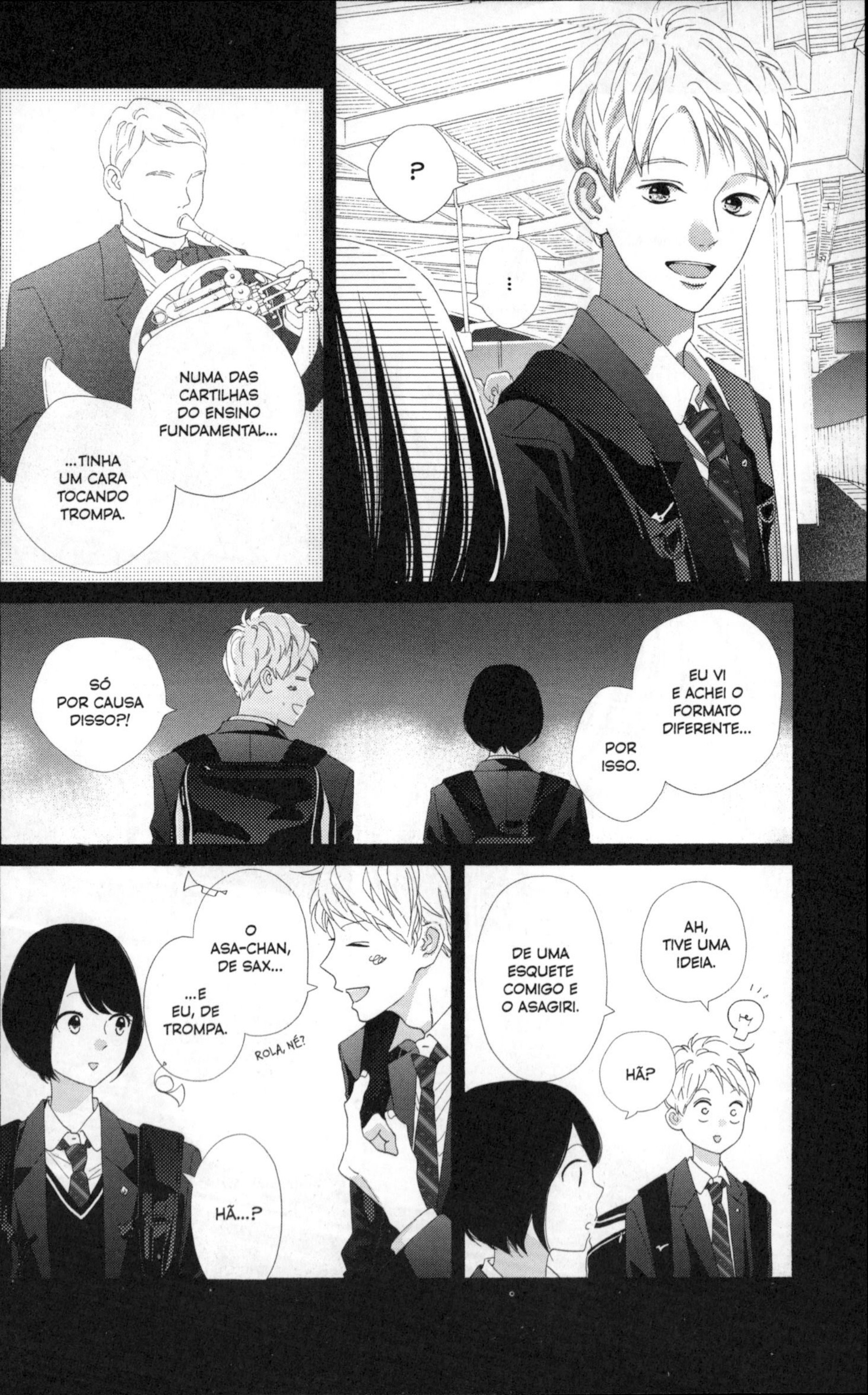
?
...
NUMA DAS CARTILHAS DO ENSINO FUNDAMENTAL...
...TINHA UM CARA TOCANDO TROMPA.
EU VI E ACHEI O FORMATO DIFERENTE...
POR ISSO.
SÓ POR CAUSA DISSO?!
AH, TIVE UMA IDEIA.
HÃ?
DE UMA ESQUETE COMIGO E O ASAGIRI.
O ASA-CHAN, DE SAX...
...E EU, DE TROMPA.
ROLA, NÉ?
HÃ...?

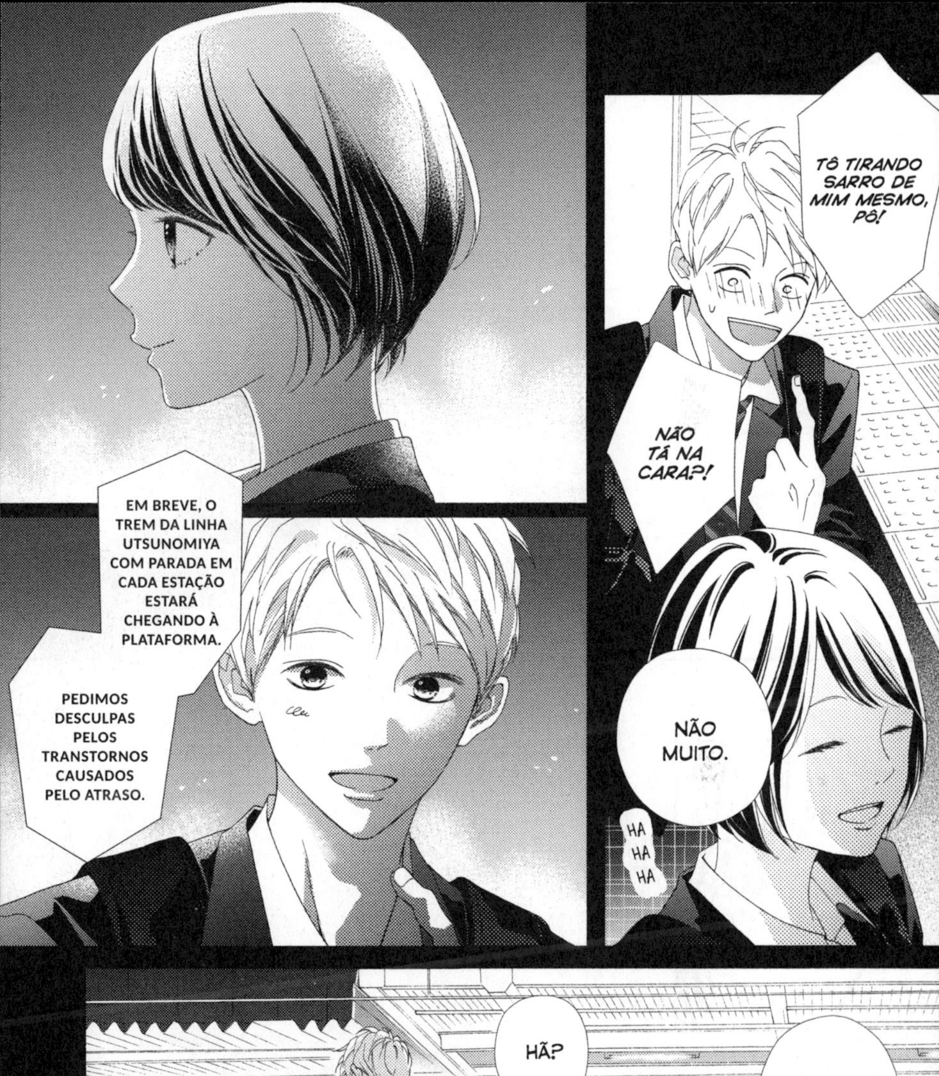
TÔ TIRANDO SARRO DE MIM MESMO, PÔ!
NÃO TÁ NA CARA?!
NÃO MUITO.
HA HA HA
EM BREVE, O TREM DA LINHA UTSUNOMIYA COM PARADA EM CADA ESTAÇÃO ESTARÁ CHEGANDO À PLATAFORMA.
PEDIMOS DESCULPAS PELOS TRANSTORNOS CAUSADOS PELO ATRASO.
VOCÊ É ENGRAÇADA, MORI-SAN.
HÃ?
E EU TENHO UM PRESENTINHO PARA PESSOAS ENGRAÇADAS.

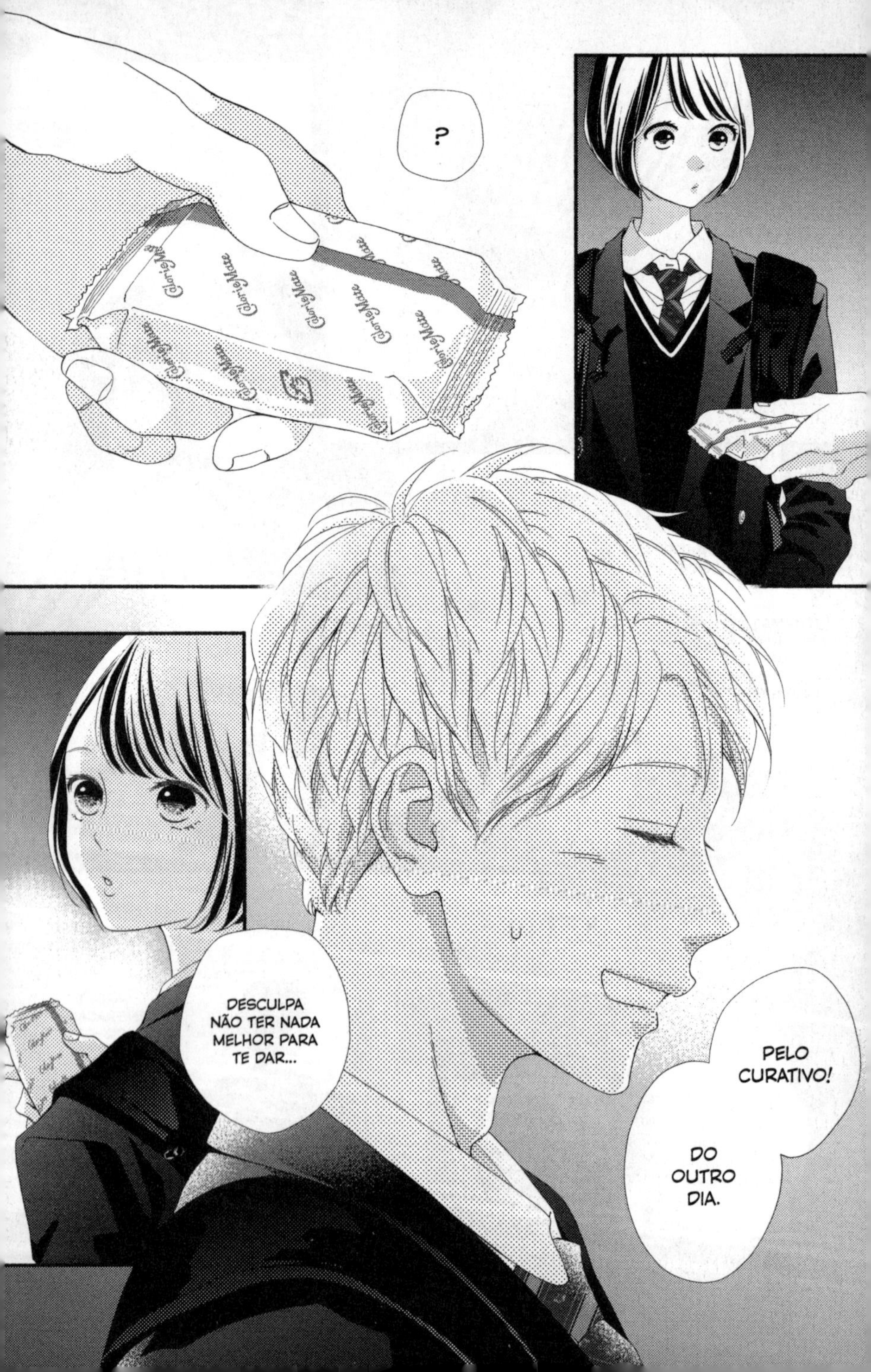
?
PELO CURATIVO!
DO OUTRO DIA.
DESCULPA NÃO TER NADA MELHOR PARA TE DAR...

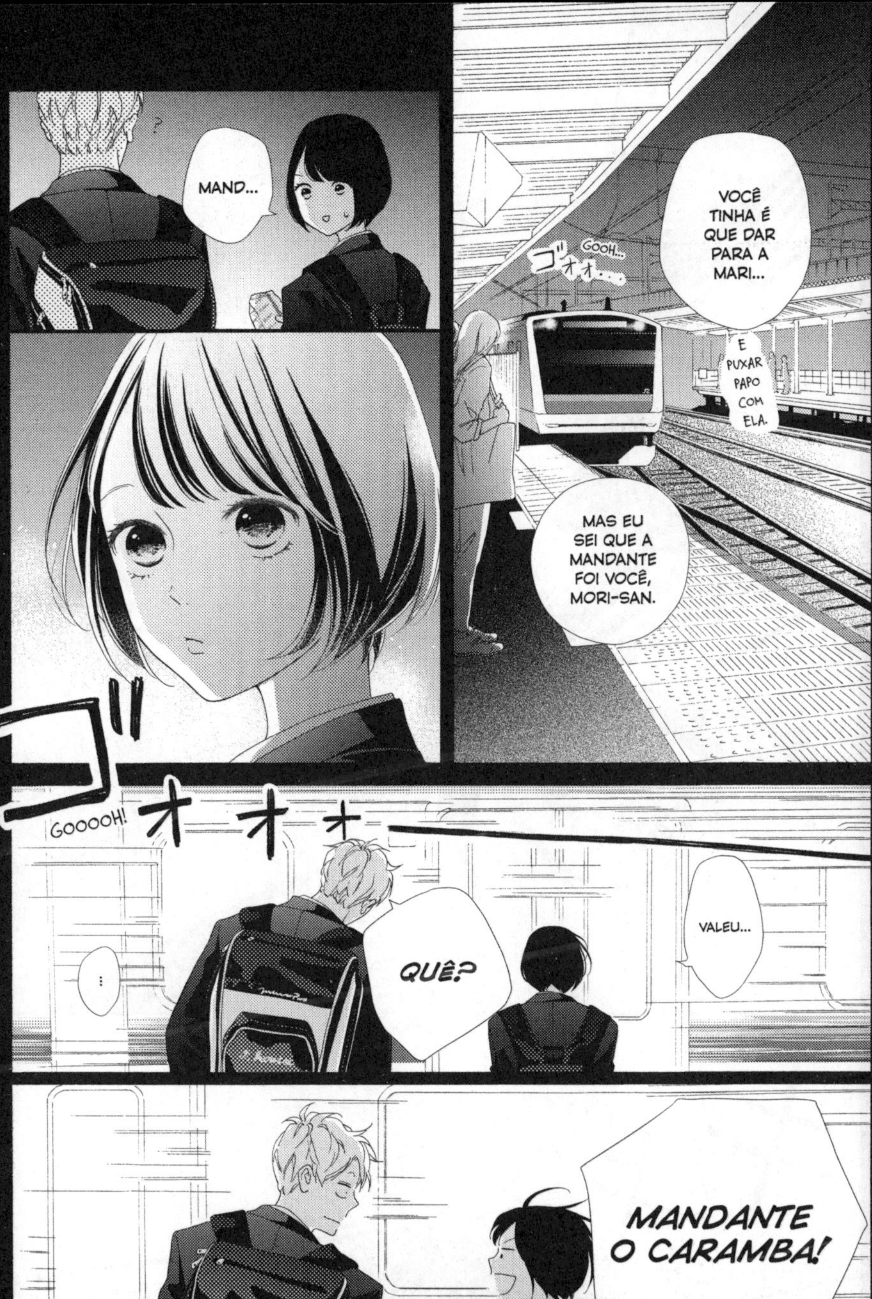

VOCÊ TINHA É QUE DAR PARA A MARI...
E PUXAR PAPO COM ELA.
GOOH...
MAS EU SEI QUE A MANDANTE FOI VOCÊ, MORI-SAN.
MAND...
GOOOOH!
VALEU...
QUÊ?
...
MANDANTE O CARAMBA!

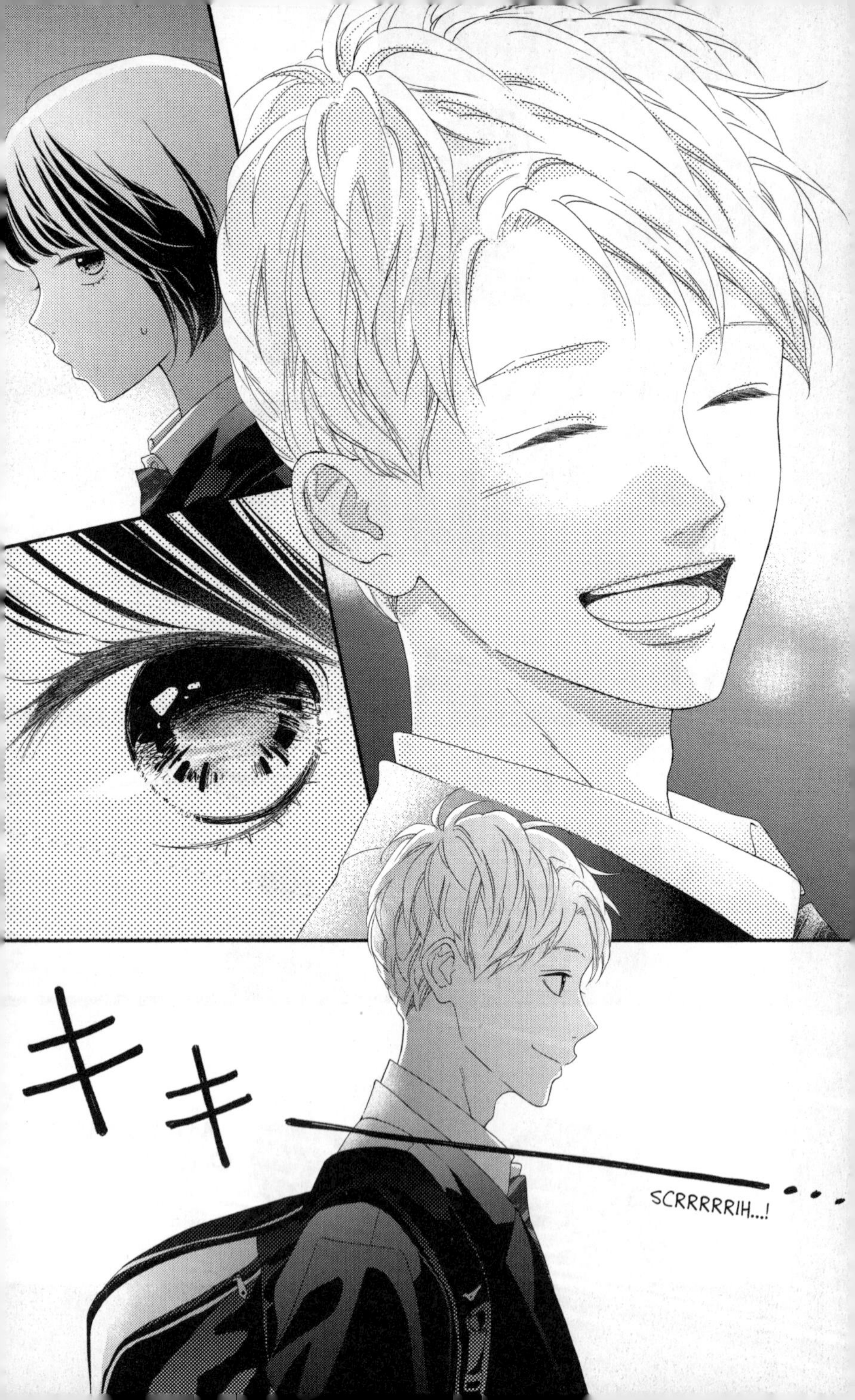
キキ
SCRRRRRIH...!

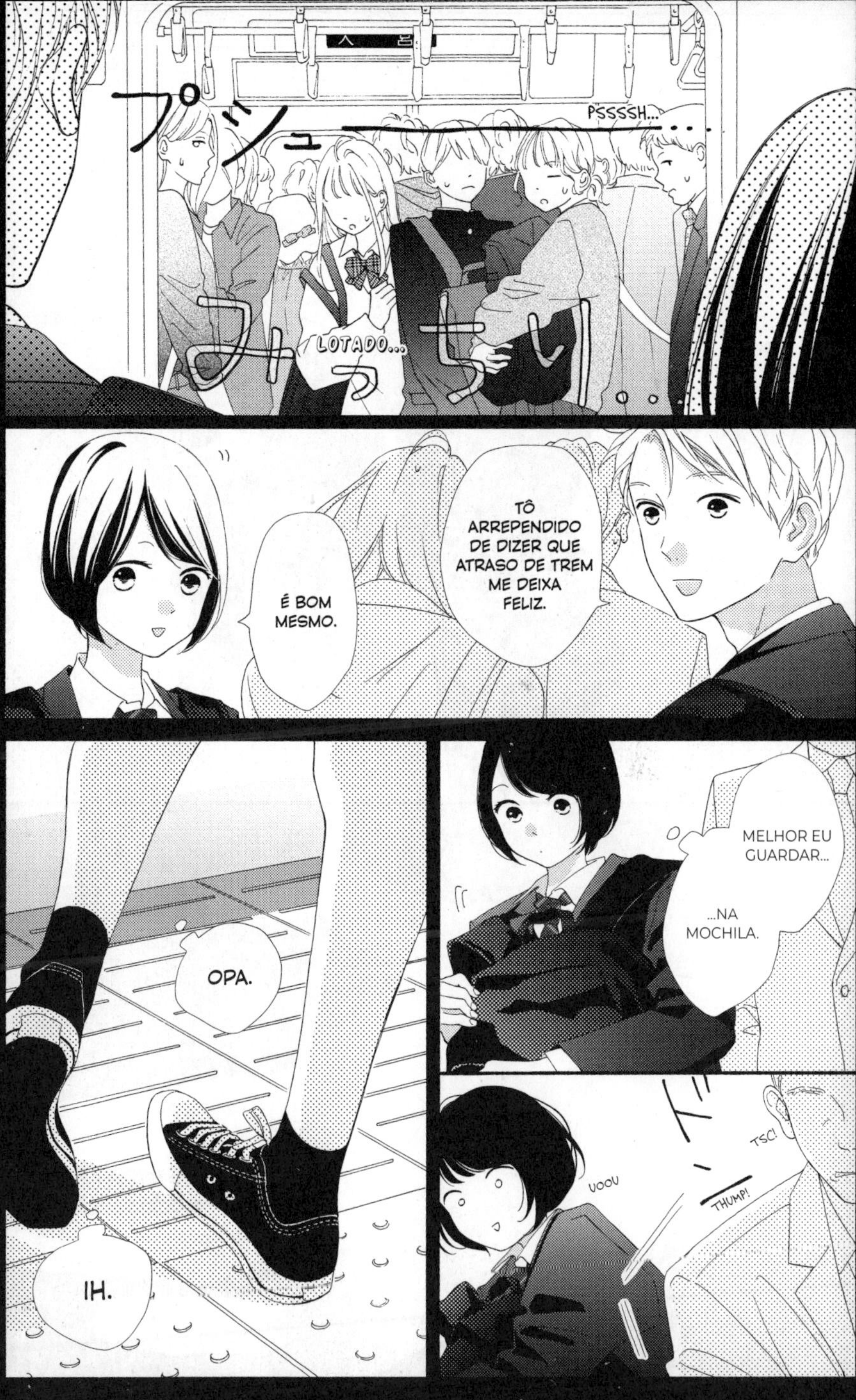
PSSSSH...
LOTADO...
TÔ ARREPENDIDO DE DIZER QUE ATRASO DE TREM ME DEIXA FELIZ.
É BOM MESMO.
MELHOR EU GUARDAR...
...NA MOCHILA.
TSC!
THUMP!
VOOU
OPA.
IH.

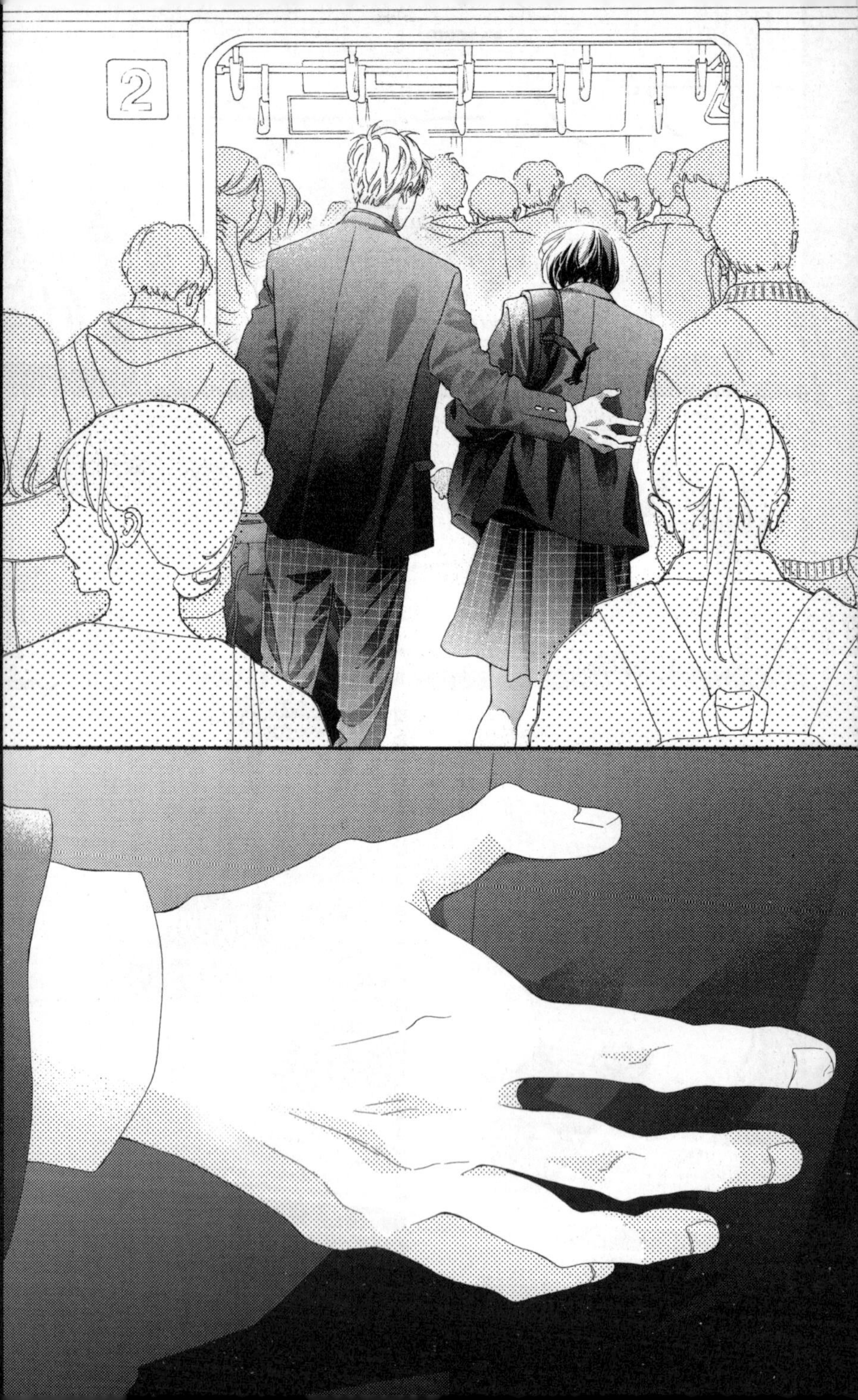
2

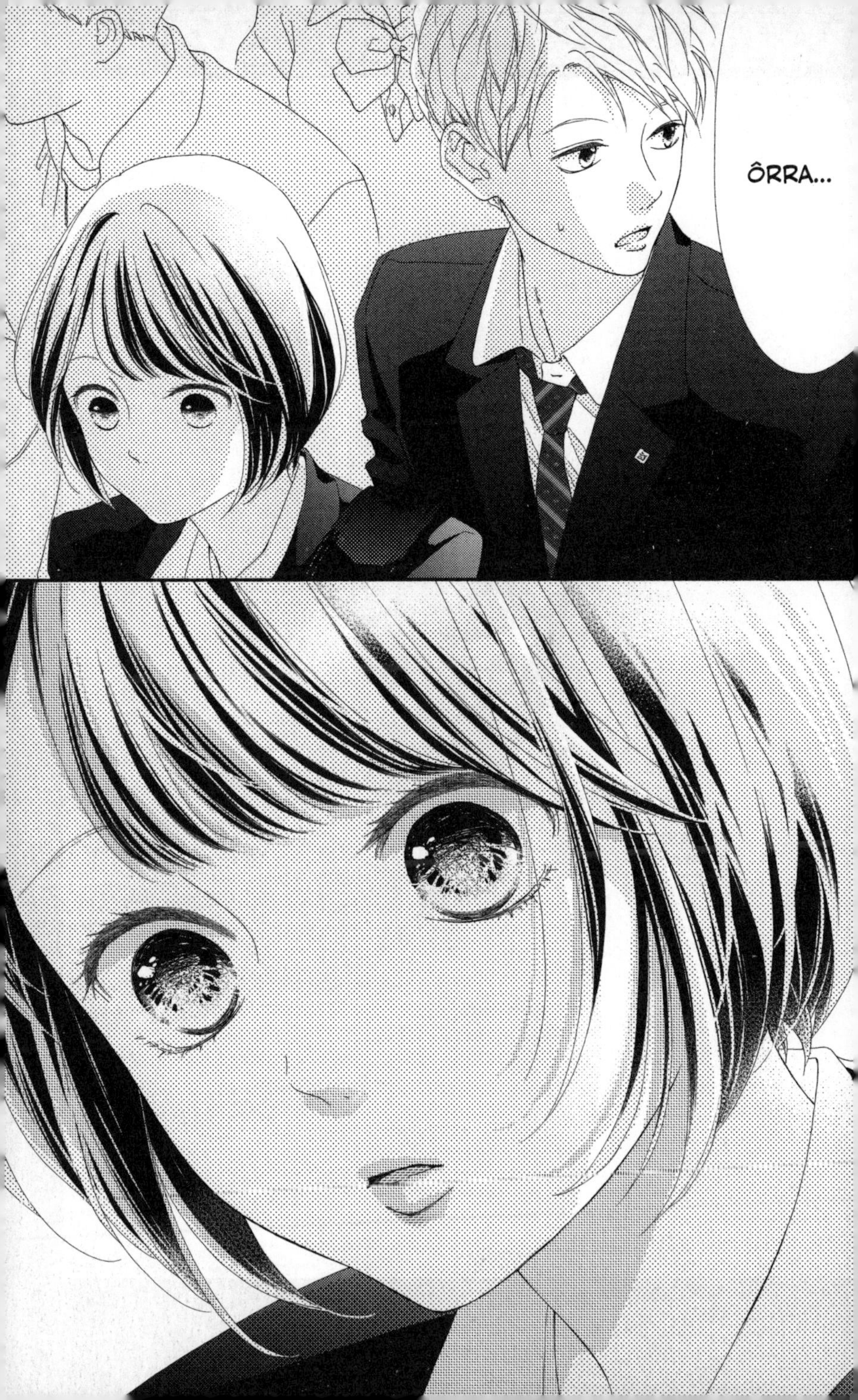
ÔRRA...

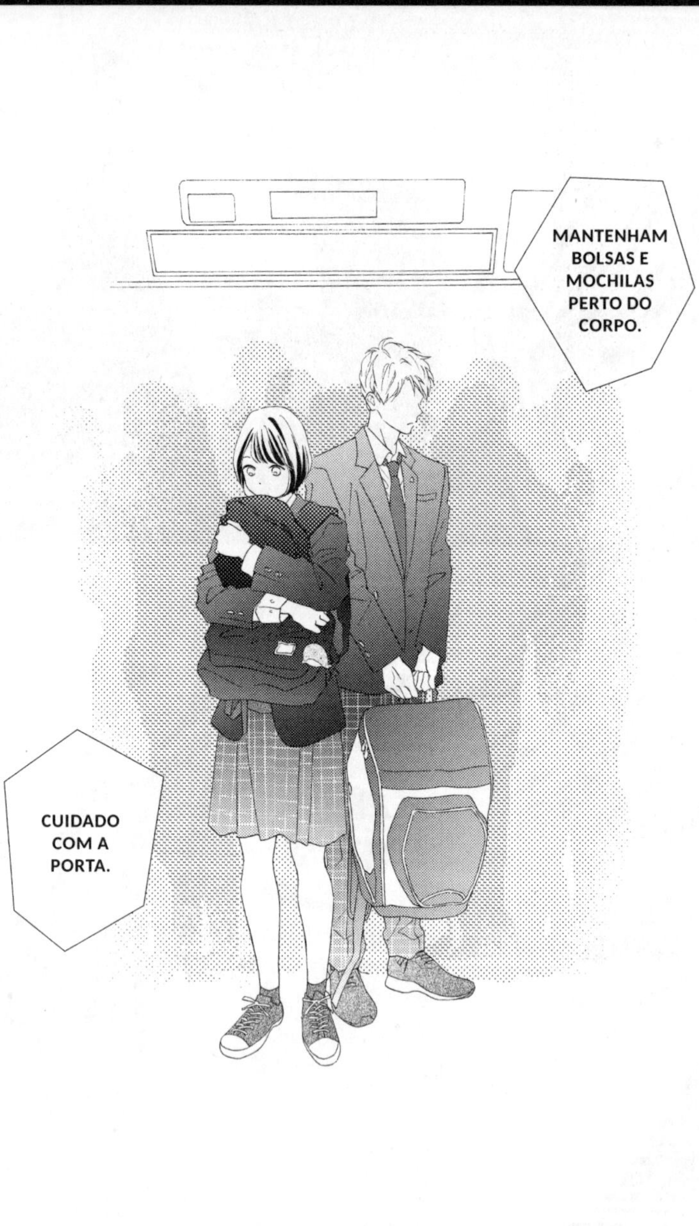
MANTENHAM BOLSAS E MOCHILAS PERTO DO CORPO.
CUIDADO COM A PORTA.

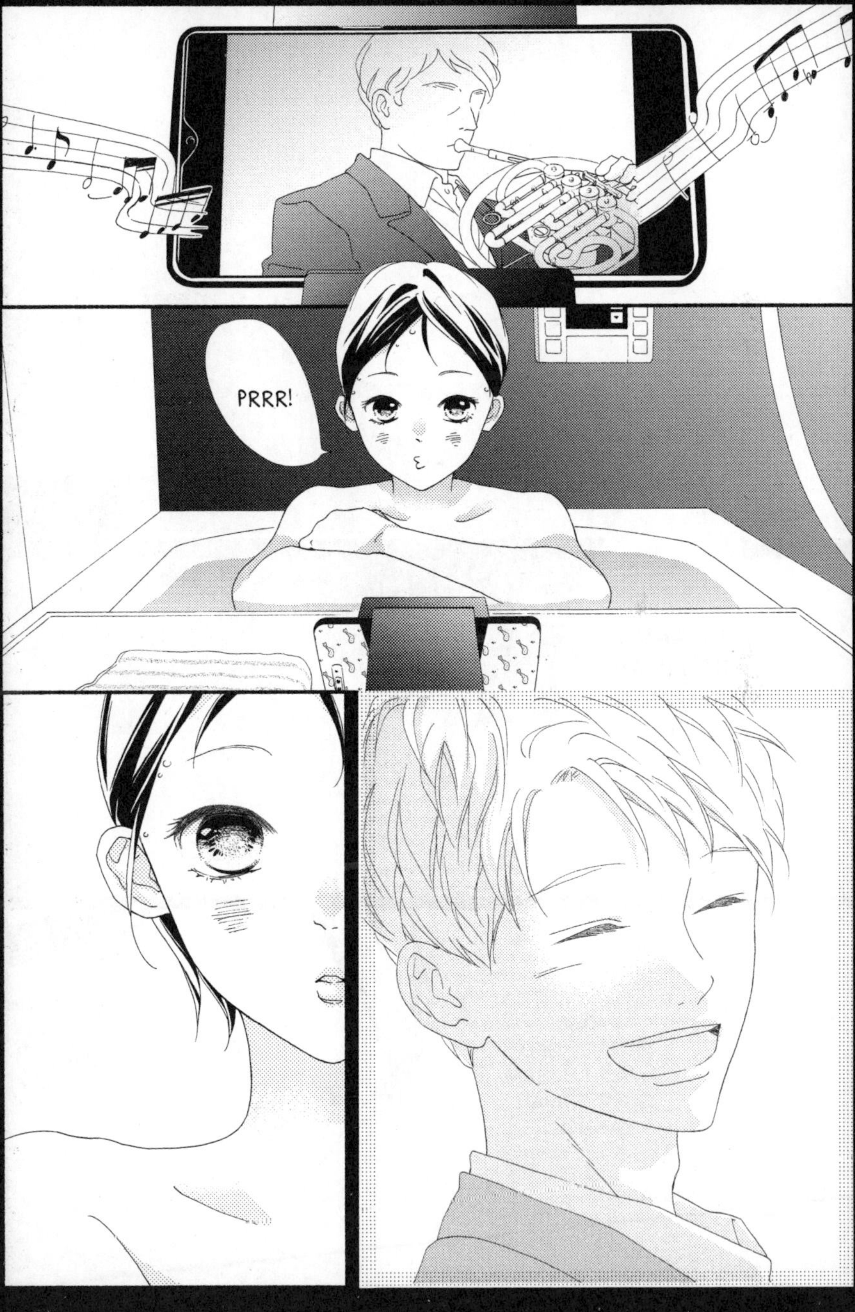
PRRR!

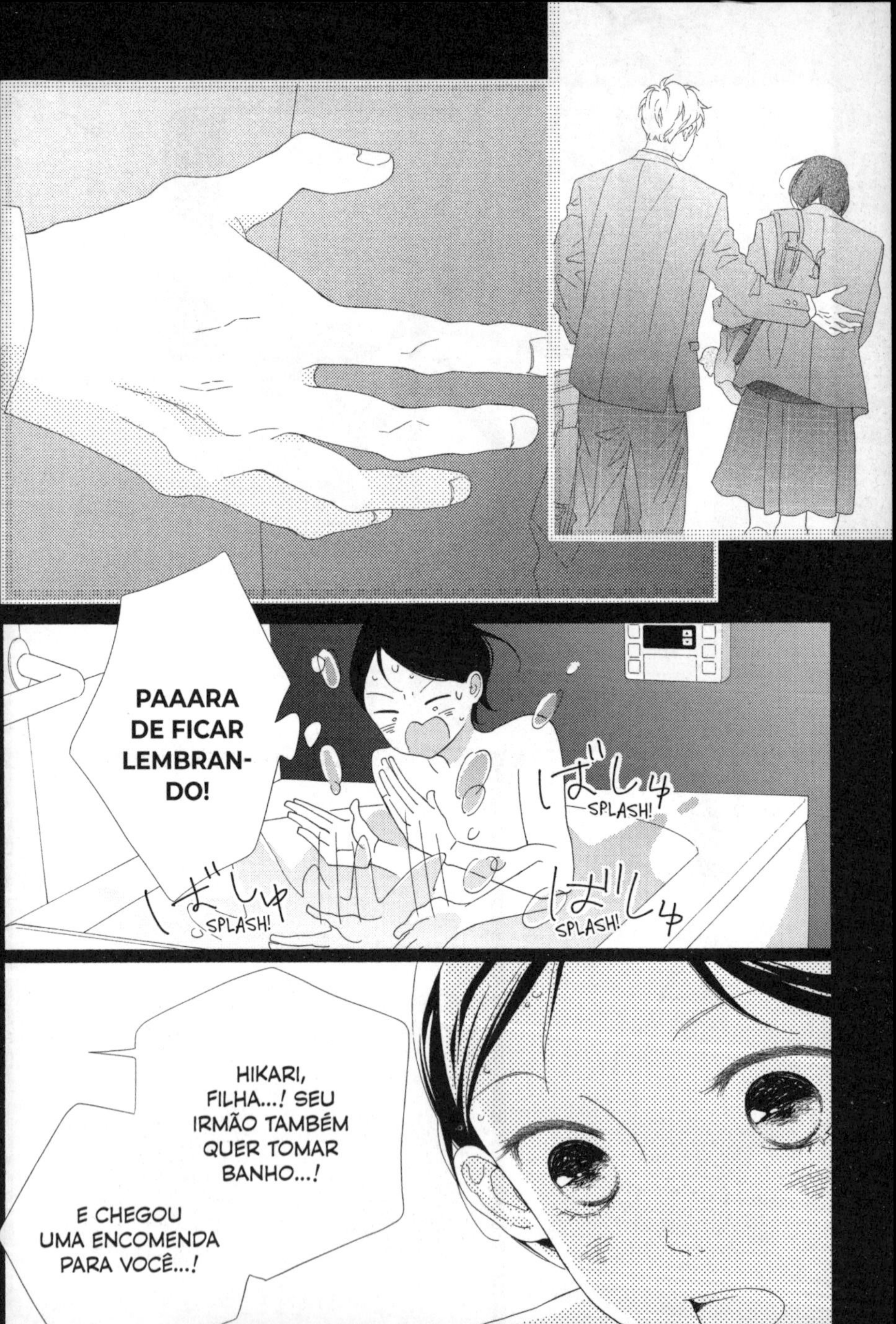
PAAARA DE FICAR LEMBRAN-DO!
ばしゅ
SPLASH!
ばしゅ
SPLASH!
ばしゅ
SPLASH!
HIKARI, FILHA...! SEU IRMÃO TAMBÉM QUER TOMAR BANHO...!
E CHEGOU UMA ENCOMENDA PARA VOCÊ...!

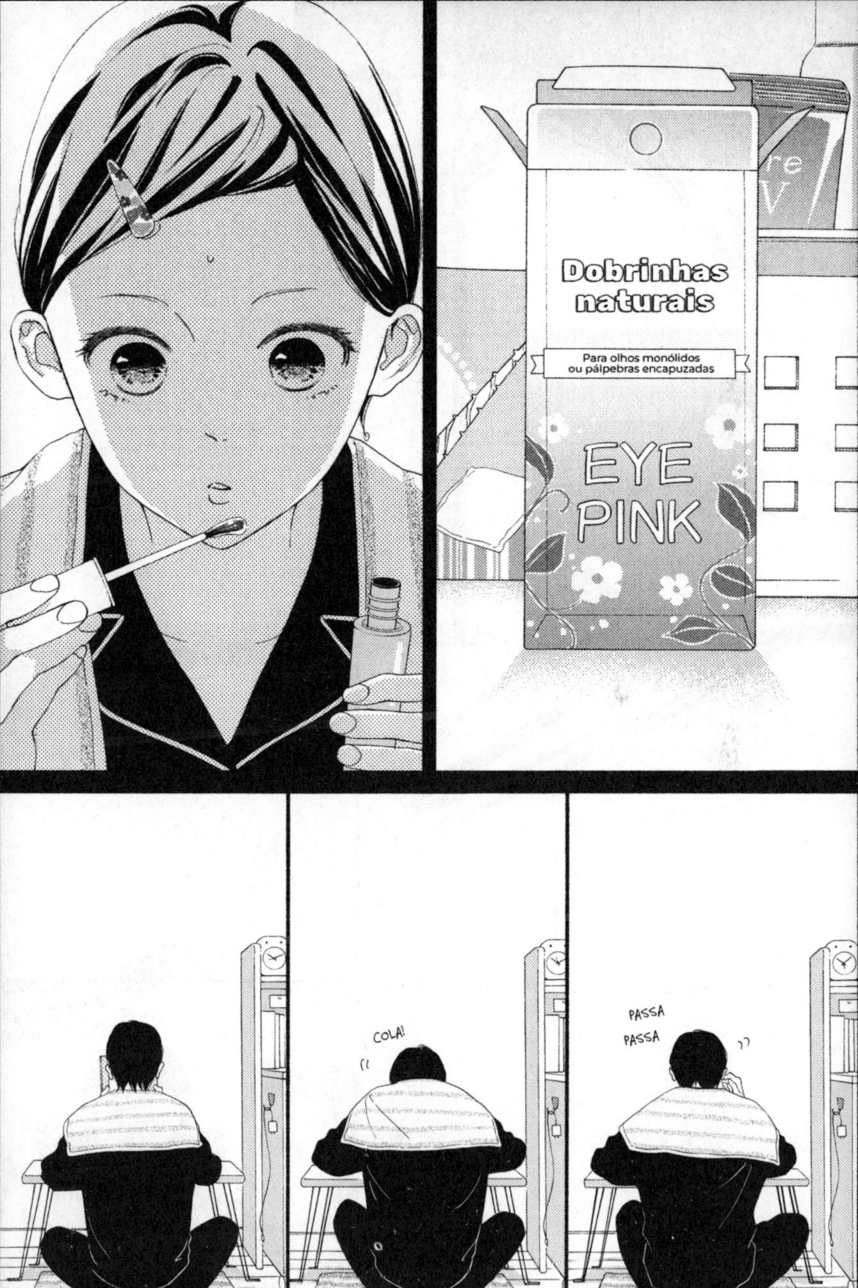
Dobrinhas naturais
Para olhos monólidos ou pálpebras encapuzadas
EYE PINK
COLA!
PASSA
PASSA

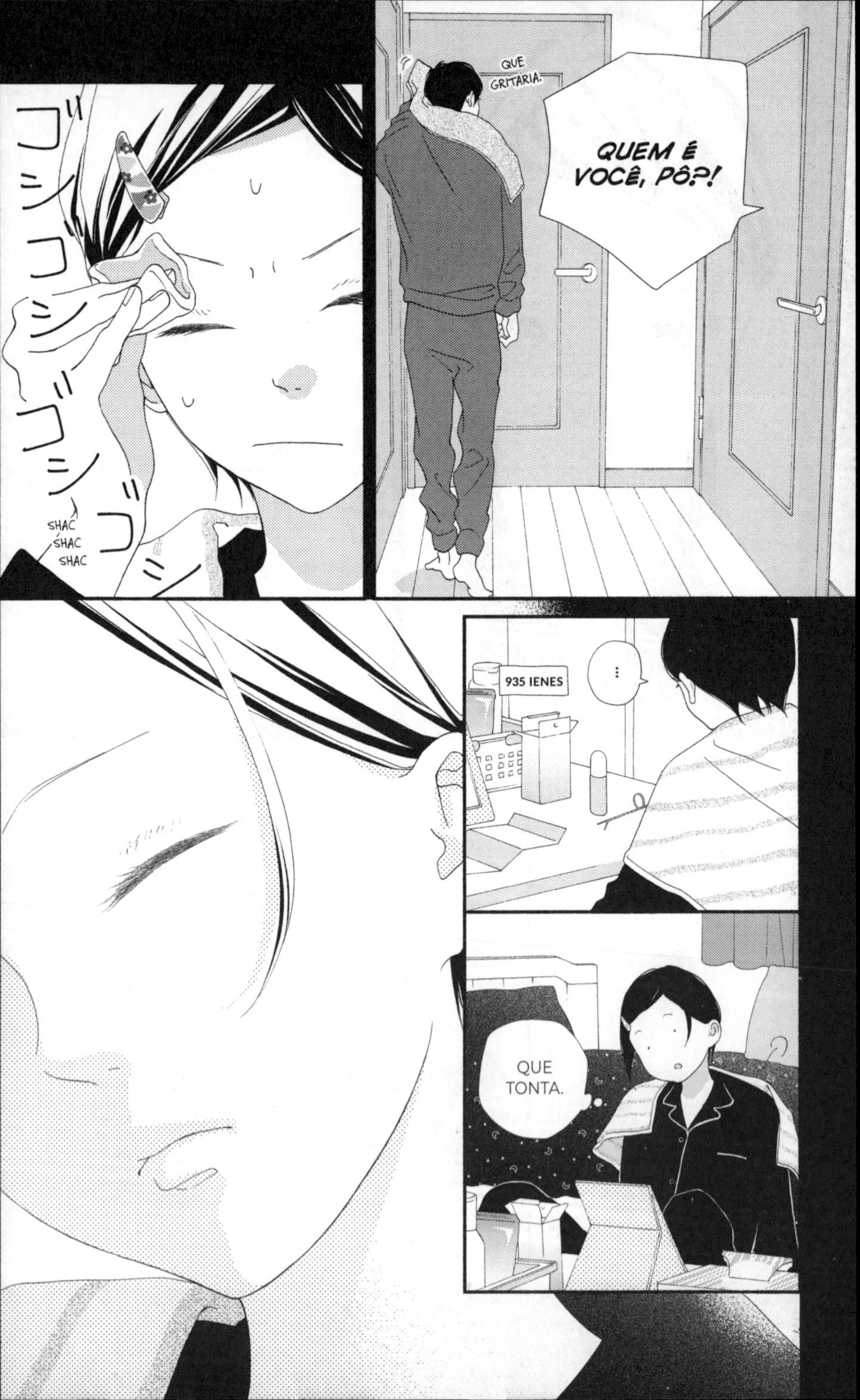
QUE GRITARIA.
QUEM É VOCÊ, PÔ?!
SHAC SHAC SHAC
935 IENES
...
QUE TONTA.

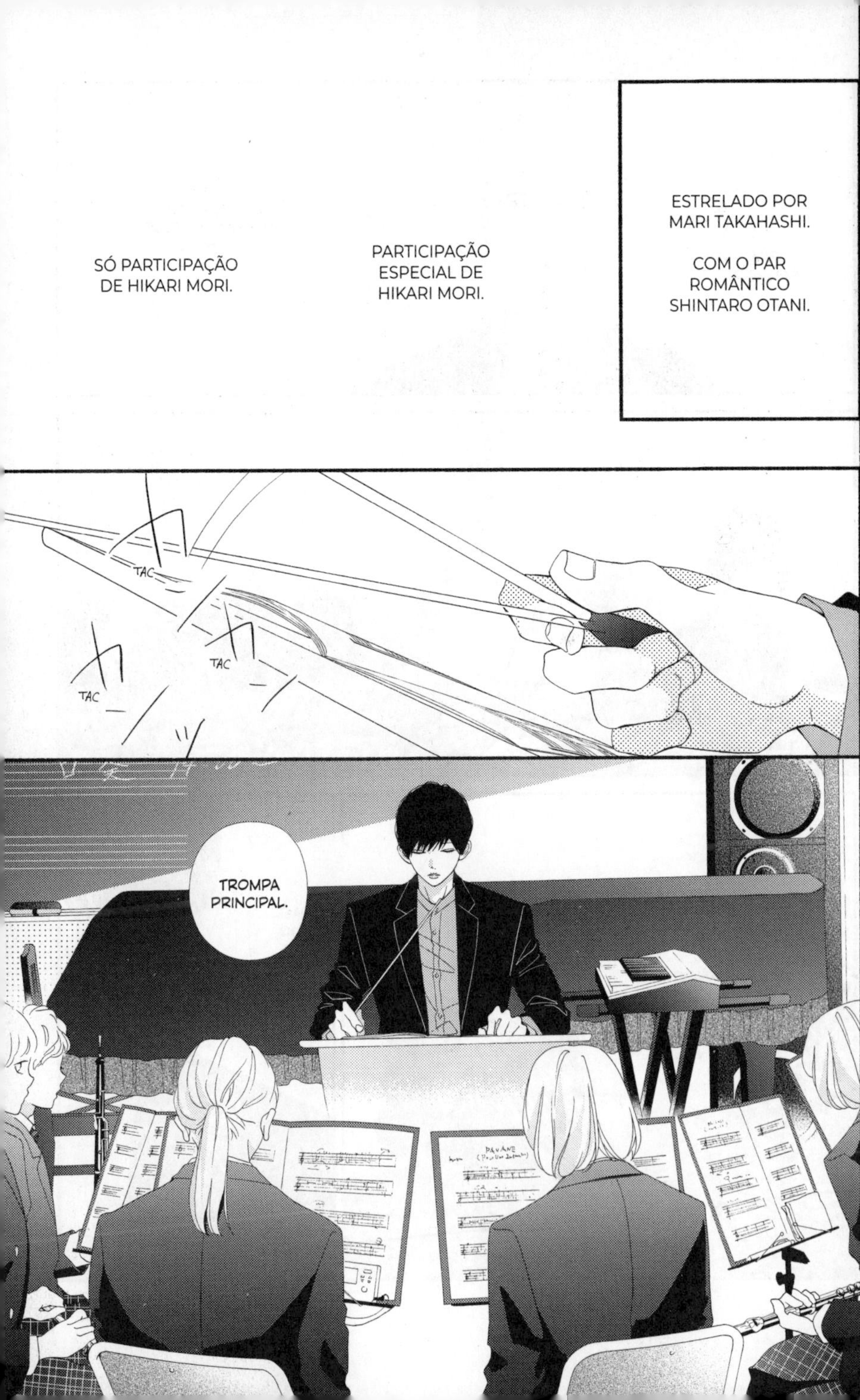
ESTRELADO POR
MARI TAKAHASHI.
COM O PAR
ROMÂNTICO
SHINTARO OTANI.
PARTICIPAÇÃO
ESPECIAL DE
HIKARI MORI.
SÓ PARTICIPAÇÃO
DE HIKARI MORI.
TAC
TAC
TAC
TROMPA
PRINCIPAL.
PAVANE

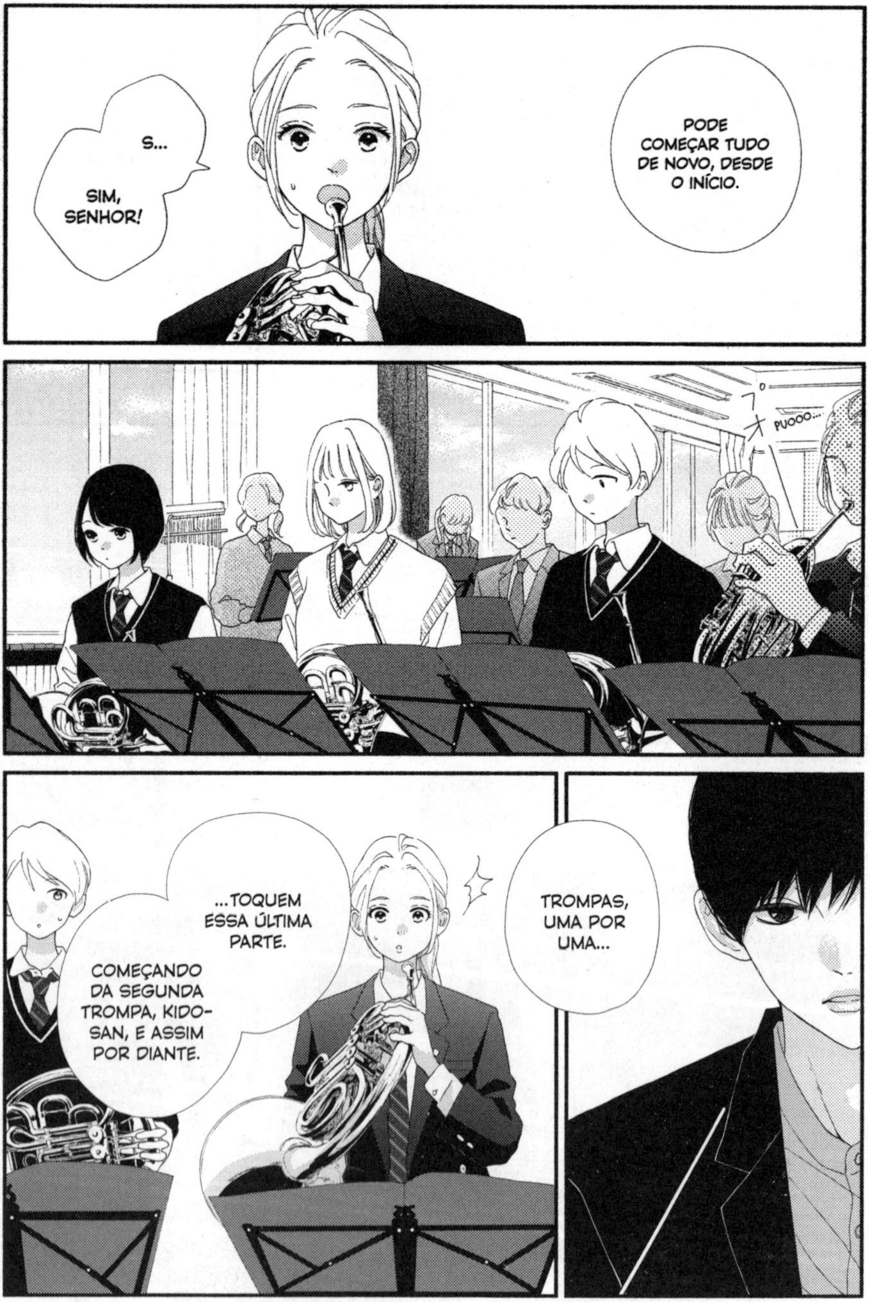
PODE COMEÇAR TUDO DE NOVO, DESDE O INÍCIO.
S...
SIM, SENHOR!
PUOOO...
TROMPAS, UMA POR UMA...
...TOQUEM ESSA ÚLTIMA PARTE.
COMEÇANDO DA SEGUNDA TROMPA, KIDO-SAN, E ASSIM POR DIANTE.

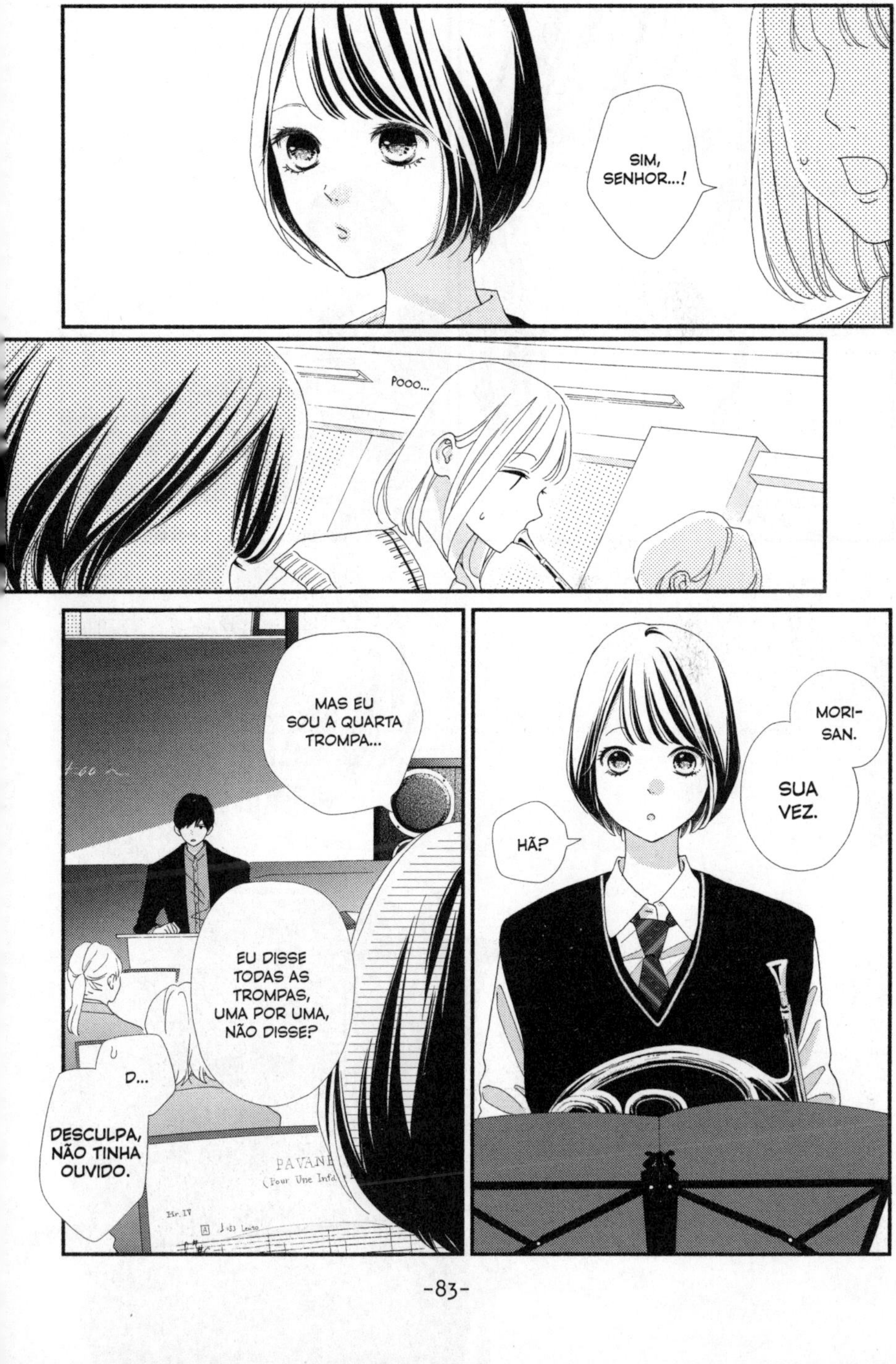
SIM, SENHOR...!
POOO...
MORI-SAN.
SUA VEZ.
HÃ?
MAS EU SOU A QUARTA TROMPA...
EU DISSE TODAS AS TROMPAS, UMA POR UMA, NÃO DISSE?
D...
DESCULPA, NÃO TINHA OUVIDO.
PAVANE

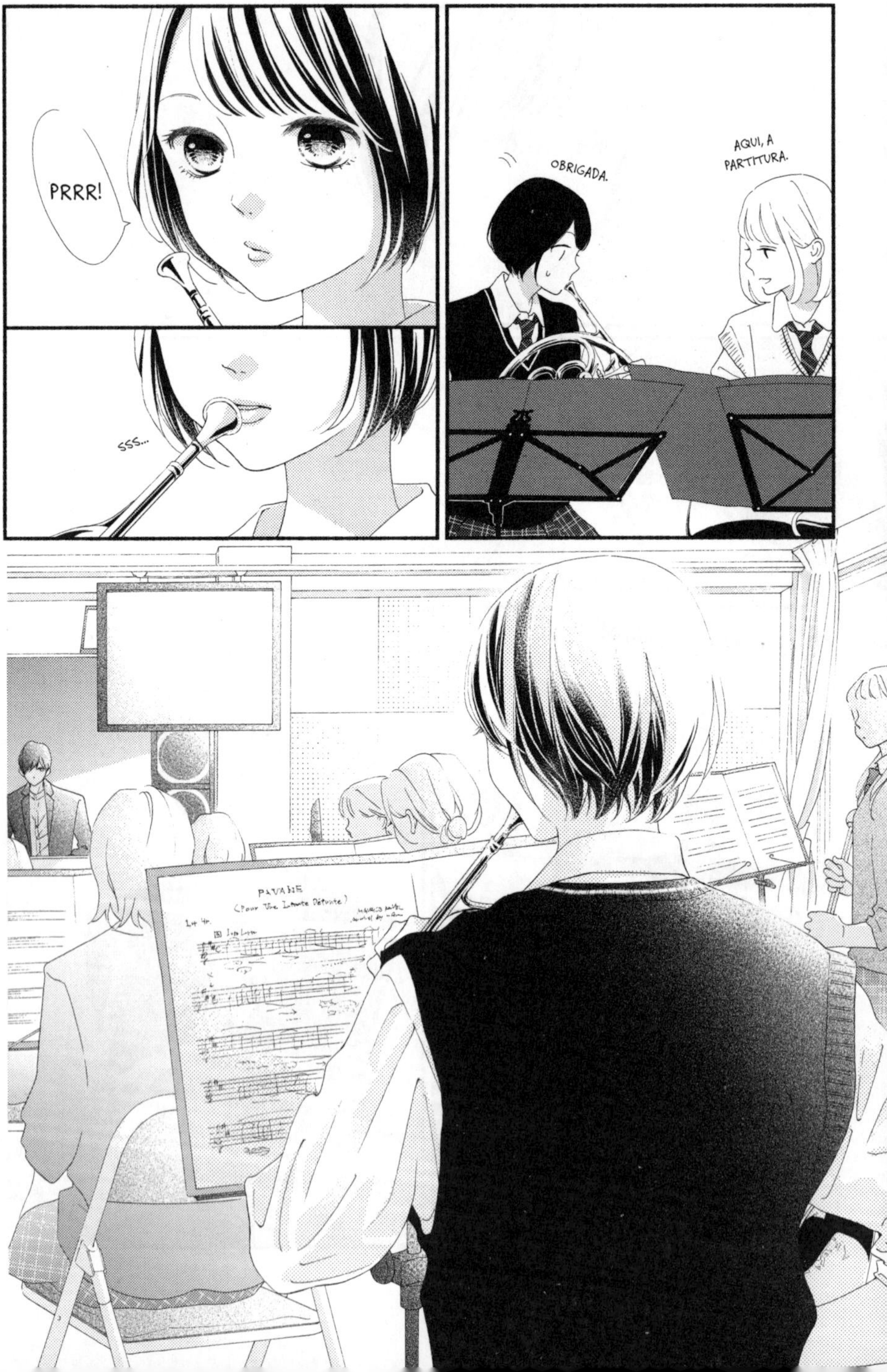
AQUI, A PARTITURA.
OBRIGADA.
PRRR!
SSS...
PAVANE

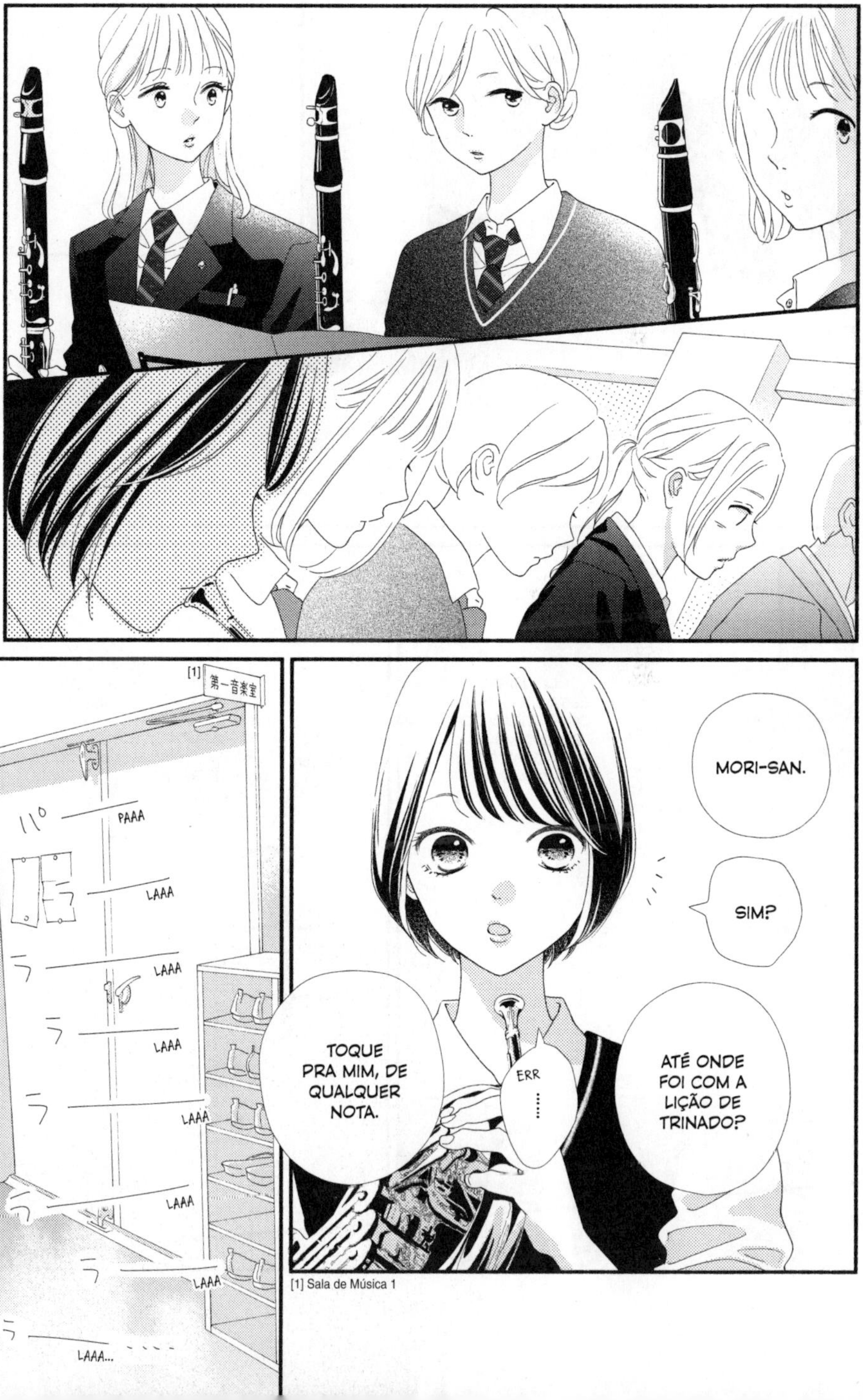

[1] Sala de Música 1

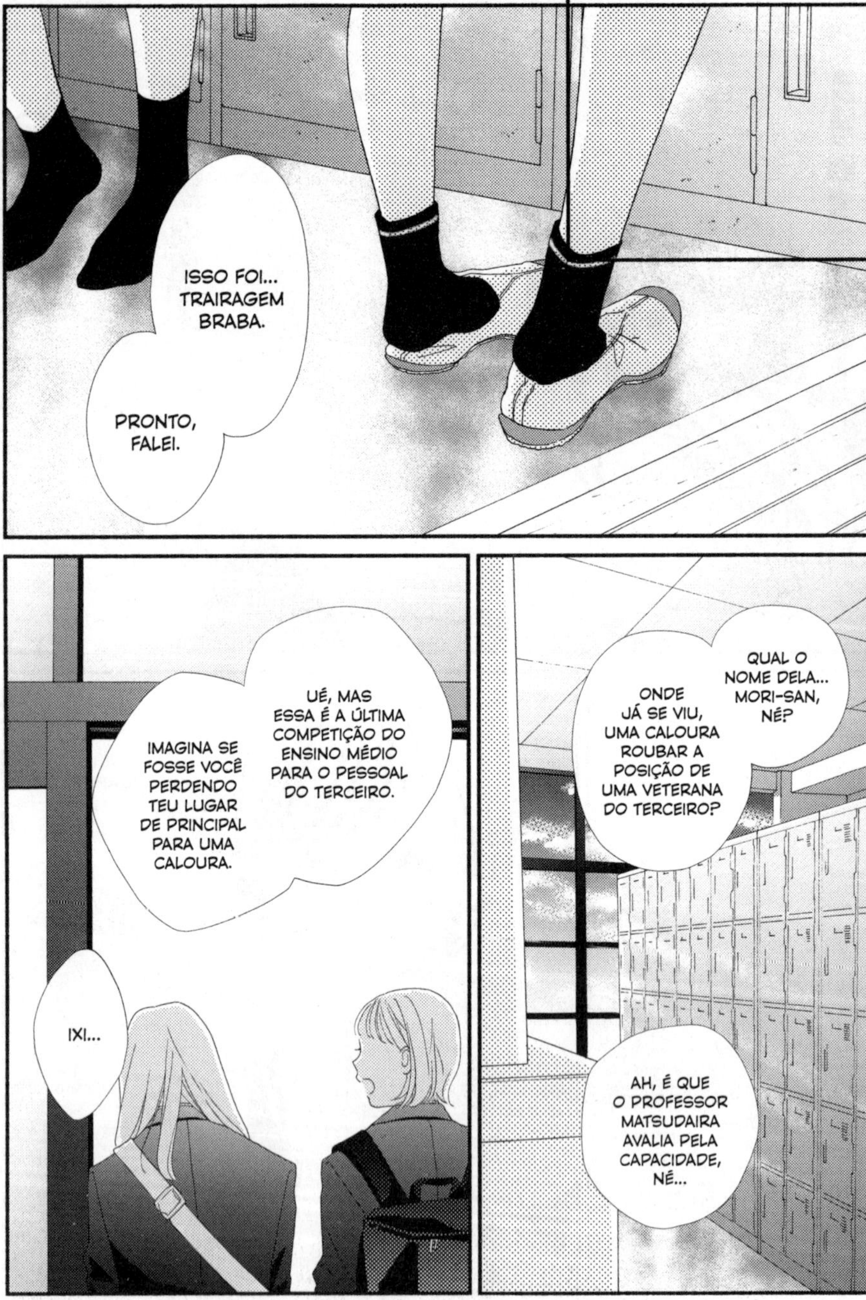
ISSO FOI... TRAIRAGEM BRABA.
PRONTO, FALEI.
QUAL O NOME DELA... MORI-SAN, NÉ?
ONDE JÁ SE VIU, UMA CALOURA ROUBAR A POSIÇÃO DE UMA VETERANA DO TERCEIRO?
AH, É QUE O PROFESSOR MATSUDAIRA AVALIA PELA CAPACIDADE, NÉ...
UÉ, MAS ESSA É A ÚLTIMA COMPETIÇÃO DO ENSINO MÉDIO PARA O PESSOAL DO TERCEIRO.
IMAGINA SE FOSSE VOCÊ PERDENDO TEU LUGAR DE PRINCIPAL PARA UMA CALOURA.
IXI...

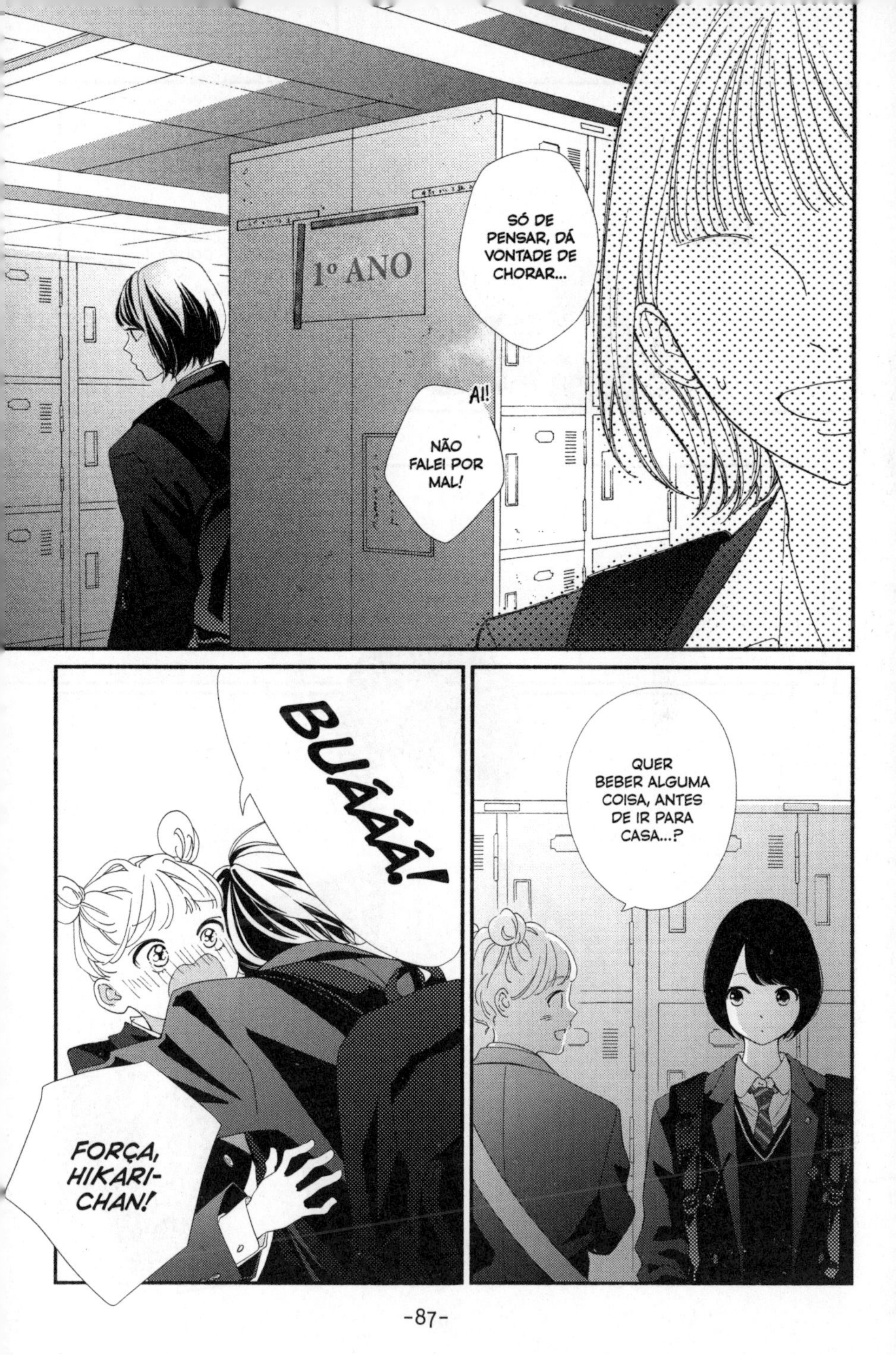
1º ANO
SÓ DE PENSAR, DÁ VONTADE DE CHORAR...
AI!
NÃO FALEI POR MAL!
QUER BEBER ALGUMA COISA, ANTES DE IR PARA CASA...?
BUÁÁÁ!
FORÇA, HIKARI-CHAN!

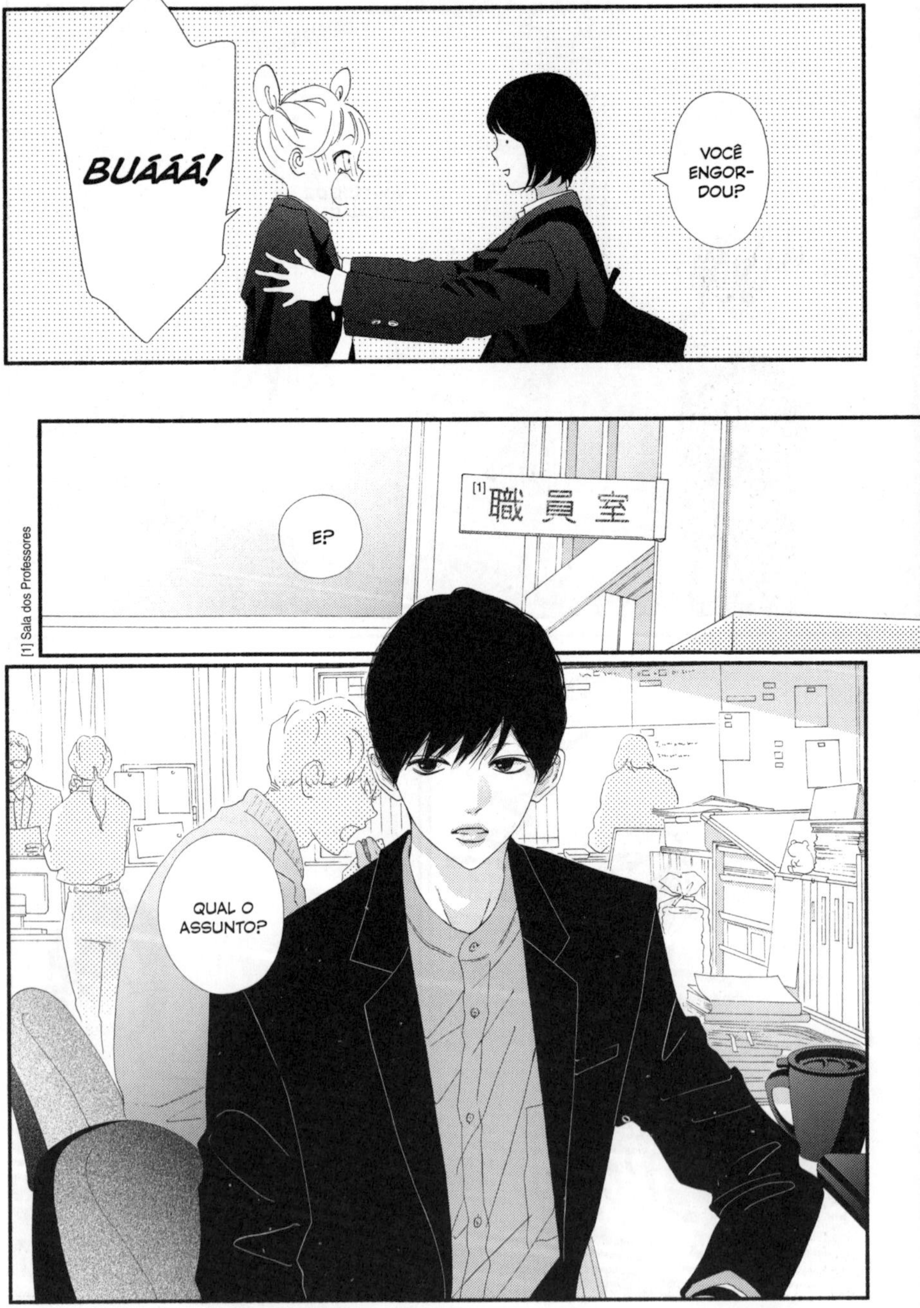

[1] Sala dos Professores

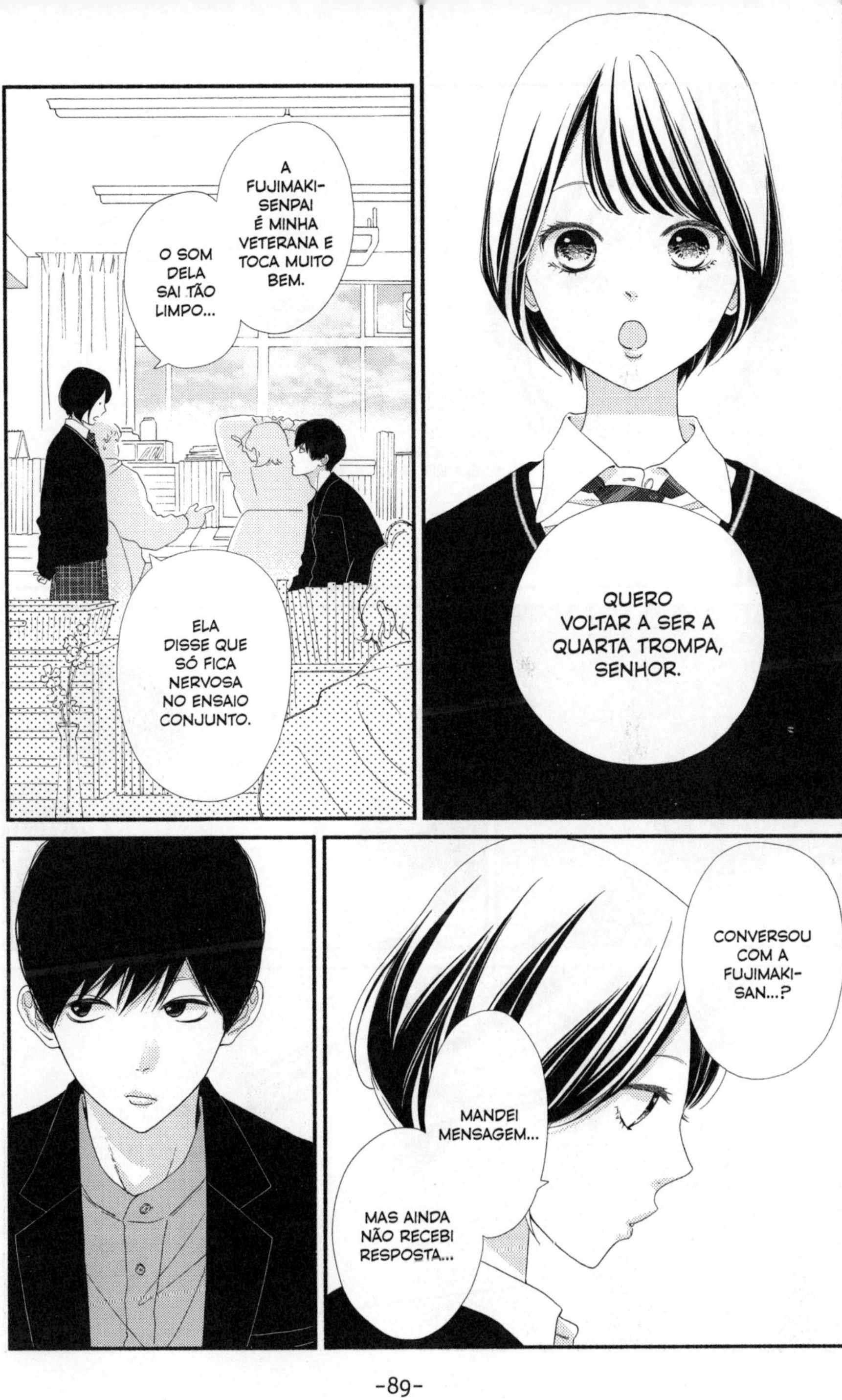
QUERO VOLTAR A SER A QUARTA TROMPA, SENHOR.
A FUJIMAKI-SENPAI É MINHA VETERANA E TOCA MUITO BEM.
O SOM DELA SAI TÃO LIMPO...
ELA DISSE QUE SÓ FICA NERVOSA NO ENSAIO CONJUNTO.
CONVERSOU COM A FUJIMAKI-SAN...?
MANDEI MENSAGEM...
MAS AINDA NÃO RECEBI RESPOSTA...

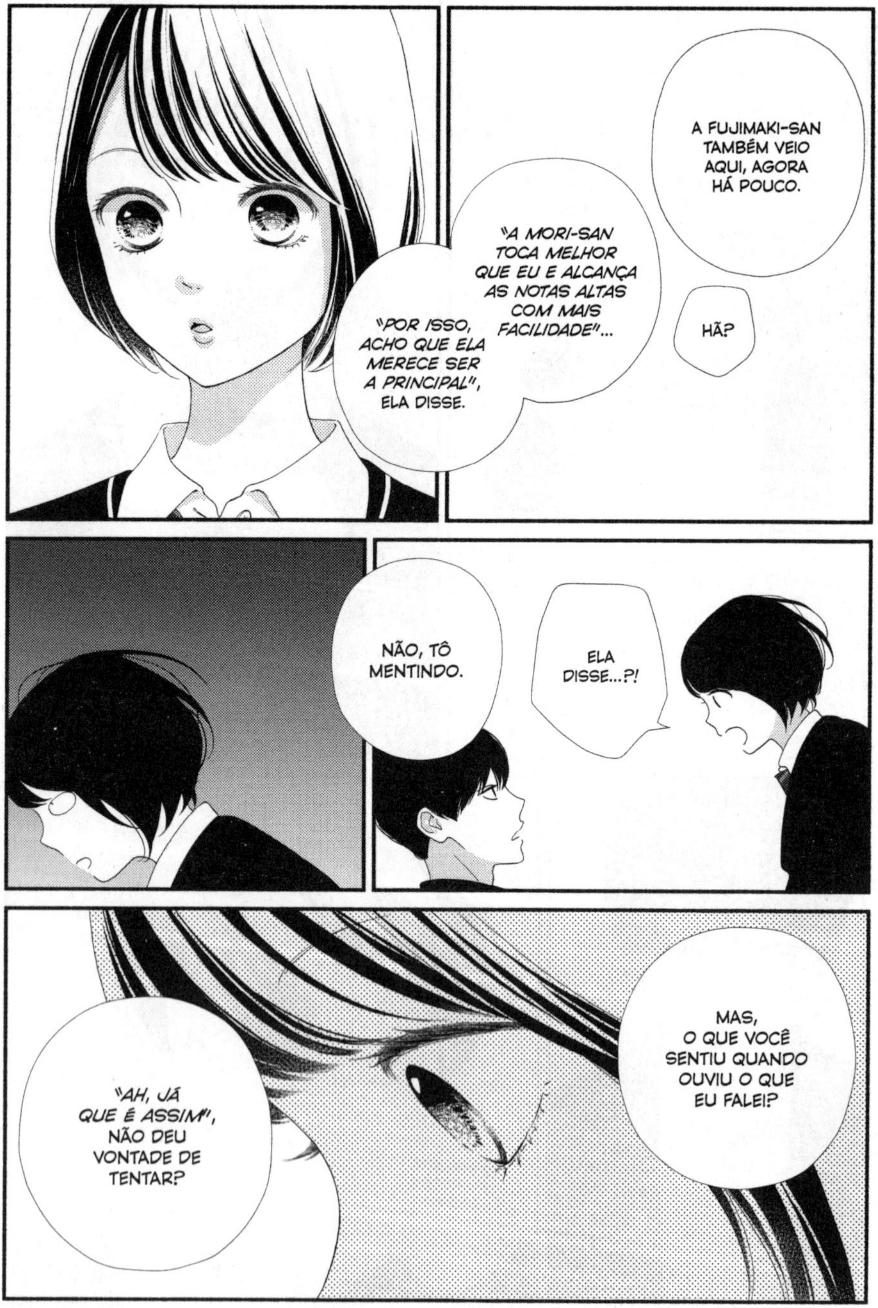
A FUJIMAKI-SAN TAMBÉM VEIO AQUI, AGORA HÁ POUCO.
HÃ?
"A MORI-SAN TOCA MELHOR QUE EU E ALCANÇA AS NOTAS ALTAS COM MAIS FACILIDADE"...
"POR ISSO, ACHO QUE ELA MERECE SER A PRINCIPAL", ELA DISSE.
ELA DISSE...?!
NÃO, TÔ MENTINDO.
MAS, O QUE VOCÊ SENTIU QUANDO OUVIU O QUE EU FALEI?
"AH, JÁ QUE É ASSIM", NÃO DEU VONTADE DE TENTAR?

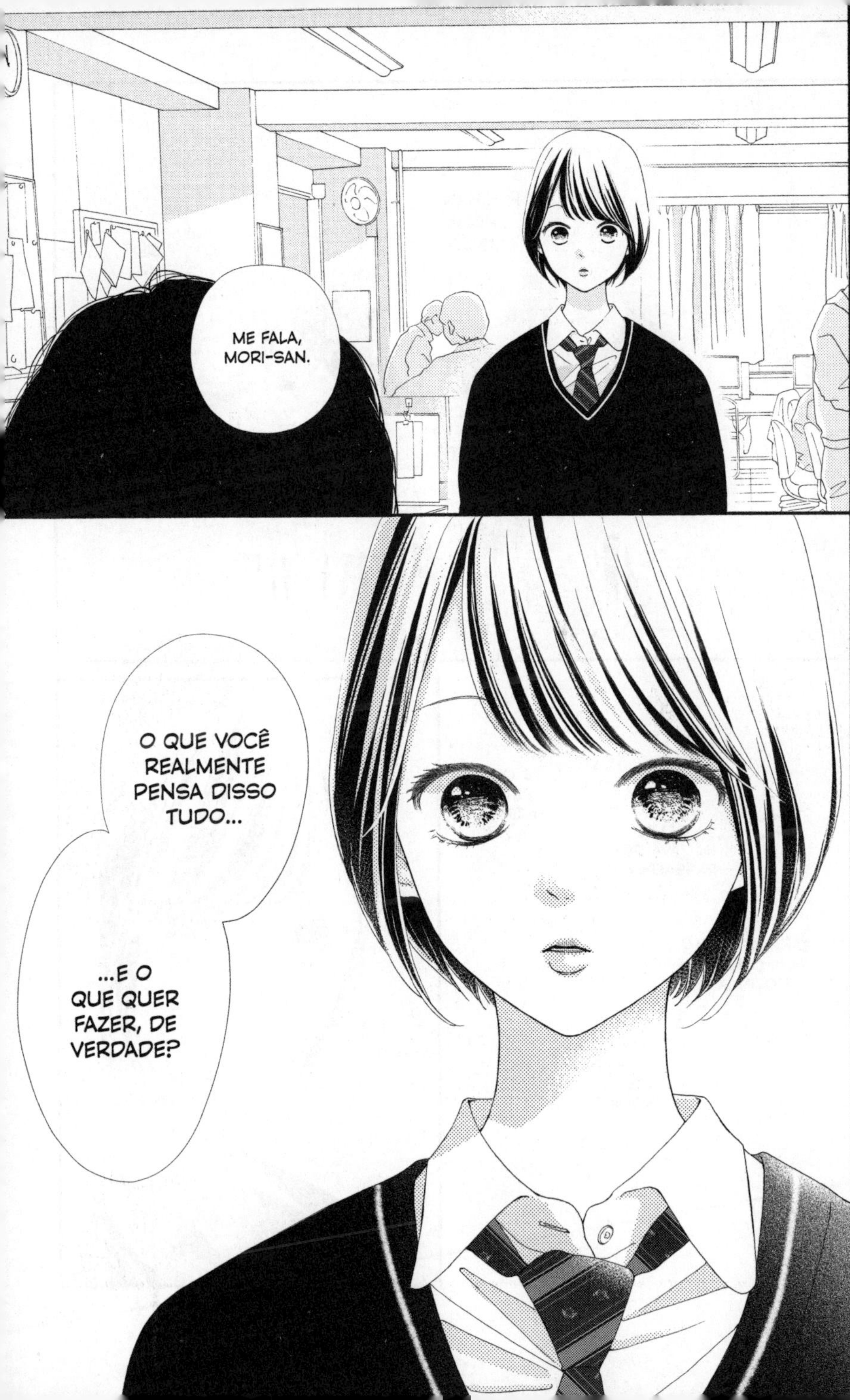
ME FALA, MORI-SAN.
O QUE VOCÊ REALMENTE PENSA DISSO TUDO...
...E O QUE QUER FAZER, DE VERDADE?

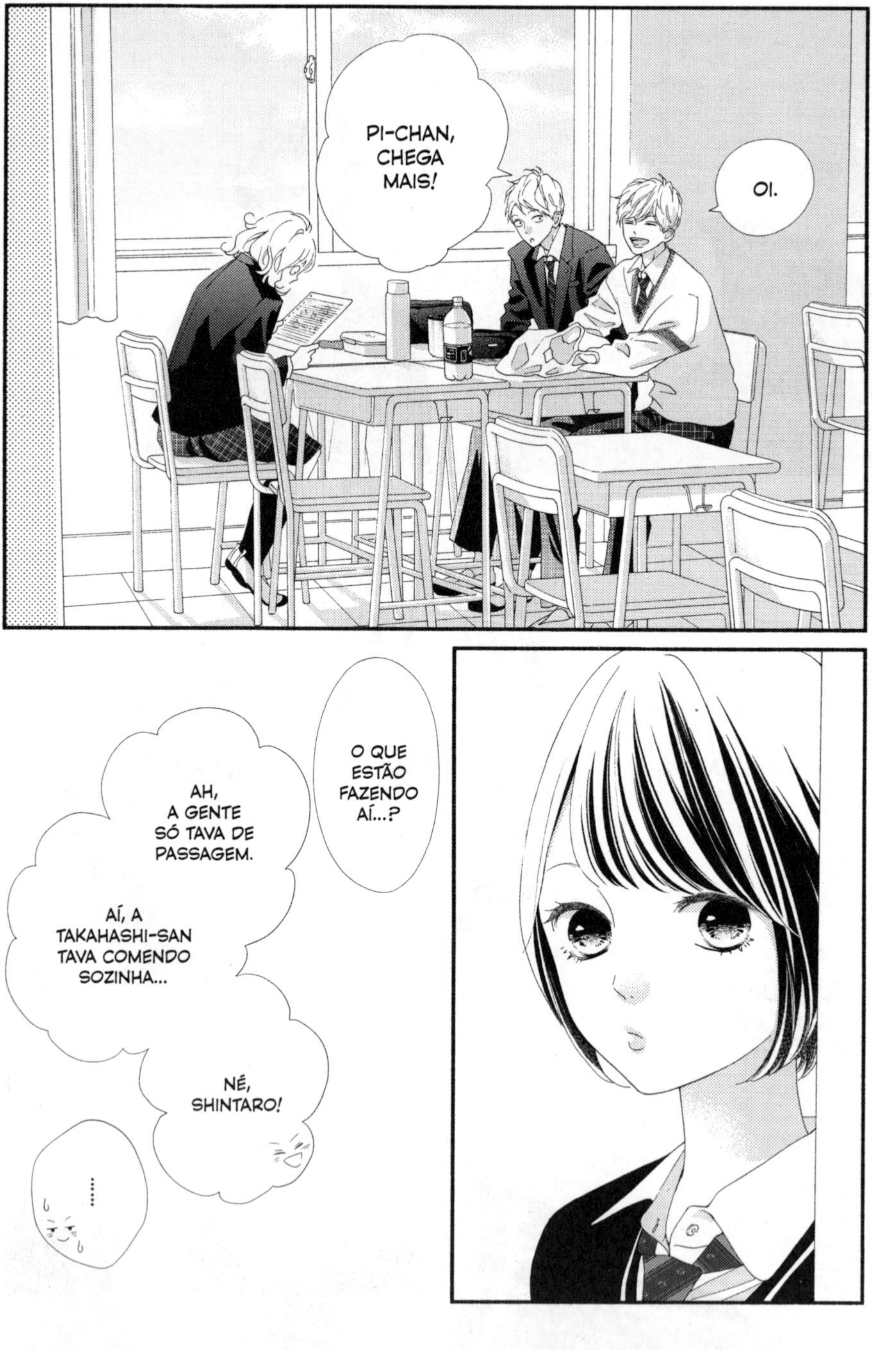
OI.
PI-CHAN, CHEGA MAIS!
O QUE ESTÃO FAZENDO AÍ...?
AH, A GENTE SÓ TAVA DE PASSAGEM.
AÍ, A TAKAHASHI-SAN TAVA COMENDO SOZINHA...
NÉ, SHINTARO!
......

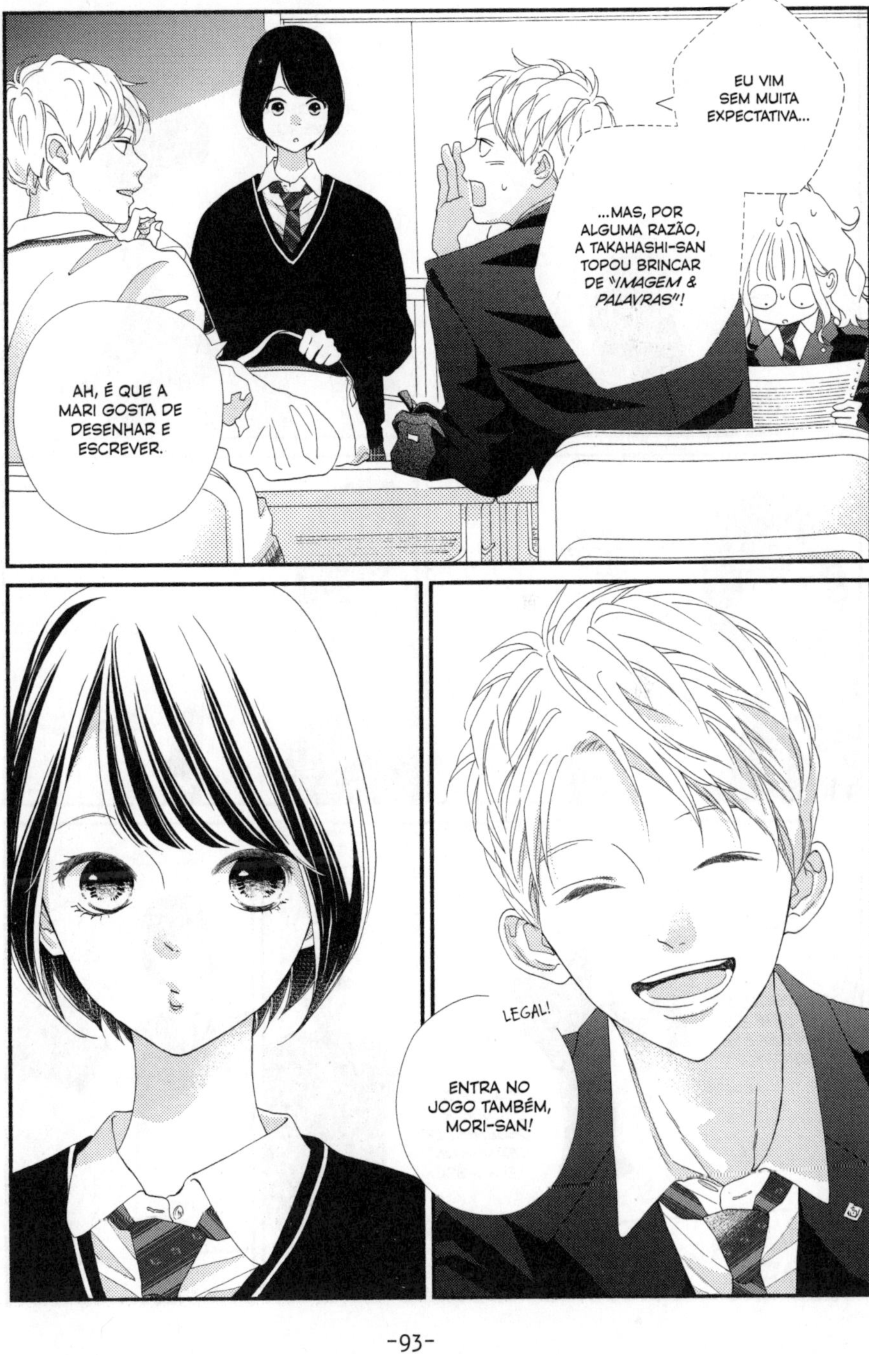
EU VIM SEM MUITA EXPECTATIVA...
...MAS, POR ALGUMA RAZÃO, A TAKAHASHI-SAN TOPOU BRINCAR DE "IMAGEM & PALAVRAS"!
AH, É QUE A MARI GOSTA DE DESENHAR E ESCREVER.
LEGAL!
ENTRA NO JOGO TAMBÉM, MORI-SAN!

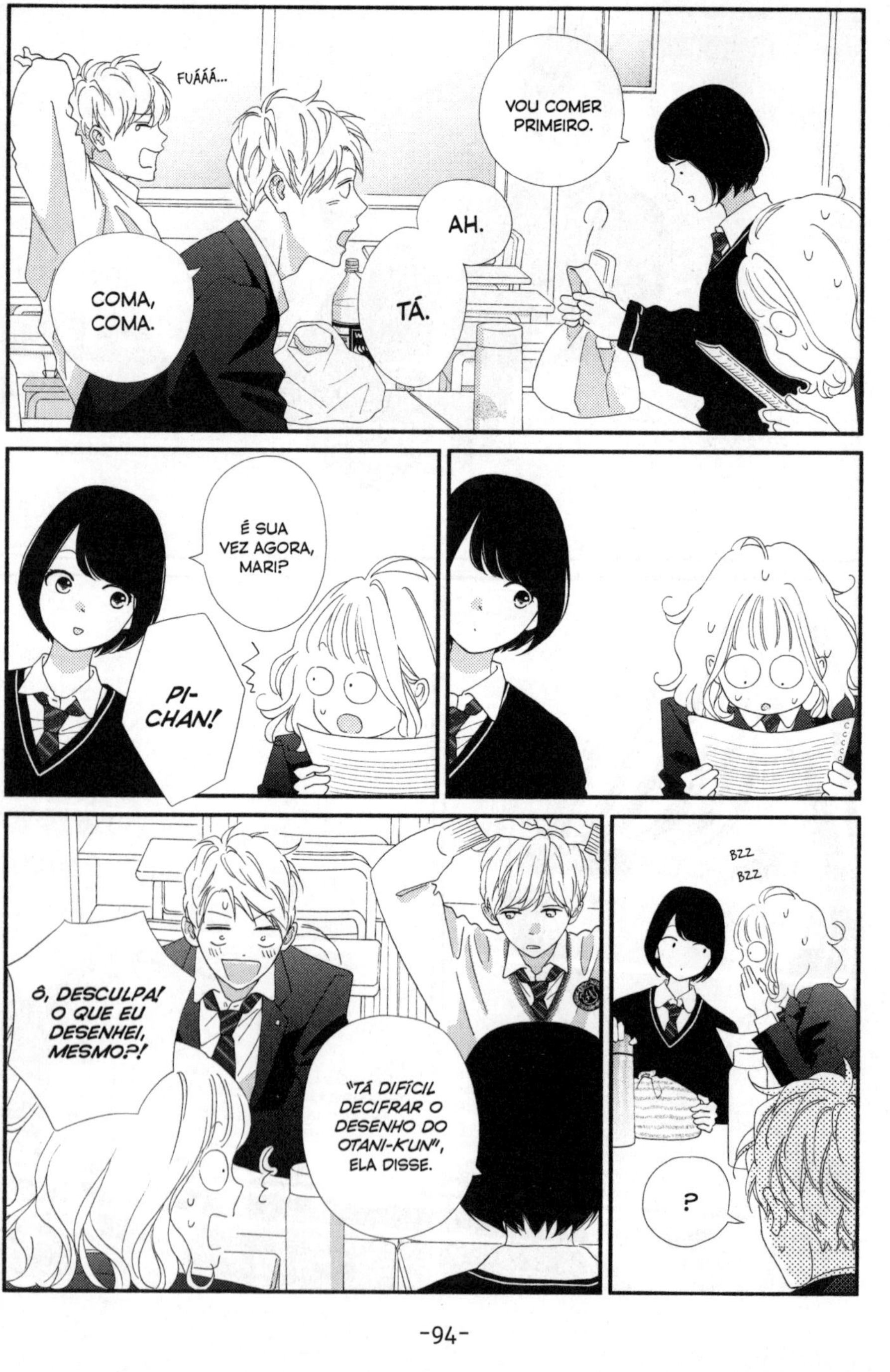
VOU COMER PRIMEIRO.
AH.
TÁ.
FUÁÁÁ...
COMA, COMA.
É SUA VEZ AGORA, MARI?
PI-CHAN!
BZZ
BZZ
?
“TÁ DIFÍCIL DECIFRAR O DESENHO DO OTANI-KUN”, ELA DISSE.
Ô, DESCULPA! O QUE EU DESENHEI, MESMO?!

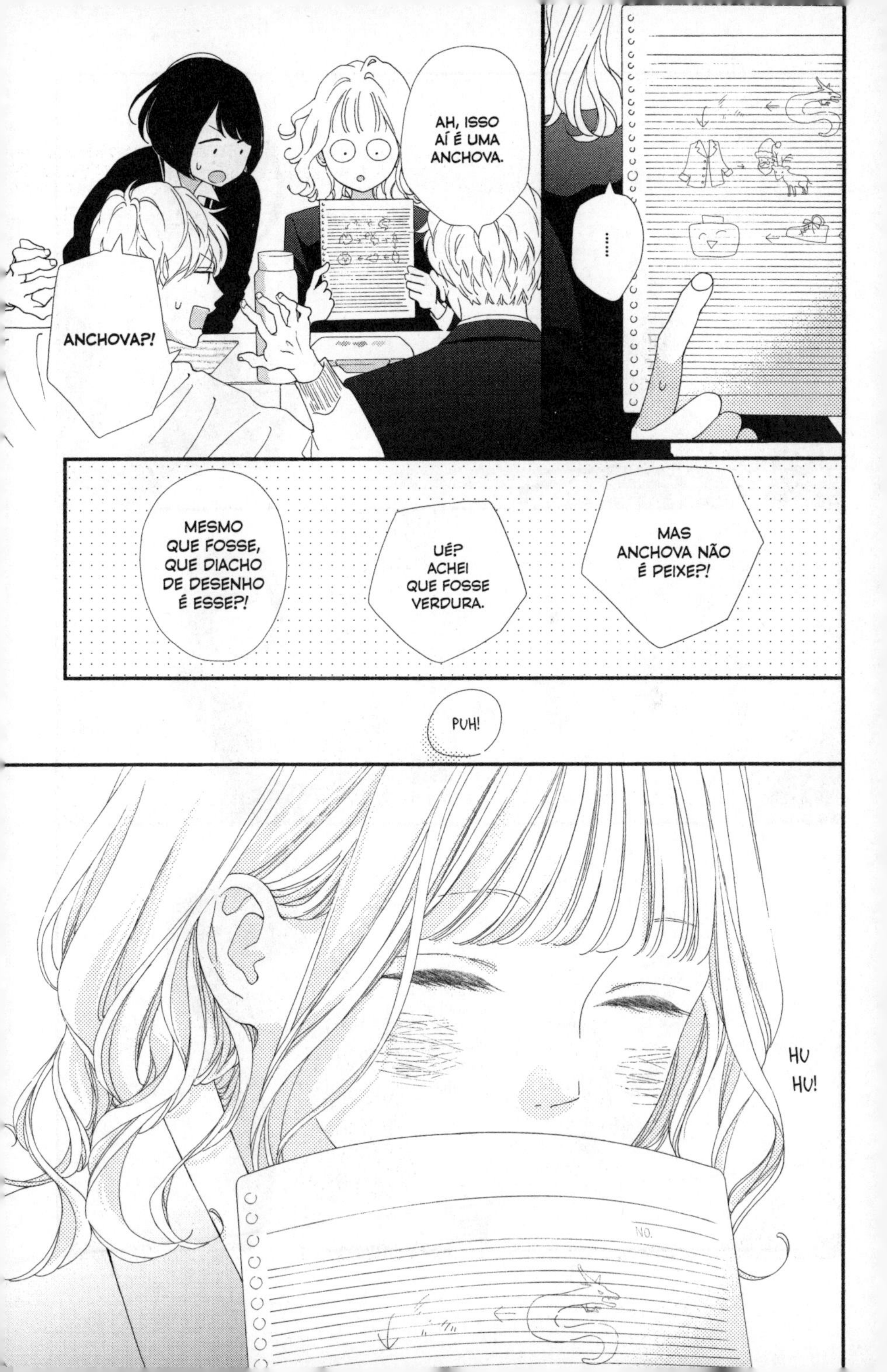

……
AH, ISSO AÍ É UMA ANCHOVA.
ANCHOVA?!
MAS ANCHOVA NÃO É PEIXE?!
UÉ? ACHEI QUE FOSSE VERDURA.
MESMO QUE FOSSE, QUE DIACHO DE DESENHO É ESSE?!
PUH!
HU HU!
NO.

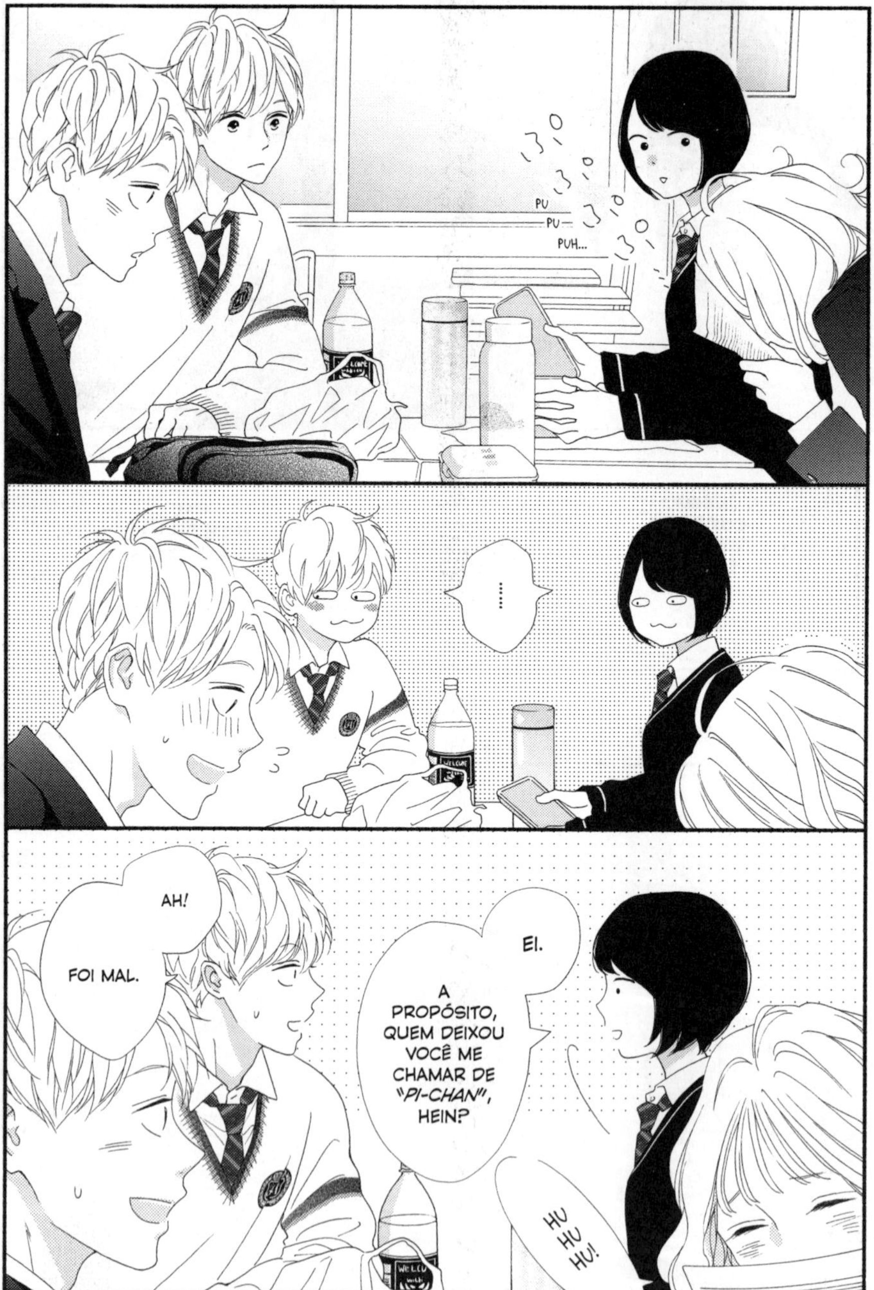
PU
PU
PUH...
...
EI.
A PROPÓSITO, QUEM DEIXOU VOCÊ ME CHAMAR DE "PI-CHAN", HEIN?
AH!
FOI MAL.
HU HU HU!

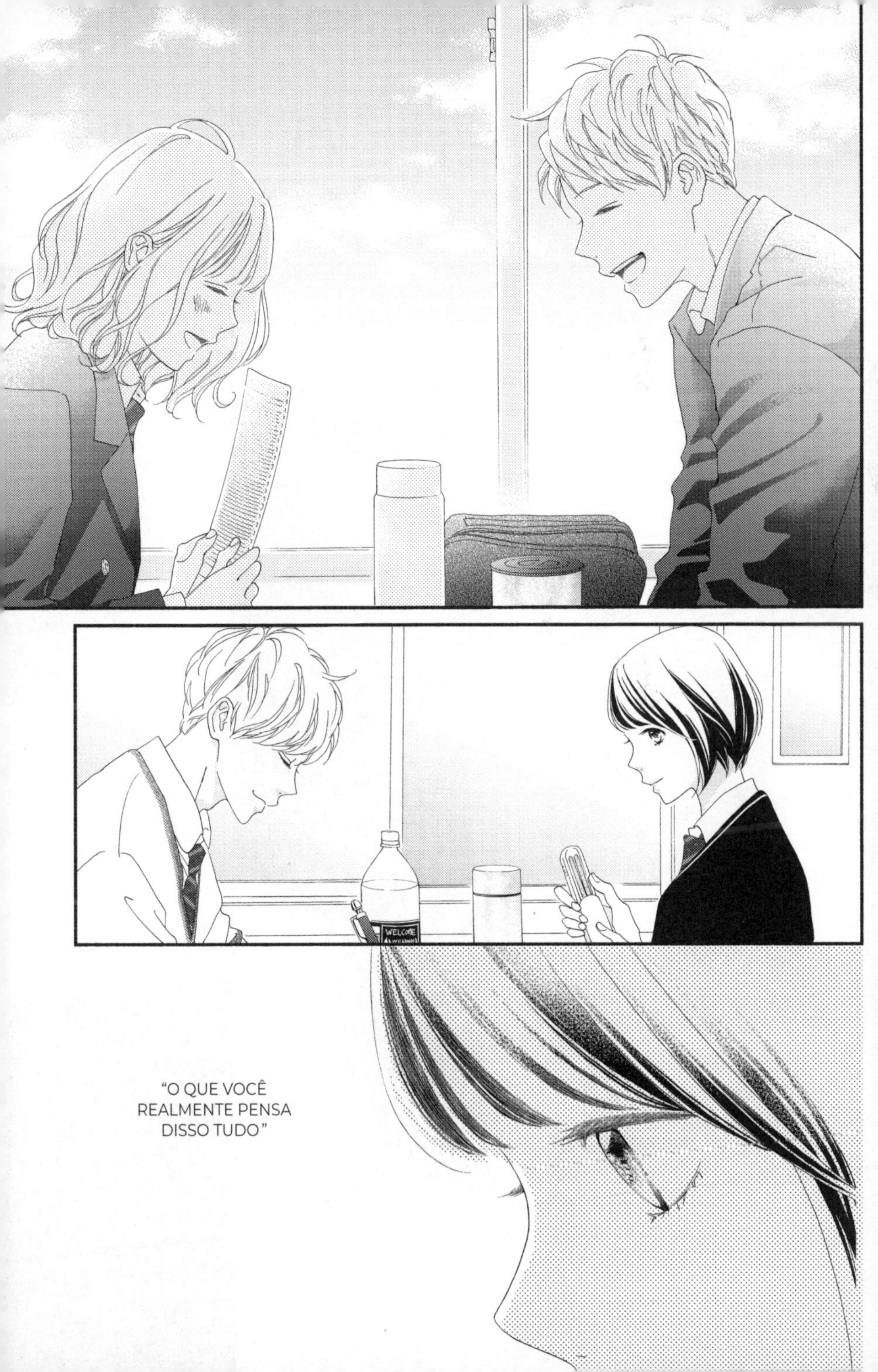
"O QUE VOCÊ
REALMENTE PENSA
DISSO TUDO"

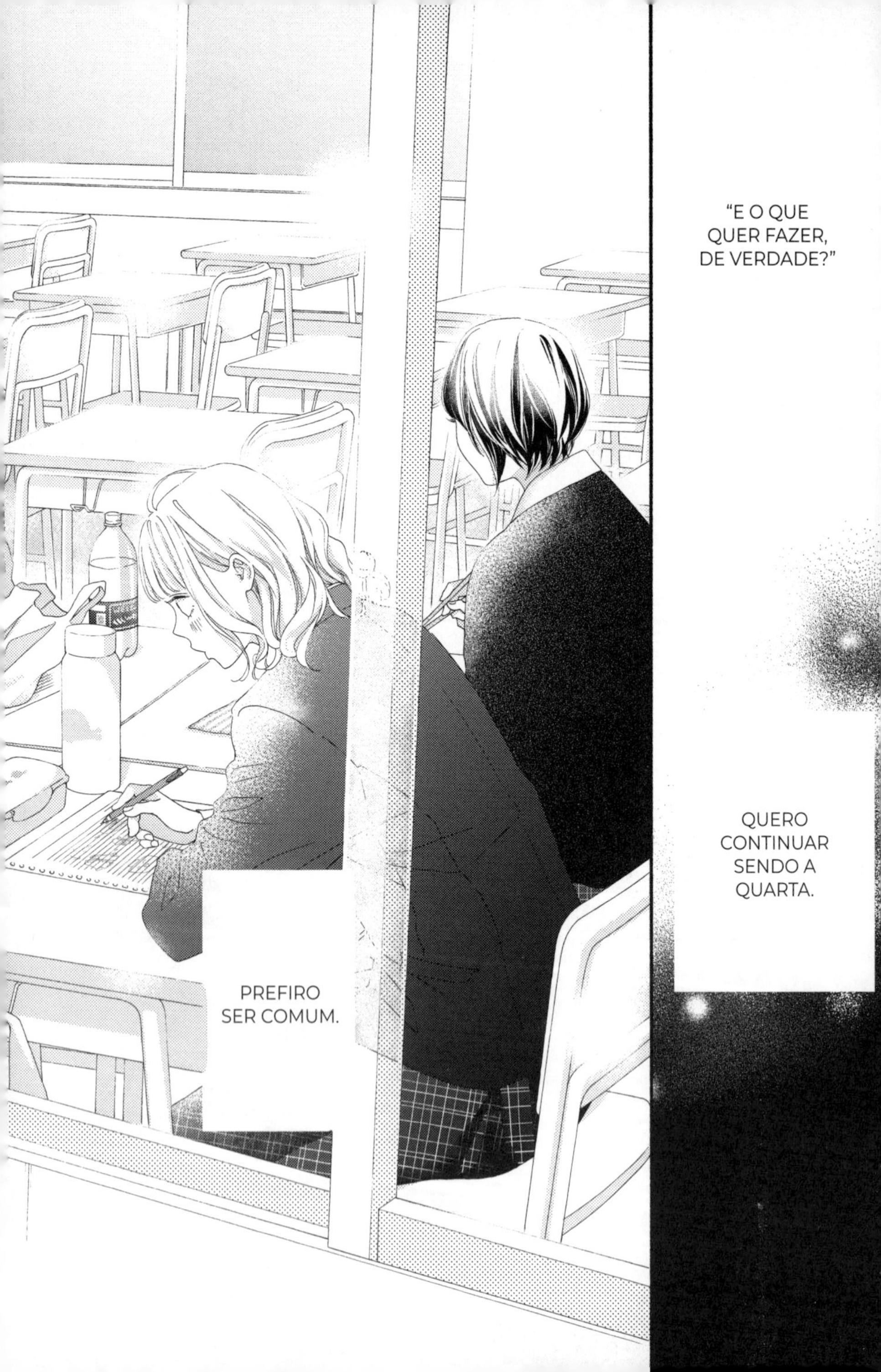
"E O QUE QUER FAZER, DE VERDADE?"
QUERO CONTINUAR SENDO A QUARTA.
PREFIRO SER COMUM.

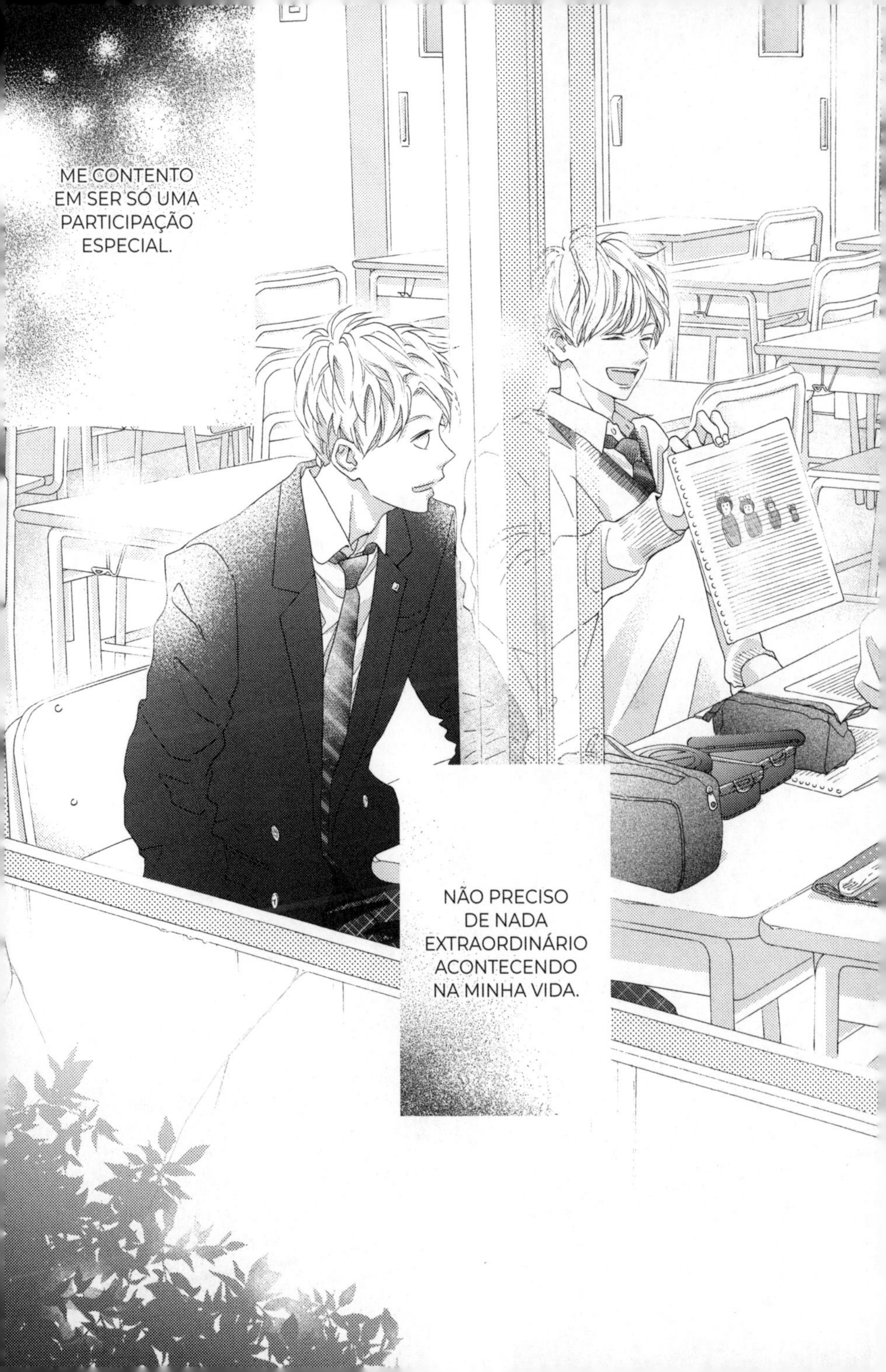
ME CONTENTO EM SER SÓ UMA PARTICIPAÇÃO ESPECIAL.
NÃO PRECISO DE NADA EXTRAORDINÁRIO ACONTECENDO NA MINHA VIDA.

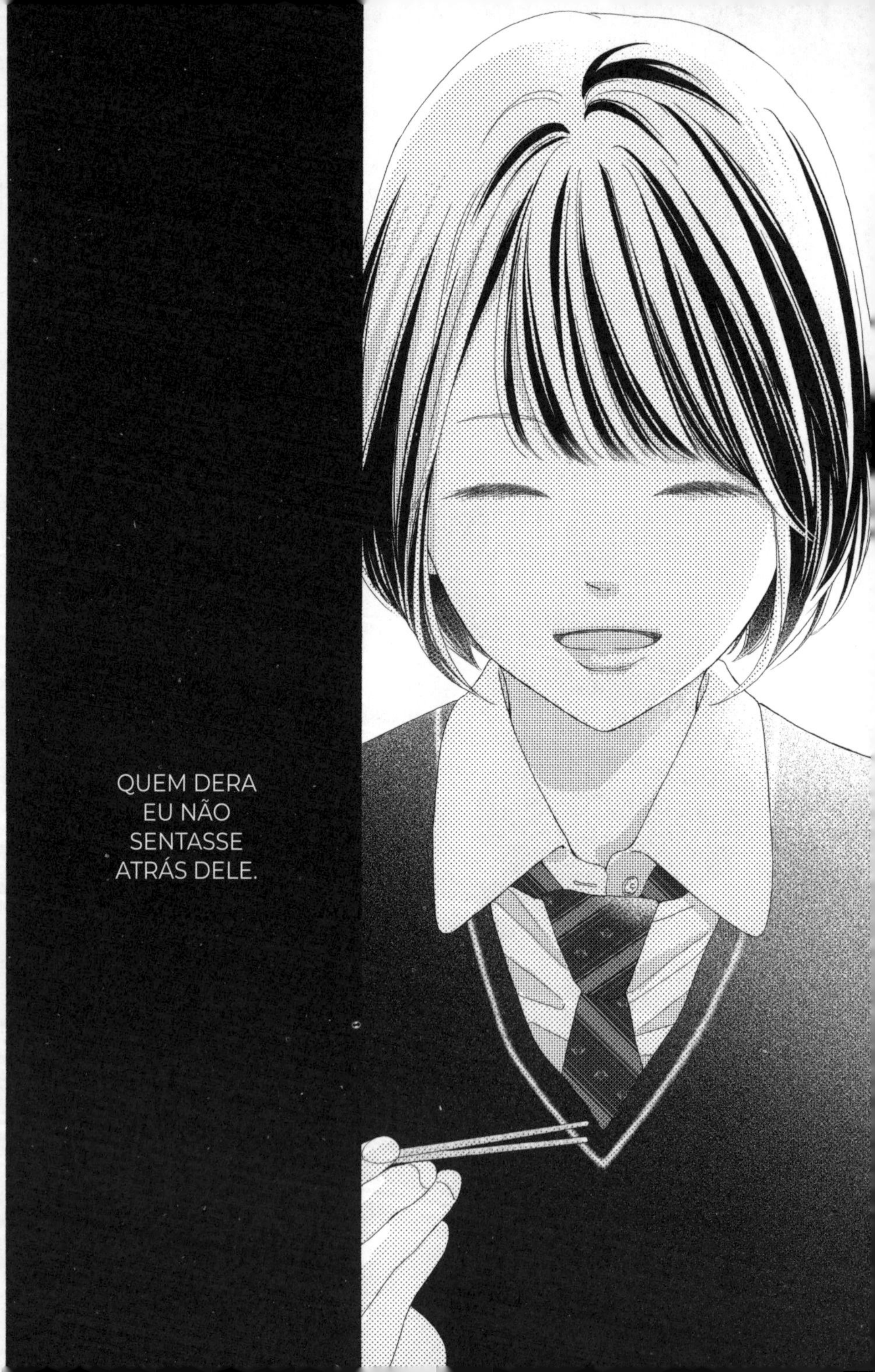
QUEM DERA EU NÃO SENTASSE ATRÁS DELE.

"Foi olhando para você..."

…lhando
você…

"Foi olhando para você..."

CAPÍTULO 3

Hikari Mori dos olhos sem dobrinha ③

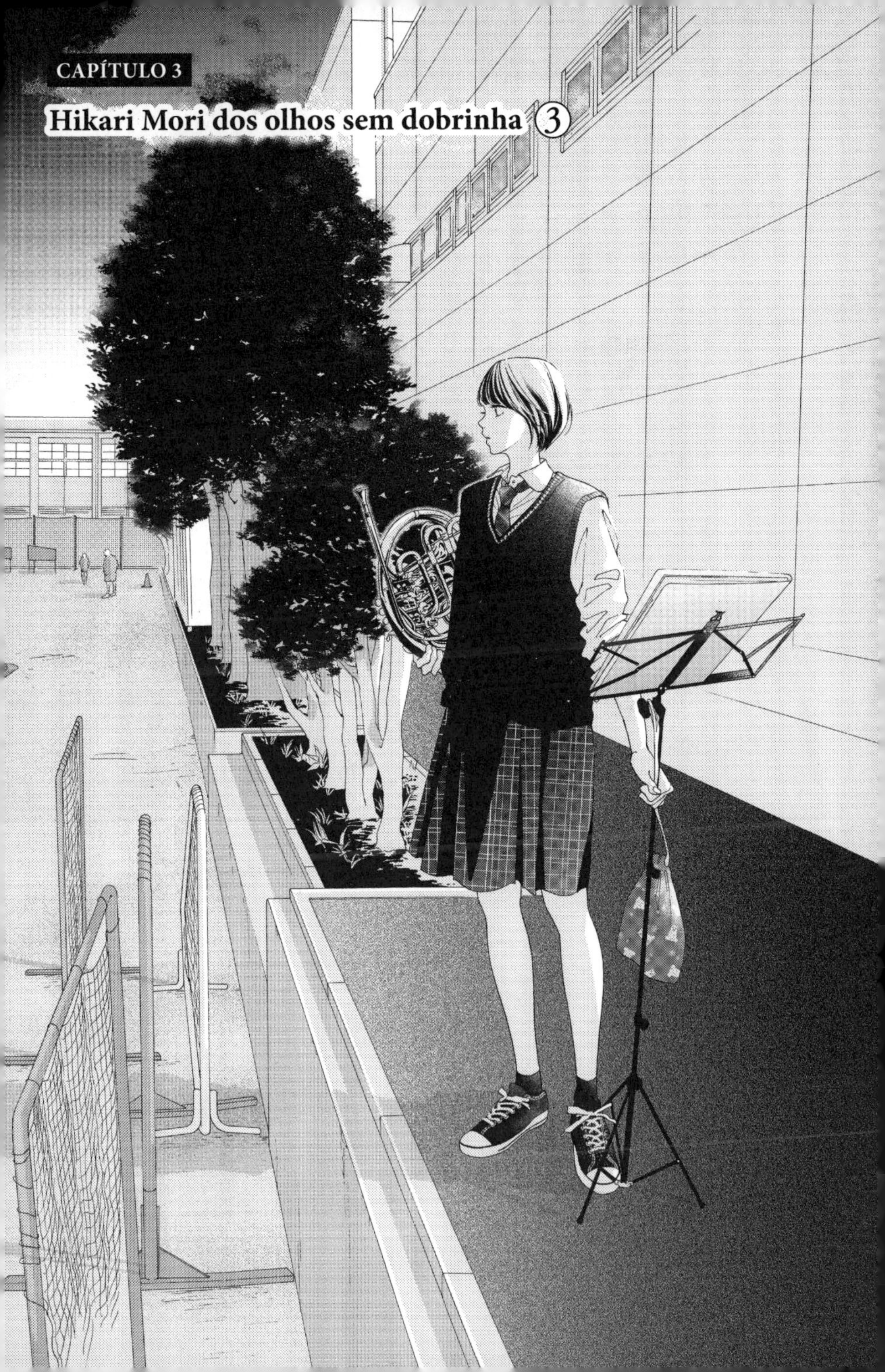

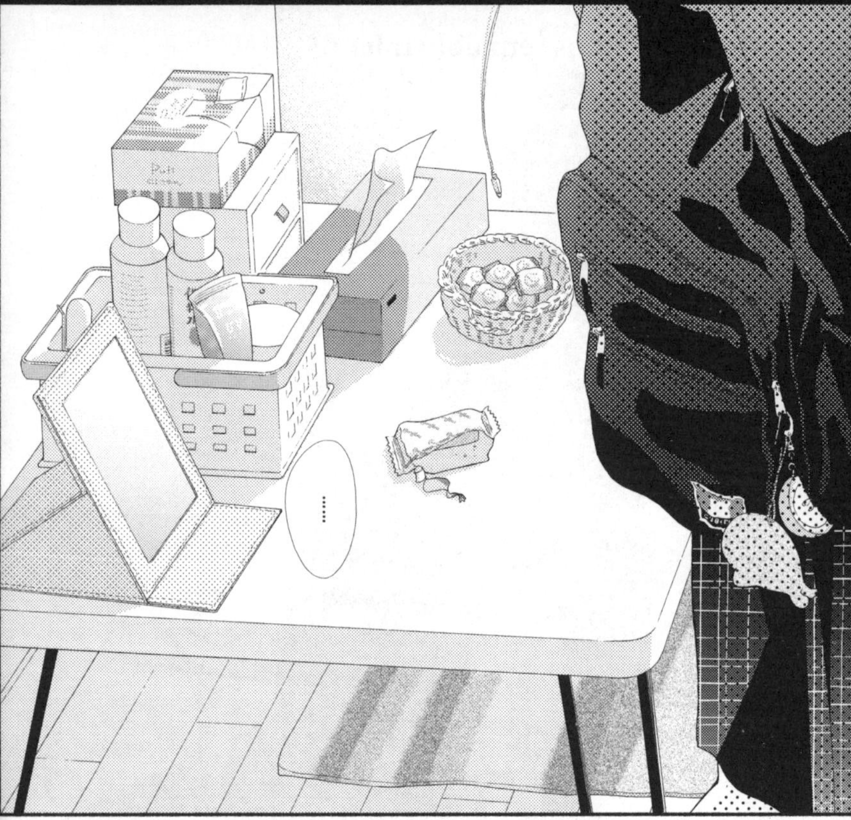

"Foi olhando para você..."

きみの横顔を見ていた

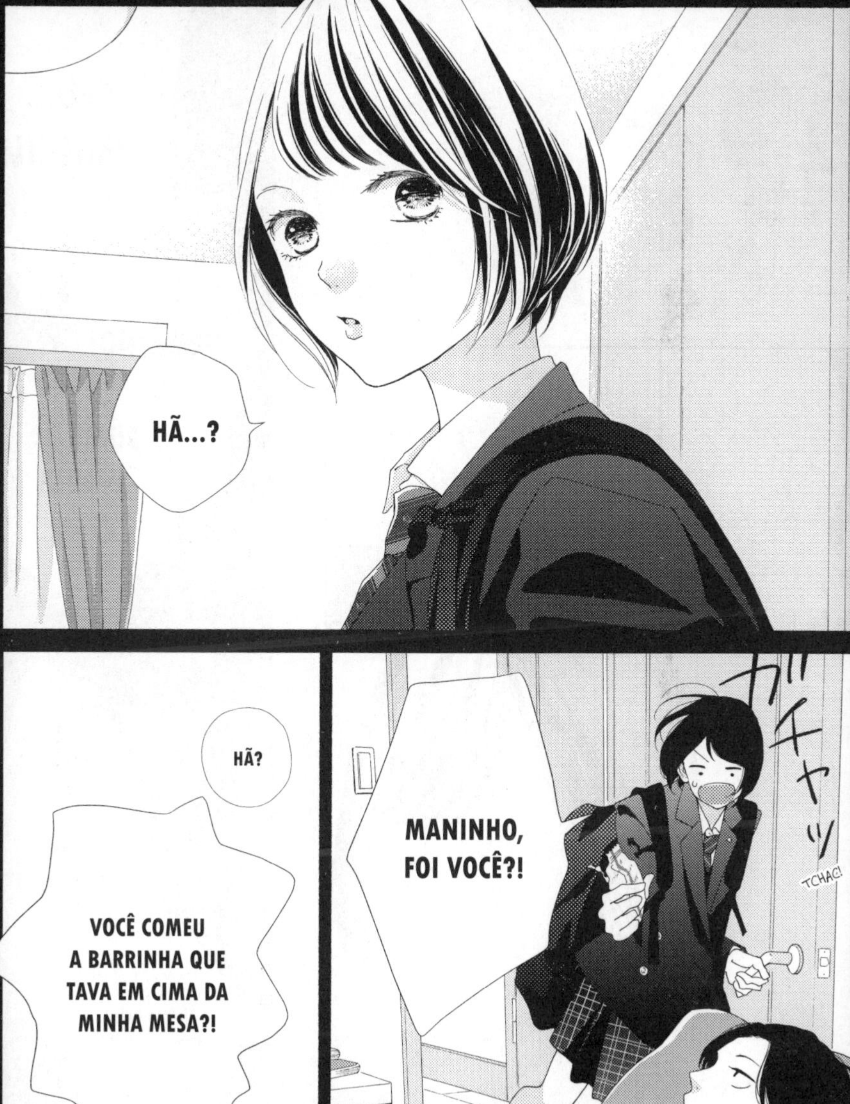
HÃ...?
ガチャッ
TCHAC!
MANINHO, FOI VOCÊ?!
HÃ?
VOCÊ COMEU A BARRINHA QUE TAVA EM CIMA DA MINHA MESA?!
AH-HAM.

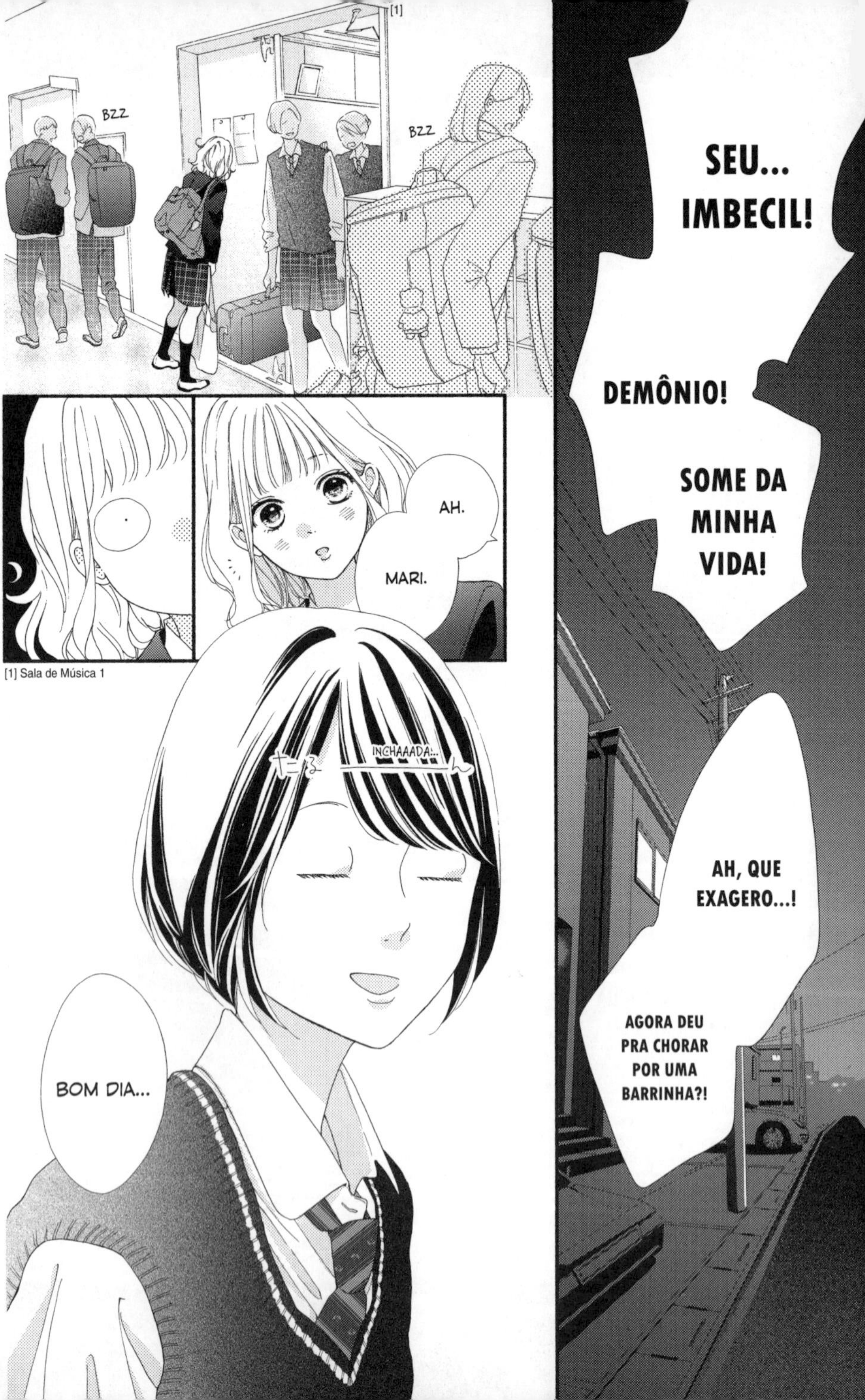
SEU... IMBECIL!
DEMÔNIO!
SOME DA MINHA VIDA!
AH, QUE EXAGERO...!
AGORA DEU PRA CHORAR POR UMA BARRINHA?!
[1]
BZZ
BZZ
AH.
MARI.
INCHAAADA...
BOM DIA...

[1] Sala de Música 1

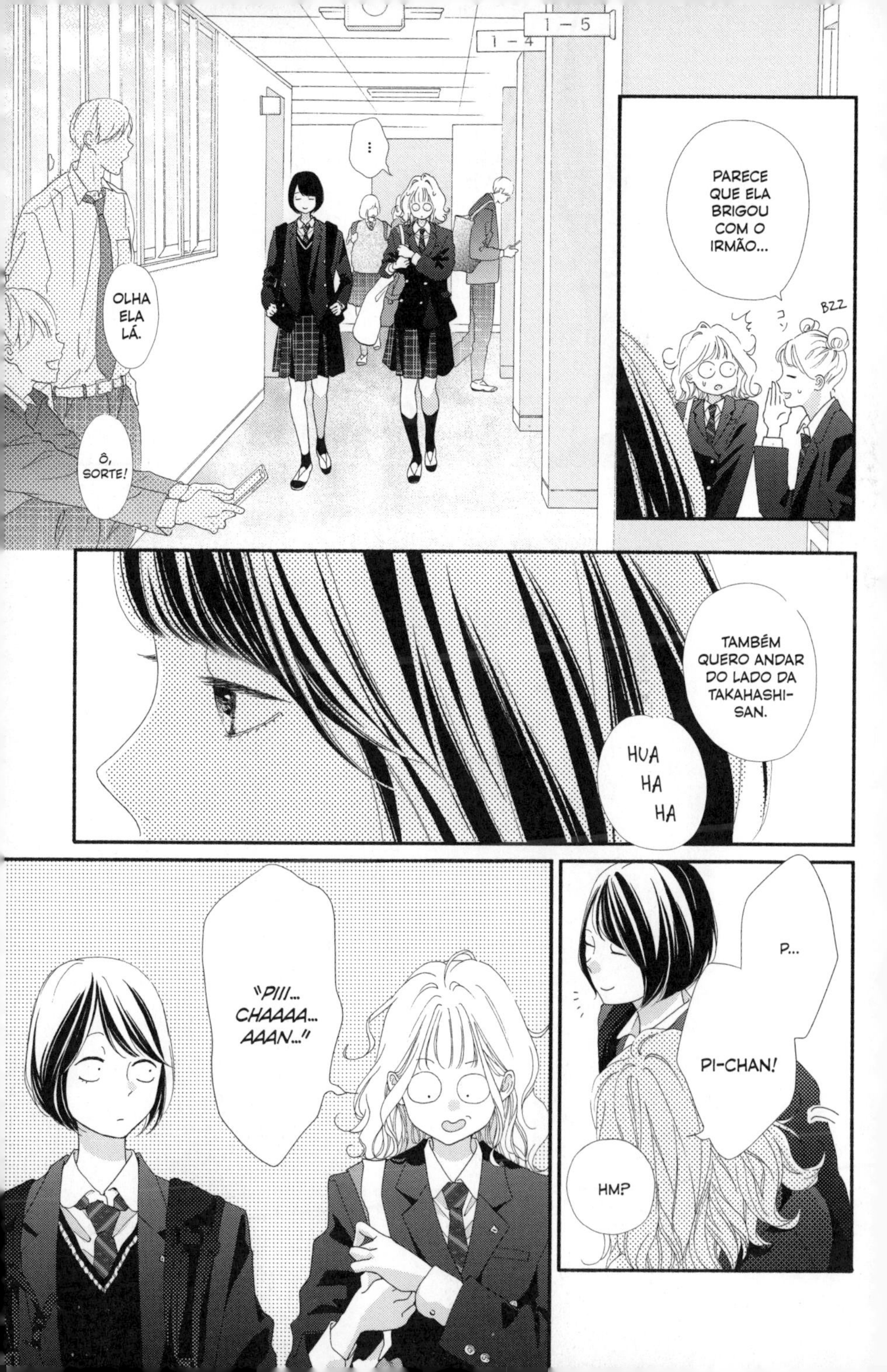
1-5
1-4
PARECE QUE ELA BRIGOU COM O IRMÃO...
BZZ
...
OLHA ELA LÁ.
Ô, SORTE!
TAMBÉM QUERO ANDAR DO LADO DA TAKAHASHI-SAN.
HUA HA HA
P...
PI-CHAN!
HM?
"PIII... CHAAAA... AAAN..."

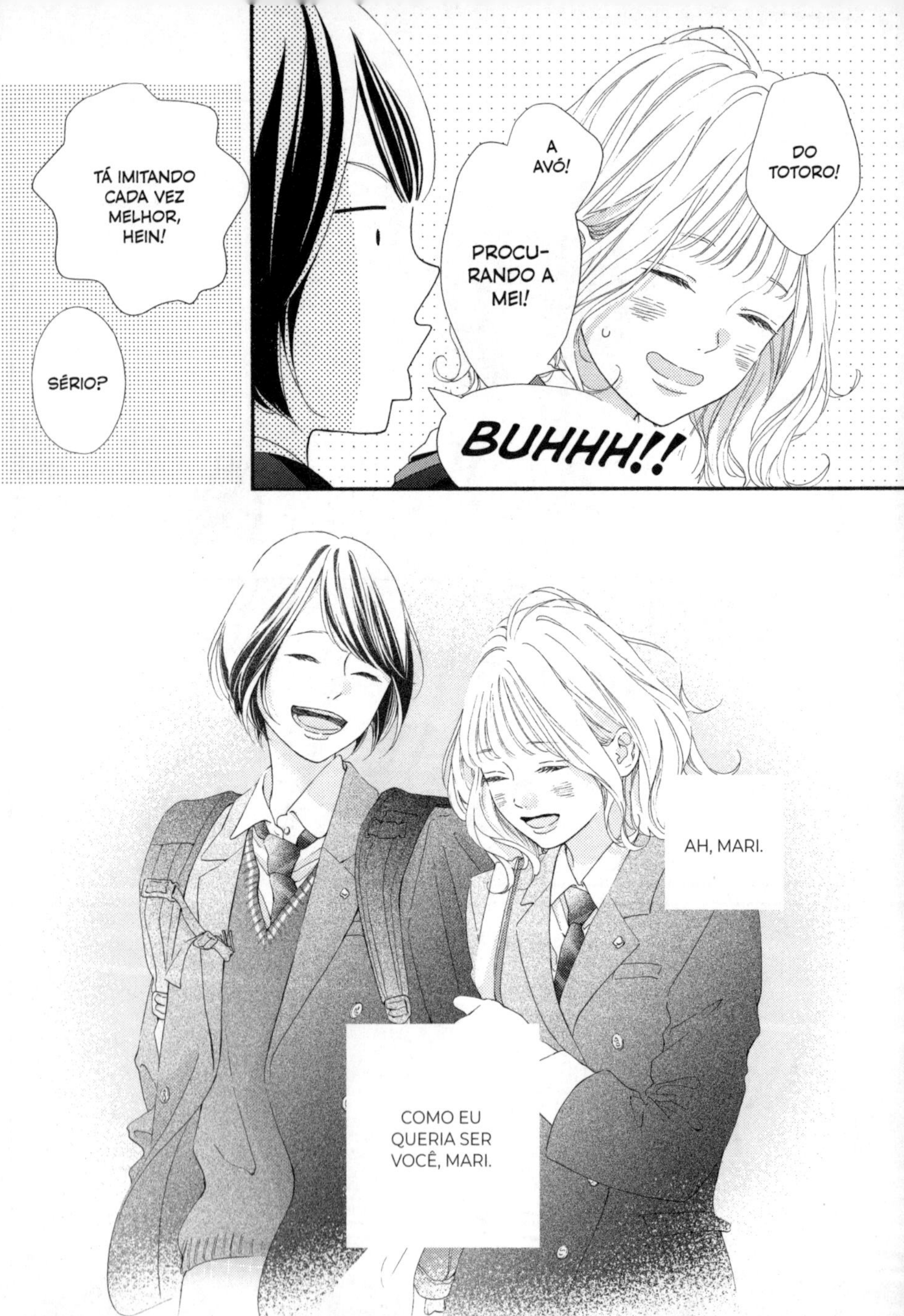
DO TOTORO!
A AVÓ!
PROCU-RANDO A MEI!
BUHHH!!
TÁ IMITANDO CADA VEZ MELHOR, HEIN!
SÉRIO?
AH, MARI.
COMO EU QUERIA SER VOCÊ, MARI.

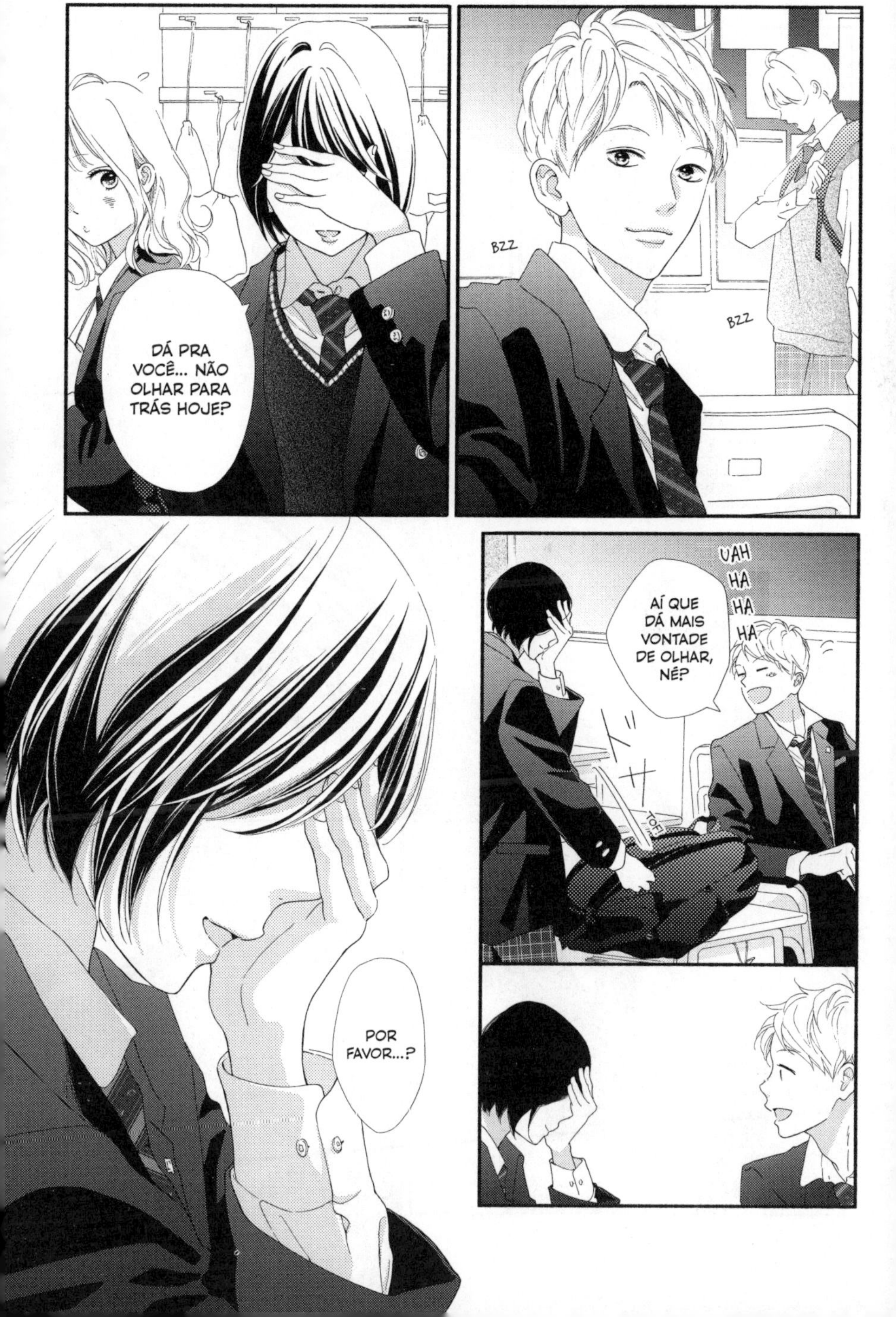
BZZ
BZZ
DÁ PRA VOCÊ... NÃO OLHAR PARA TRÁS HOJE?
UAH HA HA HA
AÍ QUE DÁ MAIS VONTADE DE OLHAR, NÉ?
TOF!
POR FAVOR...?

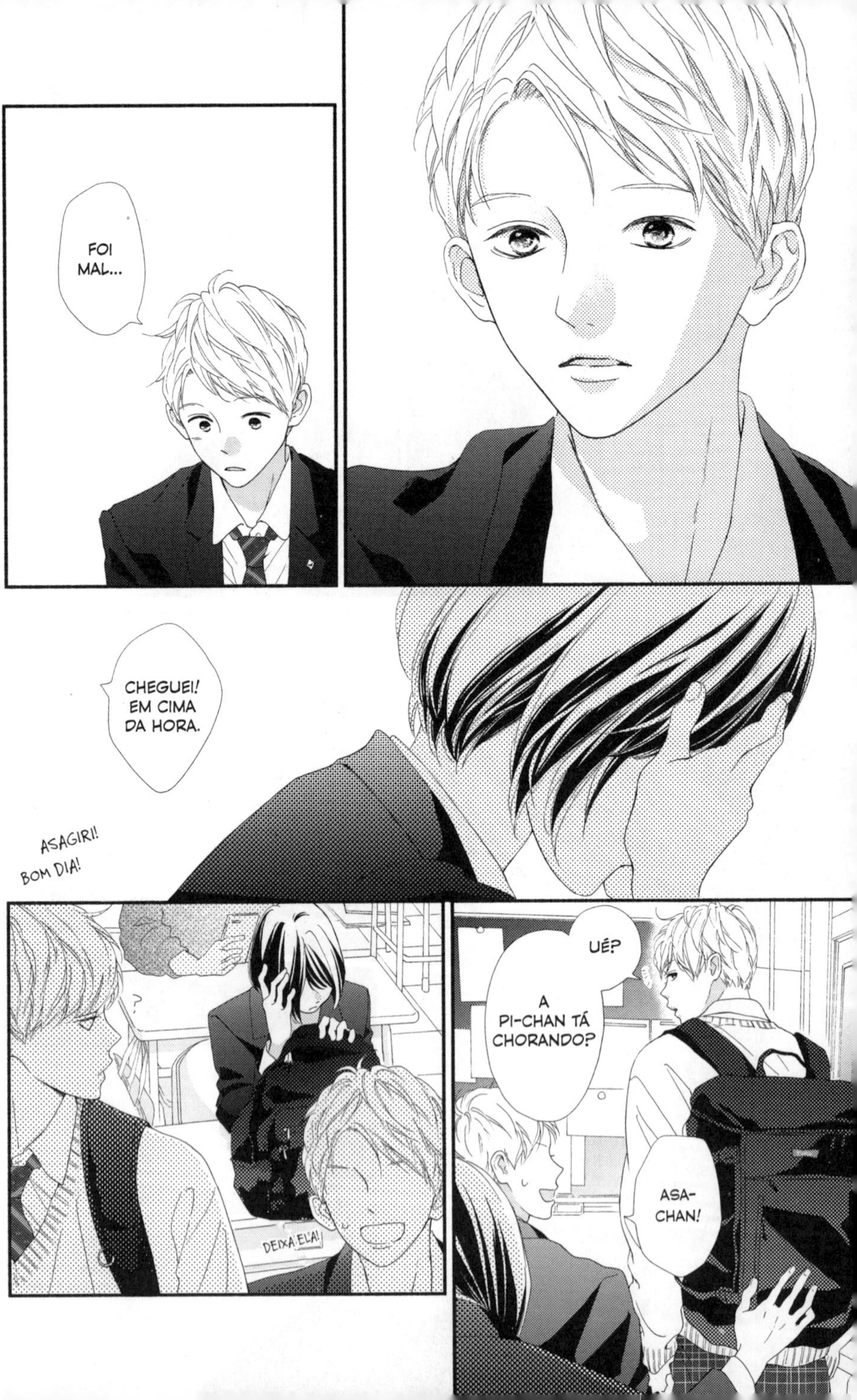
FOI
MAL...
CHEGUEI! EM CIMA DA HORA.
ASAGIRI!
BOM DIA!
UÉ?
A PI-CHAN TÁ CHORANDO?
ASA-CHAN!
DEIXA ELA!

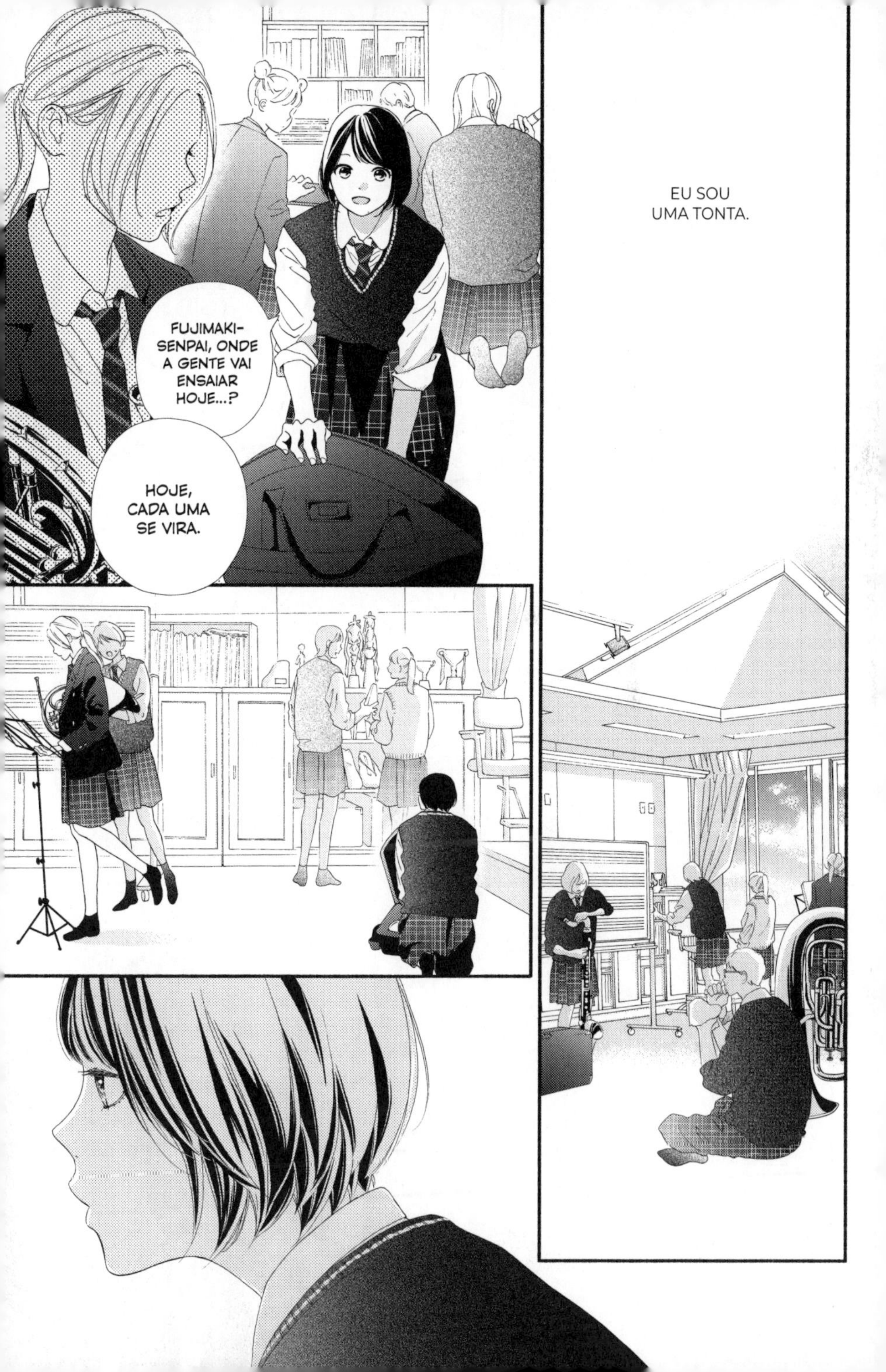
EU SOU
UMA TONTA.
FUJIMAKI-
SENPAI, ONDE
A GENTE VAI
ENSAIAR
HOJE...?
HOJE,
CADA UMA
SE VIRA.

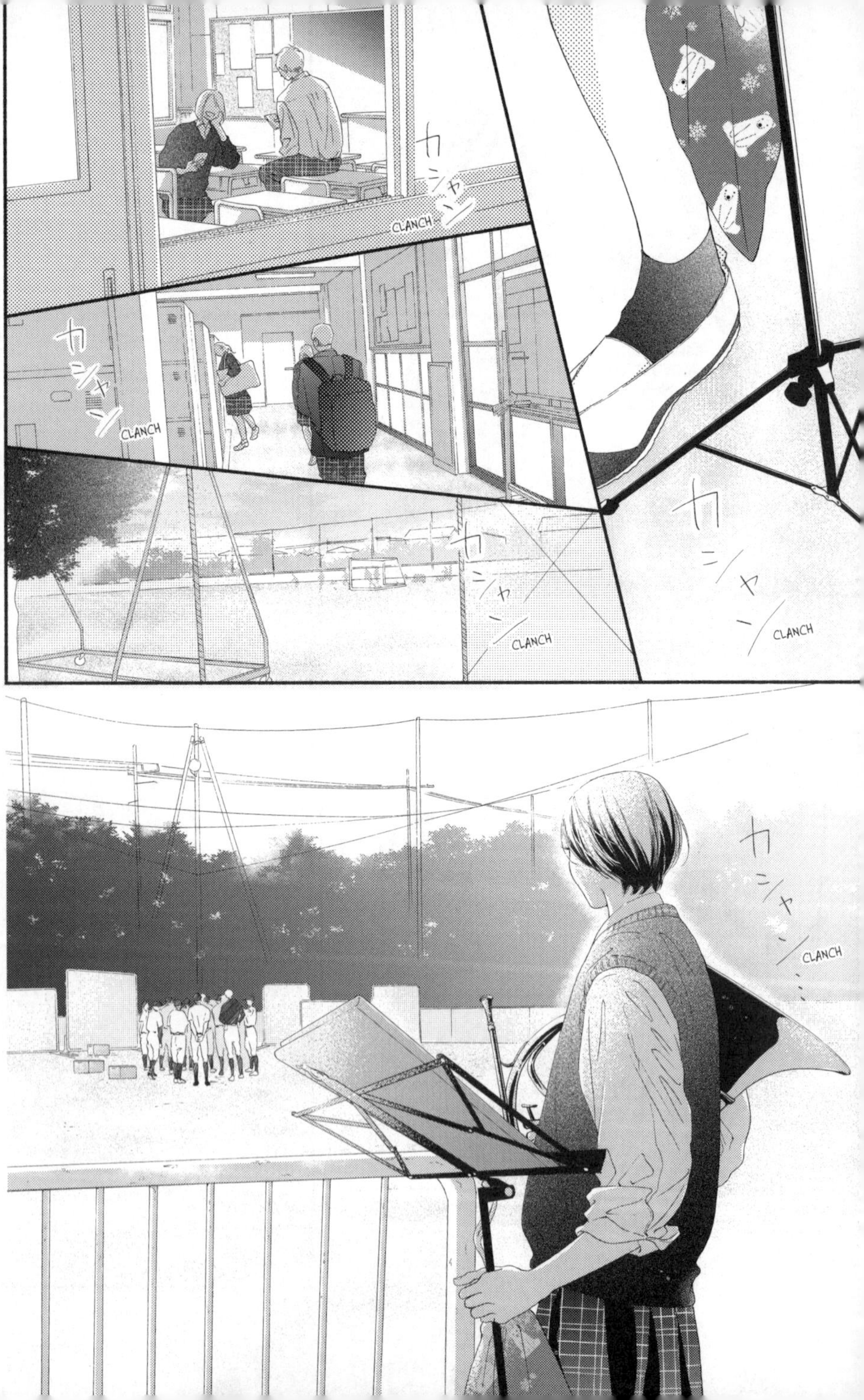
カシャン
CLANCH
カシャン
CLANCH
カシャン
CLANCH
カシャン
CLANCH
カシャン…
CLANCH

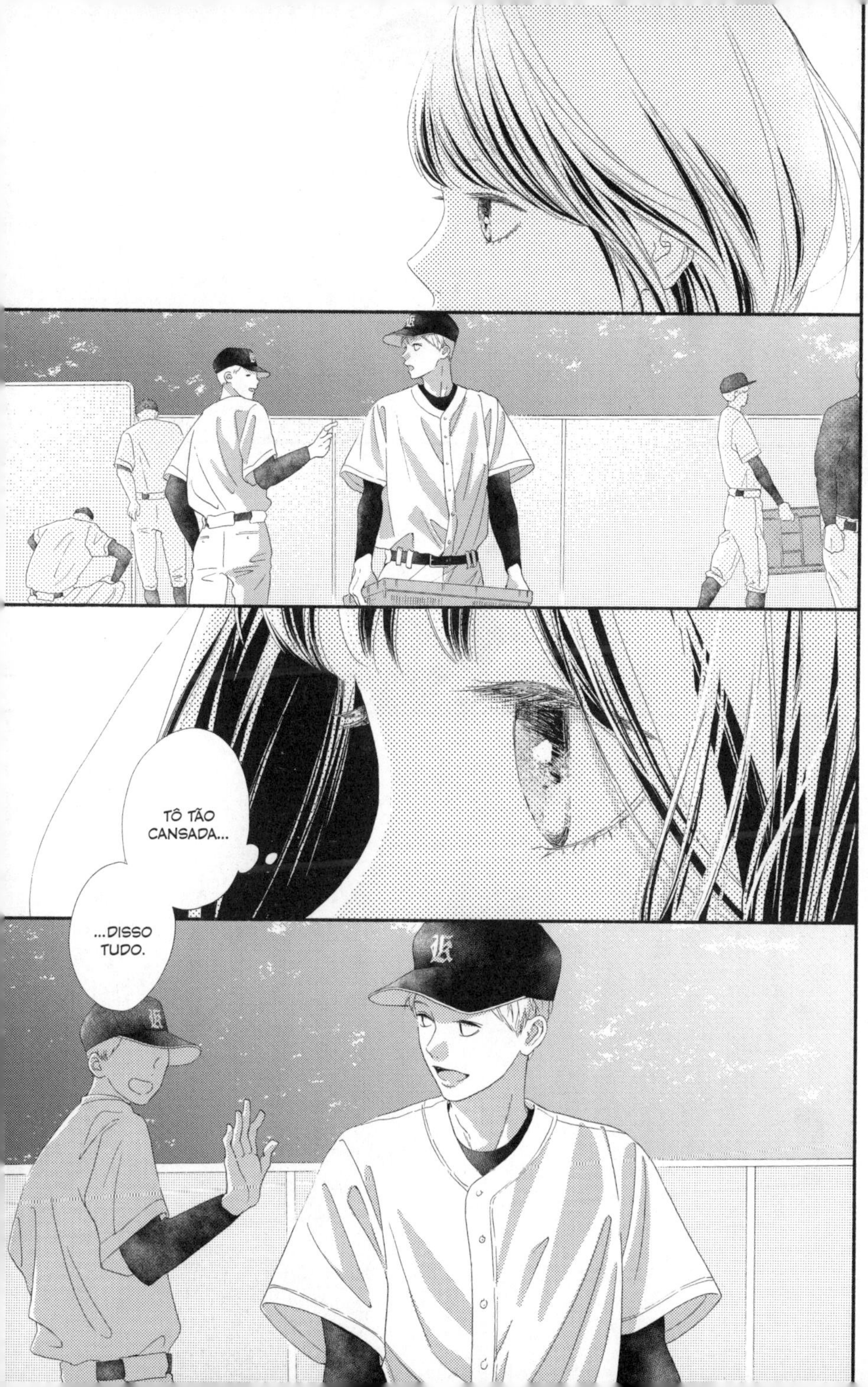
TÔ TÃO
CANSADA...
...DISSO
TUDO.

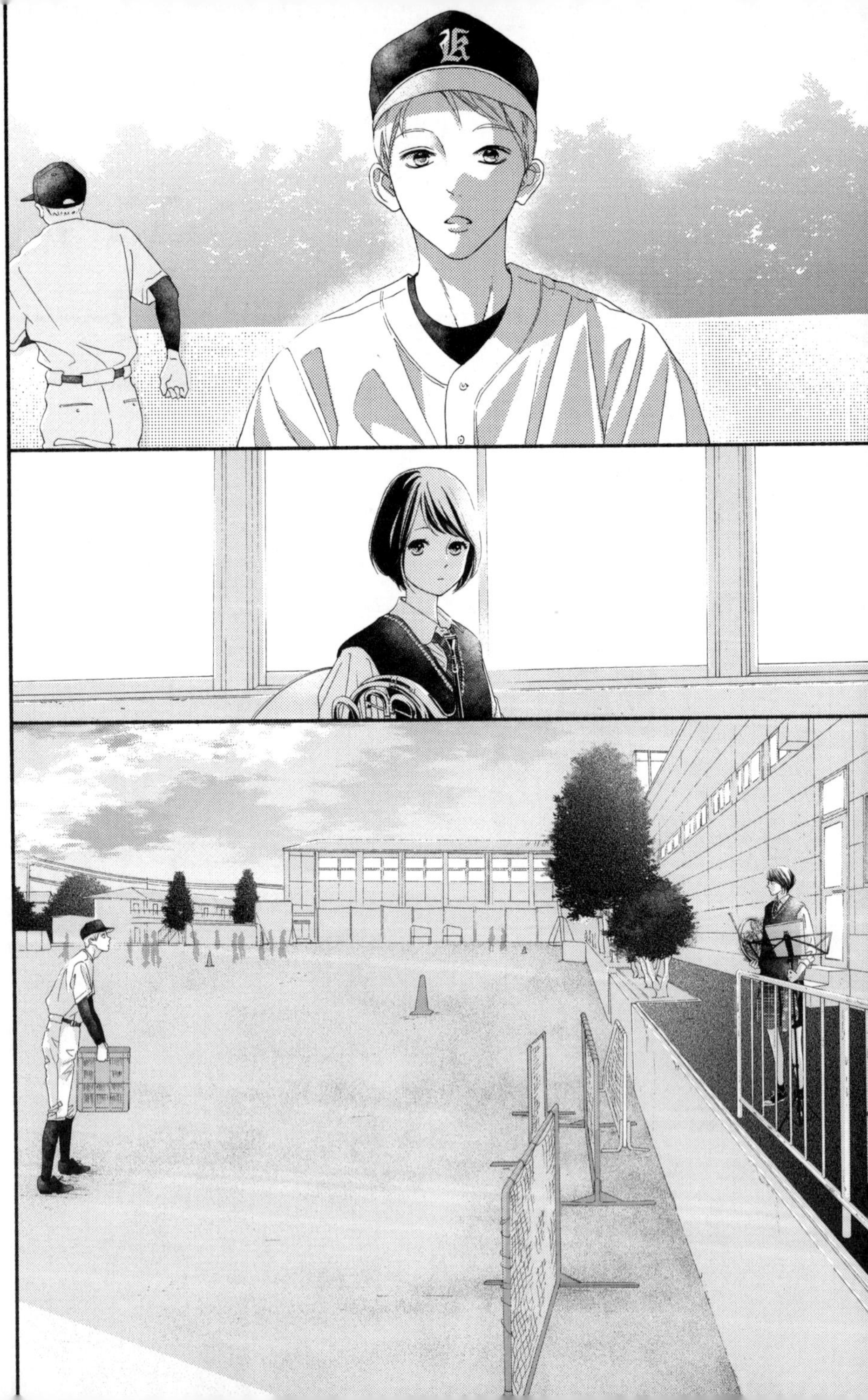

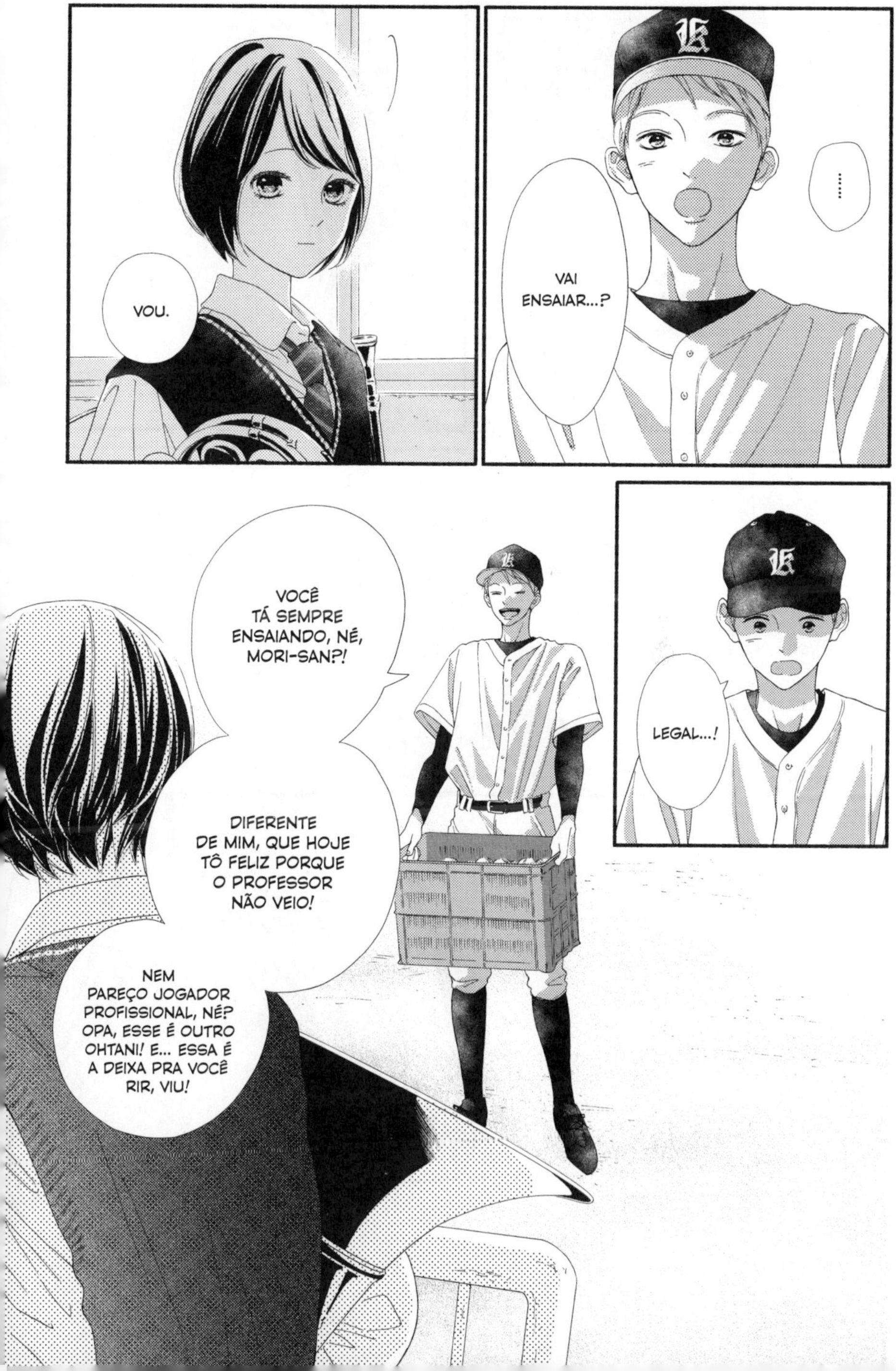
......
VAI ENSAIAR...?
VOU.
LEGAL...!
VOCÊ TÁ SEMPRE ENSAIANDO, NÉ, MORI-SAN?!
DIFERENTE DE MIM, QUE HOJE TÔ FELIZ PORQUE O PROFESSOR NÃO VEIO!
NEM PAREÇO JOGADOR PROFISSIONAL, NÉ? OPA, ESSE É OUTRO OHTANI! E... ESSA É A DEIXA PRA VOCÊ RIR, VIU!

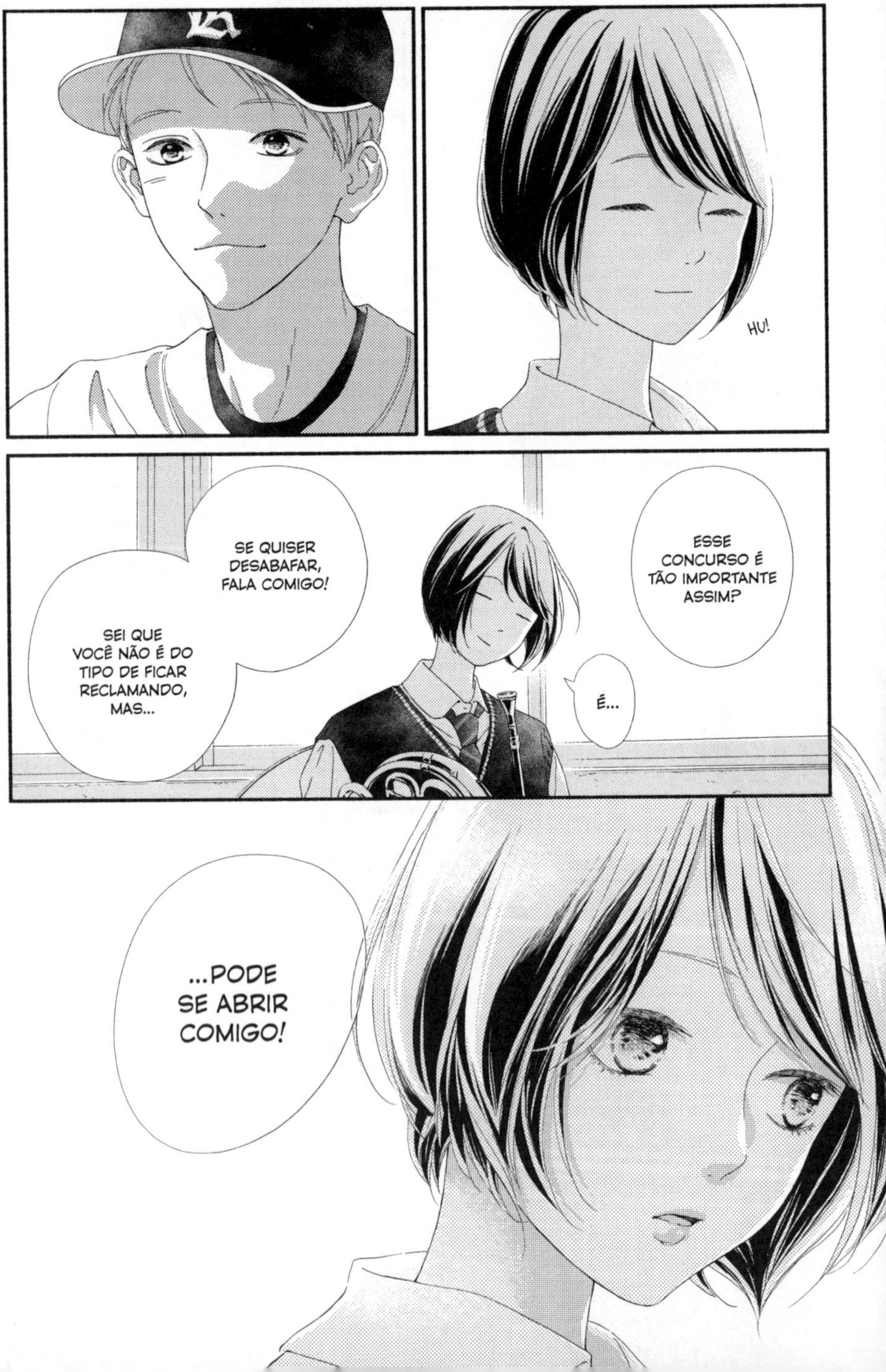
HU!
ESSE CONCURSO É TÃO IMPORTANTE ASSIM?
É...
SE QUISER DESABAFAR, FALA COMIGO!
SEI QUE VOCÊ NÃO É DO TIPO DE FICAR RECLAMANDO, MAS...
...PODE SE ABRIR COMIGO!

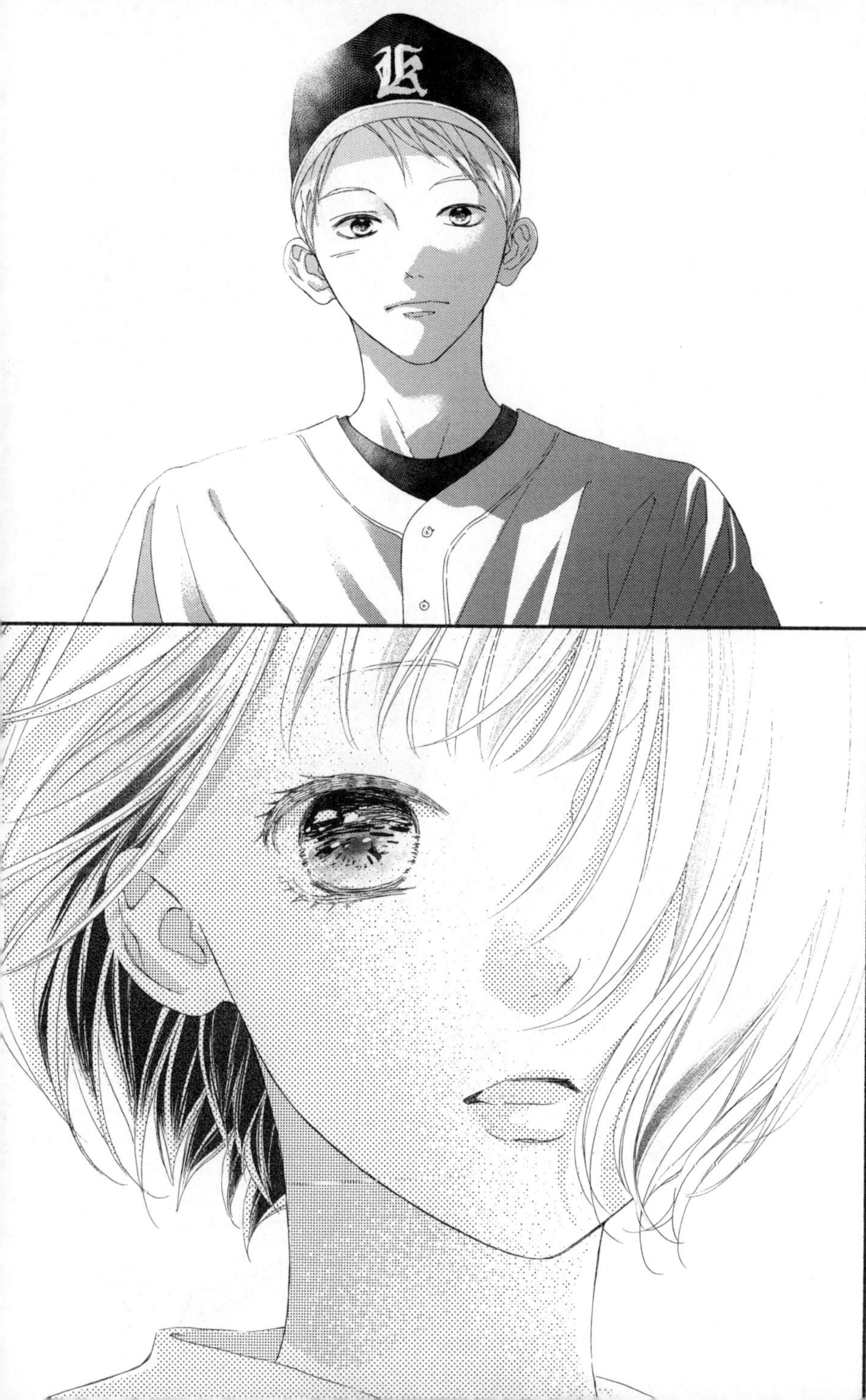

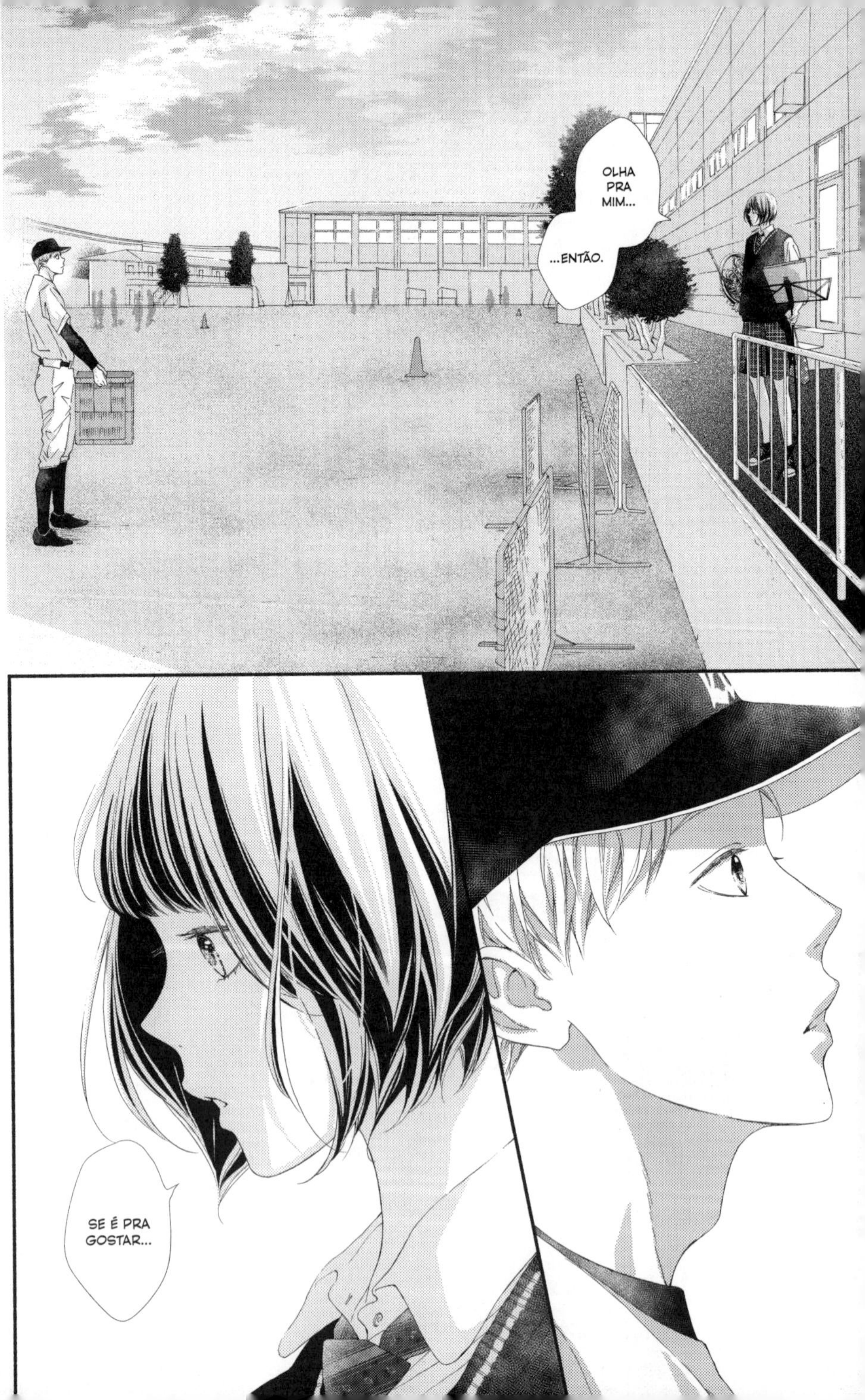
OLHA PRA MIM...
...ENTÃO.
SE É PRA GOSTAR...

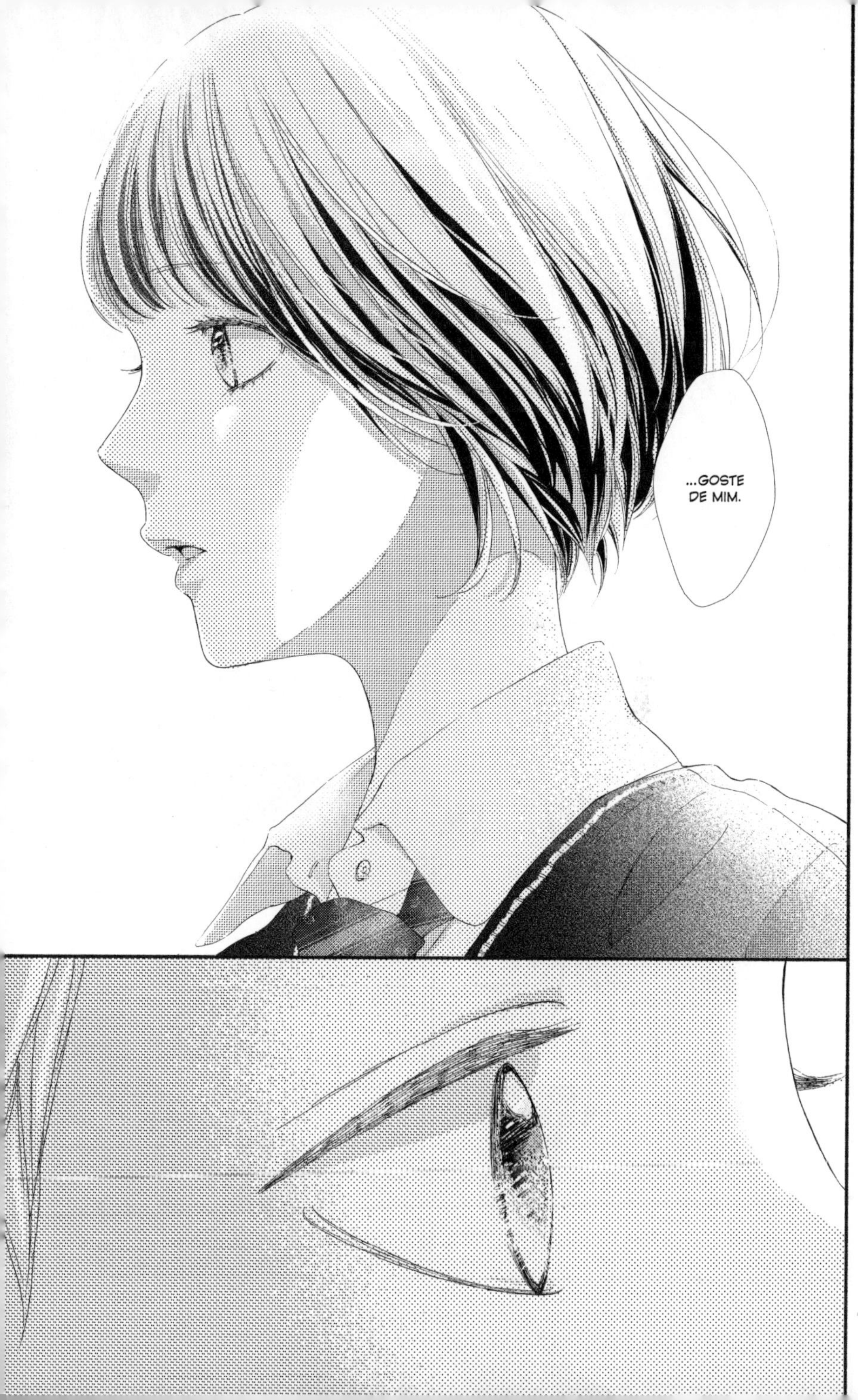
...GOSTE DE MIM.

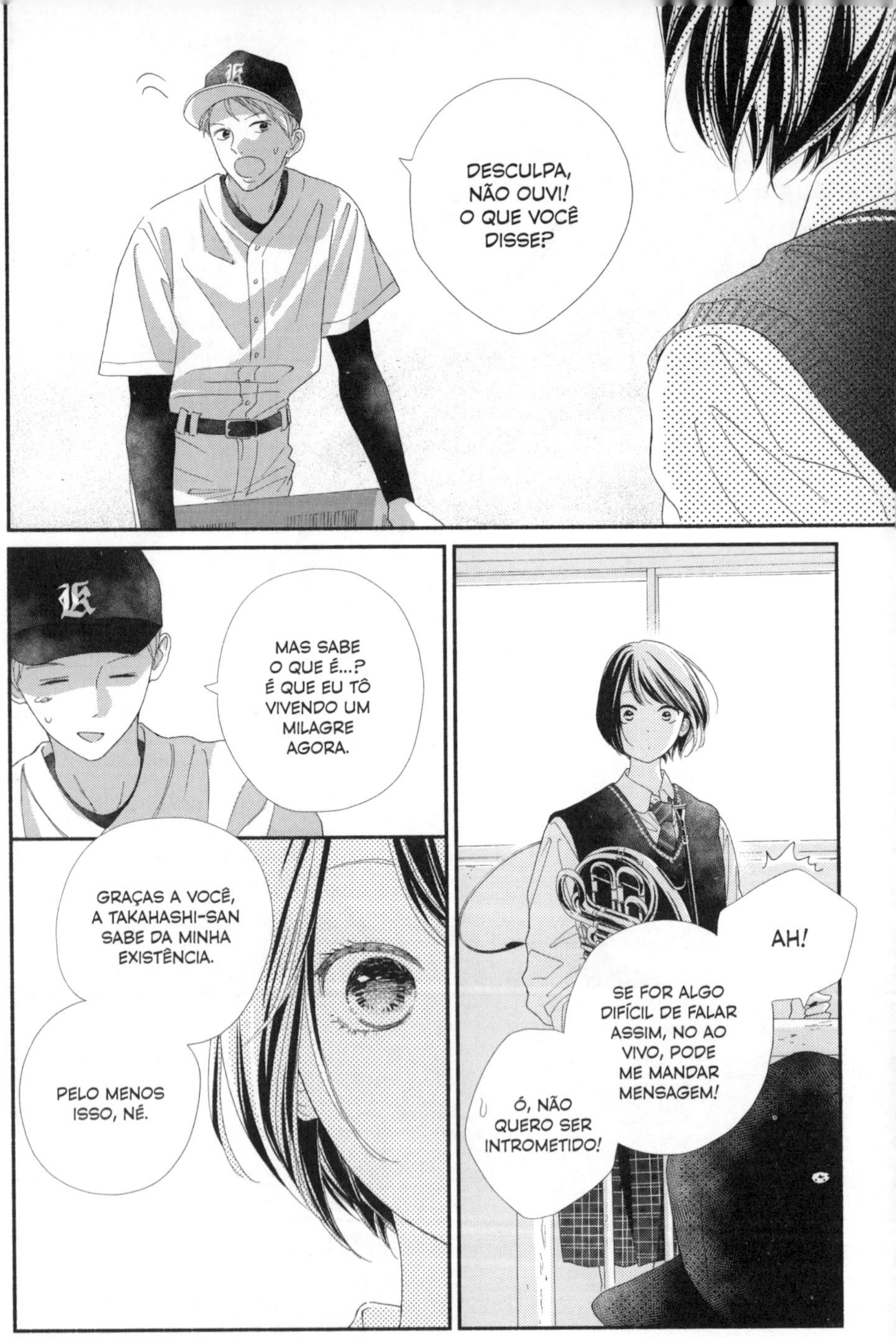
DESCULPA, NÃO OUVI! O QUE VOCÊ DISSE?
AH!
SE FOR ALGO DIFÍCIL DE FALAR ASSIM, NO AO VIVO, PODE ME MANDAR MENSAGEM!
Ó, NÃO QUERO SER INTROMETIDO!
MAS SABE O QUE É...? É QUE EU TÔ VIVENDO UM MILAGRE AGORA.
GRAÇAS A VOCÊ, A TAKAHASHI-SAN SABE DA MINHA EXISTÊNCIA.
PELO MENOS ISSO, NÉ.

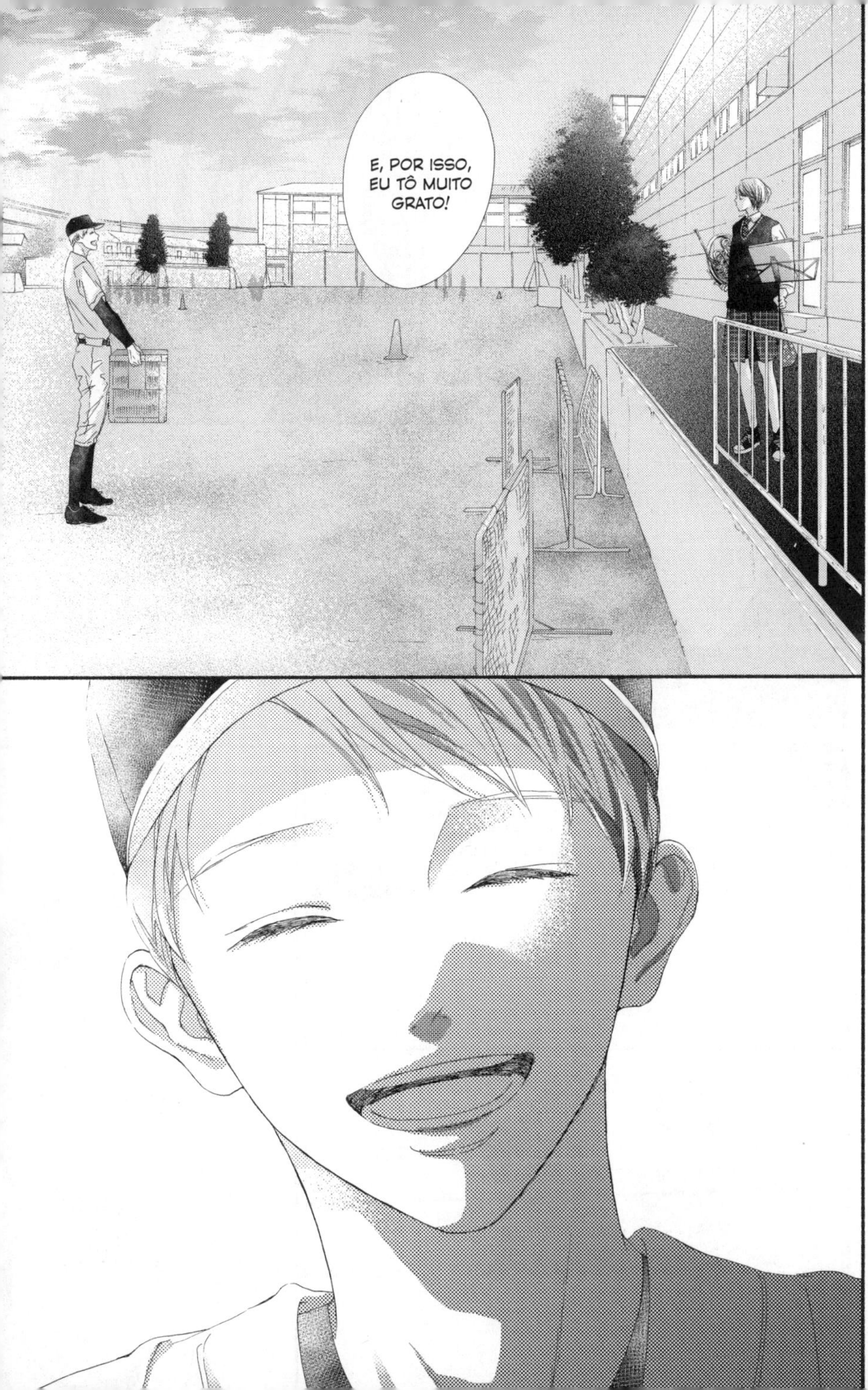
E, POR ISSO, EU TÔ MUITO GRATO!

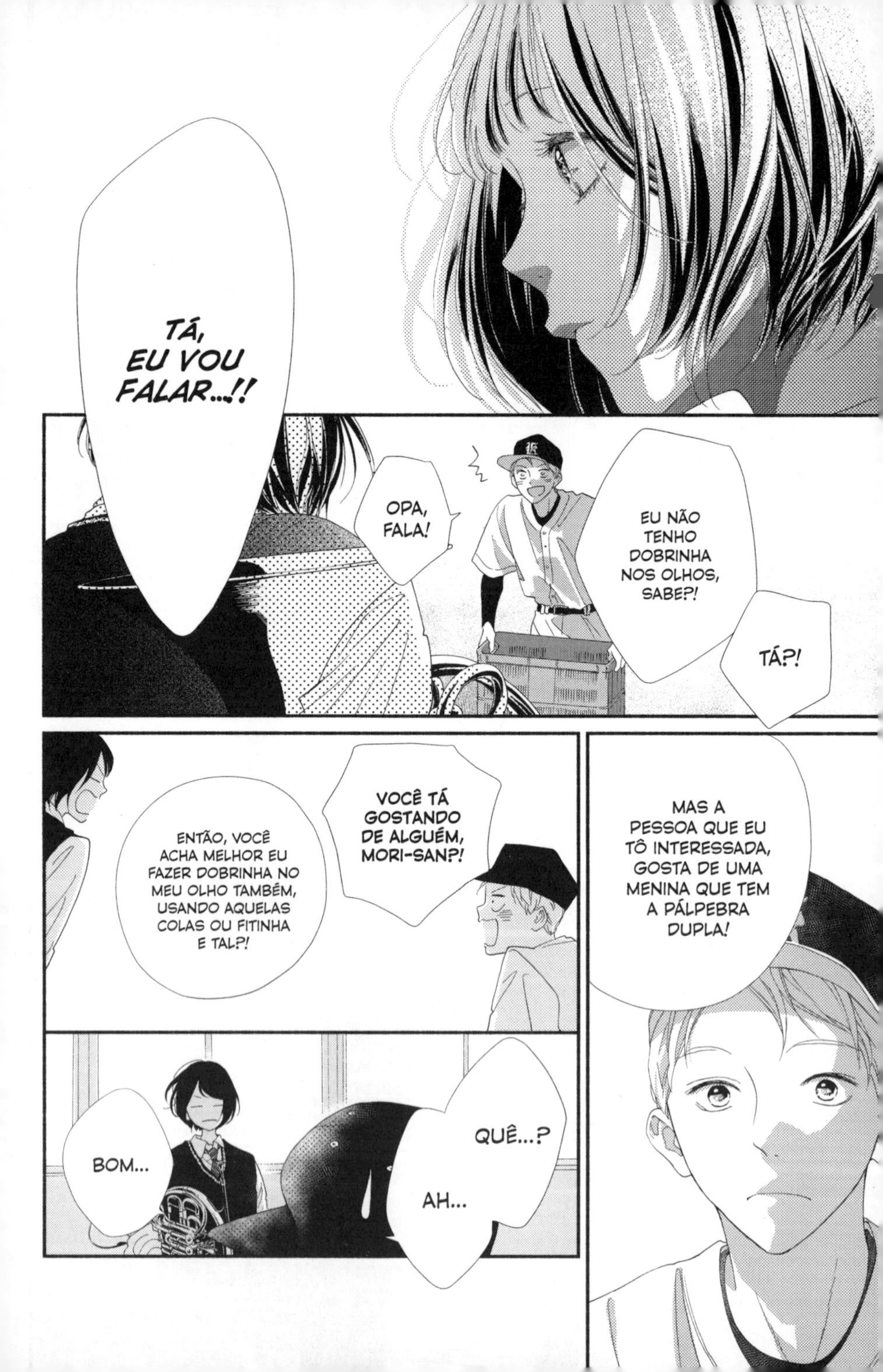
TÁ, EU VOU FALAR...!!
OPA, FALA!
EU NÃO TENHO DOBRINHA NOS OLHOS, SABE?!
TÁ?!
MAS A PESSOA QUE EU TÔ INTERESSADA, GOSTA DE UMA MENINA QUE TEM A PÁLPEBRA DUPLA!
VOCÊ TÁ GOSTANDO DE ALGUÉM, MORI-SAN?!
ENTÃO, VOCÊ ACHA MELHOR EU FAZER DOBRINHA NO MEU OLHO TAMBÉM, USANDO AQUELAS COLAS OU FITINHA E TAL?!
QUÊ...?
AH...
BOM...

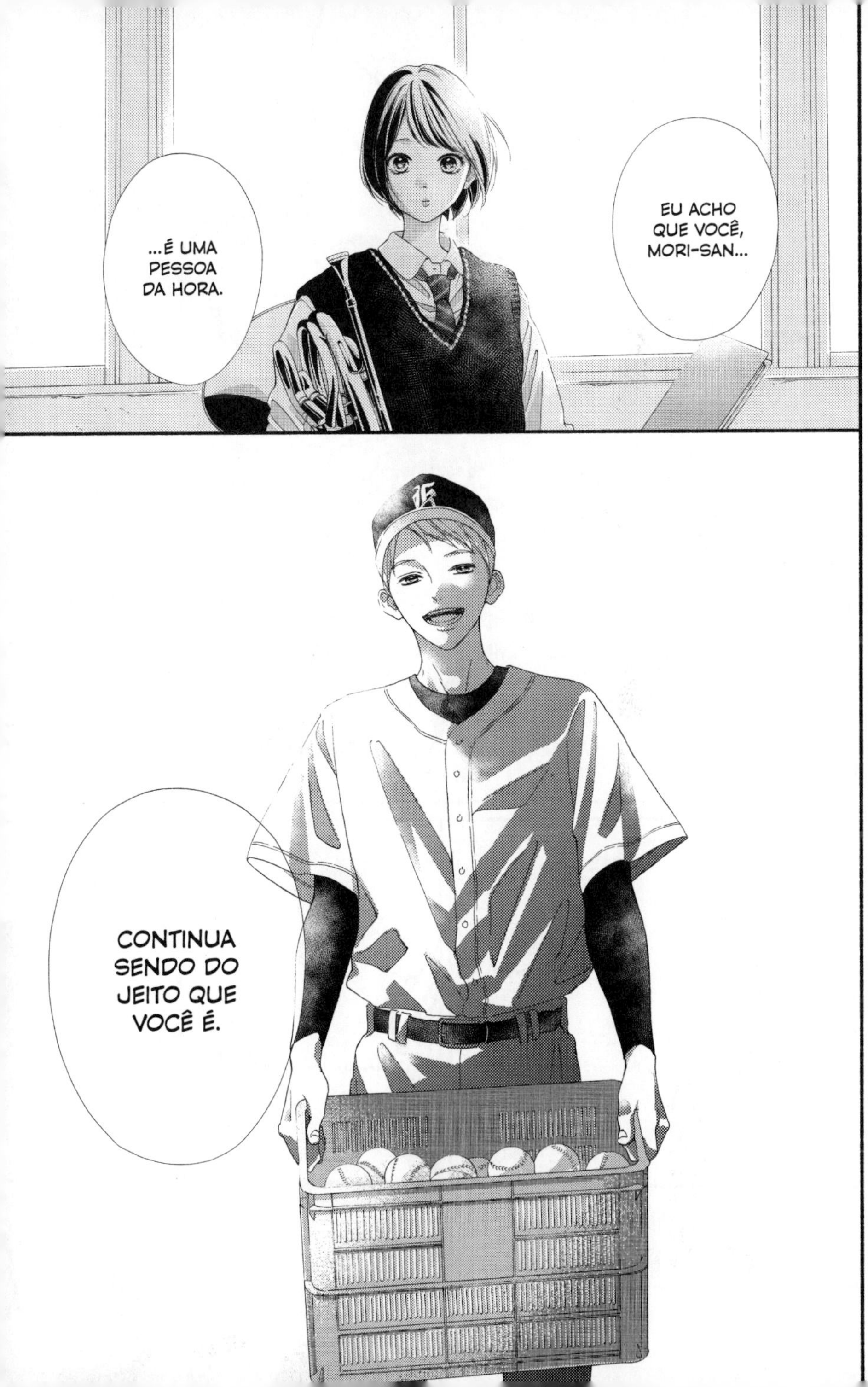
EU ACHO QUE VOCÊ, MORI-SAN...
...É UMA PESSOA DA HORA.
CONTINUA SENDO DO JEITO QUE VOCÊ É.

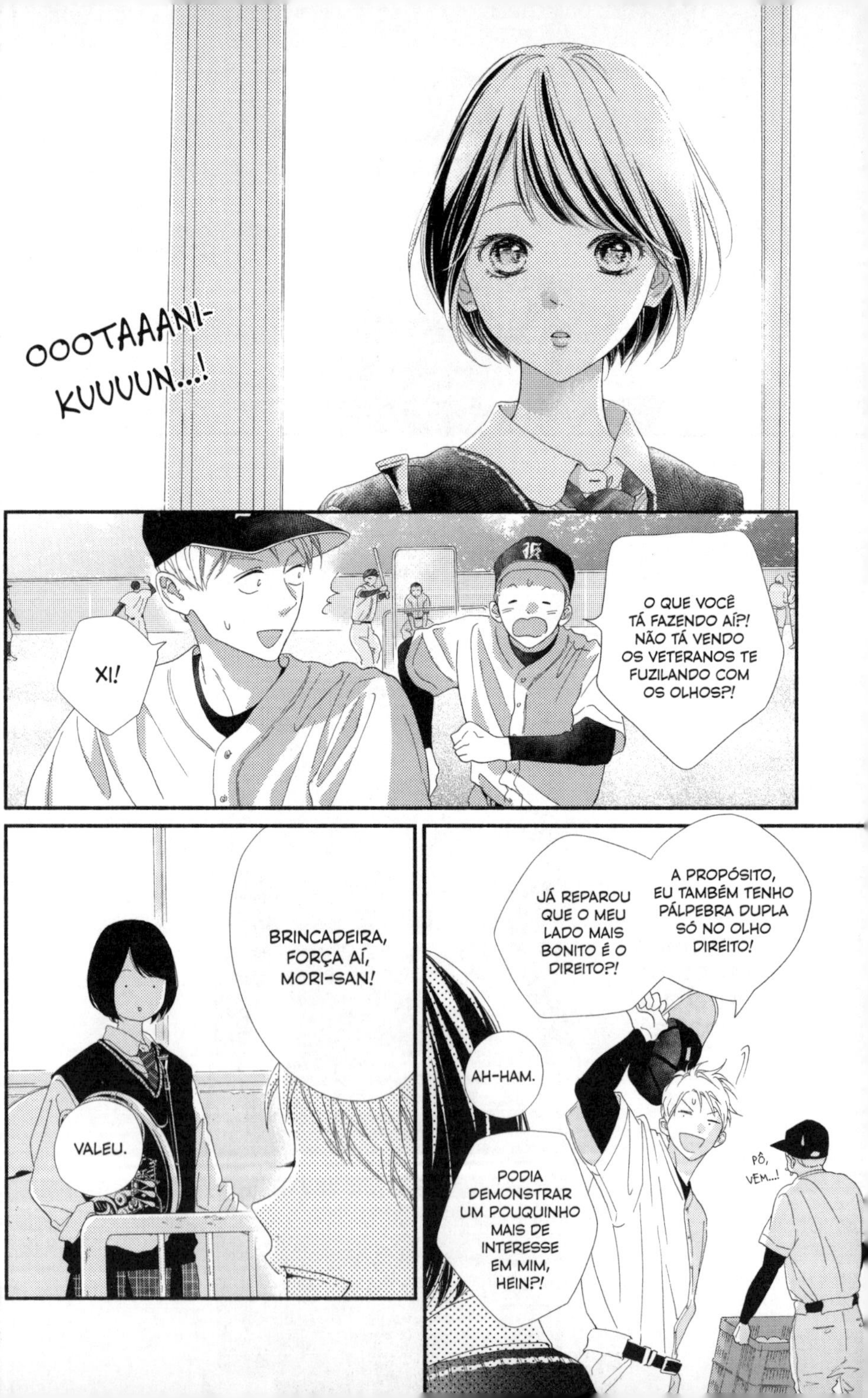

OOOTAAANI-KUUUUN...!
O QUE VOCÊ TÁ FAZENDO AÍ?! NÃO TÁ VENDO OS VETERANOS TE FUZILANDO COM OS OLHOS?!
XI!
A PROPÓSITO, EU TAMBÉM TENHO PÁLPEBRA DUPLA SÓ NO OLHO DIREITO!
JÁ REPAROU QUE O MEU LADO MAIS BONITO É O DIREITO?!
AH-HAM.
PODIA DEMONSTRAR UM POUQUINHO MAIS DE INTERESSE EM MIM, HEIN?!
PÔ, VEM...!
BRINCADEIRA, FORÇA AÍ, MORI-SAN!
VALEU.

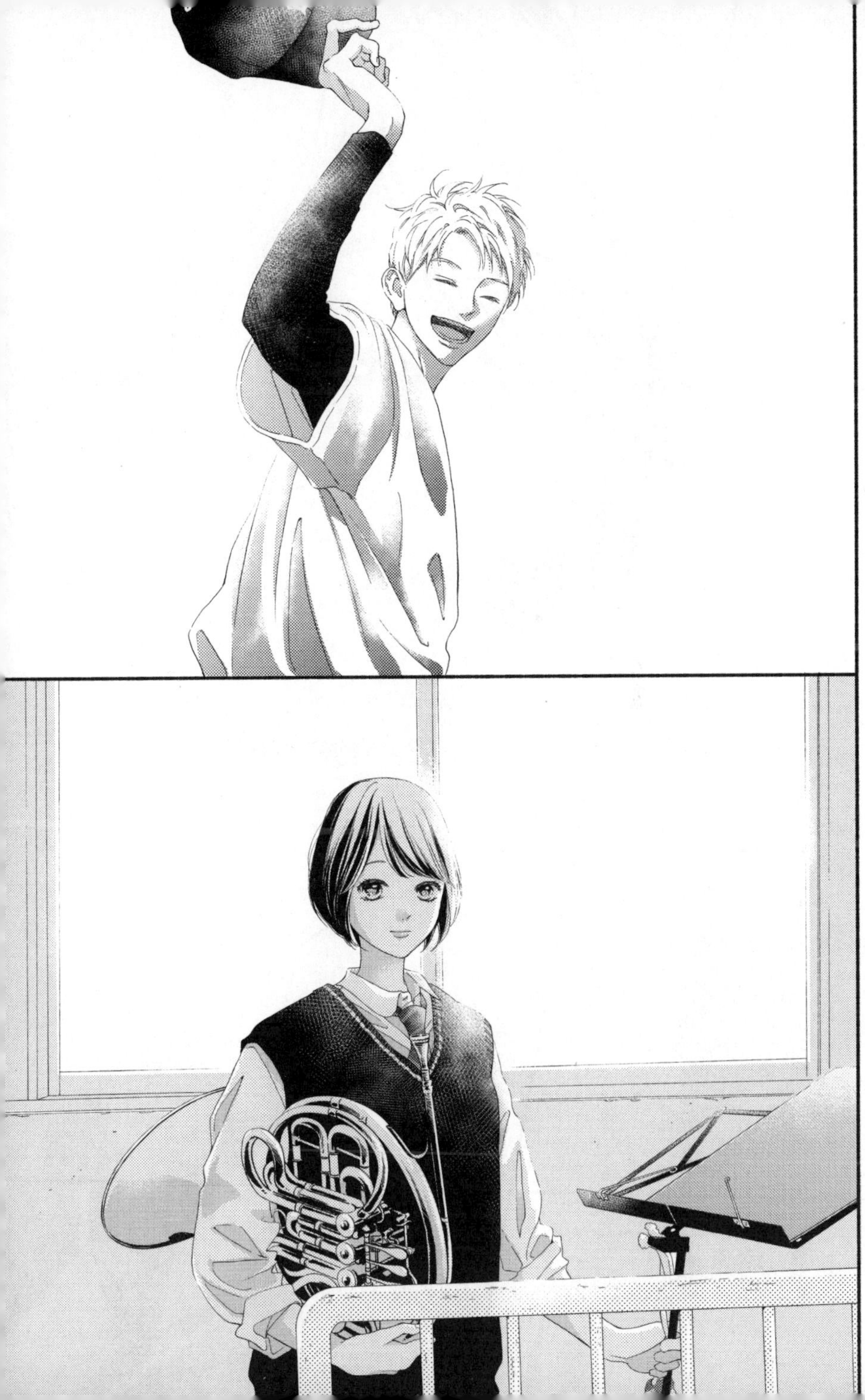

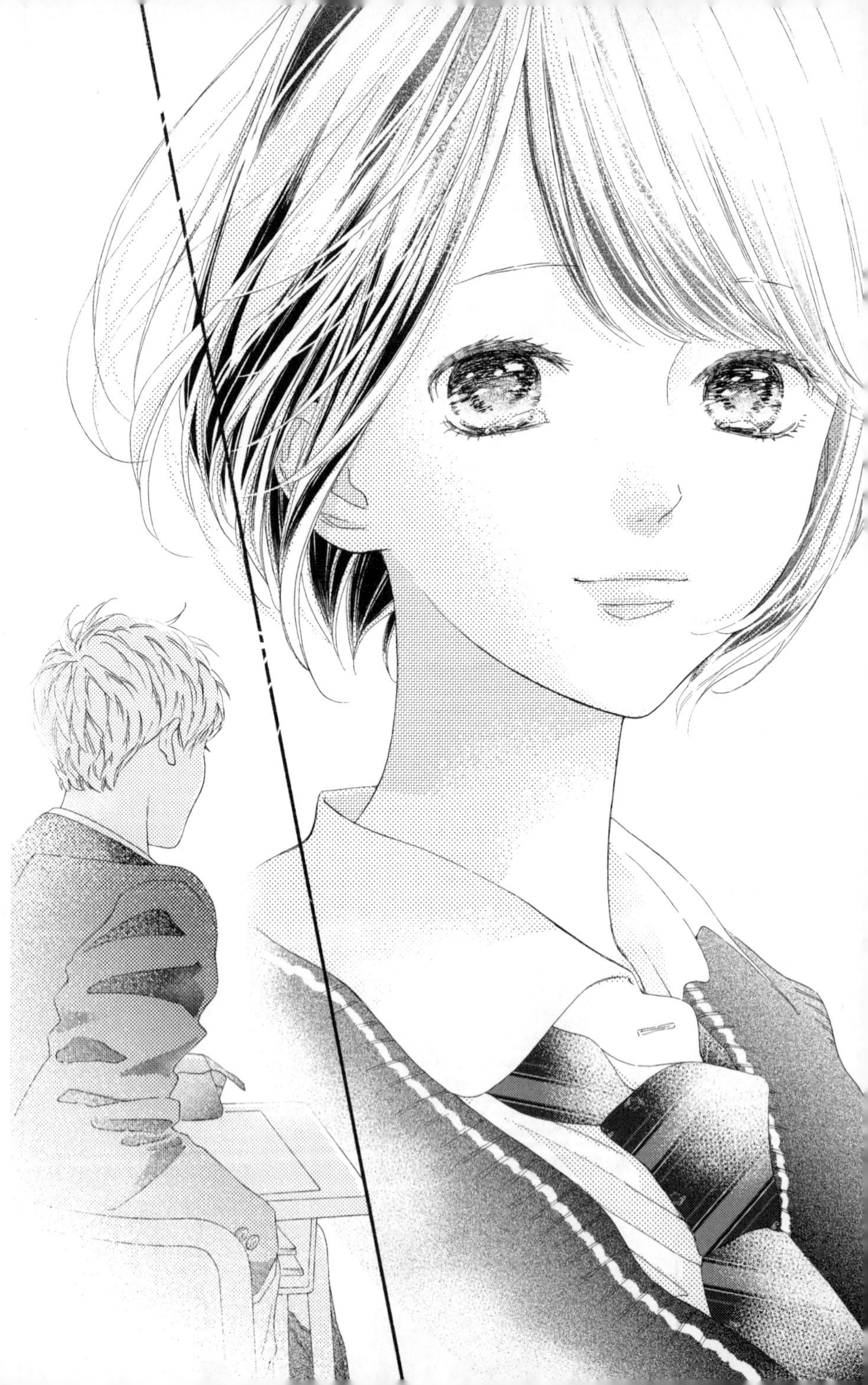

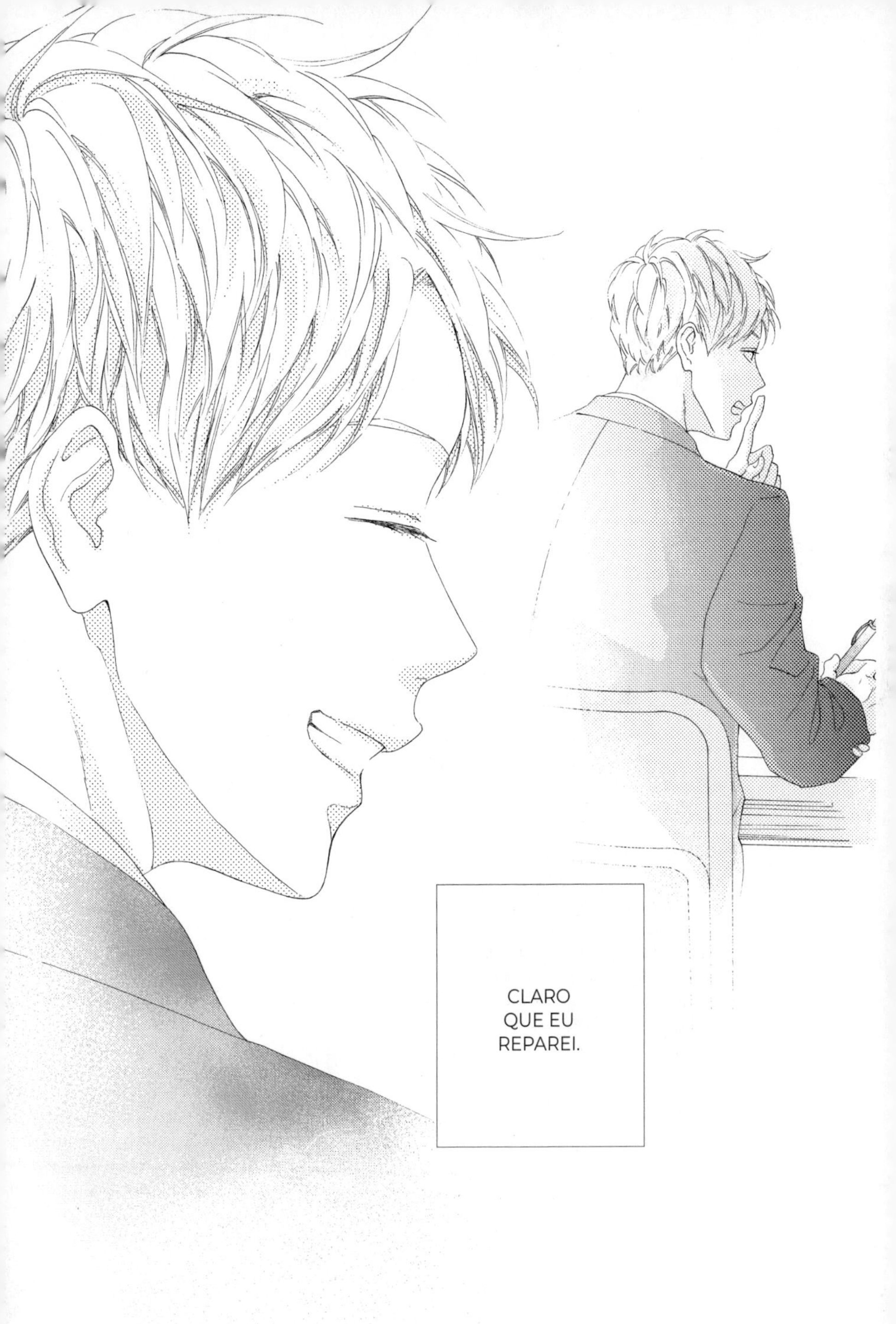
CLARO
QUE EU
REPAREI.

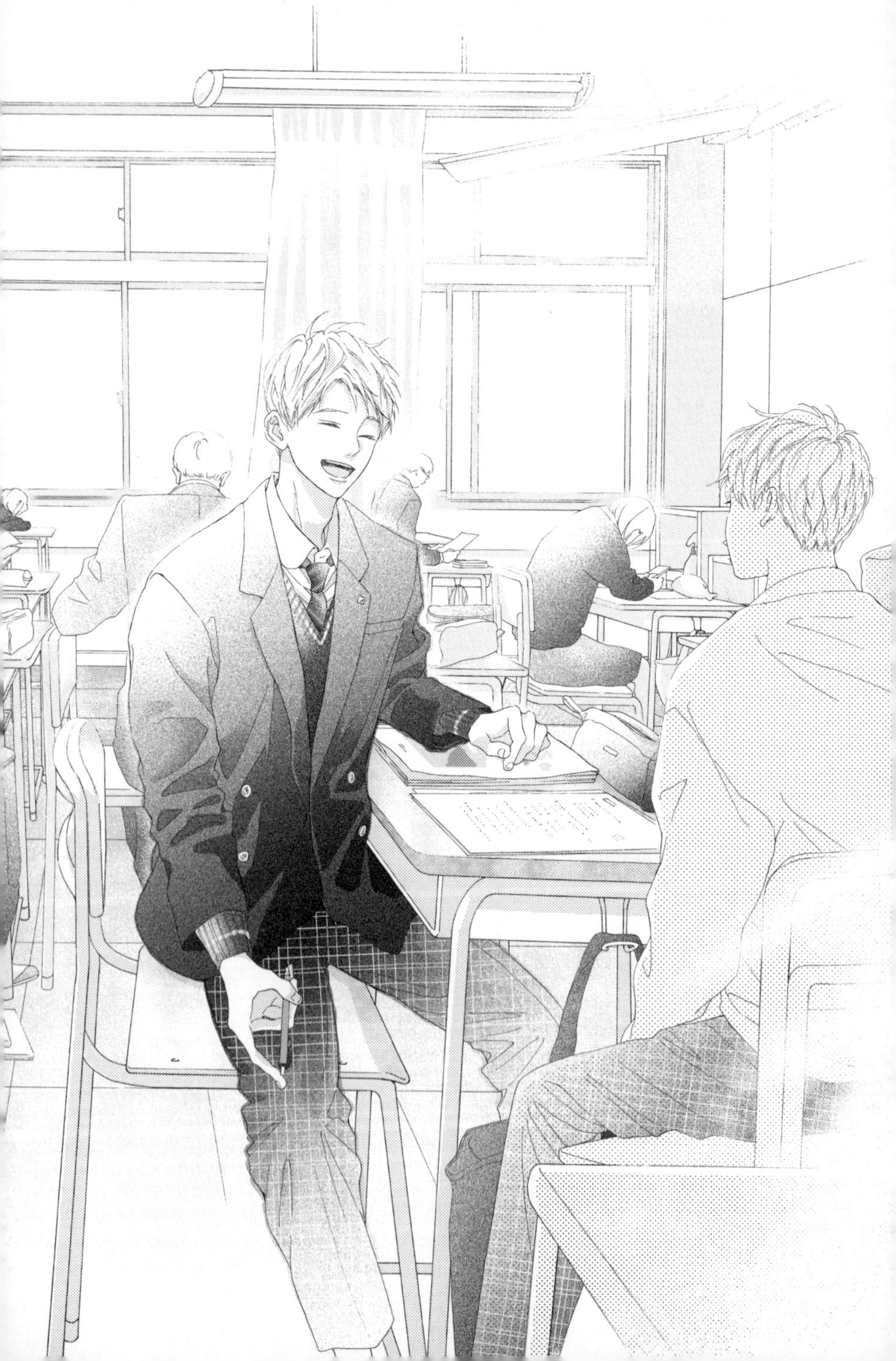

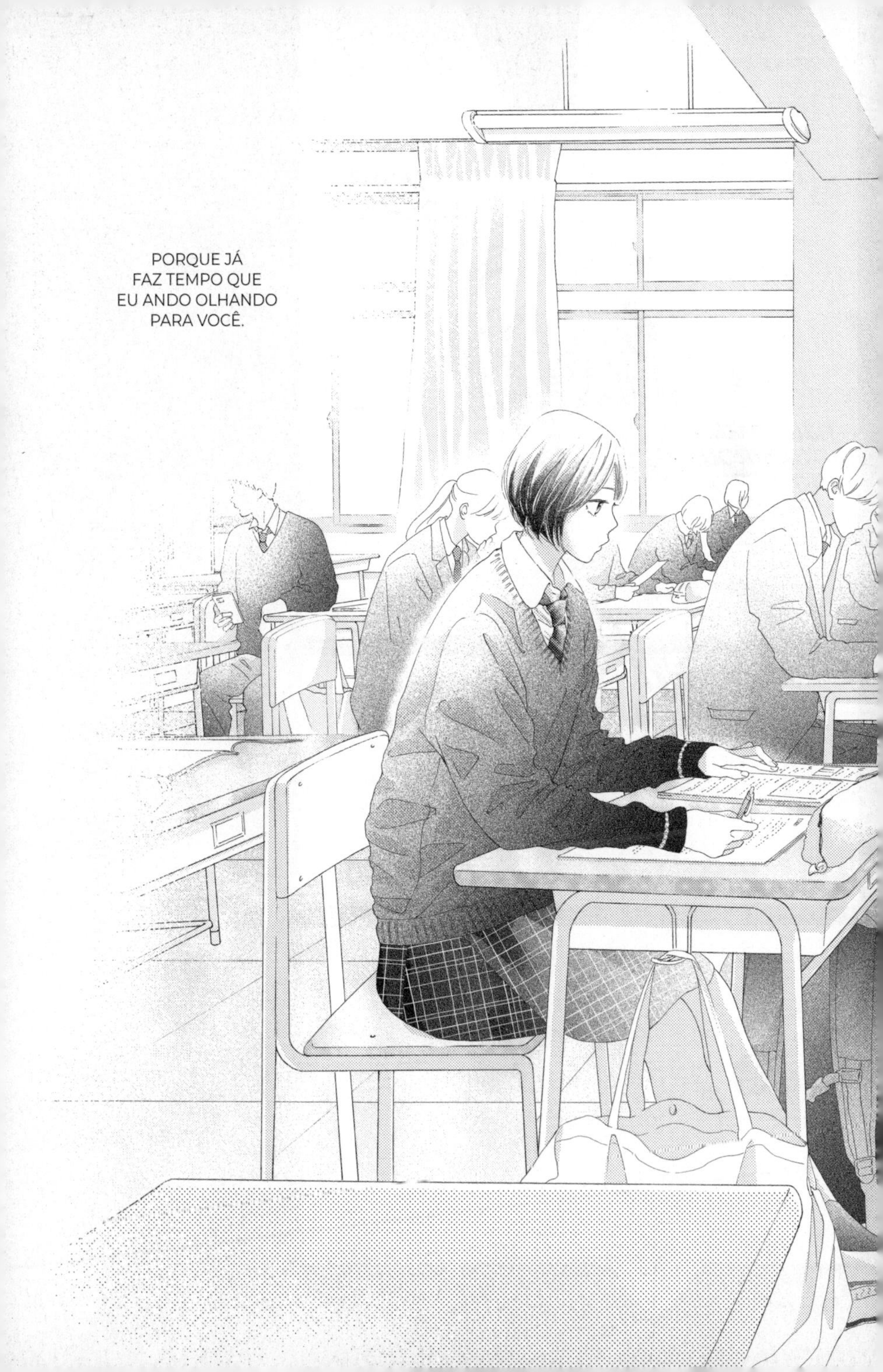
PORQUE JÁ FAZ TEMPO QUE EU ANDO OLHANDO PARA VOCÊ.

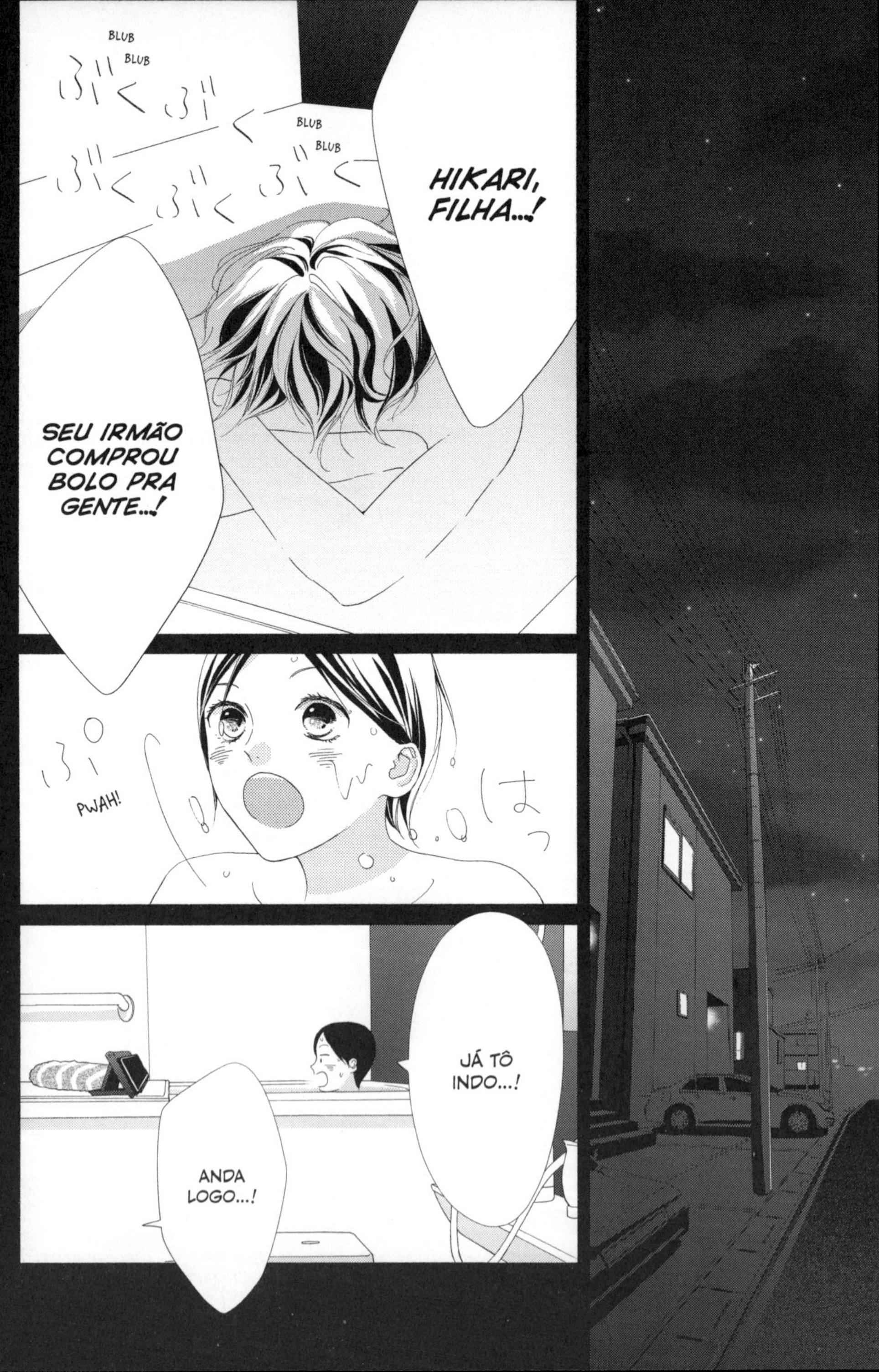
BLUB
BLUB
BLUB
BLUB
HIKARI, FILHA...!
SEU IRMÃO COMPROU BOLO PRA GENTE...!
PWAH!
JÁ TÔ INDO...!
ANDA LOGO...!

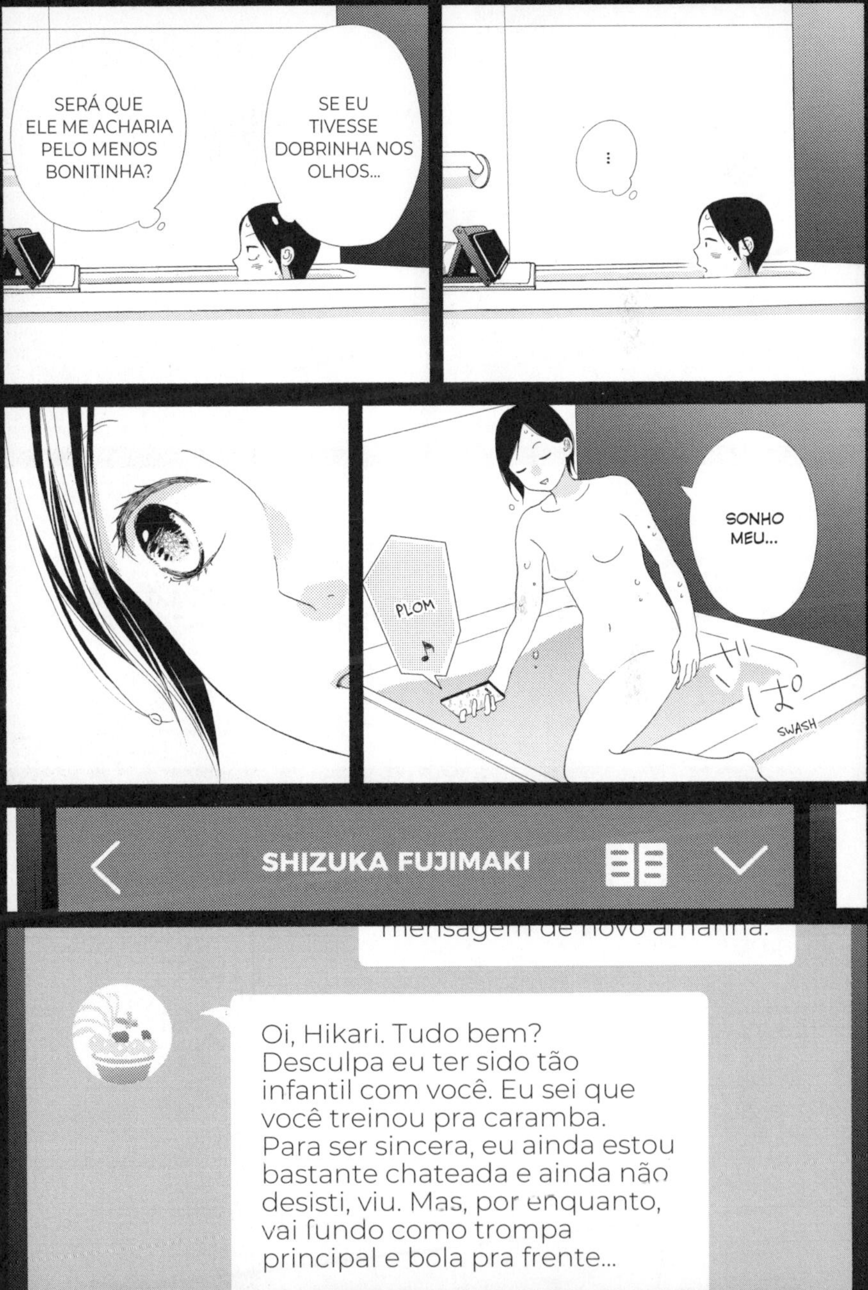
...
SE EU TIVESSE DOBRINHA NOS OLHOS...
SERÁ QUE ELE ME ACHARIA PELO MENOS BONITINHA?
SONHO MEU...
PLOM ♪
ざば
SWASH
SHIZUKA FUJIMAKI
mensagem de novo amanhã.
Oi, Hikari. Tudo bem? Desculpa eu ter sido tão infantil com você. Eu sei que você treinou pra caramba. Para ser sincera, eu ainda estou bastante chateada e ainda não desisti, viu. Mas, por enquanto, vai fundo como trompa principal e bola pra frente...

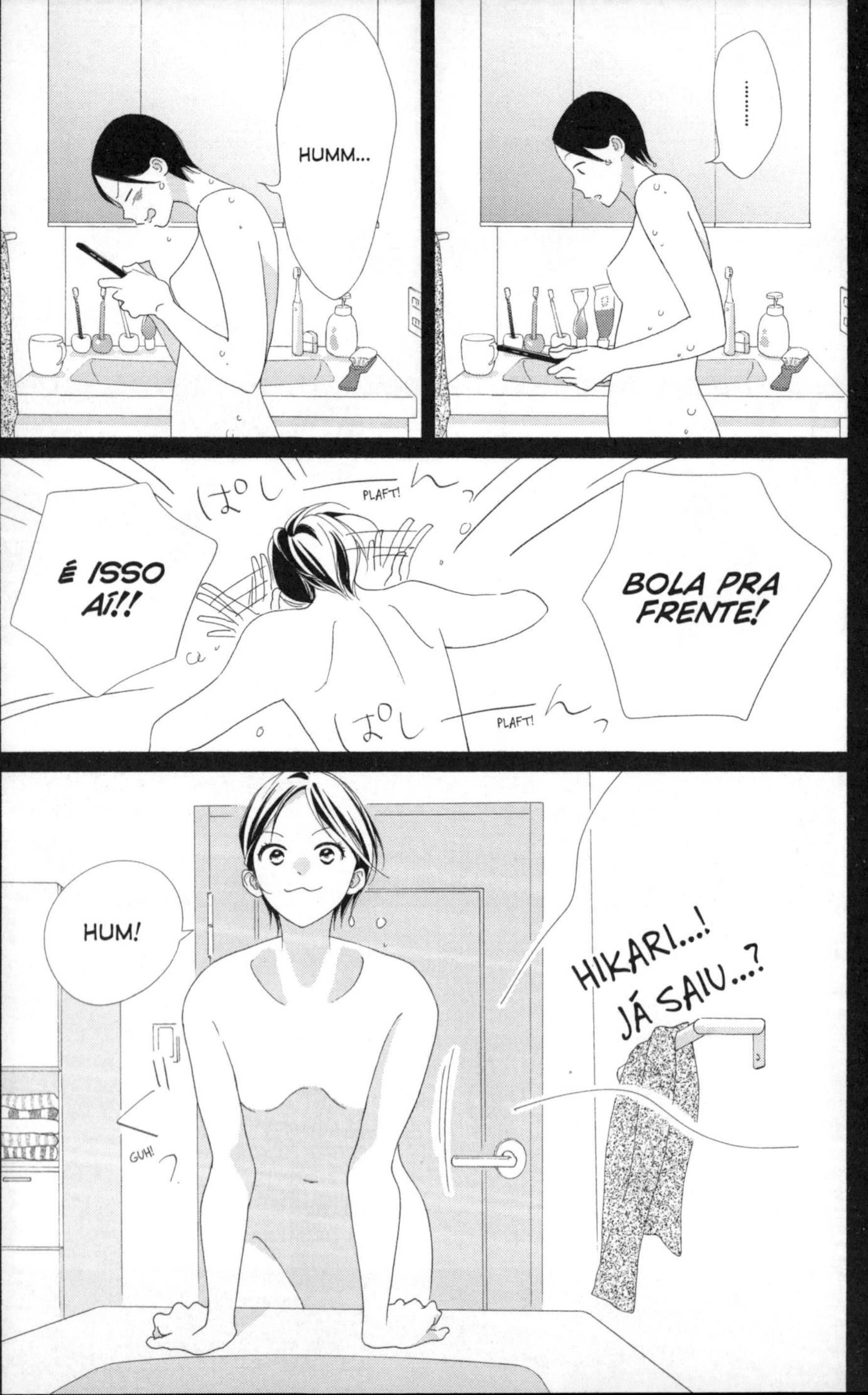
HUMM...
......
É ISSO AÍ!!
ぱしーん
PLAFT!
BOLA PRA FRENTE!
ぱしーん
PLAFT!
HIKARI...! JÁ SAIU...?
HUM!
GUH!

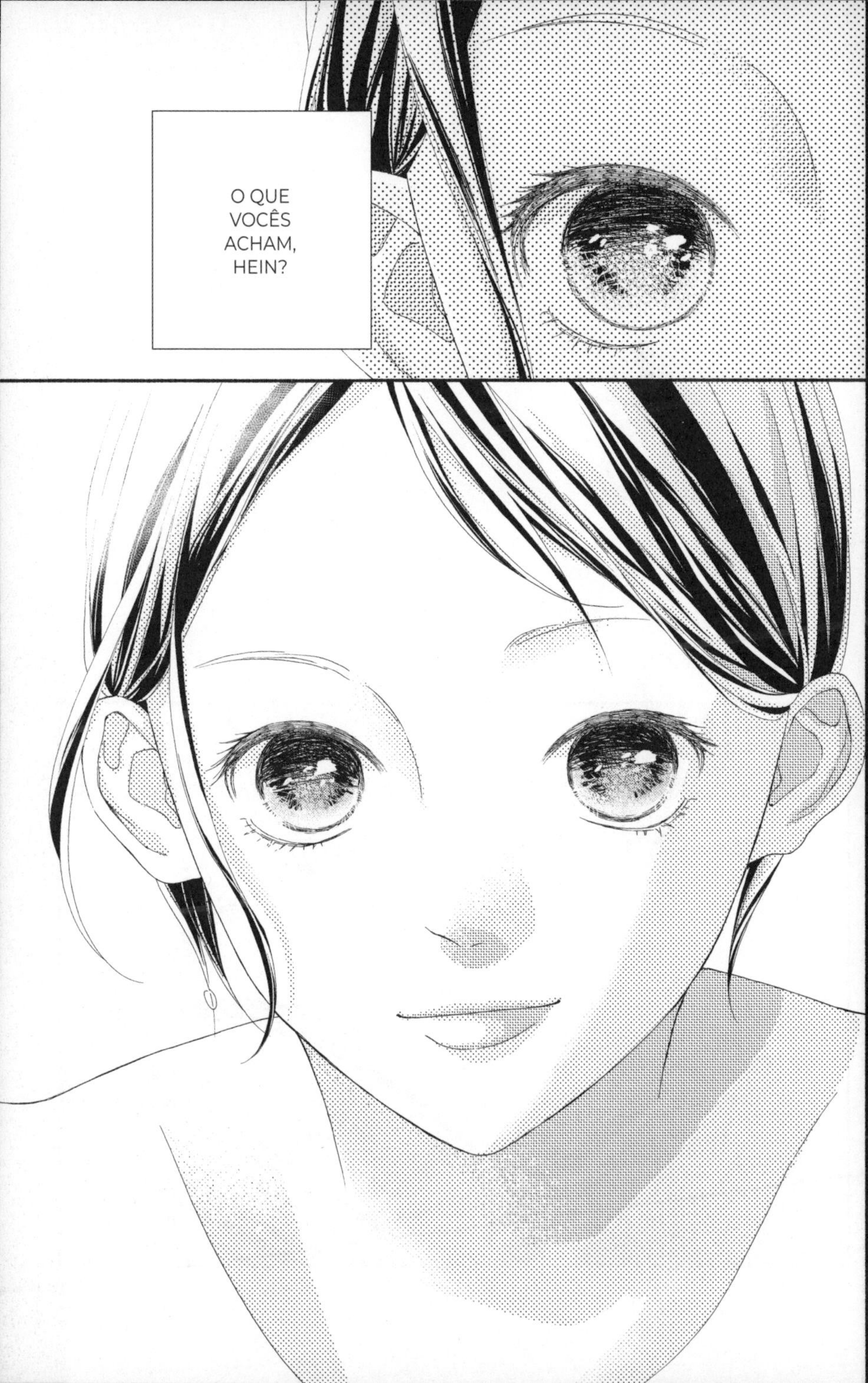
O QUE VOCÊS ACHAM, HEIN?

DESTA
ADORÁVEL
PESSOA QUE
SOU EU.

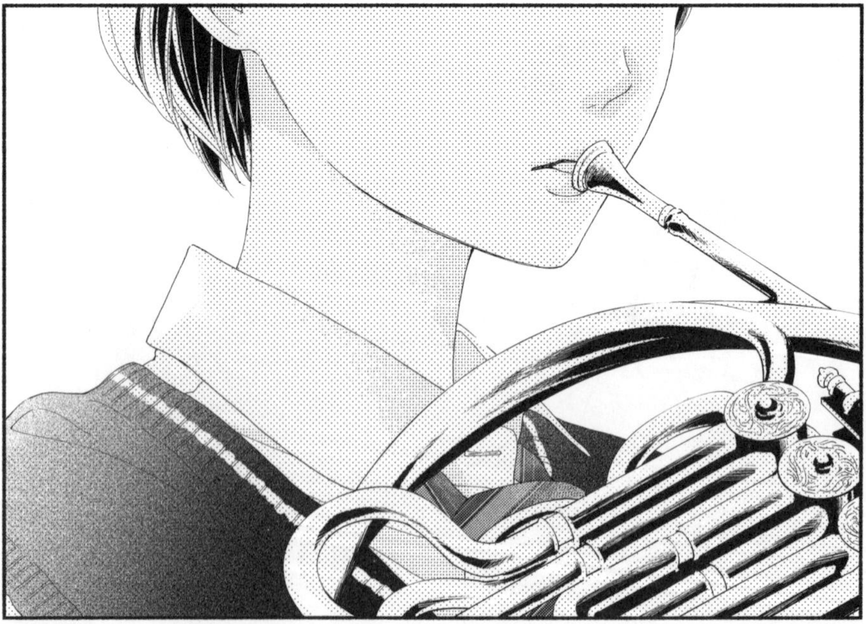

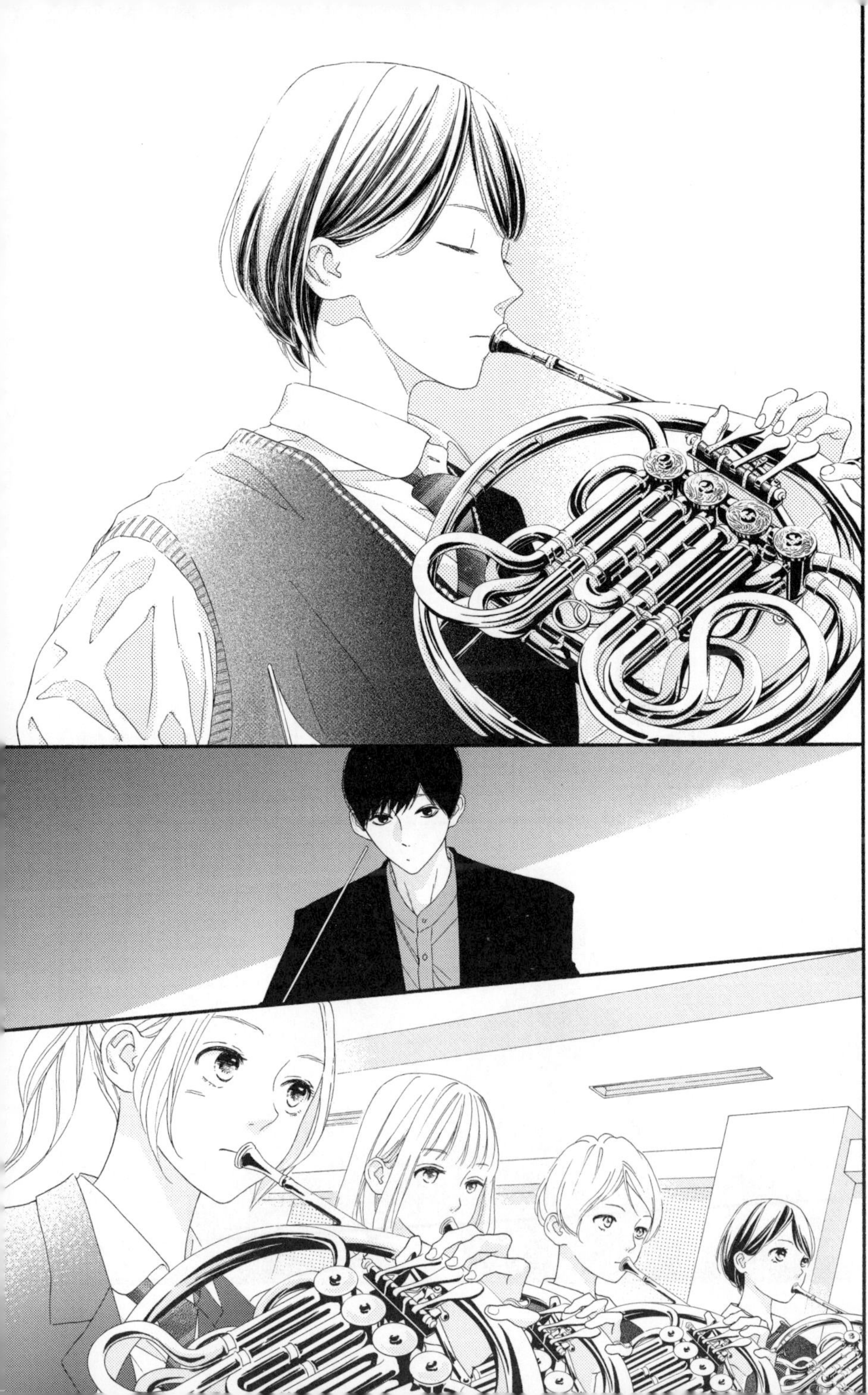

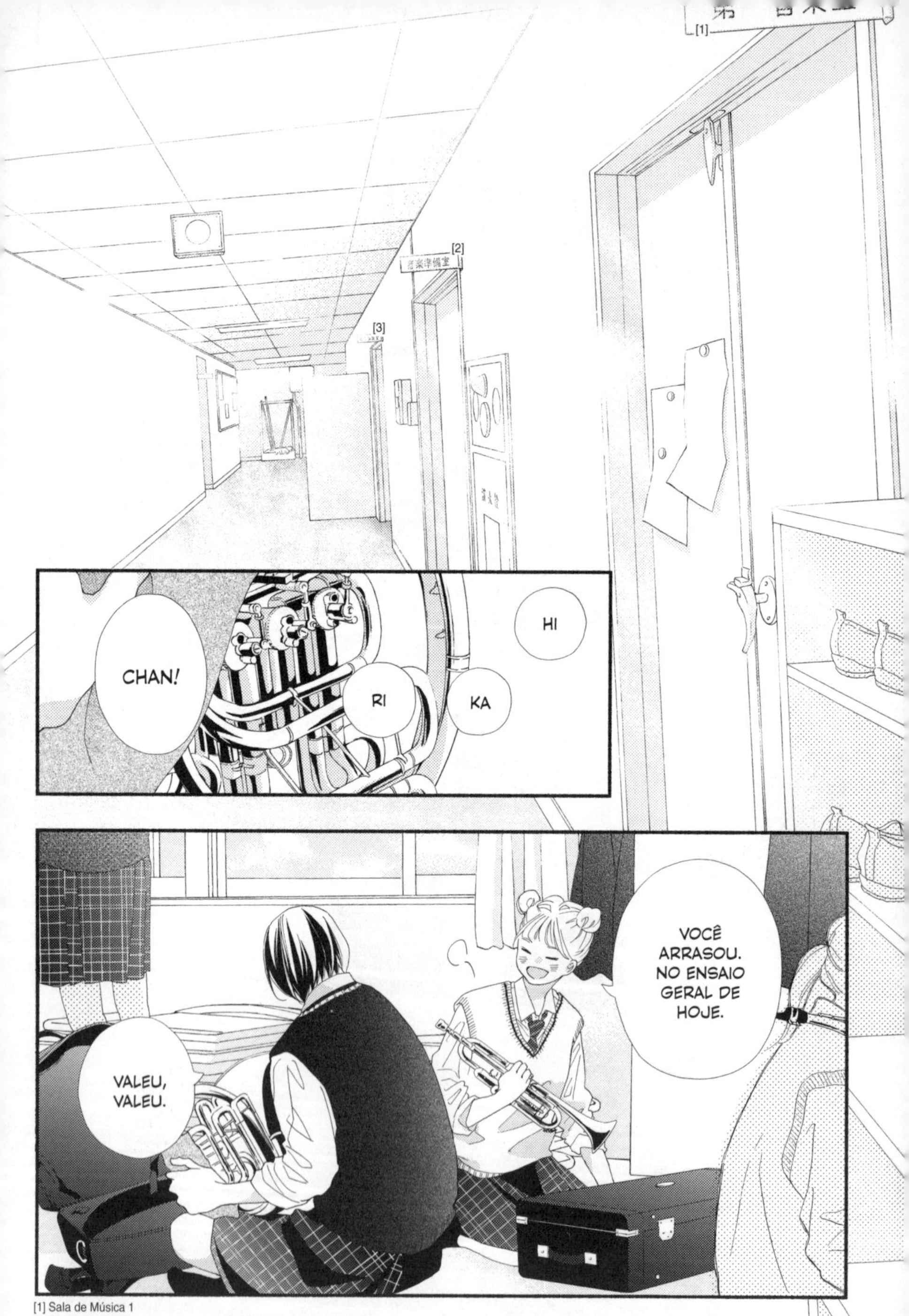

[1]
[2]
[3]
HI
KA
RI
CHAN!
VOCÊ ARRASOU. NO ENSAIO GERAL DE HOJE.
VALEU, VALEU.

[1] Sala de Música 1
[2] Sala Instrumental
[3] Sala de Música 2

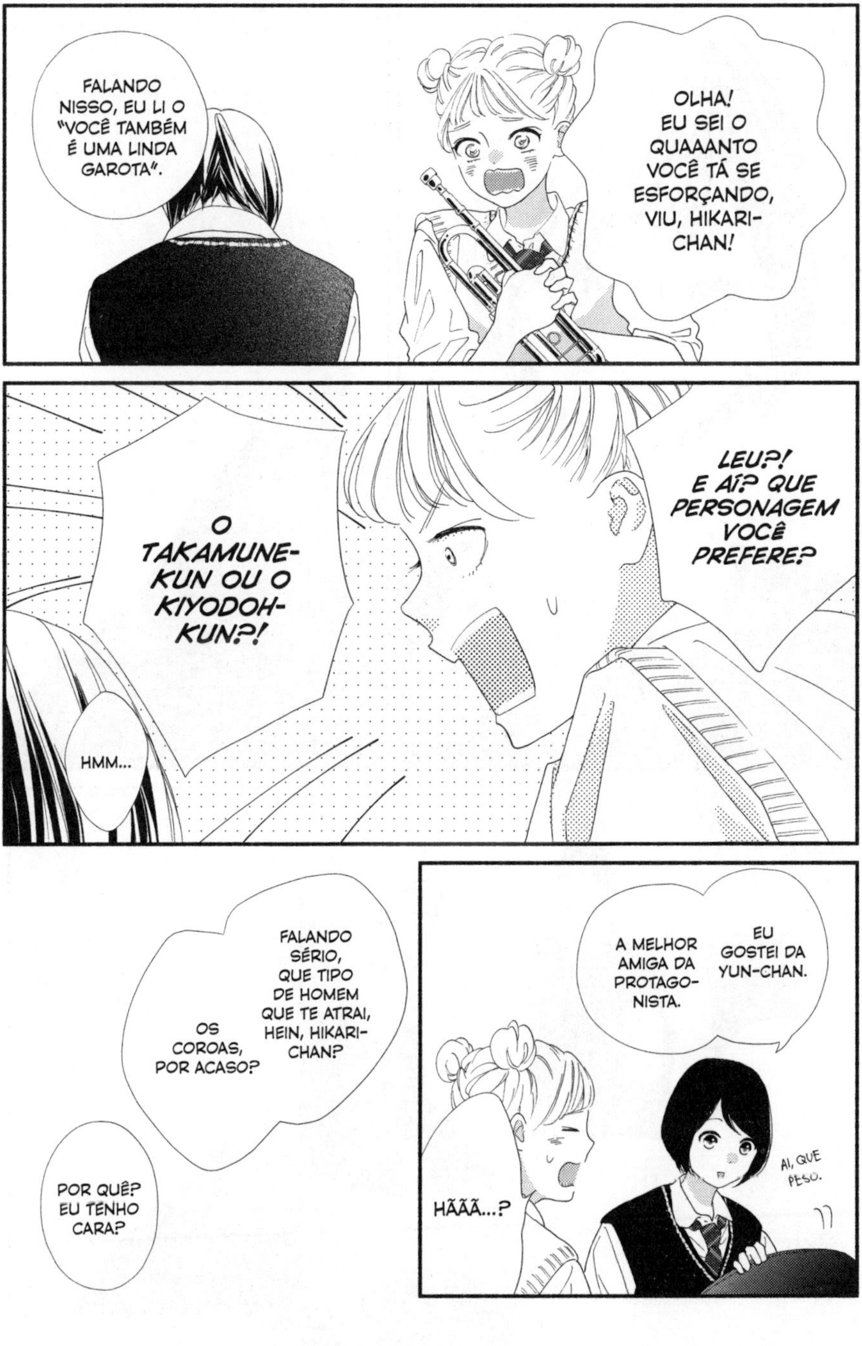
OLHA! EU SEI O QUAAANTO VOCÊ TÁ SE ESFORÇANDO, VIU, HIKARI-CHAN!
FALANDO NISSO, EU LI O "VOCÊ TAMBÉM É UMA LINDA GAROTA".
LEU?! E AÍ? QUE PERSONAGEM VOCÊ PREFERE?
O TAKAMUNE-KUN OU O KIYODOH-KUN?!
HMM...
EU GOSTEI DA YUN-CHAN.
A MELHOR AMIGA DA PROTAGONISTA.
HÃÃÃ...?
AI, QUE PESO.
FALANDO SÉRIO, QUE TIPO DE HOMEM QUE TE ATRAI, HEIN, HIKARI-CHAN?
OS COROAS, POR ACASO?
POR QUÊ? EU TENHO CARA?

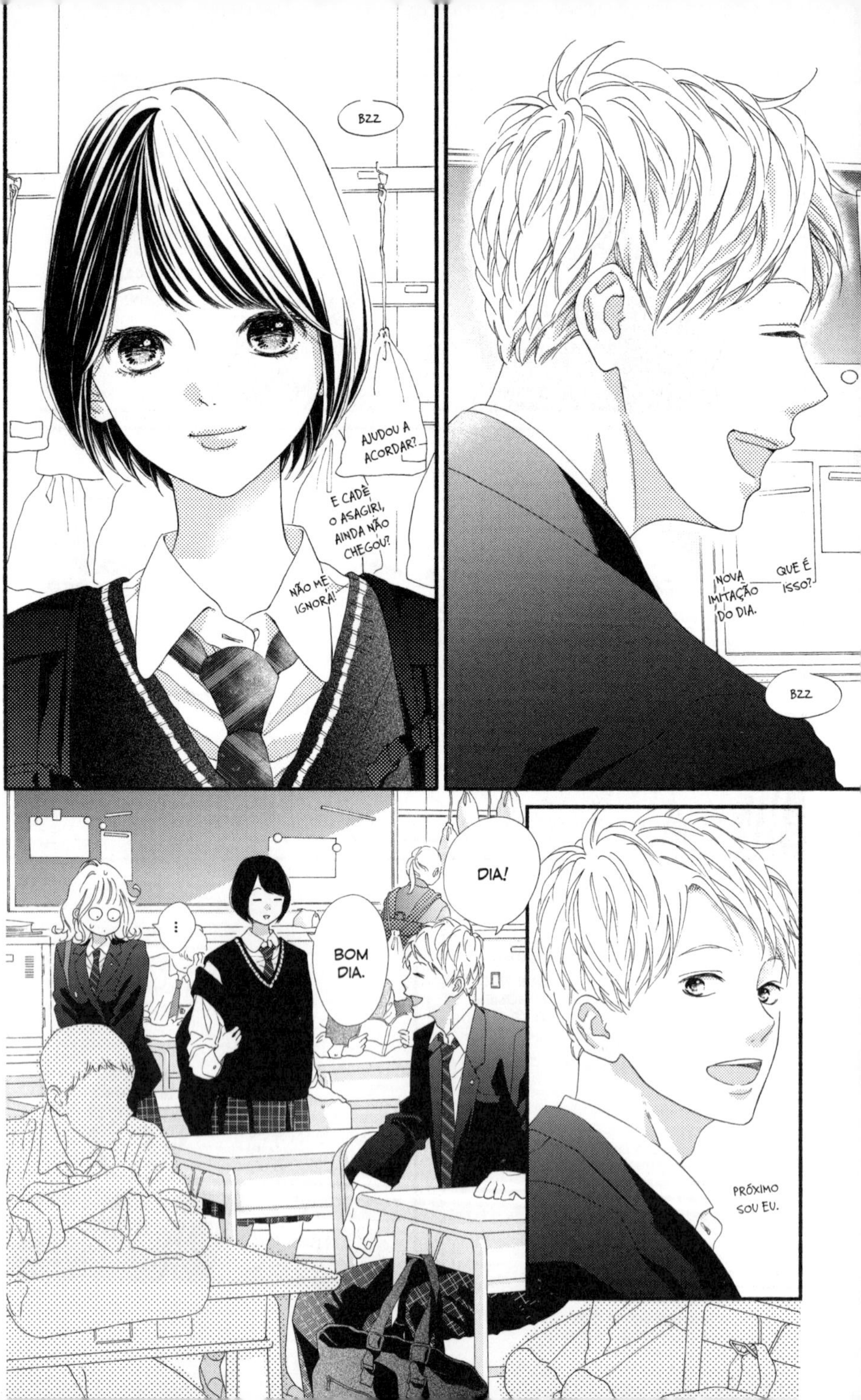
BZZ
QUE É ISSO?
NOVA IMITAÇÃO DO DIA.
BZZ
AJUDOU A ACORDAR?
E CADÊ O ASAGIRI, AINDA NÃO CHEGOU?
NÃO ME IGNORA!
PRÓXIMO SOU EU.
DIA!
BOM DIA.
...

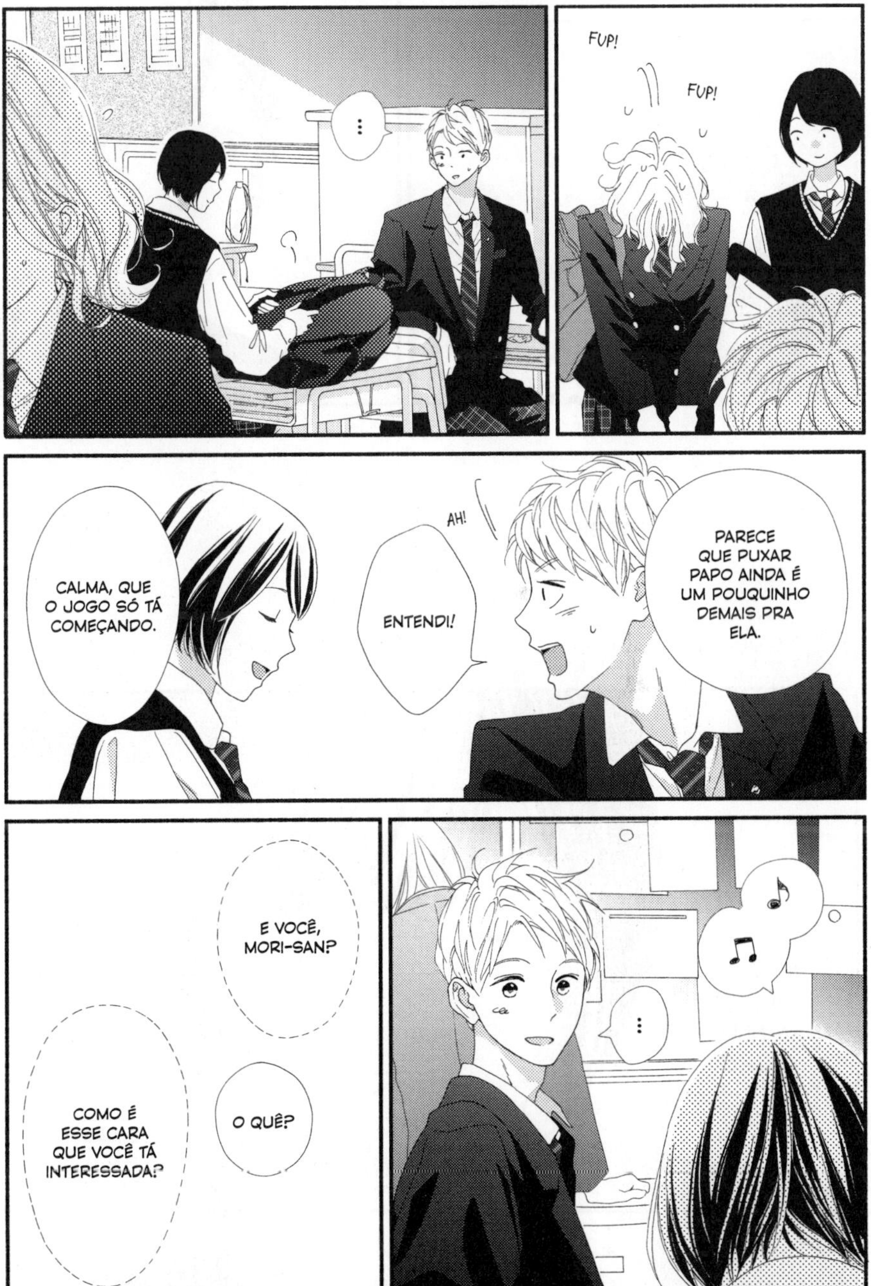
FUP!
FUP!
...
PARECE QUE PUXAR PAPO AINDA É UM POUQUINHO DEMAIS PRA ELA.
AH!
ENTENDI!
CALMA, QUE O JOGO SÓ TÁ COMEÇANDO.
♪ ♪
...
E VOCÊ, MORI-SAN?
O QUÊ?
COMO É ESSE CARA QUE VOCÊ TÁ INTERESSADA?

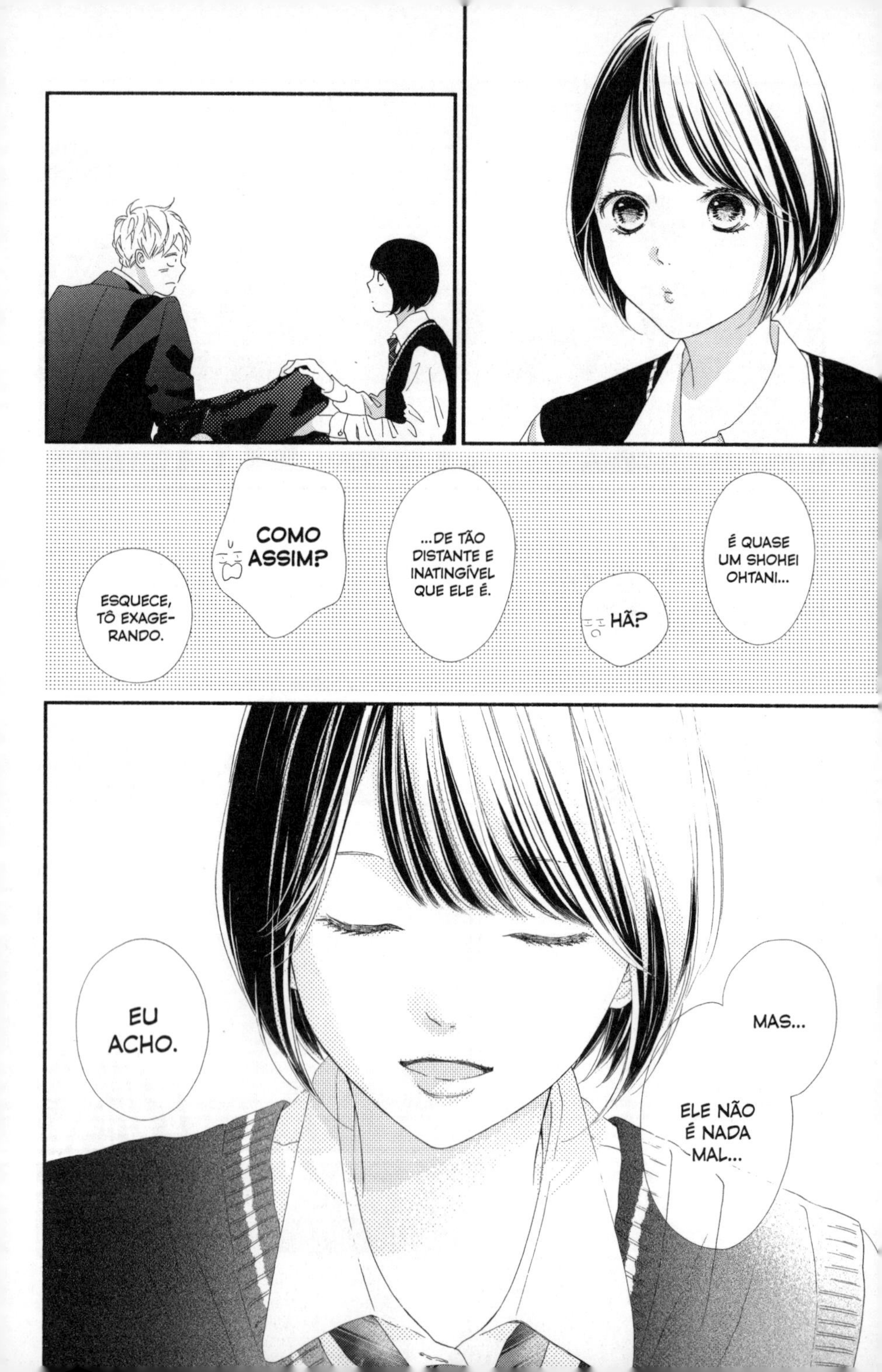
É QUASE UM SHOHEI OHTANI...
HÃ?
...DE TÃO DISTANTE E INATINGÍVEL QUE ELE É.
COMO ASSIM?
ESQUECE, TÔ EXAGE-RANDO.
MAS...
ELE NÃO É NADA MAL...
EU ACHO.

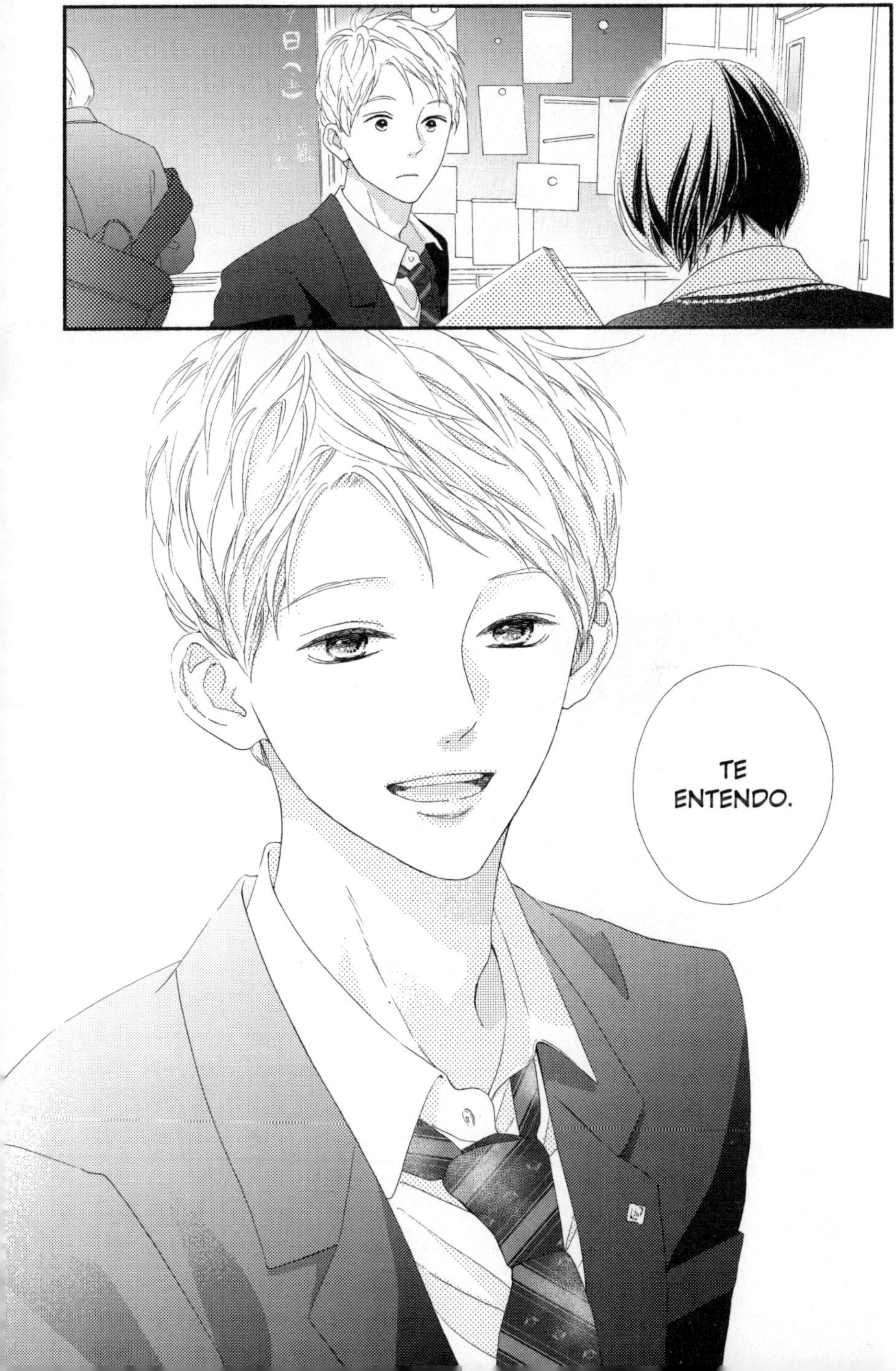
TE ENTENDO.

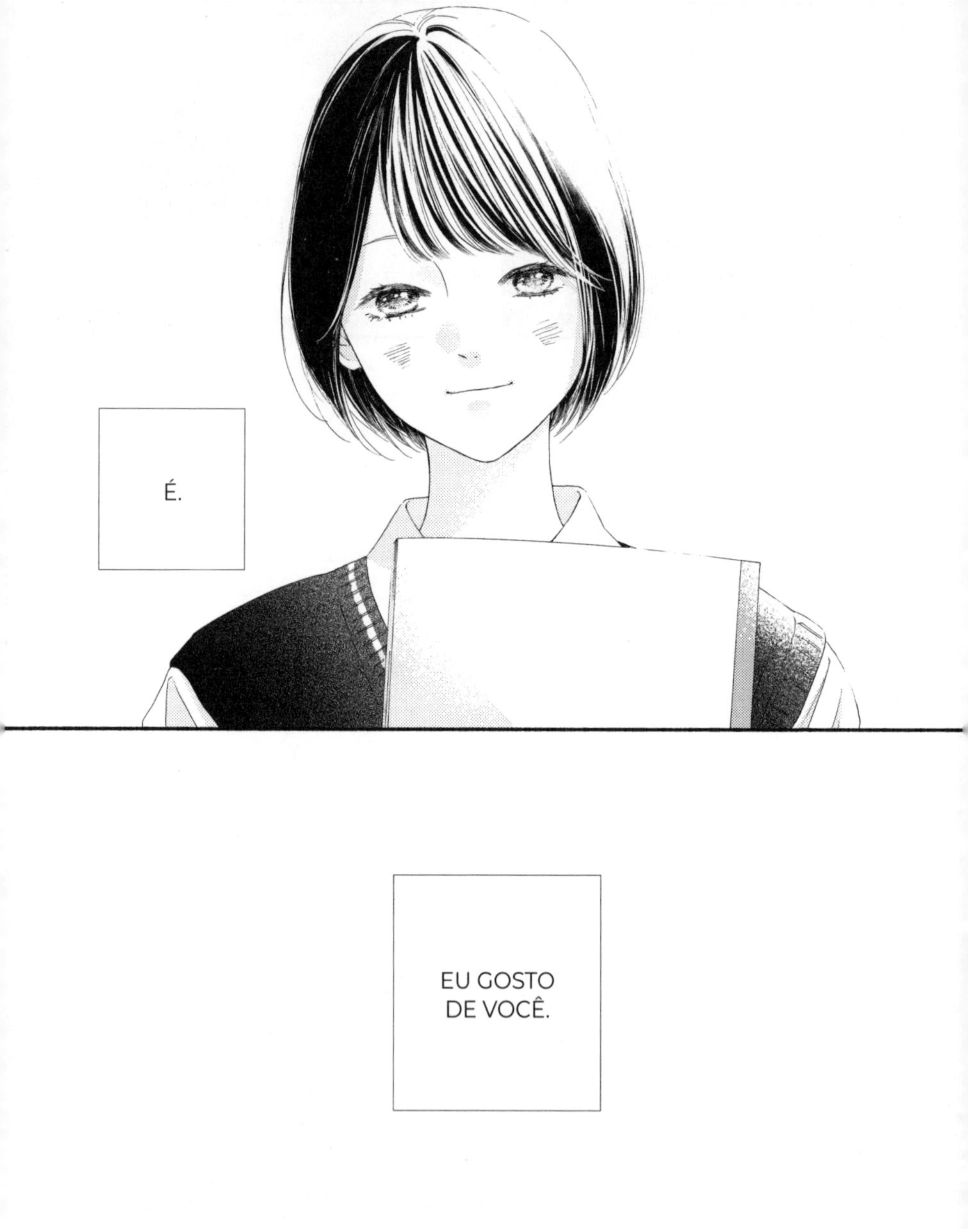
É.
EU GOSTO DE VOCÊ.

"Foi olhando para você..."

[ol]hando você...

"Foi olhando para você..."

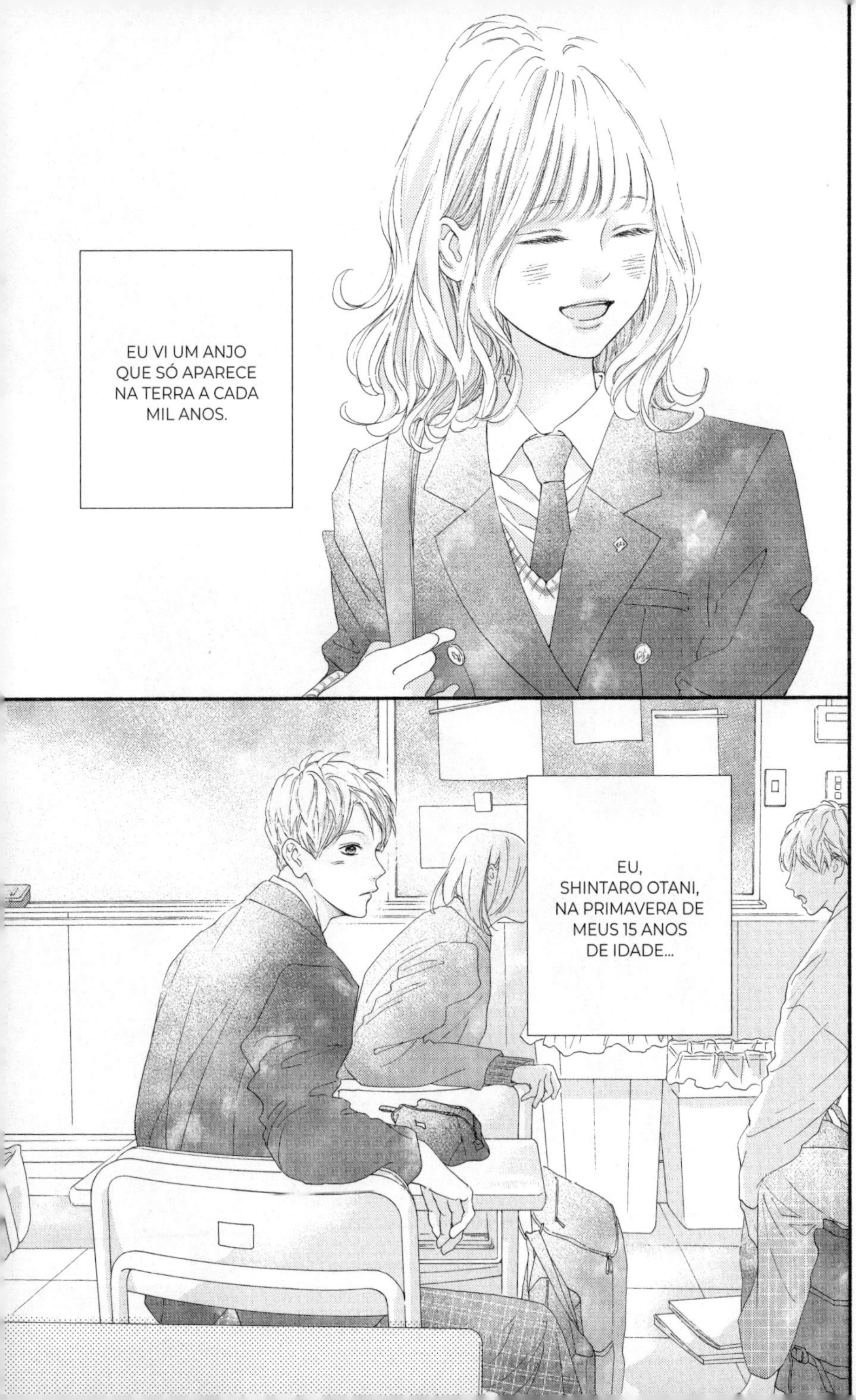
EU VI UM ANJO QUE SÓ APARECE NA TERRA A CADA MIL ANOS.
EU, SHINTARO OTANI, NA PRIMAVERA DE MEUS 15 ANOS DE IDADE...

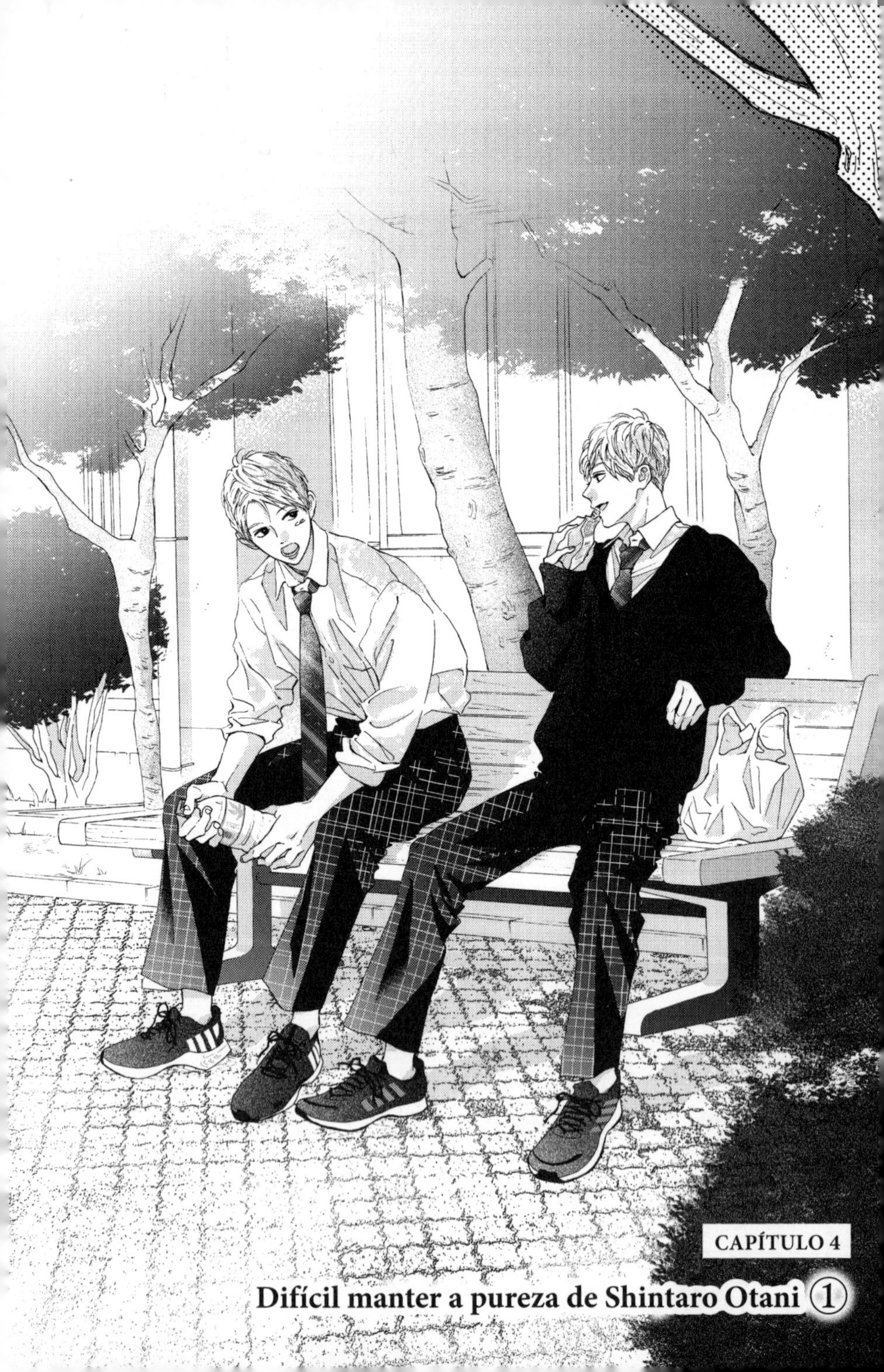

CAPÍTULO 4

Difícil manter a pureza de Shintaro Otani ①

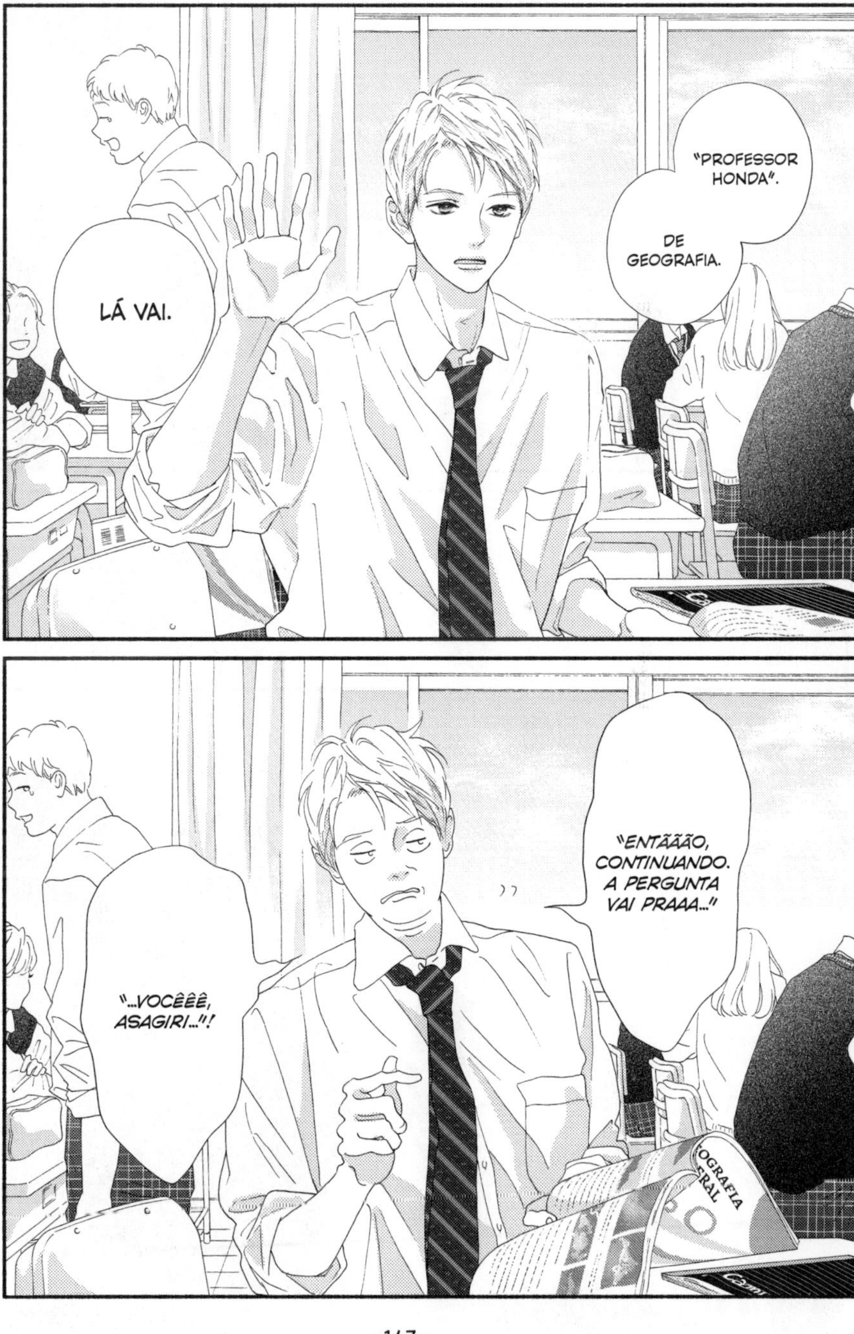
"PROFESSOR HONDA".
DE GEOGRAFIA.
LÁ VAI.
"ENTÃÃÃO, CONTINUANDO. A PERGUNTA VAI PRAAA..."
"...VOCÊÊÊ, ASAGIRI..."!

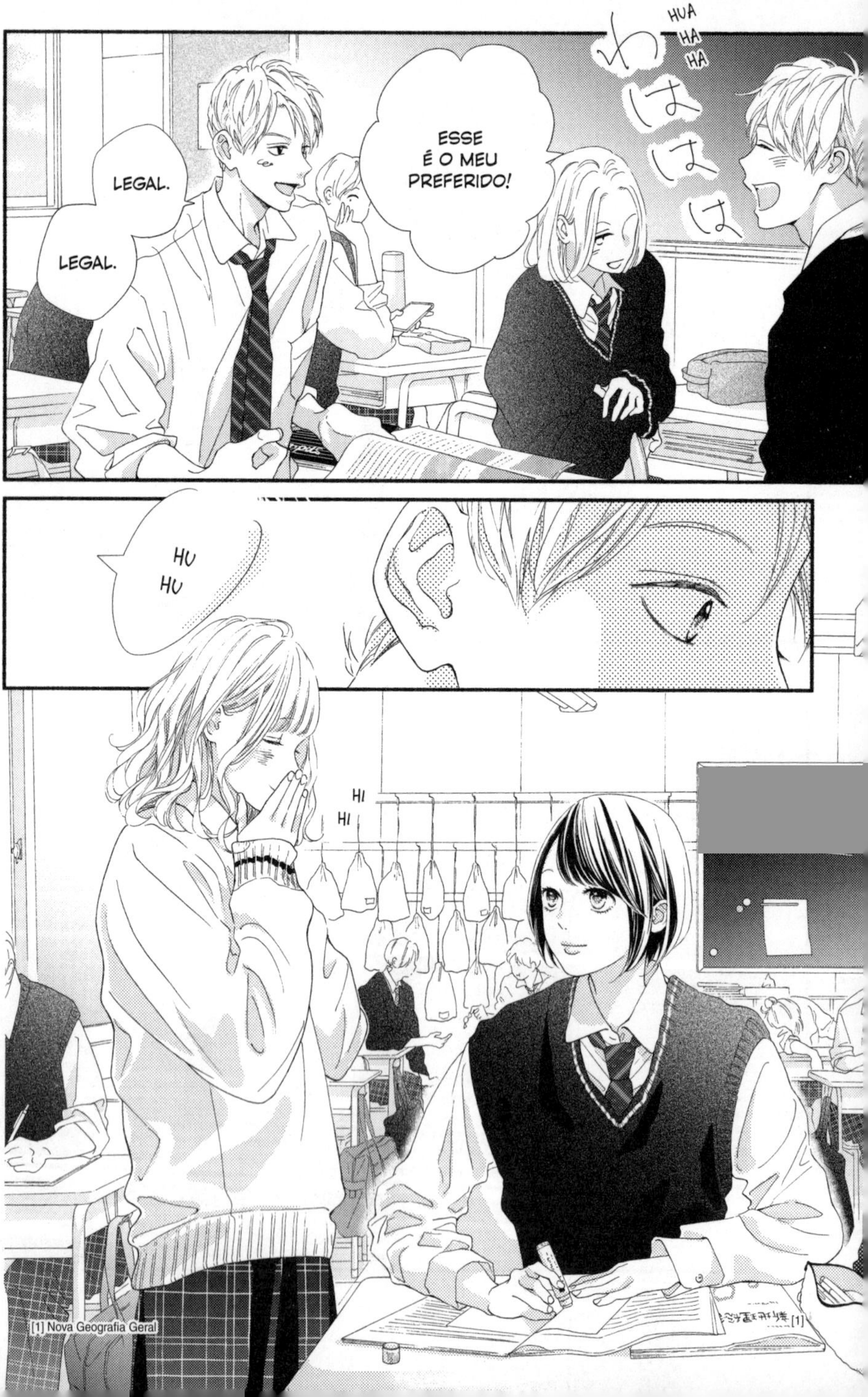

HUA
HA
HA
わははは
ESSE É O MEU PREFERIDO!
LEGAL.
LEGAL.
HU
HU
HI
HI
[1]

[1] Nova Geografia Geral

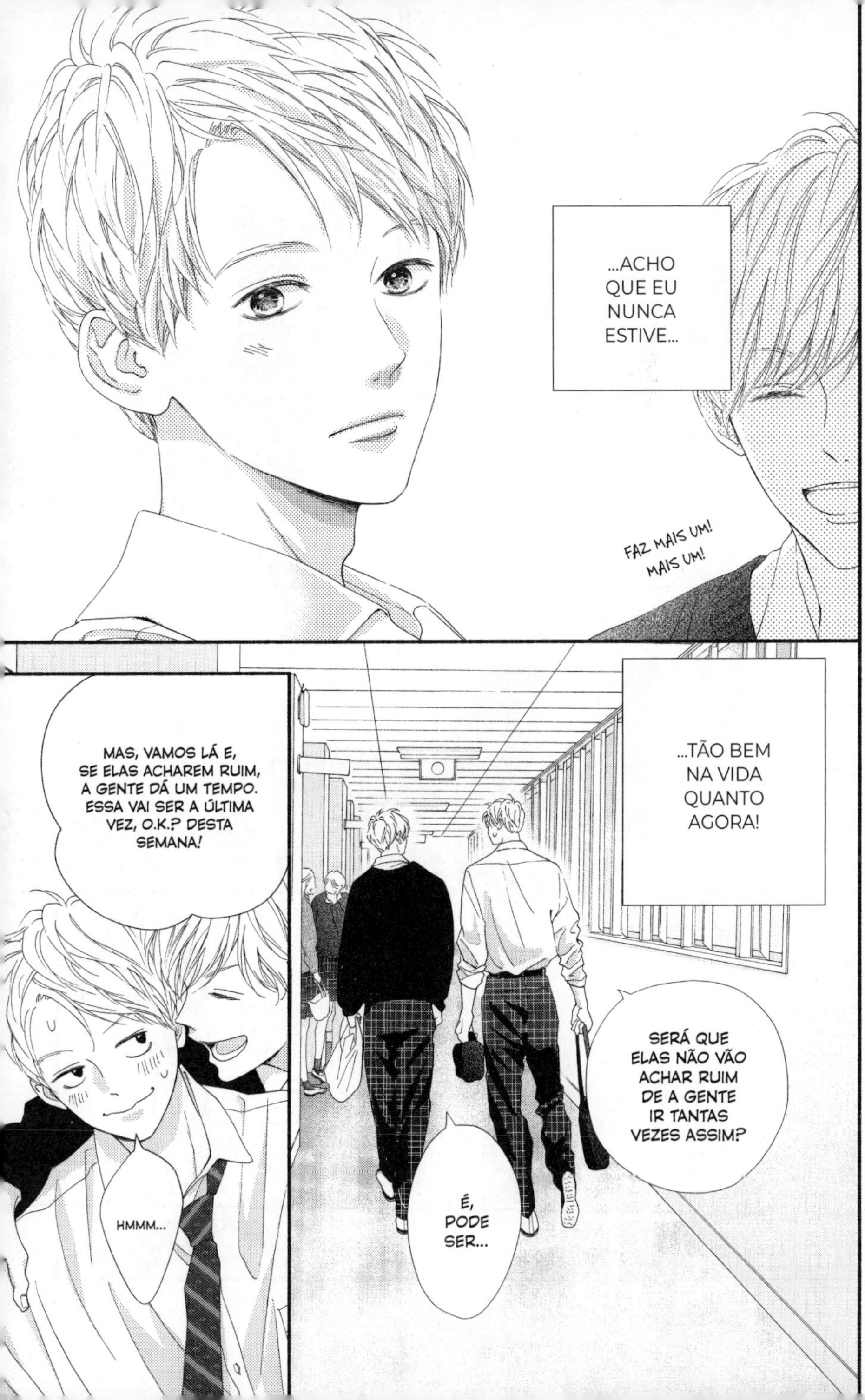
...ACHO QUE EU NUNCA ESTIVE...
FAZ MAIS UM! MAIS UM!
...TÃO BEM NA VIDA QUANTO AGORA!
SERÁ QUE ELAS NÃO VÃO ACHAR RUIM DE A GENTE IR TANTAS VEZES ASSIM?
É, PODE SER...
MAS, VAMOS LÁ E, SE ELAS ACHAREM RUIM, A GENTE DÁ UM TEMPO. ESSA VAI SER A ÚLTIMA VEZ, O.K.? DESTA SEMANA!
HMMM...

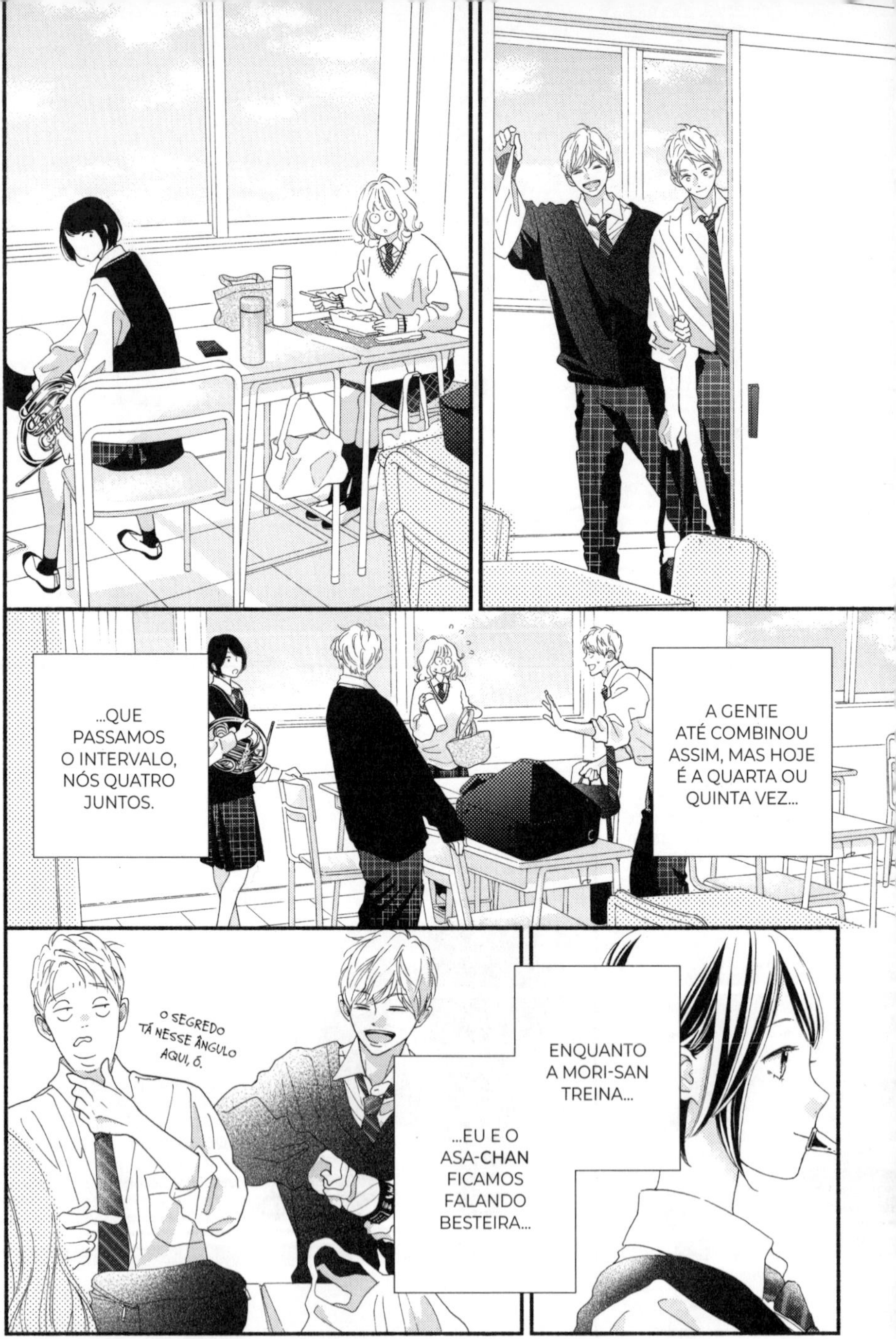
A GENTE ATÉ COMBINOU ASSIM, MAS HOJE É A QUARTA OU QUINTA VEZ...
...QUE PASSAMOS O INTERVALO, NÓS QUATRO JUNTOS.
ENQUANTO A MORI-SAN TREINA...
...EU E O ASA-CHAN FICAMOS FALANDO BESTEIRA...
O SEGREDO TÁ NESSE ÂNGULO AQUI, Ó.

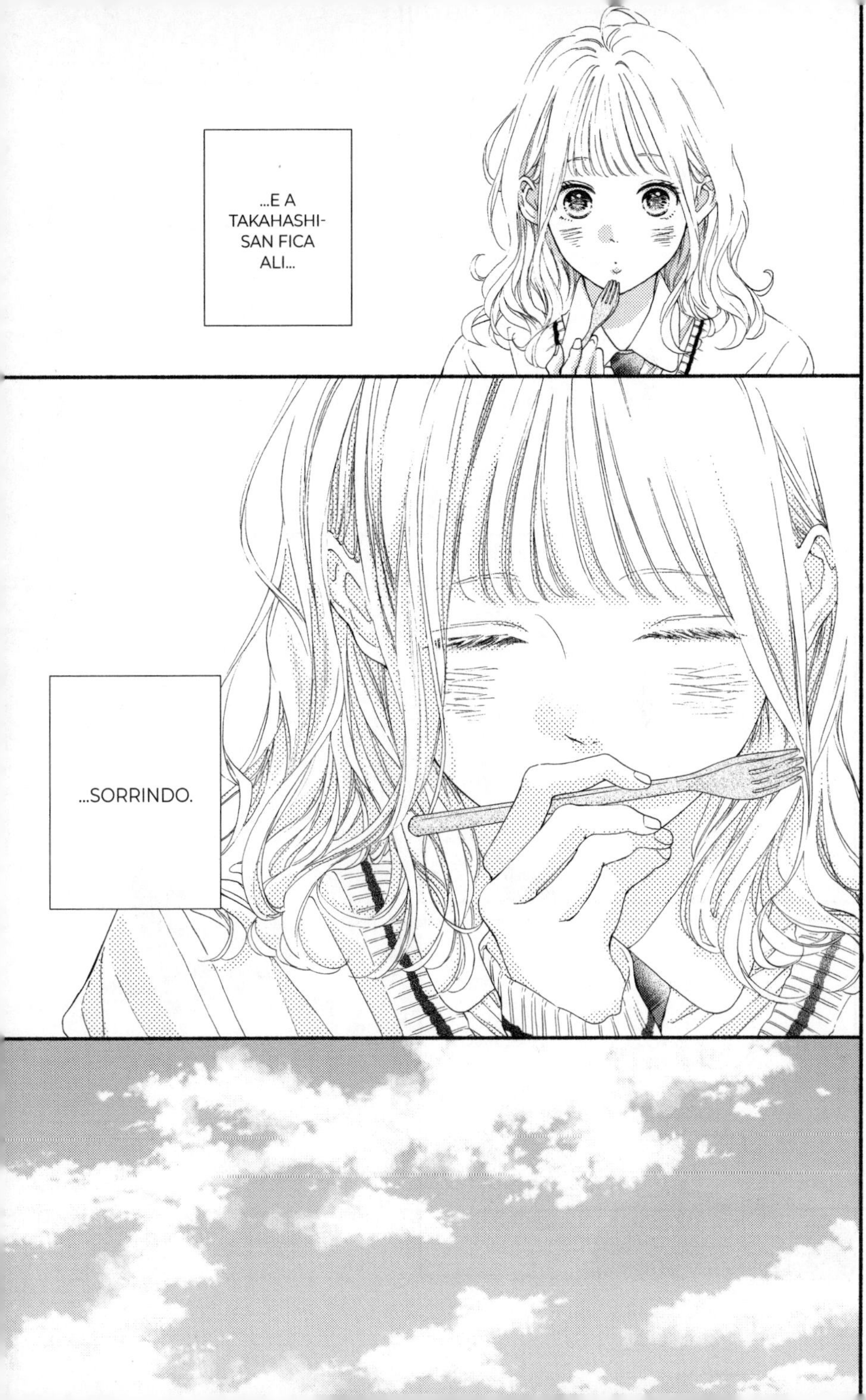
...E A TAKAHASHI-SAN FICA ALI...
...SORRINDO.

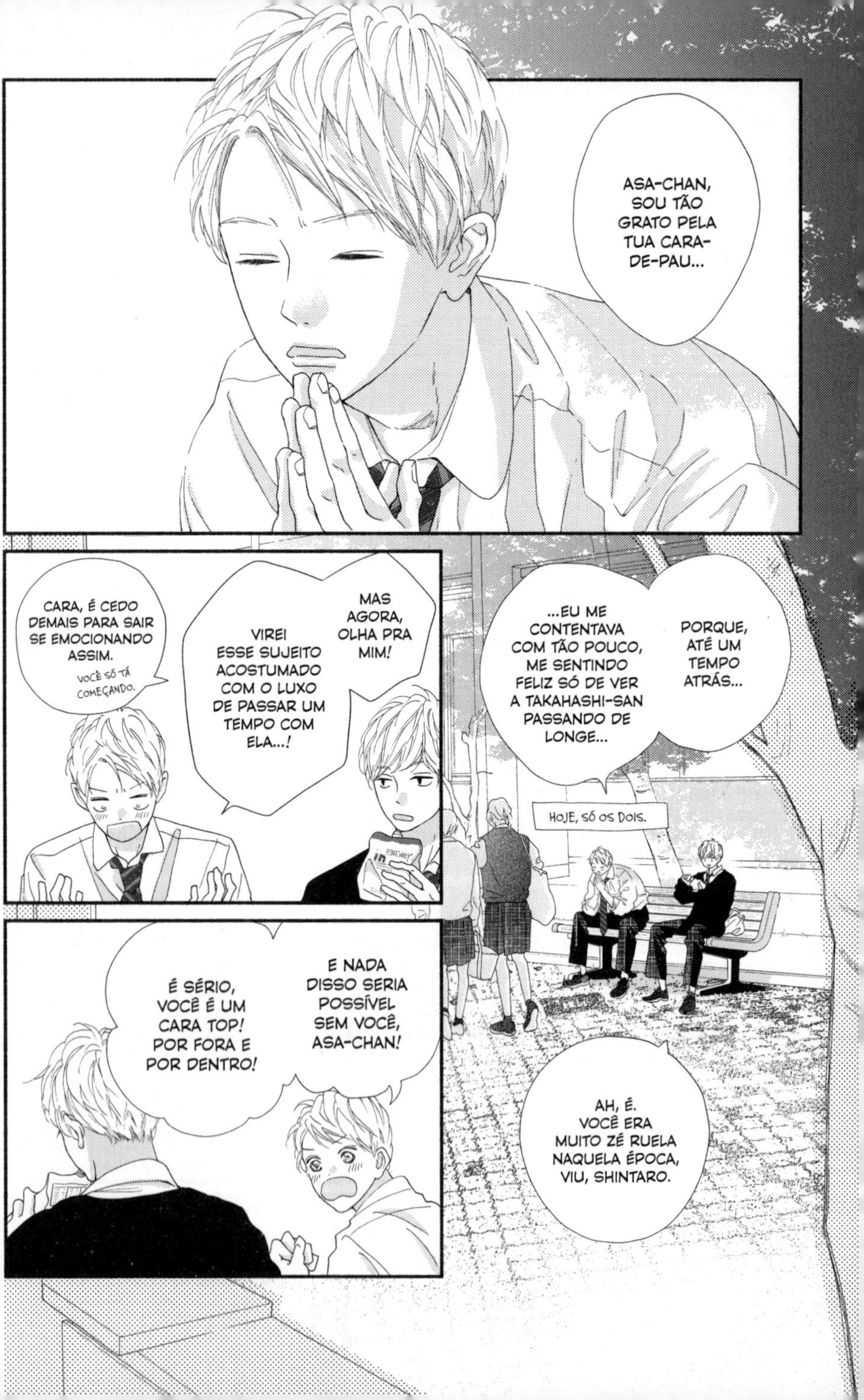
ASA-CHAN, SOU TÃO GRATO PELA TUA CARA-DE-PAU...
PORQUE, ATÉ UM TEMPO ATRÁS...
...EU ME CONTENTAVA COM TÃO POUCO, ME SENTINDO FELIZ SÓ DE VER A TAKAHASHI-SAN PASSANDO DE LONGE...
HOJE, SÓ OS DOIS.
AH, É. VOCÊ ERA MUITO ZÉ RUELA NAQUELA ÉPOCA, VIU, SHINTARO.
MAS AGORA, OLHA PRA MIM!
VIREI ESSE SUJEITO ACOSTUMADO COM O LUXO DE PASSAR UM TEMPO COM ELA...!
CARA, É CEDO DEMAIS PARA SAIR SE EMOCIONANDO ASSIM.
VOCÊ SÓ TÁ COMEÇANDO.
E NADA DISSO SERIA POSSÍVEL SEM VOCÊ, ASA-CHAN!
É SÉRIO, VOCÊ É UM CARA TOP! POR FORA E POR DENTRO!

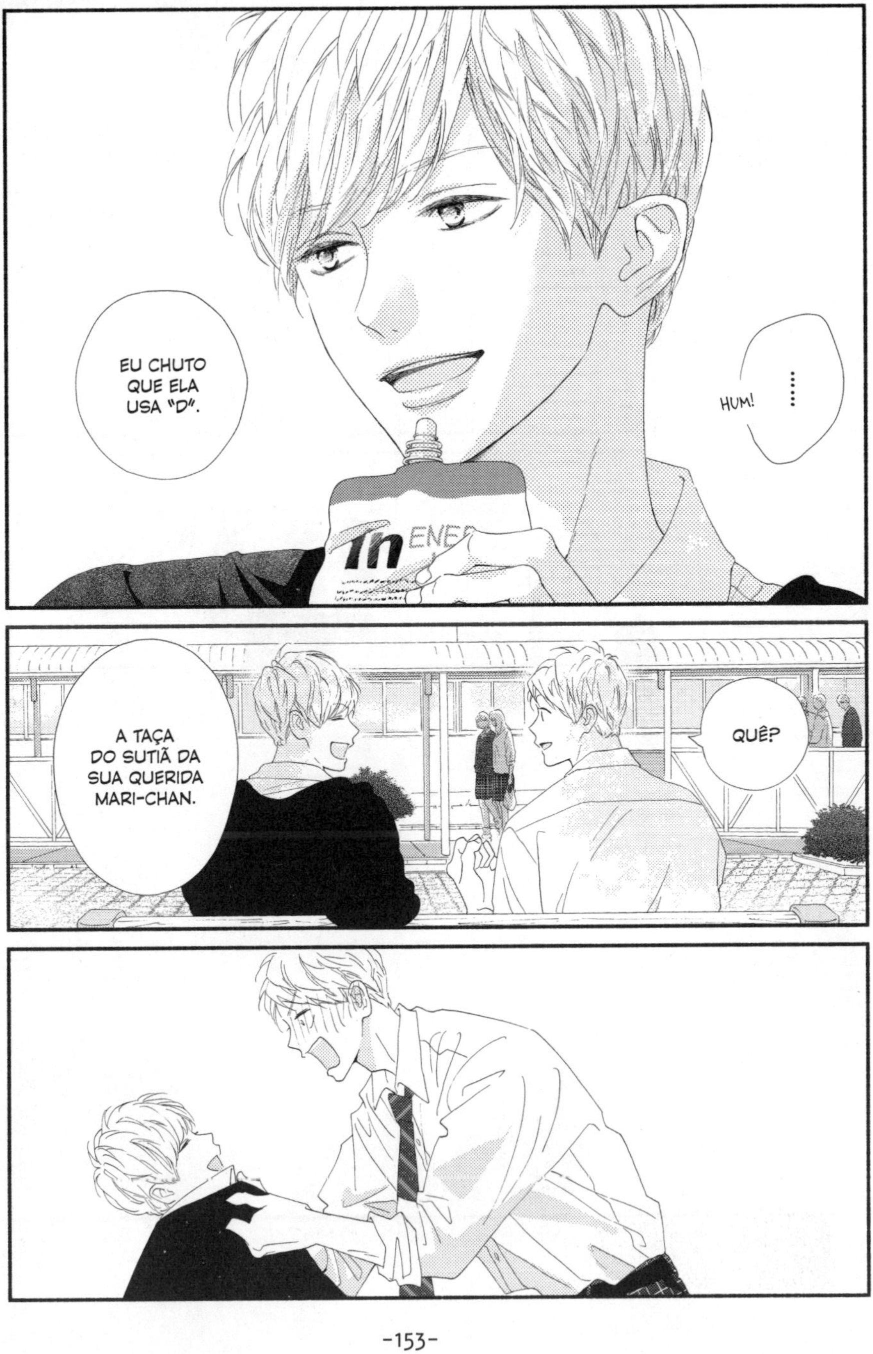
......
HUM!
EU CHUTO QUE ELA USA "D".
QUÊ?
A TAÇA DO SUTIÃ DA SUA QUERIDA MARI-CHAN.

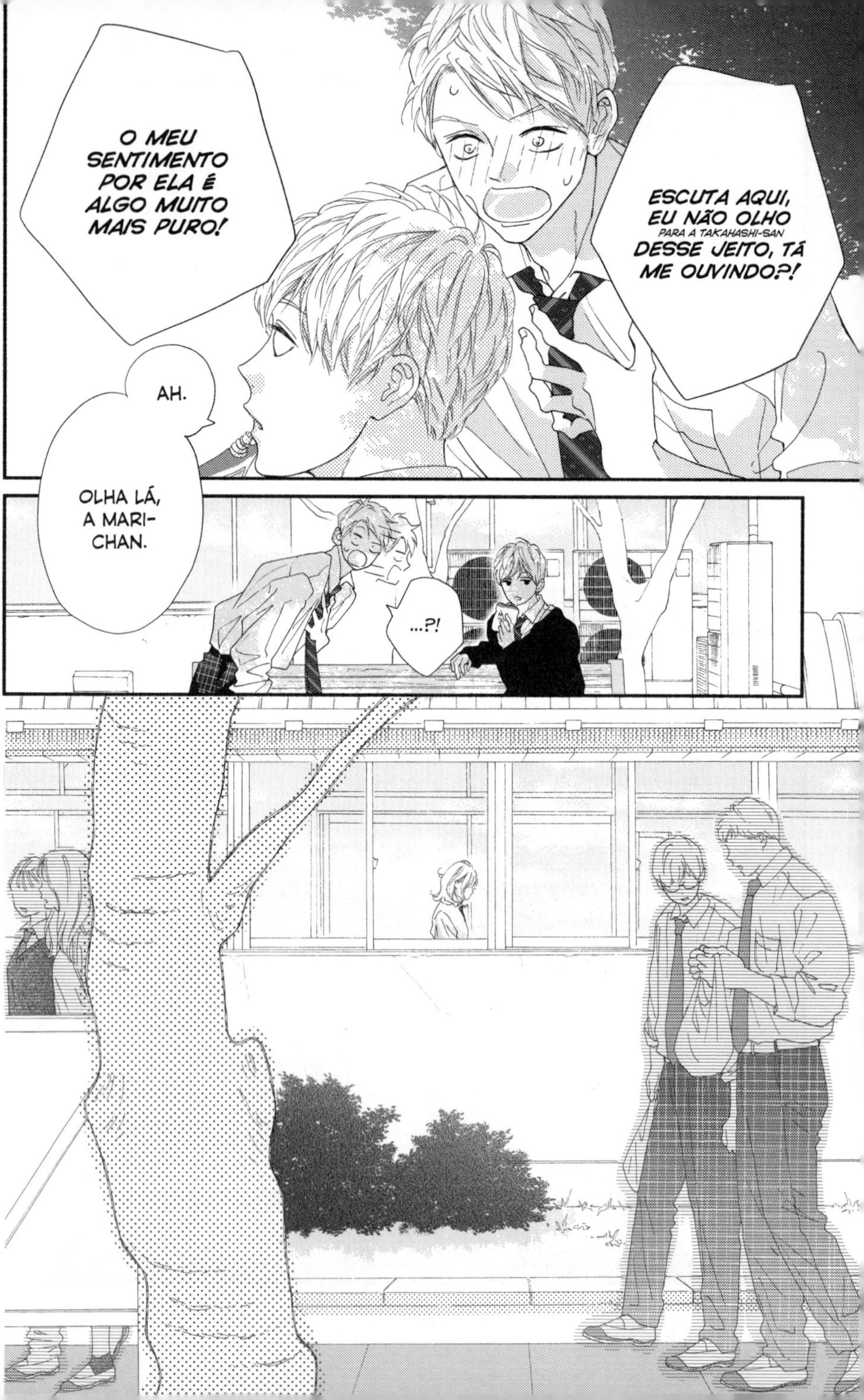
ESCUTA AQUI, EU NÃO OLHO PARA A TAKAHASHI-SAN DESSE JEITO, TÁ ME OUVINDO?!
O MEU SENTIMENTO POR ELA É ALGO MUITO MAIS PURO!
AH.
OLHA LÁ, A MARI-CHAN.
...?!

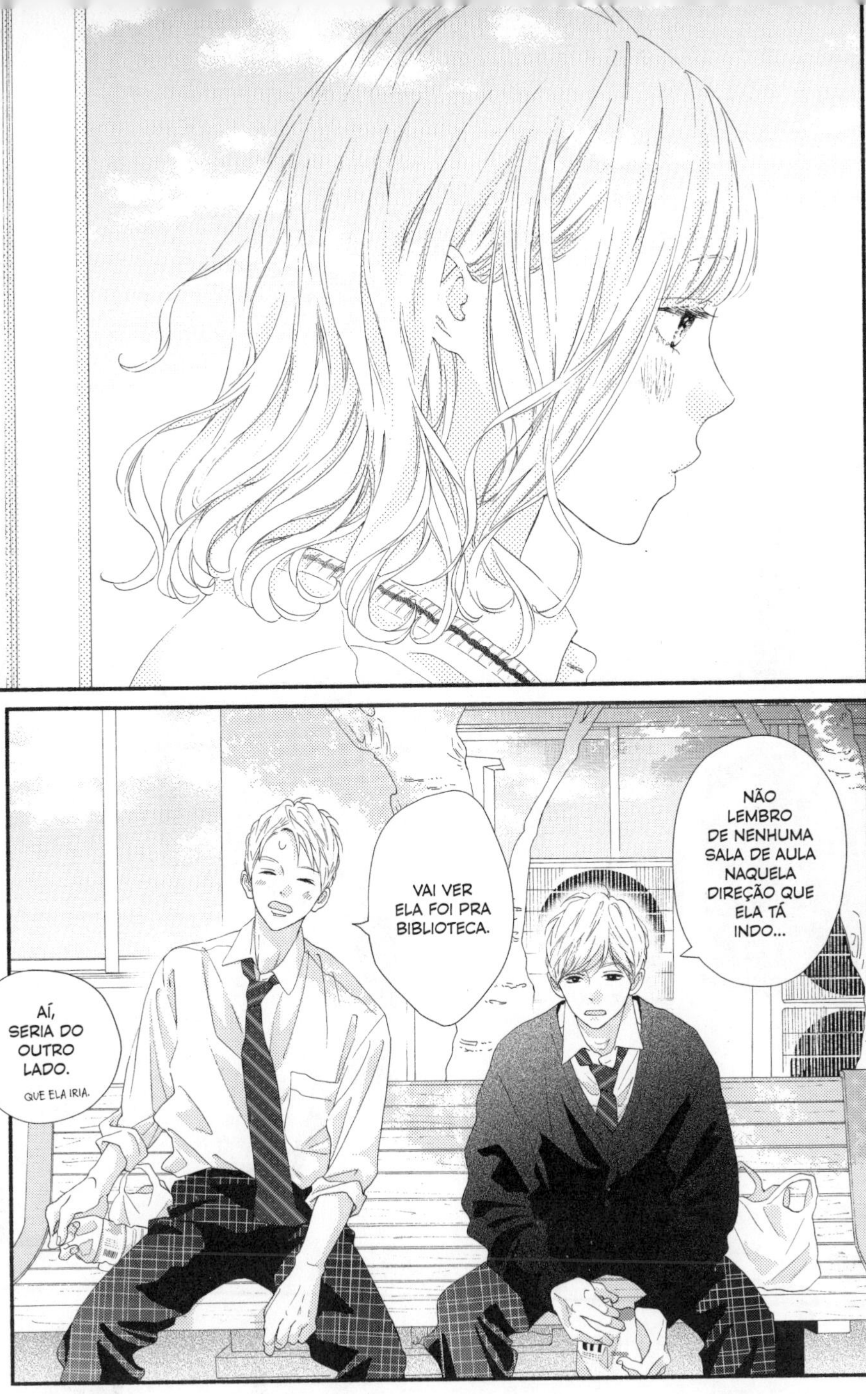
NÃO LEMBRO DE NENHUMA SALA DE AULA NAQUELA DIREÇÃO QUE ELA TÁ INDO...
VAI VER ELA FOI PRA BIBLIOTECA.
AÍ, SERIA DO OUTRO LADO.
QUE ELA IRIA.

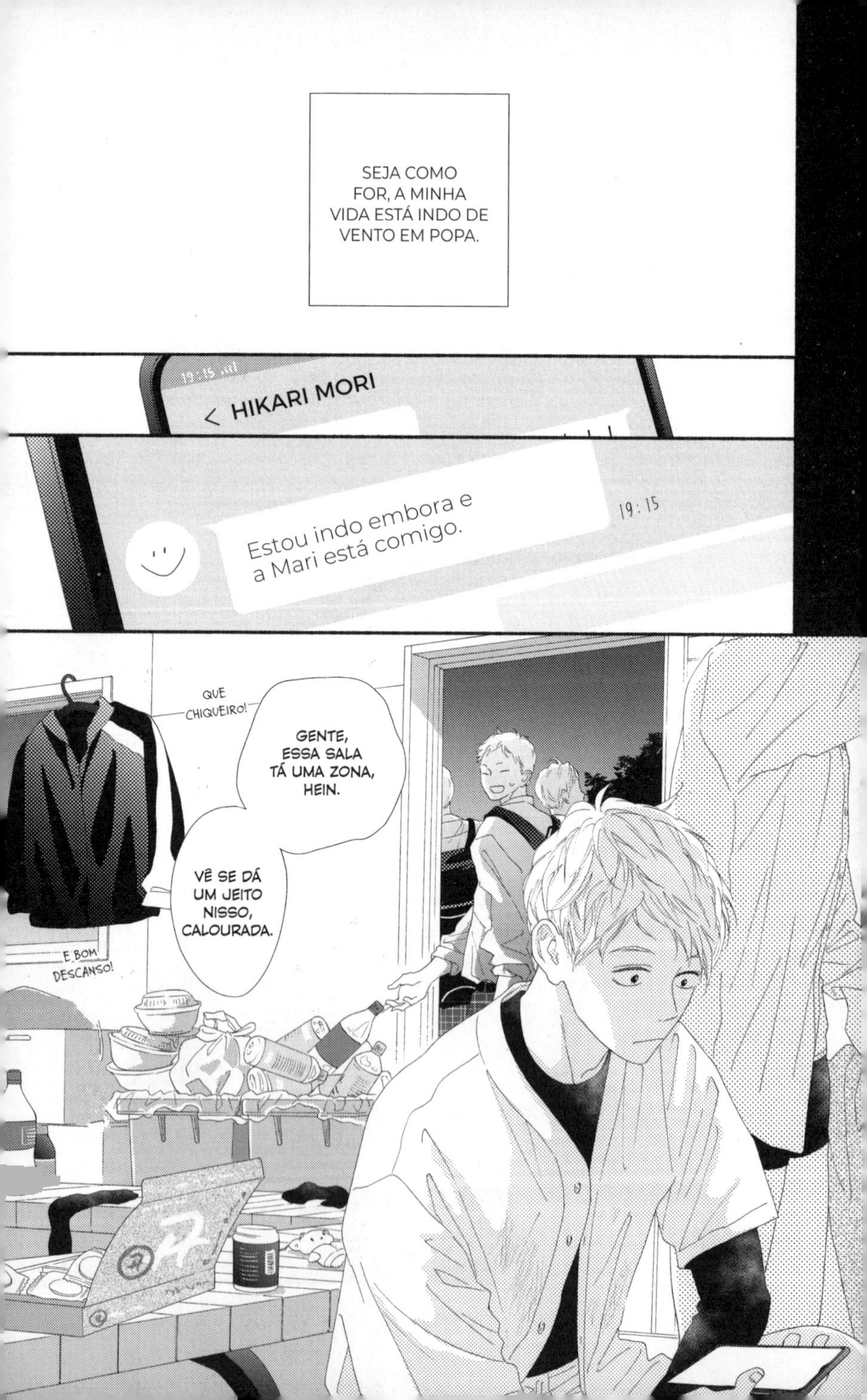

SEJA COMO FOR, A MINHA VIDA ESTÁ INDO DE VENTO EM POPA.
19:15
HIKARI MORI
Estou indo embora e a Mari está comigo.
19:15
GENTE, ESSA SALA TÁ UMA ZONA, HEIN.
QUE CHIQUEIRO!
VÊ SE DÁ UM JEITO NISSO, CALOURADA.
E BOM DESCANSO!

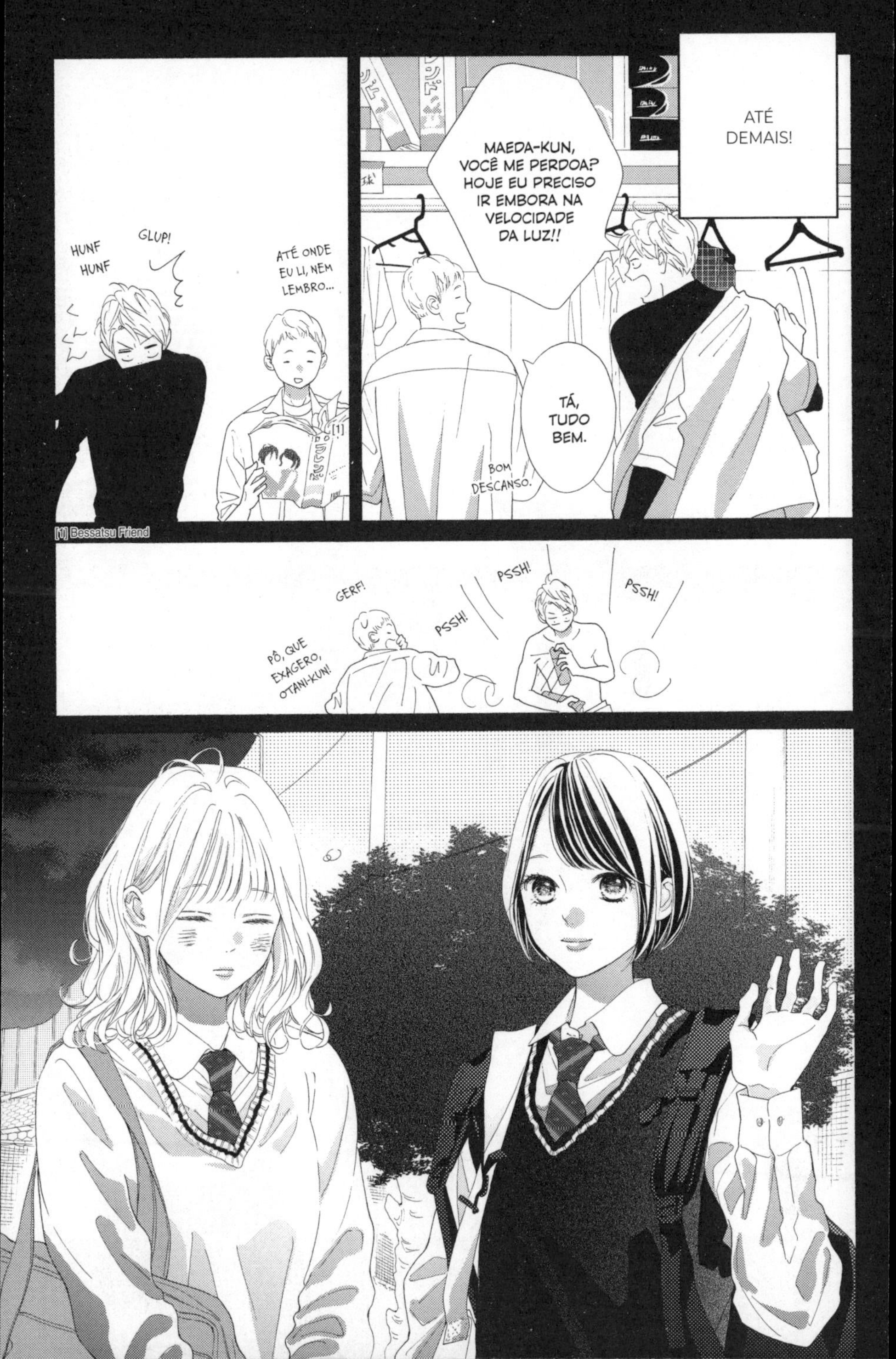
ATÉ DEMAIS!
MAEDA-KUN, VOCÊ ME PERDOA? HOJE EU PRECISO IR EMBORA NA VELOCIDADE DA LUZ!!
TÁ, TUDO BEM.
BOM DESCANSO.
ATÉ ONDE EU LI, NEM LEMBRO...
GLUP!
HUNF HUNF
[1] Bessatsu Friend
PSSH!
PSSH!
PSSH!
GERF!
PÔ, QUE EXAGERO, OTANI-KUN!

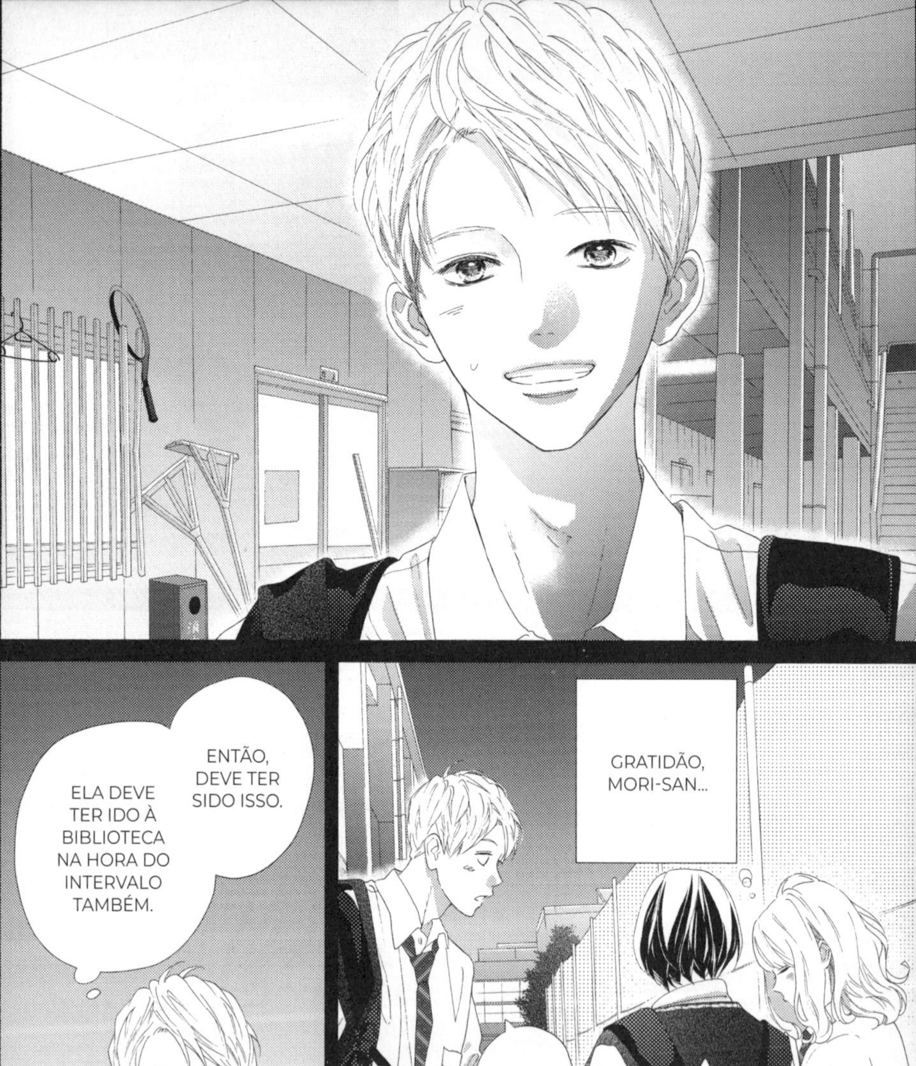
GRATIDÃO, MORI-SAN...
A MARI ESTAVA LENDO NA BIBLIOTECA E ACABOU PEGANDO NO SONO.
É MESMO?
ENTÃO, DEVE TER SIDO ISSO.
ELA DEVE TER IDO À BIBLIOTECA NA HORA DO INTERVALO TAMBÉM.
ANDA...! MARI...!

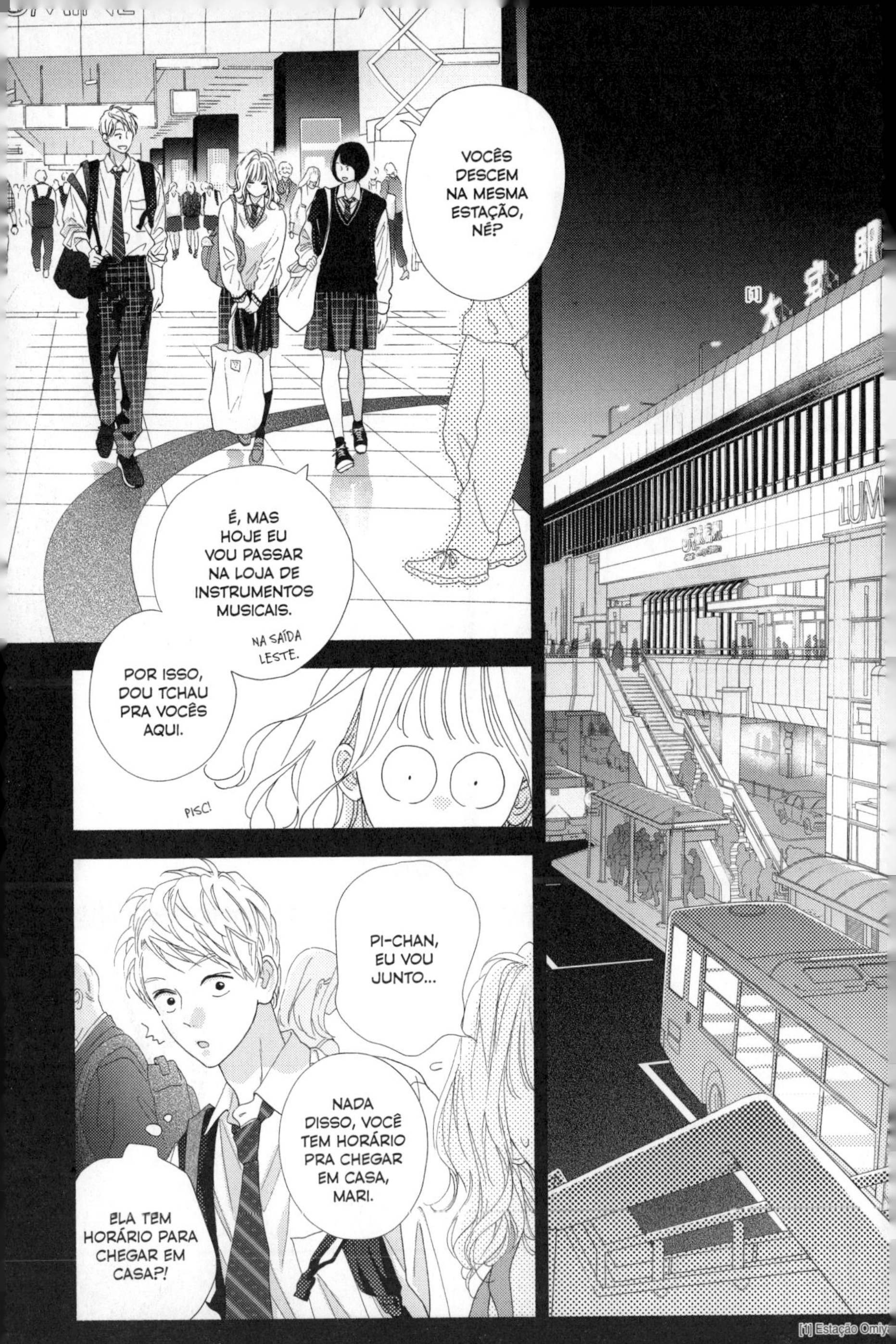
[1]
VOCÊS DESCEM NA MESMA ESTAÇÃO, NÉ?
É, MAS HOJE EU VOU PASSAR NA LOJA DE INSTRUMENTOS MUSICAIS.
NA SAÍDA LESTE.
POR ISSO, DOU TCHAU PRA VOCÊS AQUI.
PISC!
PI-CHAN, EU VOU JUNTO...
NADA DISSO, VOCÊ TEM HORÁRIO PRA CHEGAR EM CASA, MARI.
ELA TEM HORÁRIO PARA CHEGAR EM CASA?!

[1] Estação Omiy

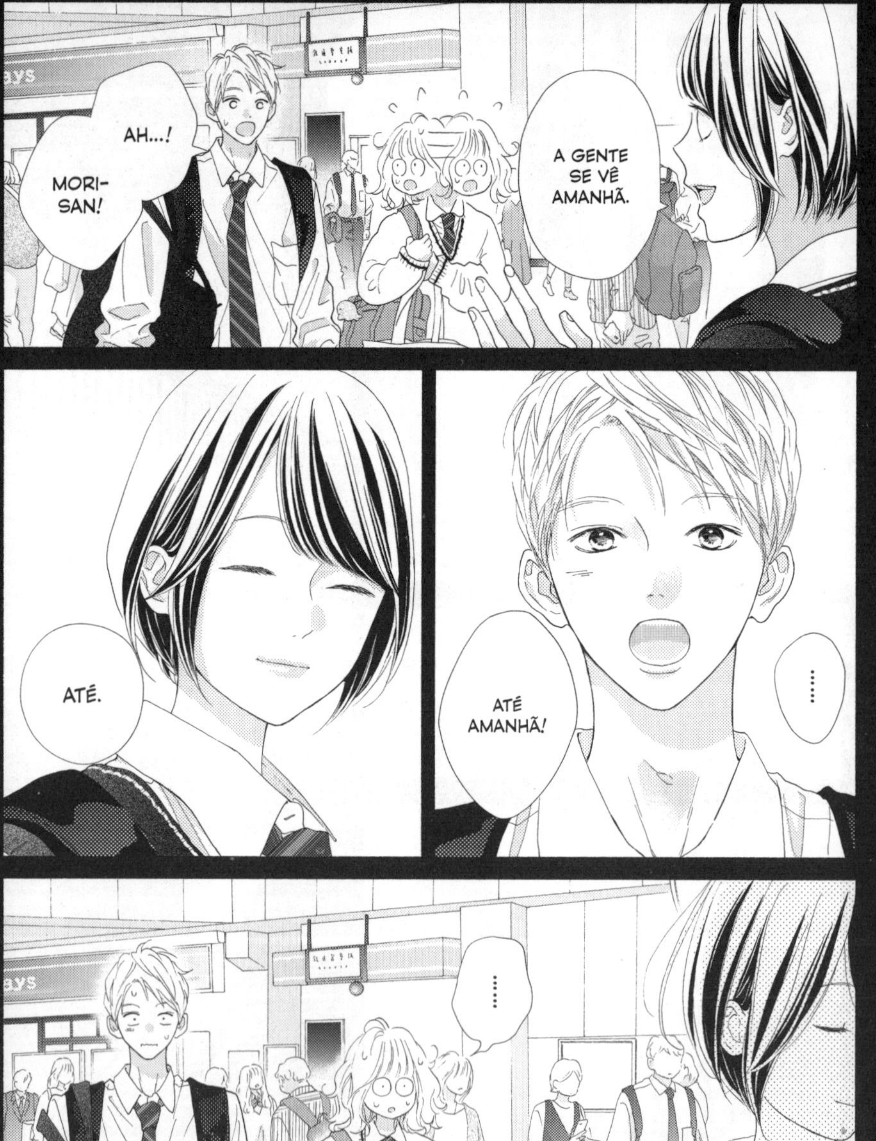
A GENTE SE VÊ AMANHÃ.
AH...!
MORI-SAN!
......
ATÉ AMANHÃ!
ATÉ.
......

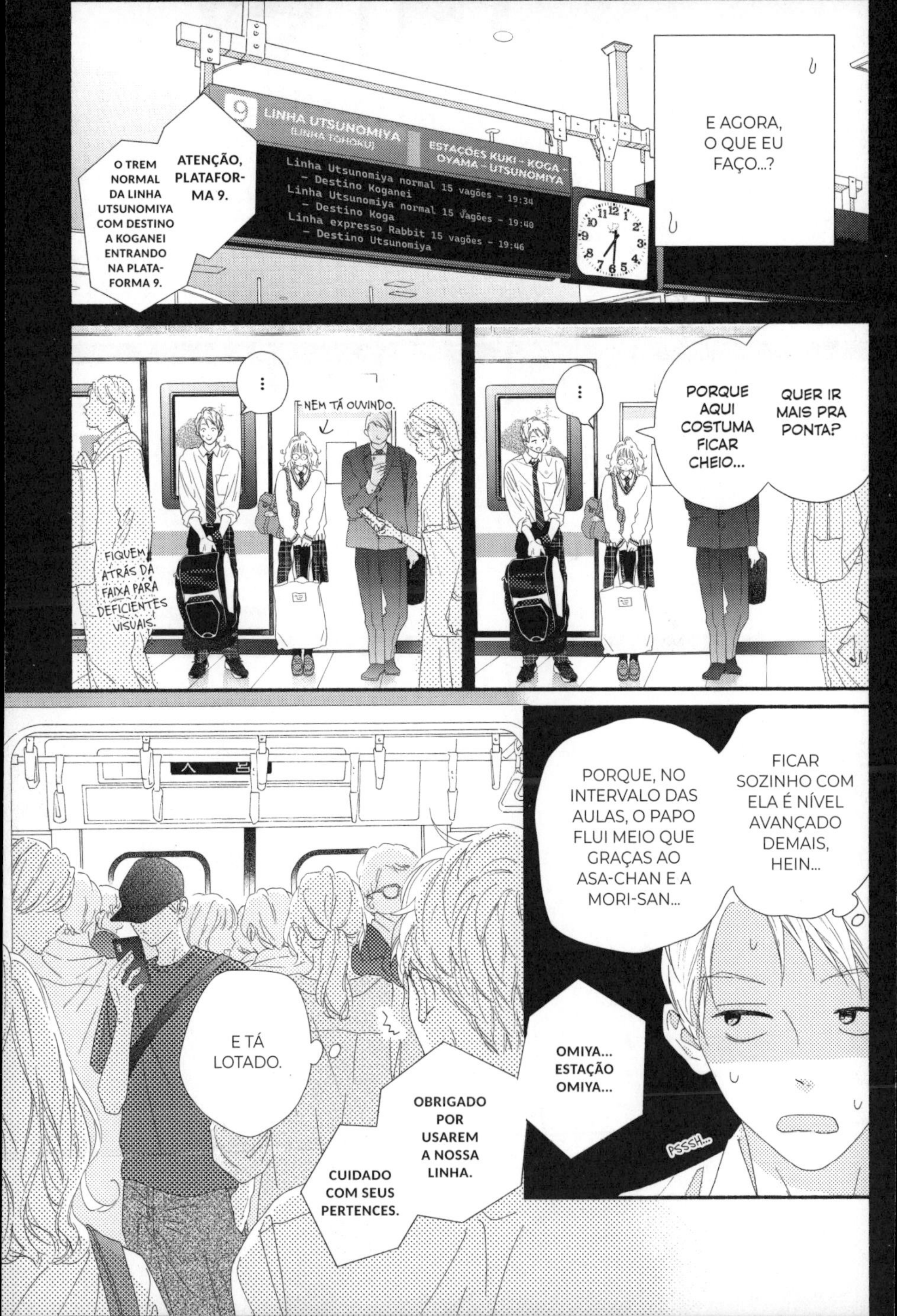

E AGORA, O QUE EU FAÇO...?
LINHA UTSUNOMIYA (LINHA TOHOKU)
ESTAÇÕES KUKI - KOGA - OYAMA - UTSUNOMIYA
Linha Utsunomiya normal 15 vagões - 19:34 - Destino Koganei
Linha Utsunomiya normal 15 vagões - 19:40 - Destino Koga
Linha expresso Rabbit 15 vagões - 19:46 - Destino Utsunomiya
ATENÇÃO, PLATAFORMA 9.
O TREM NORMAL DA LINHA UTSUNOMIYA COM DESTINO A KOGANEI ENTRANDO NA PLATAFORMA 9.
QUER IR MAIS PRA PONTA?
PORQUE AQUI COSTUMA FICAR CHEIO...
...
NEM TÁ OUVINDO.
...
FIQUEM ATRÁS DA FAIXA PARA DEFICIENTES VISUAIS.
FICAR SOZINHO COM ELA É NÍVEL AVANÇADO DEMAIS, HEIN...
PORQUE, NO INTERVALO DAS AULAS, O PAPO FLUI MEIO QUE GRAÇAS AO ASA-CHAN E A MORI-SAN...
OMIYA... ESTAÇÃO OMIYA...
PSSSH...
OBRIGADO POR USAREM A NOSSA LINHA.
CUIDADO COM SEUS PERTENCES.
E TÁ LOTADO.

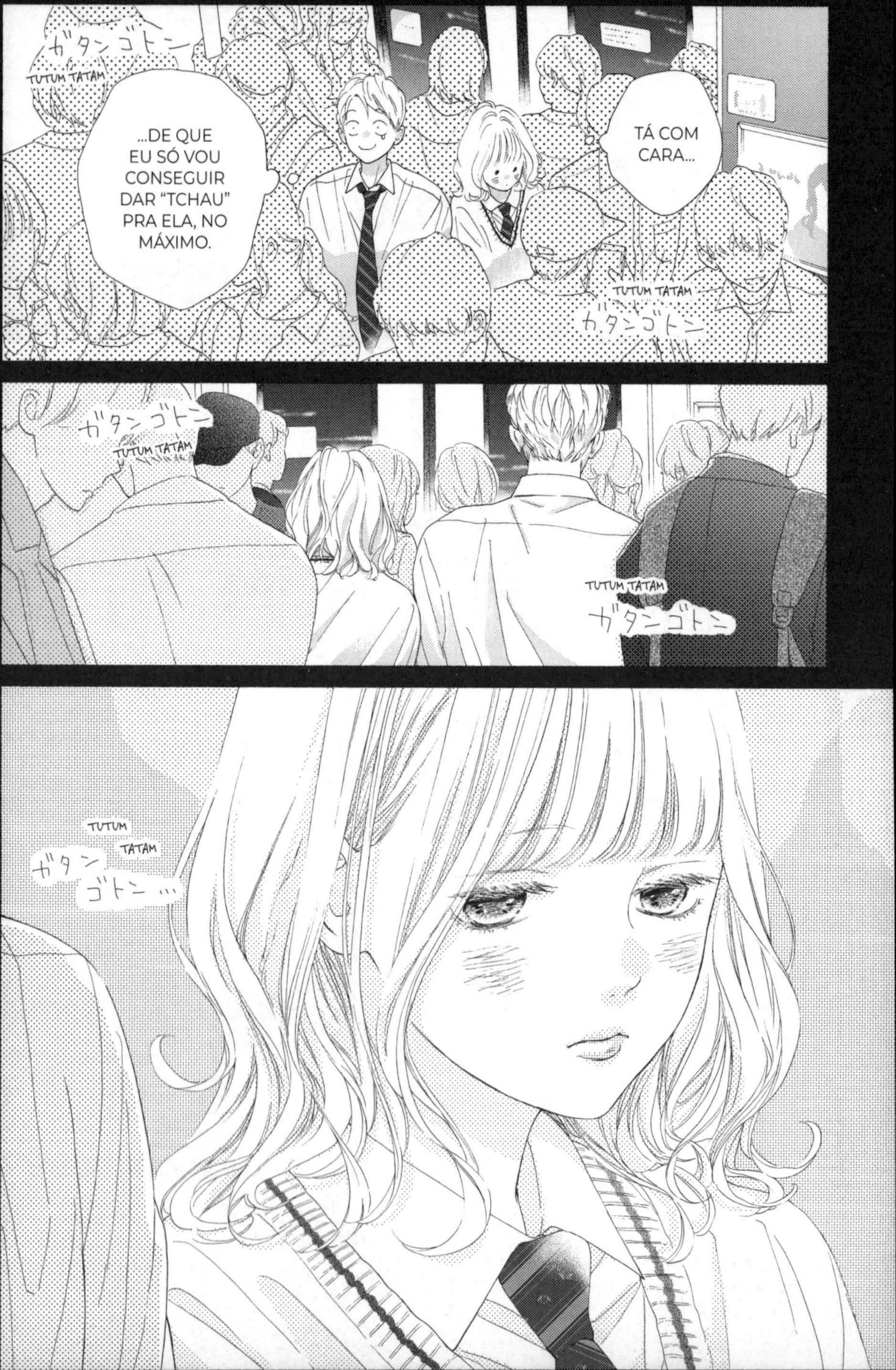

ガタンゴトン
TUTUM TATAM
TÁ COM CARA...
...DE QUE EU SÓ VOU CONSEGUIR DAR "TCHAU" PRA ELA, NO MÁXIMO.
TUTUM TATAM
ガタンゴトン
ガタンゴトン
TUTUM TATAM
TUTUM TATAM
ガタンゴトン
TUTUM TATAM
ガタンゴトン…

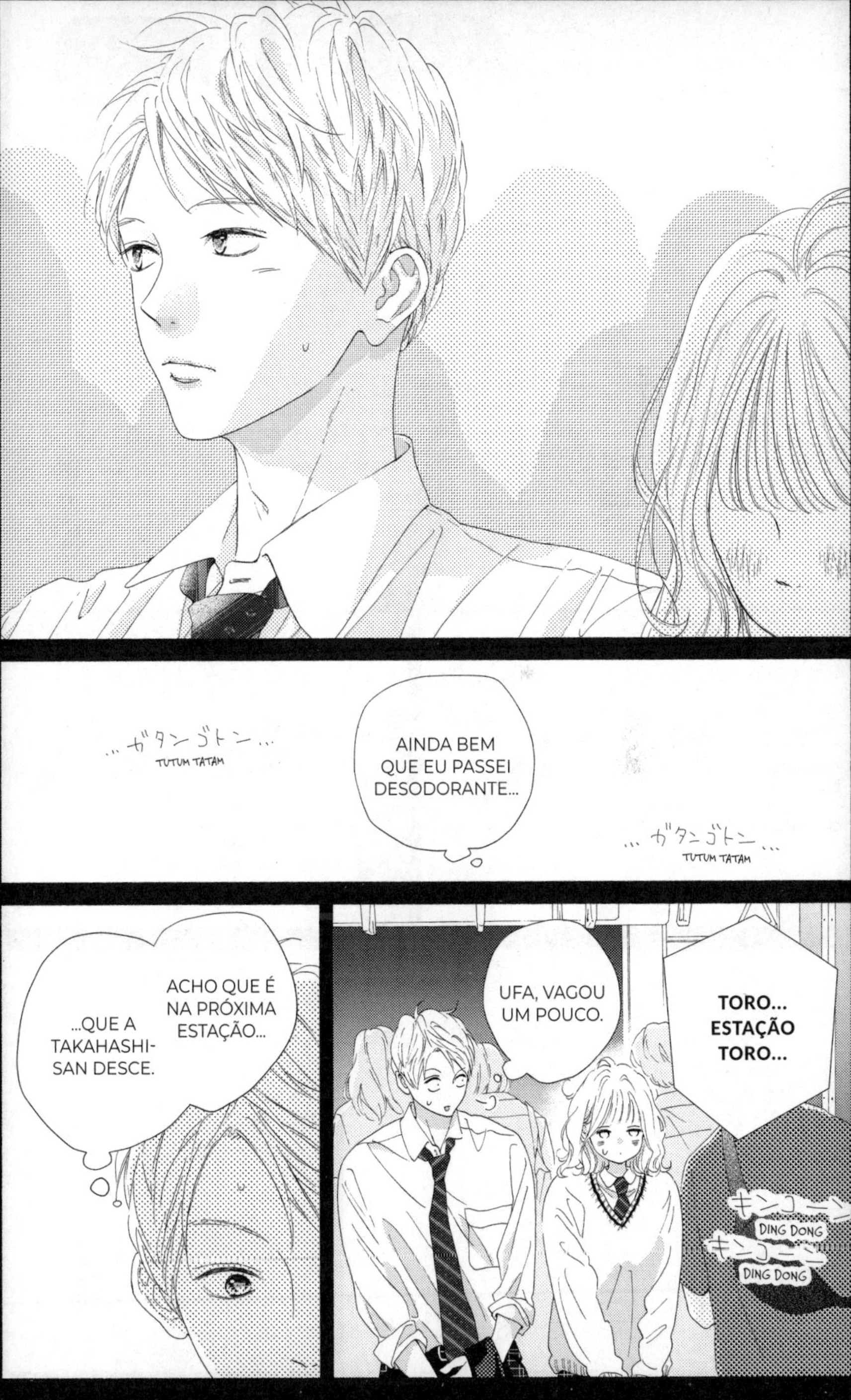
...ガタンゴトン...
TUTUM TATAM
AINDA BEM QUE EU PASSEI DESODORANTE...
...ガタンゴトン...
TUTUM TATAM
TORO... ESTAÇÃO TORO...
キンコーン
DING DONG
キンコーン
DING DONG
UFA, VAGOU UM POUCO.
ACHO QUE É NA PRÓXIMA ESTAÇÃO...
...QUE A TAKAHASHI-SAN DESCE.

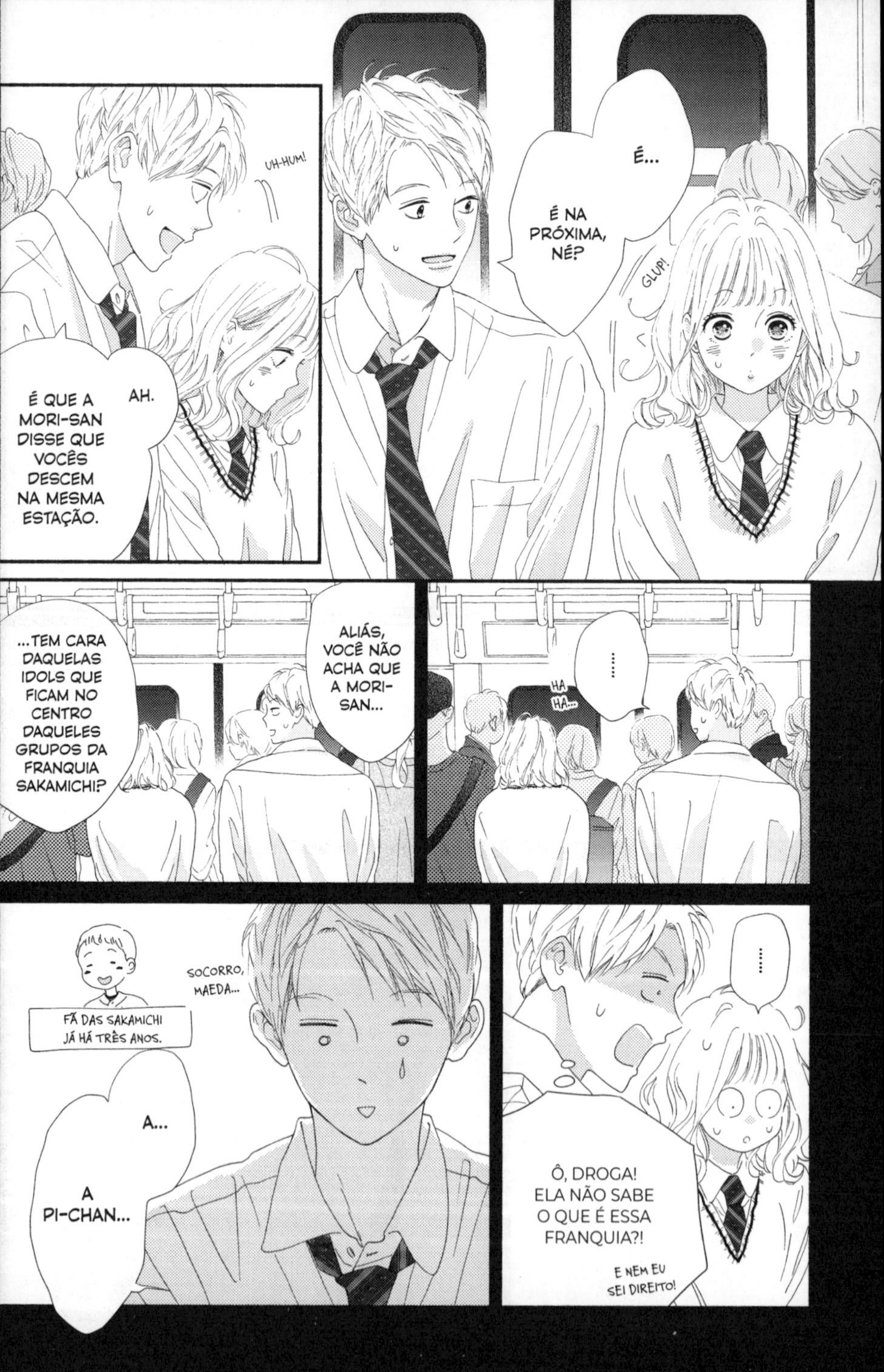

É...
É NA PRÓXIMA, NÉ?
GLUP!
UH-HUM!
AH.
É QUE A MORI-SAN DISSE QUE VOCÊS DESCEM NA MESMA ESTAÇÃO.
......
HA HA...
ALIÁS, VOCÊ NÃO ACHA QUE A MORI-SAN...
...TEM CARA DAQUELAS IDOLS QUE FICAM NO CENTRO DAQUELES GRUPOS DA FRANQUIA SAKAMICHI?
......
Ô, DROGA! ELA NÃO SABE O QUE É ESSA FRANQUIA?!
E NEM EU SEI DIREITO!
SOCORRO, MAEDA...
FÃ DAS SAKAMICHI JÁ HÁ TRÊS ANOS.
A...
A PI-CHAN...

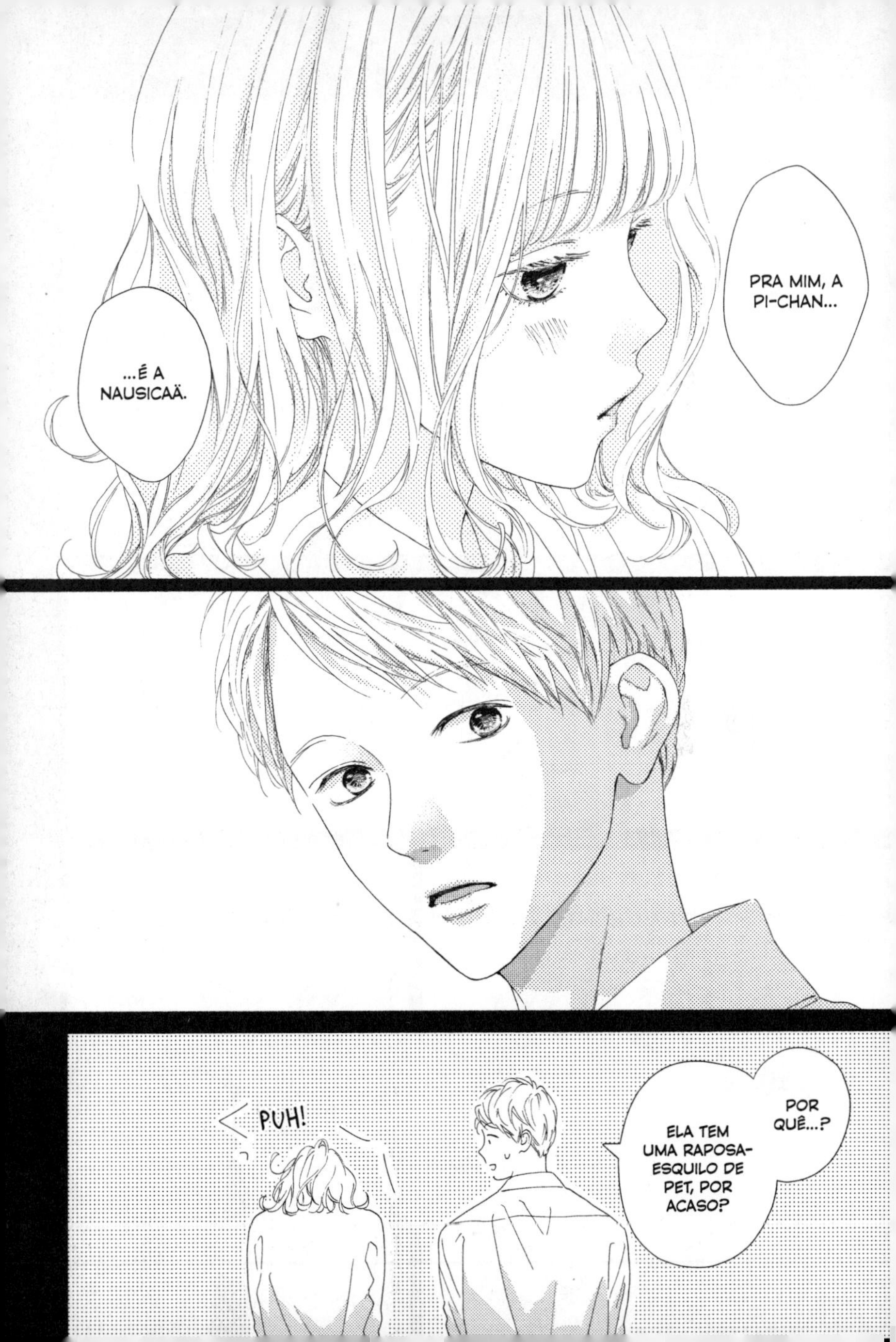
PRA MIM, A PI-CHAN...
...É A NAUSICAÄ.
POR QUÊ...?
ELA TEM UMA RAPOSA-ESQUILO DE PET, POR ACASO?
PUH!

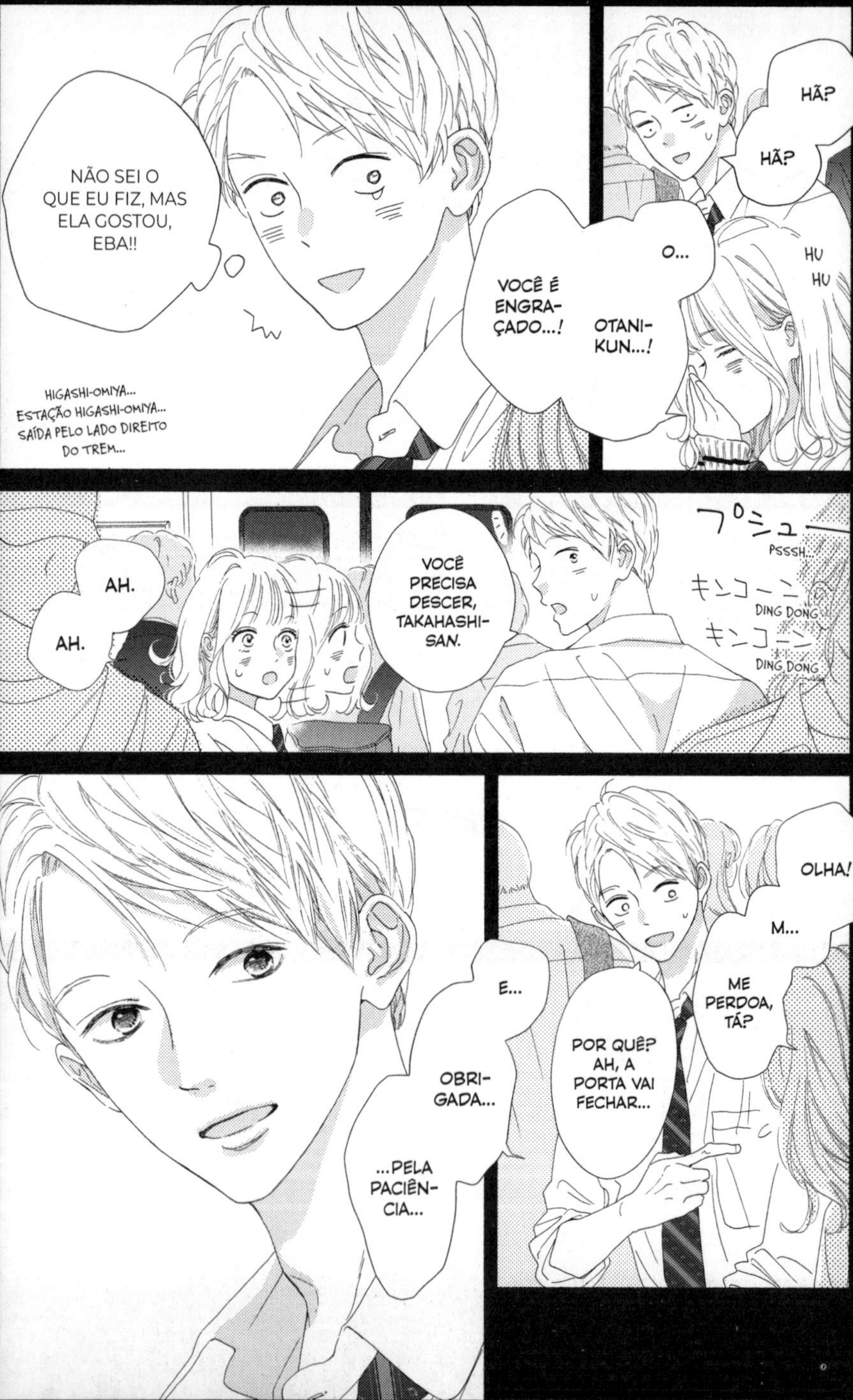
HÃ?
HÃ?
HU HU
O... OTANI-KUN...!
VOCÊ É ENGRAÇADO...!
NÃO SEI O QUE EU FIZ, MAS ELA GOSTOU, EBA!!
HIGASHI-OMIYA... ESTAÇÃO HIGASHI-OMIYA... SAÍDA PELO LADO DIREITO DO TREM...
プシュー
PSSSH...
キンコーン
DING DONG
キンコーン
DING DONG
VOCÊ PRECISA DESCER, TAKAHASHI-SAN.
AH.
AH.
OLHA!
M...
ME PERDOA, TÁ?
POR QUÊ? AH, A PORTA VAI FECHAR...
E...
OBRIGADA...
...PELA PACIÊNCIA...

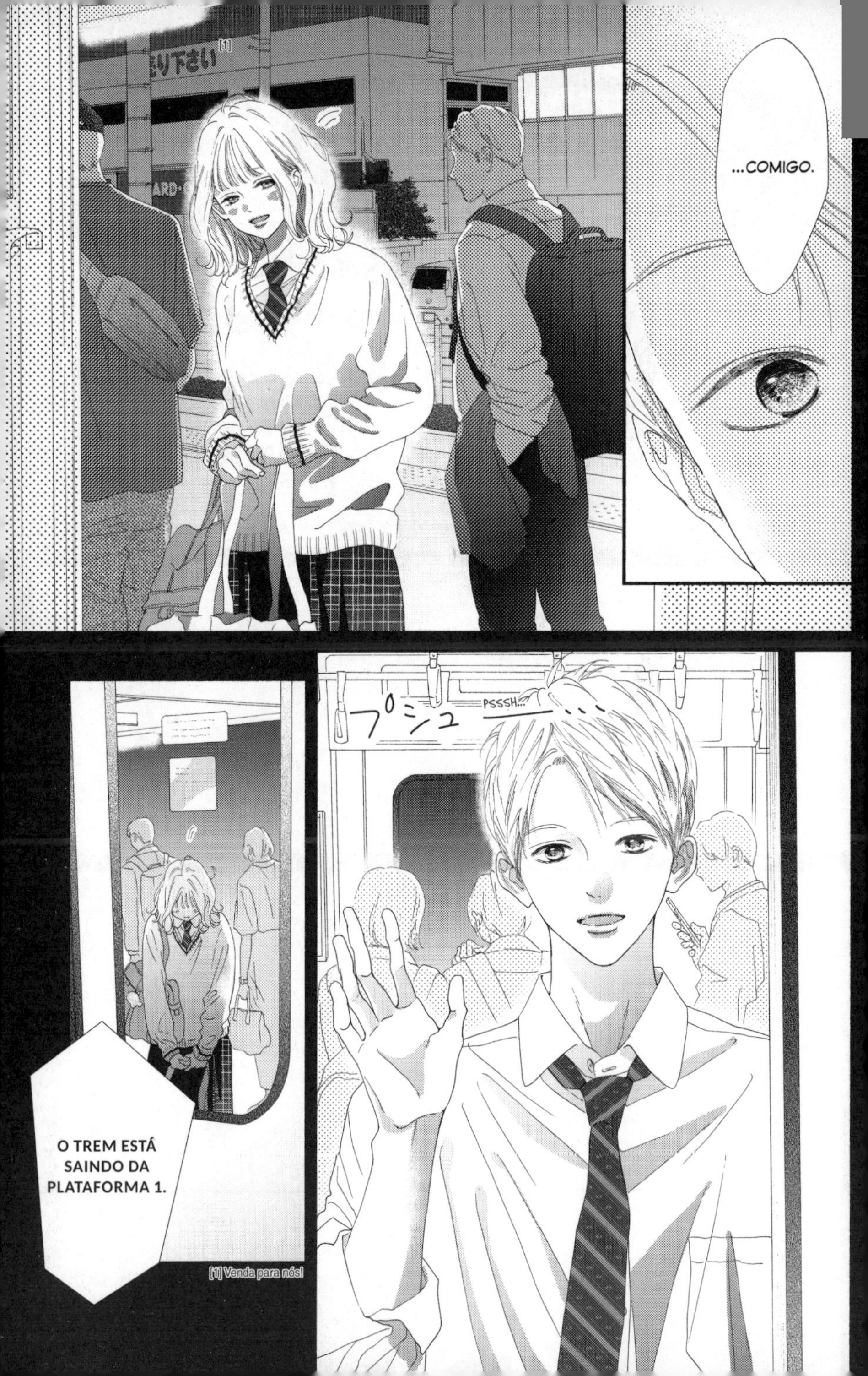

[1] Venda para nós!

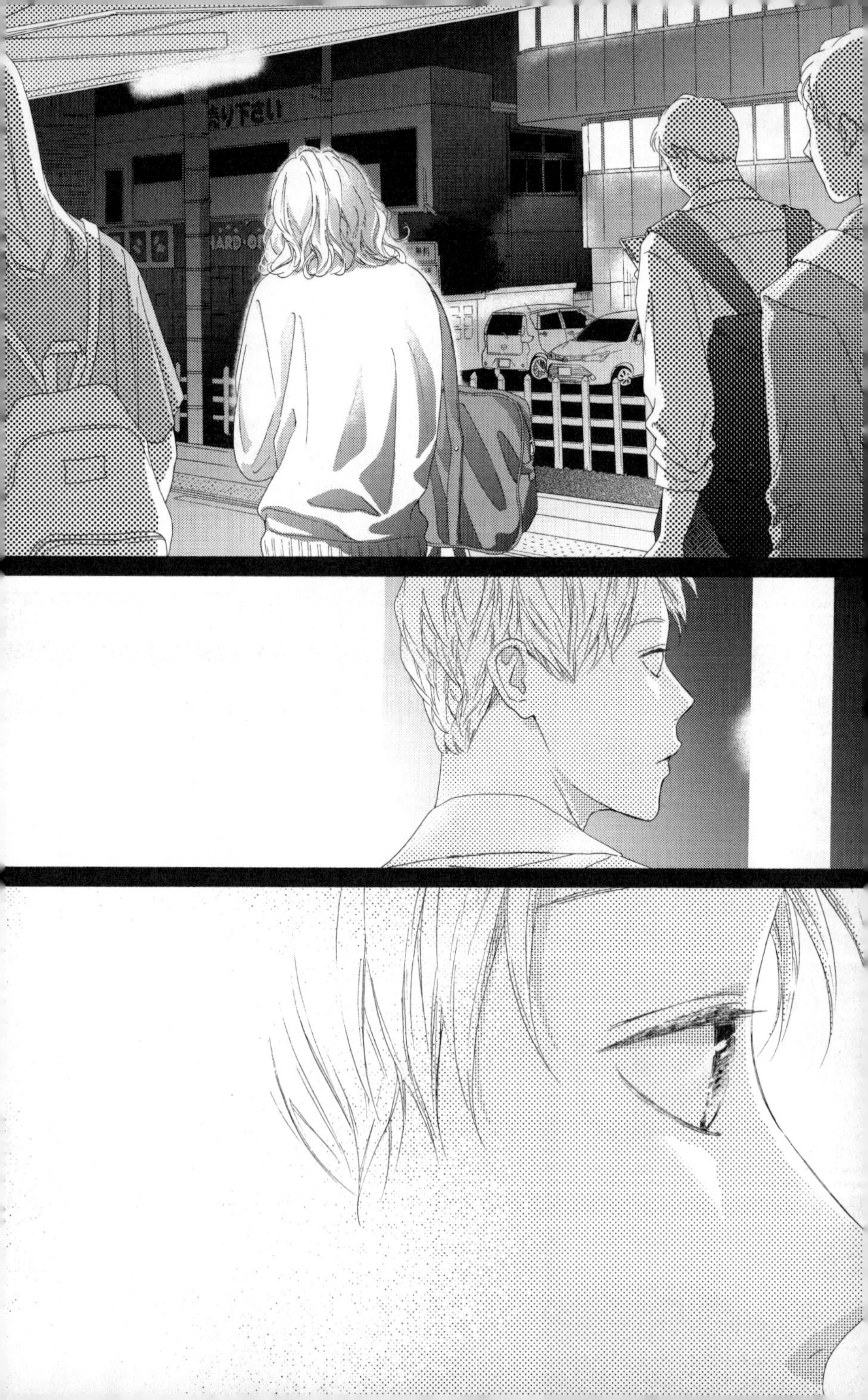

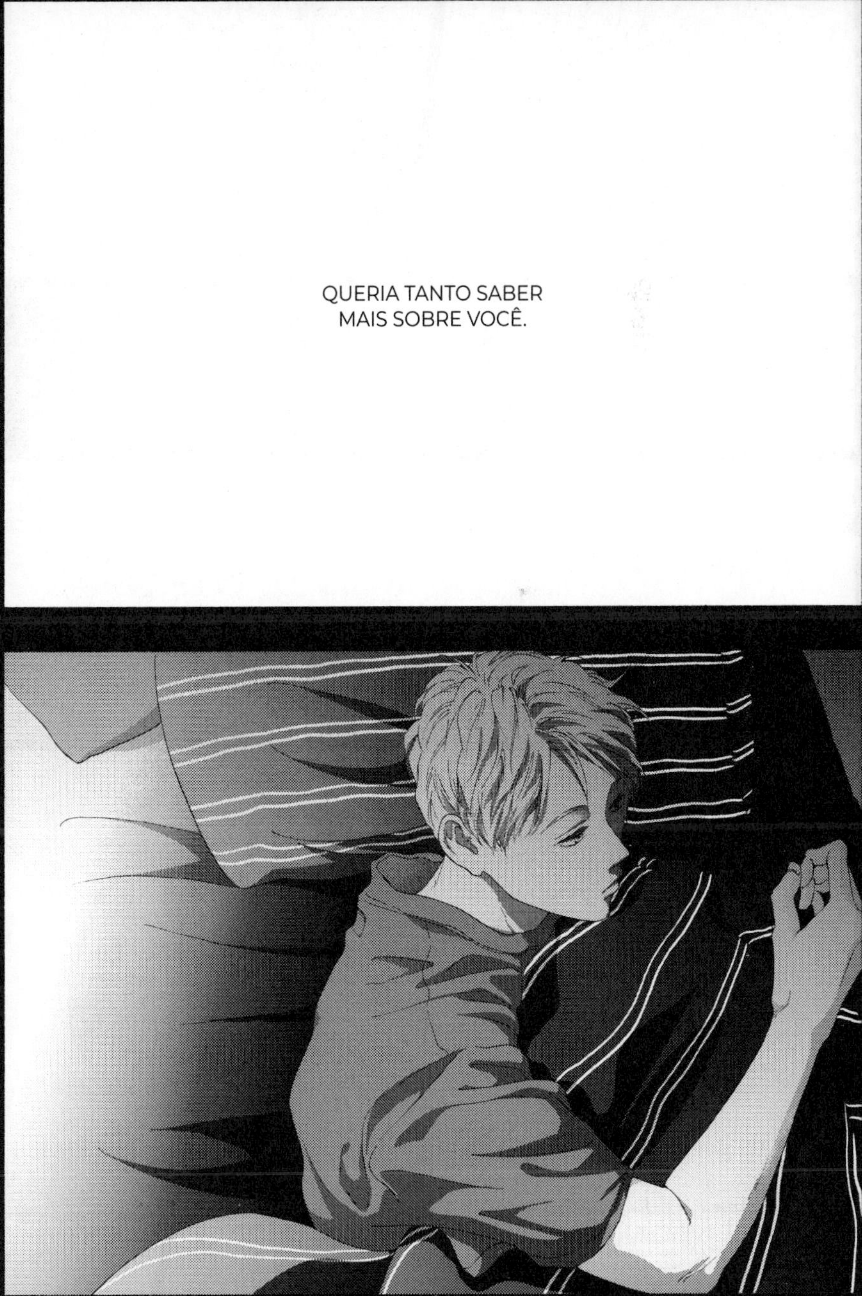
QUERIA TANTO SABER
MAIS SOBRE VOCÊ.

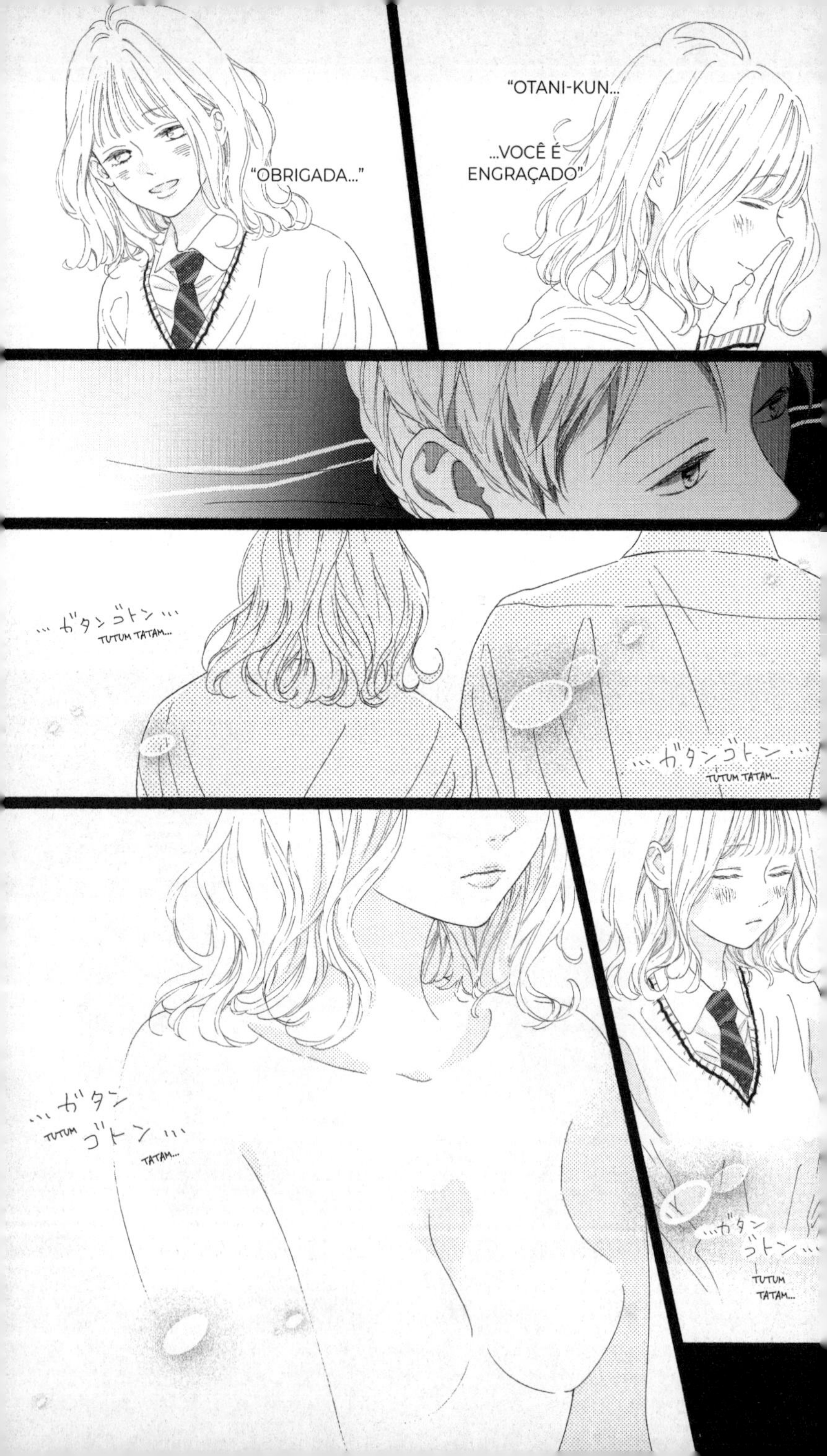
"OTANI-KUN...
...VOCÊ É ENGRAÇADO"
"OBRIGADA..."
...ガタンゴトン...
TUTUM TATAM...
...ガタンゴトン...
TUTUM TATAM...
...ガタンゴトン...
TUTUM TATAM...
...ガタンゴトン...
TUTUM TATAM...

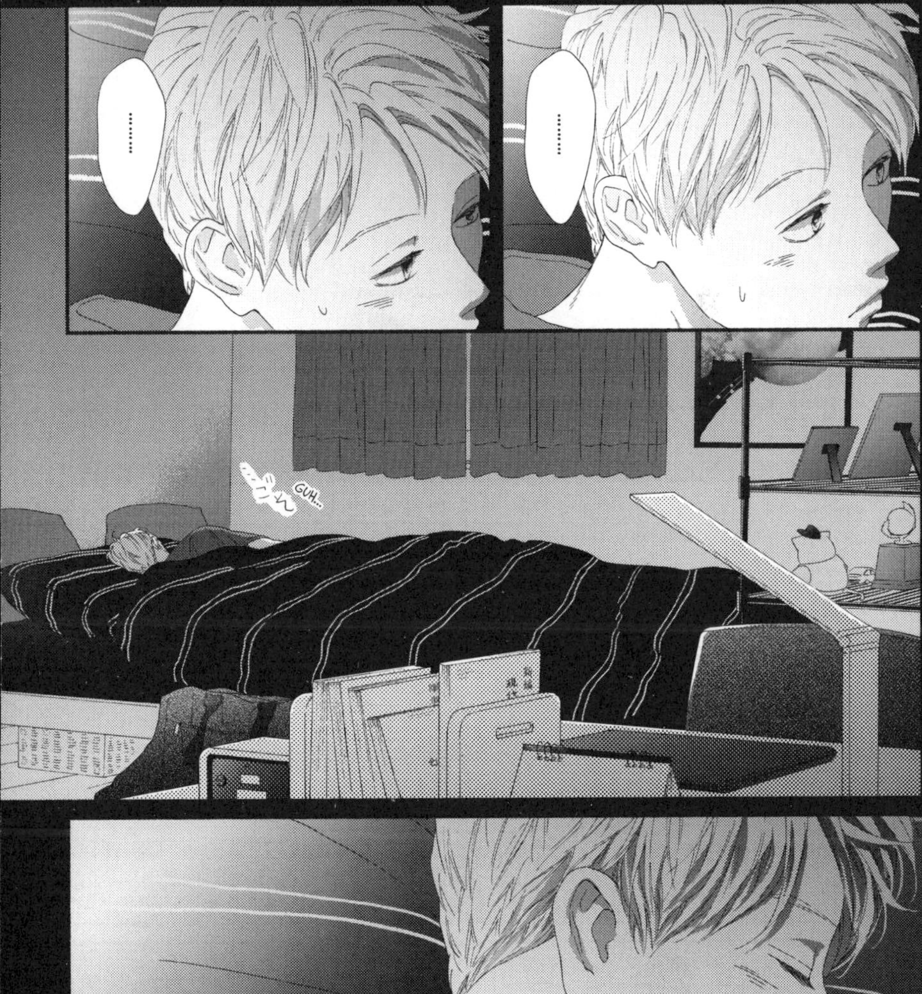
....
....
GUH...

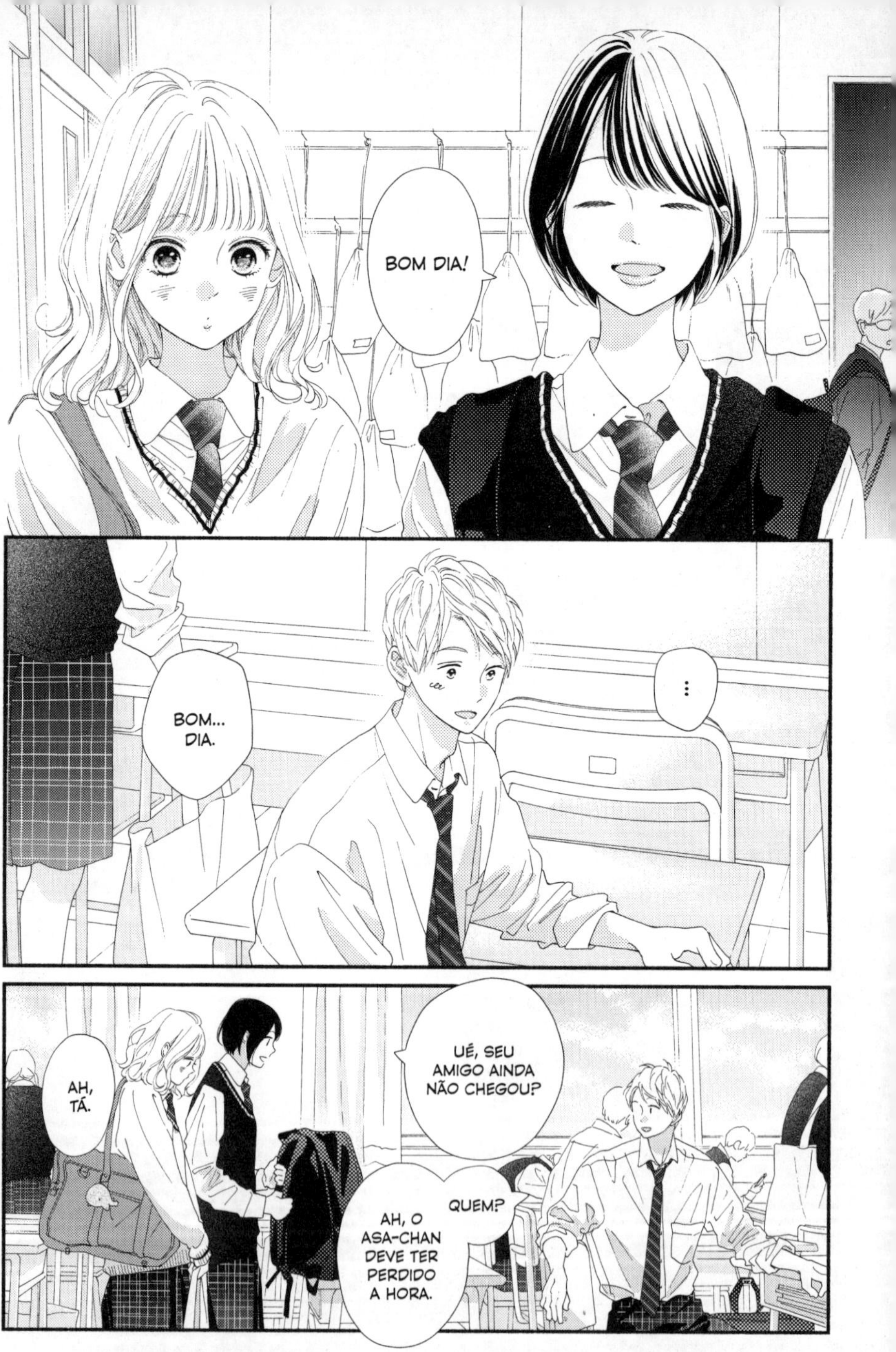
BOM DIA!
...
BOM... DIA.
UÉ, SEU AMIGO AINDA NÃO CHEGOU?
QUEM?
AH, O ASA-CHAN DEVE TER PERDIDO A HORA.
AH, TÁ.

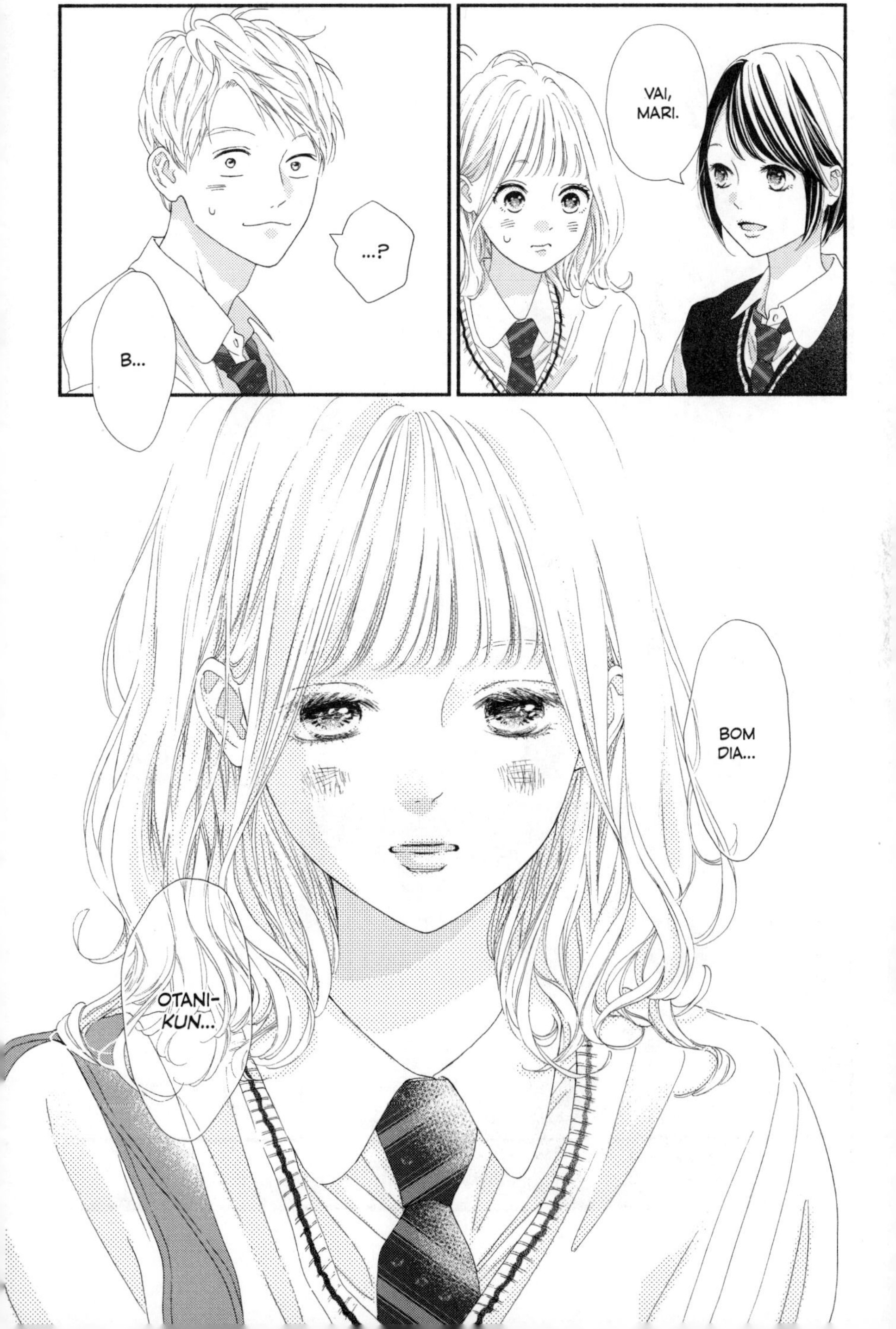
VAI, MARI.
...?
B...
BOM DIA...
OTANI-KUN...

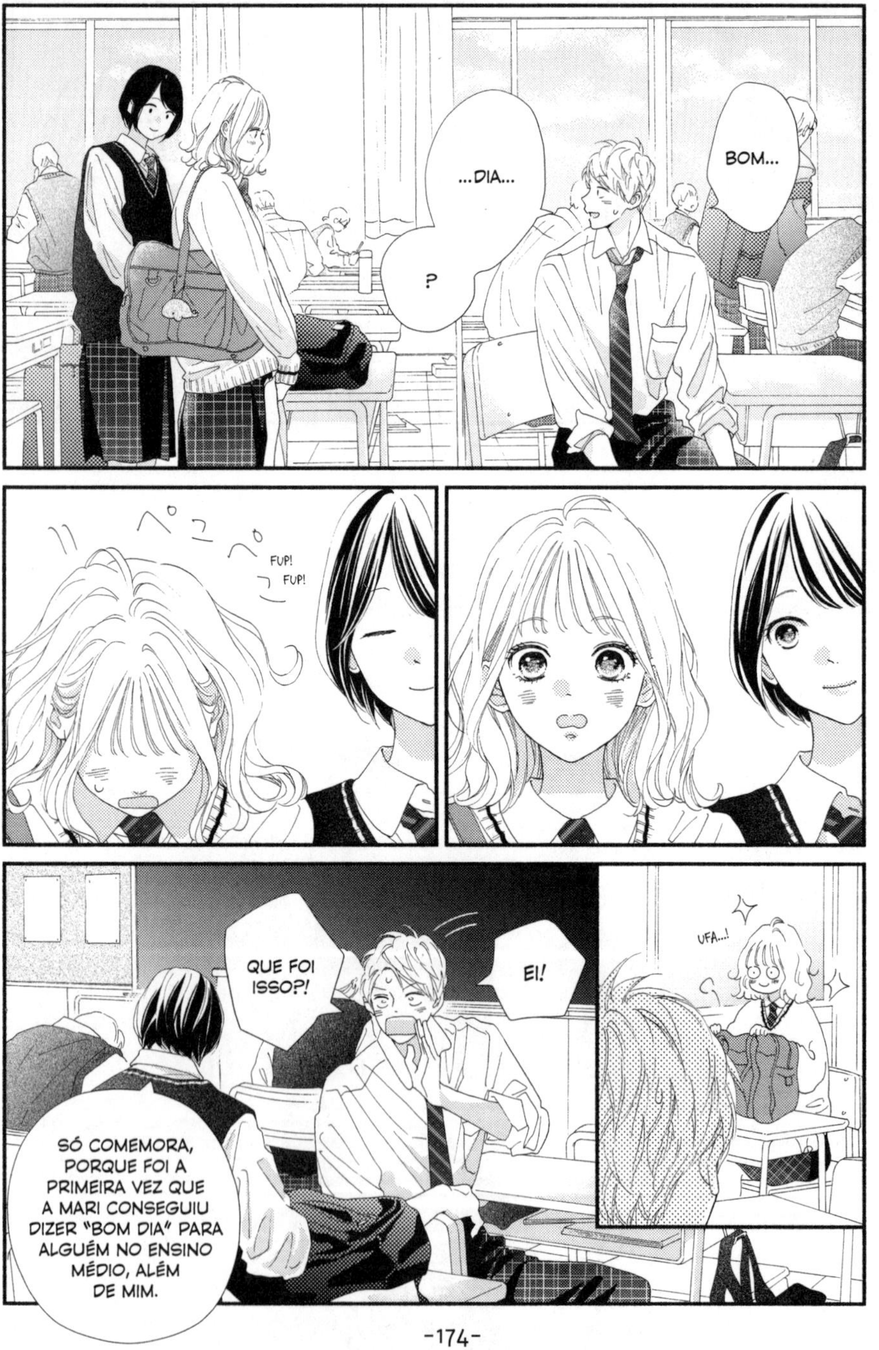
BOM...
...DIA...
?
FUP! FUP!
UFA...!
EI!
QUE FOI ISSO?!
SÓ COMEMORA, PORQUE FOI A PRIMEIRA VEZ QUE A MARI CONSEGUIU DIZER "BOM DIA" PARA ALGUÉM NO ENSINO MÉDIO, ALÉM DE MIM.

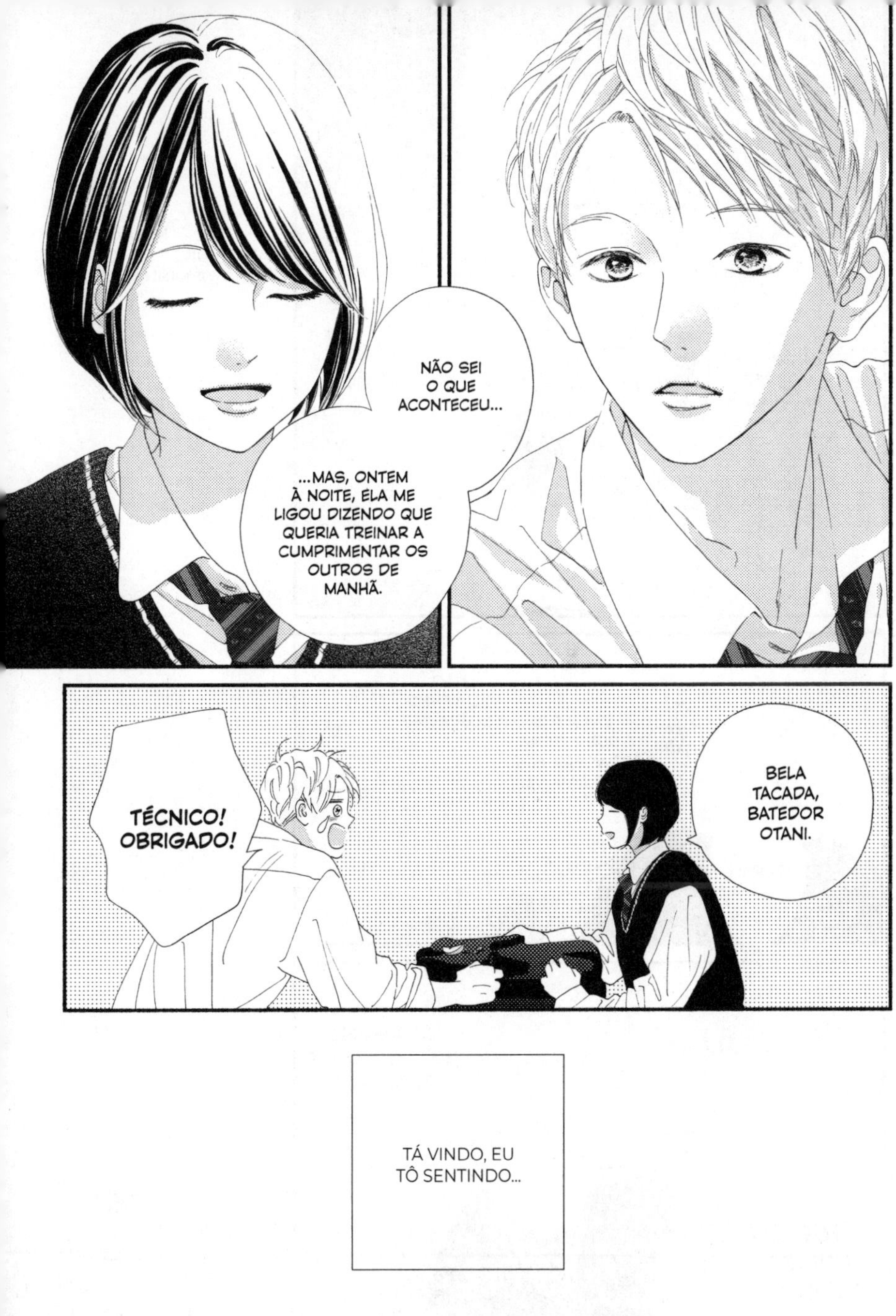
NÃO SEI O QUE ACONTECEU...
...MAS, ONTEM À NOITE, ELA ME LIGOU DIZENDO QUE QUERIA TREINAR A CUMPRIMENTAR OS OUTROS DE MANHÃ.
BELA TACADA, BATEDOR OTANI.
TÉCNICO! OBRIGADO!
TÁ VINDO, EU TÔ SENTINDO...

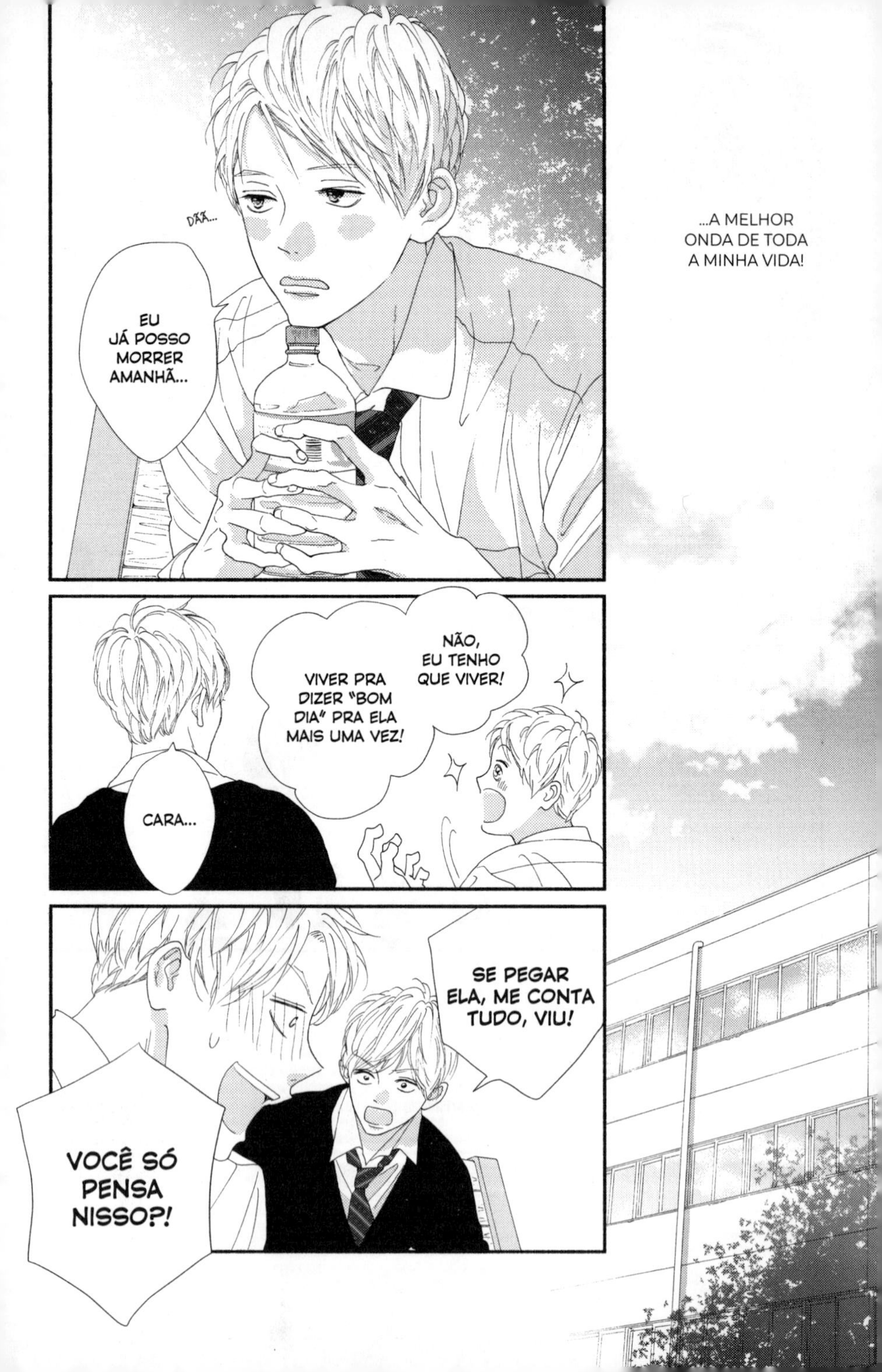
...A MELHOR ONDA DE TODA A MINHA VIDA!
DÃÃ...
EU JÁ POSSO MORRER AMANHÃ...
NÃO, EU TENHO QUE VIVER!
VIVER PRA DIZER "BOM DIA" PRA ELA MAIS UMA VEZ!
CARA...
SE PEGAR ELA, ME CONTA TUDO, VIU!
VOCÊ SÓ PENSA NISSO?!

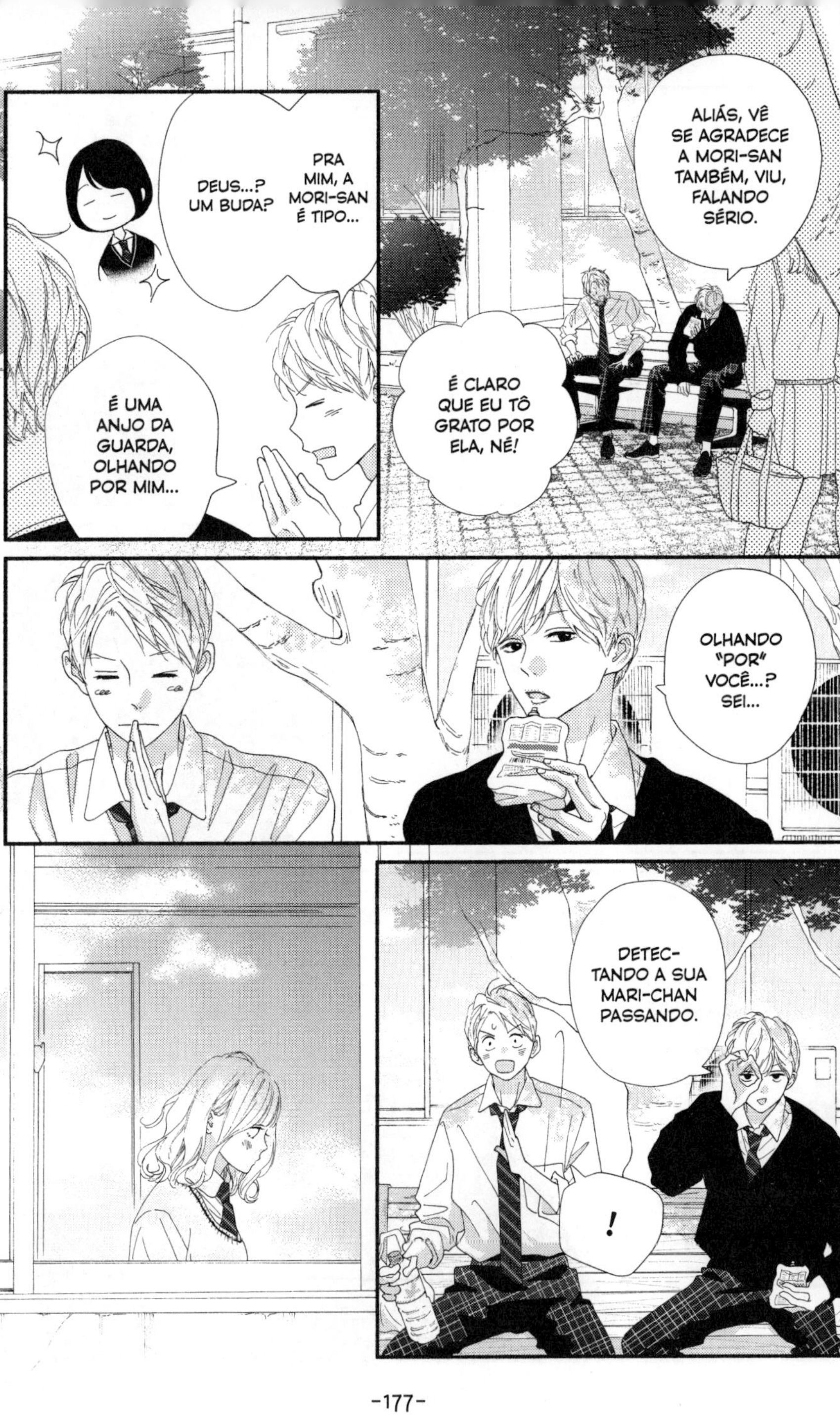
ALIÁS, VÊ SE AGRADECE A MORI-SAN TAMBÉM, VIU, FALANDO SÉRIO.
É CLARO QUE EU TÔ GRATO POR ELA, NÉ!
PRA MIM, A MORI-SAN É TIPO...
DEUS...? UM BUDA?
É UMA ANJO DA GUARDA, OLHANDO POR MIM...
OLHANDO "POR" VOCÊ...? SEI...
DETEC-TANDO A SUA MARI-CHAN PASSANDO.
!

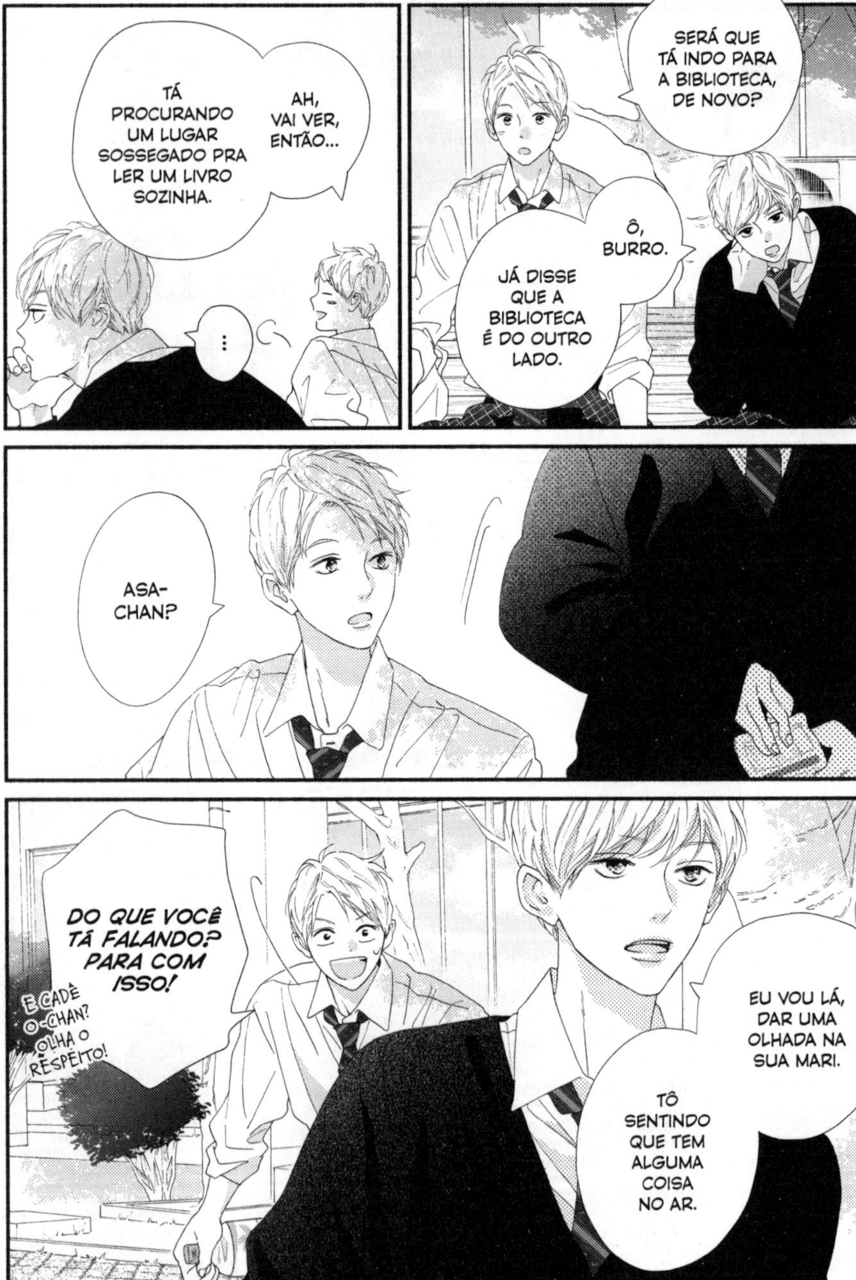
SERÁ QUE TÁ INDO PARA A BIBLIOTECA, DE NOVO?
Ô, BURRO.
JÁ DISSE QUE A BIBLIOTECA É DO OUTRO LADO.
AH, VAI VER, ENTÃO...
TÁ PROCURANDO UM LUGAR SOSSEGADO PRA LER UM LIVRO SOZINHA.
...
ASA-CHAN?
EU VOU LÁ, DAR UMA OLHADA NA SUA MARI.
TÔ SENTINDO QUE TEM ALGUMA COISA NO AR.
DO QUE VOCÊ TÁ FALANDO? PARA COM ISSO!
E CADÊ O -CHAN? OLHA O RESPEITO!

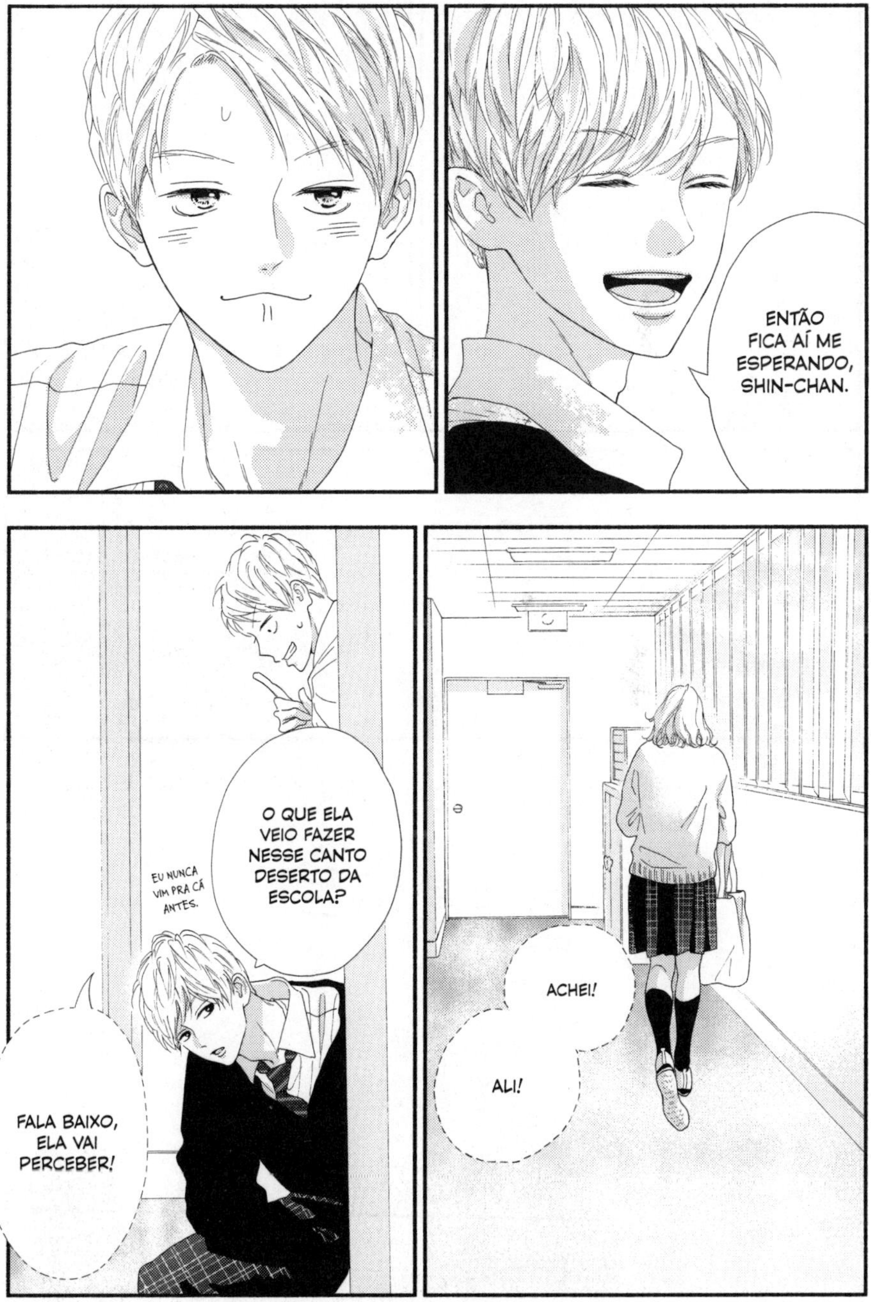
ENTÃO FICA AÍ ME ESPERANDO, SHIN-CHAN.
ACHEI!
ALI!
O QUE ELA VEIO FAZER NESSE CANTO DESERTO DA ESCOLA?
EU NUNCA VIM PRA CÁ ANTES.
FALA BAIXO, ELA VAI PERCEBER!

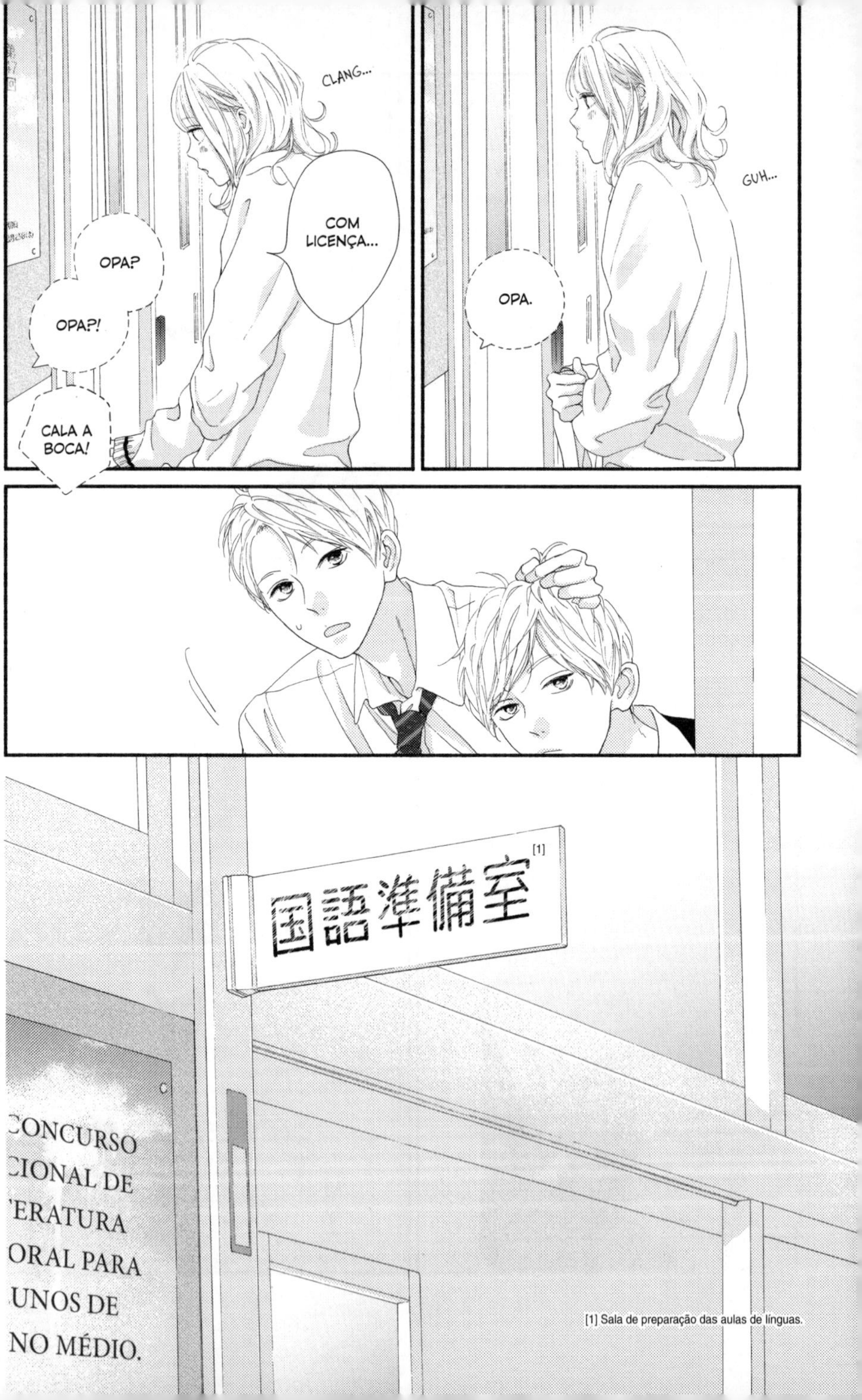
GUH...
OPA.
CLANG...
COM LICENÇA...
OPA?
OPA?!
CALA A BOCA!
国語準備室[1]
CONCURSO
CIONAL DE
ERATURA
ORAL PARA
UNOS DE
NO MÉDIO.

[1] Sala de preparação das aulas de línguas.

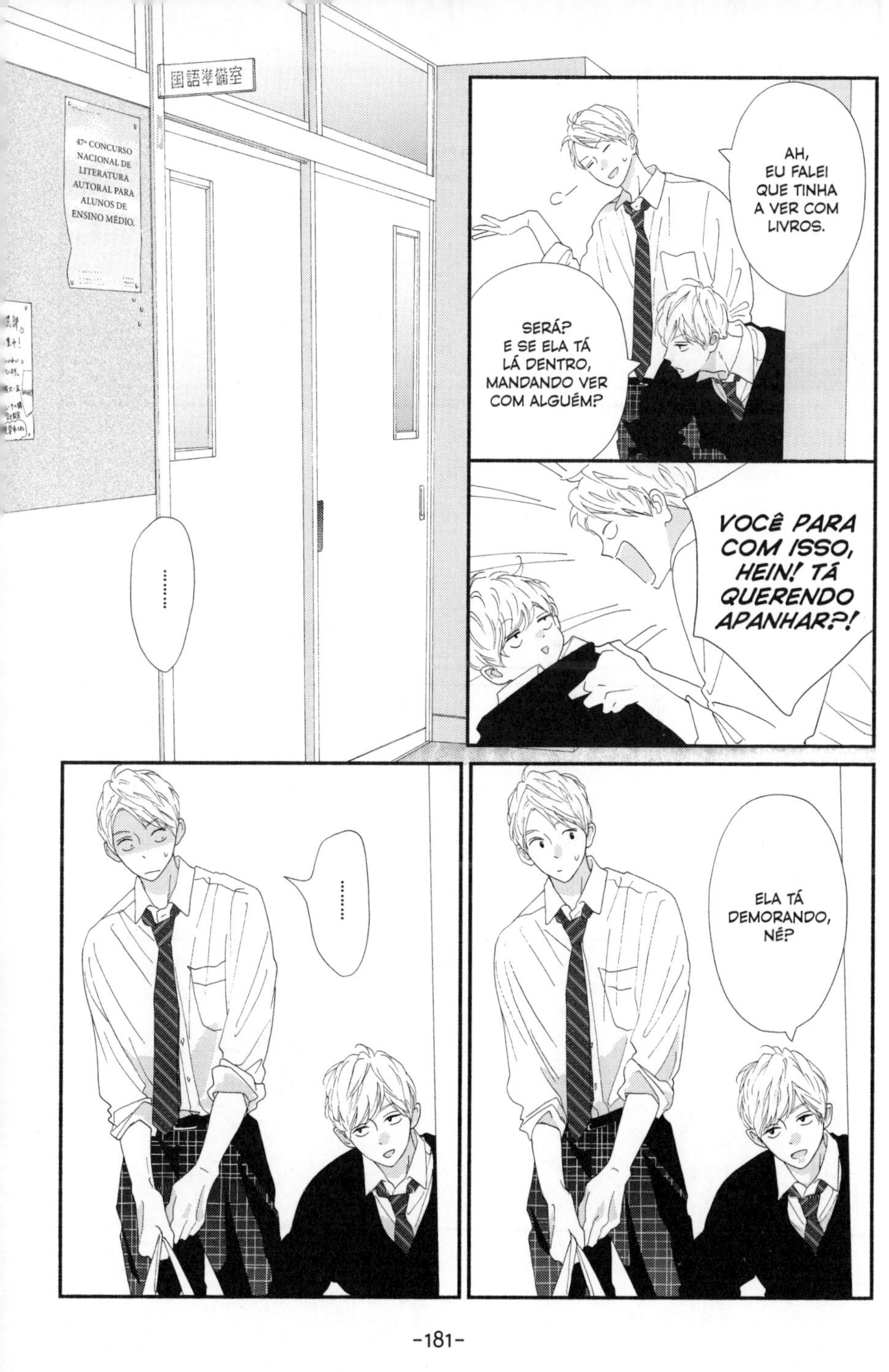
AH, EU FALEI QUE TINHA A VER COM LIVROS.
SERÁ? E SE ELA TÁ LÁ DENTRO, MANDANDO VER COM ALGUÉM?
VOCÊ PARA COM ISSO, HEIN! TÁ QUERENDO APANHAR?!
国語準備室
47º CONCURSO NACIONAL DE LITERATURA AUTORAL PARA ALUNOS DE ENSINO MÉDIO.
....
ELA TÁ DEMORANDO, NÉ?
....

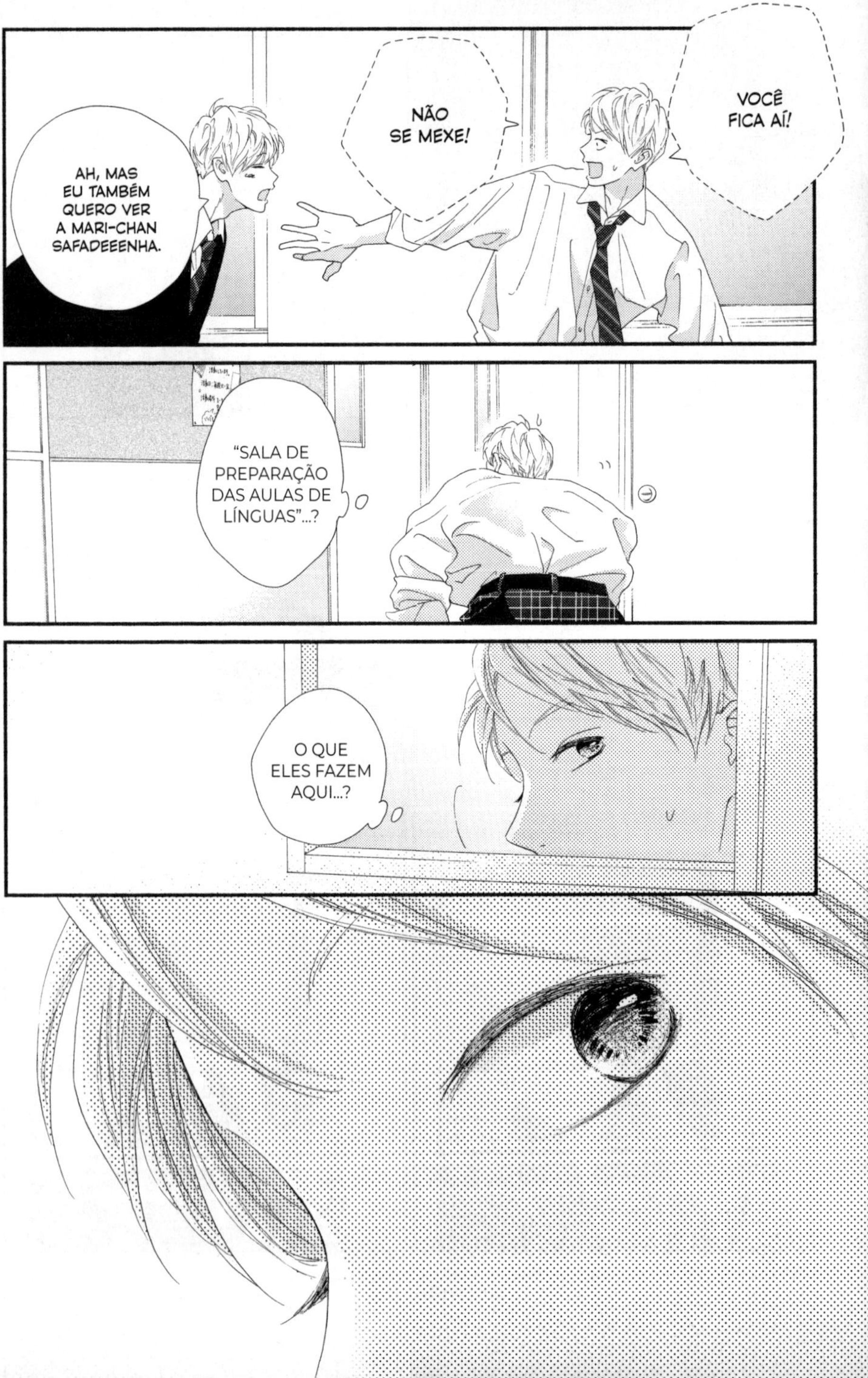
VOCÊ FICA AÍ!
NÃO SE MEXE!
AH, MAS EU TAMBÉM QUERO VER A MARI-CHAN SAFADEEENHA.
"SALA DE PREPARAÇÃO DAS AULAS DE LÍNGUAS"...?
O QUE ELES FAZEM AQUI...?

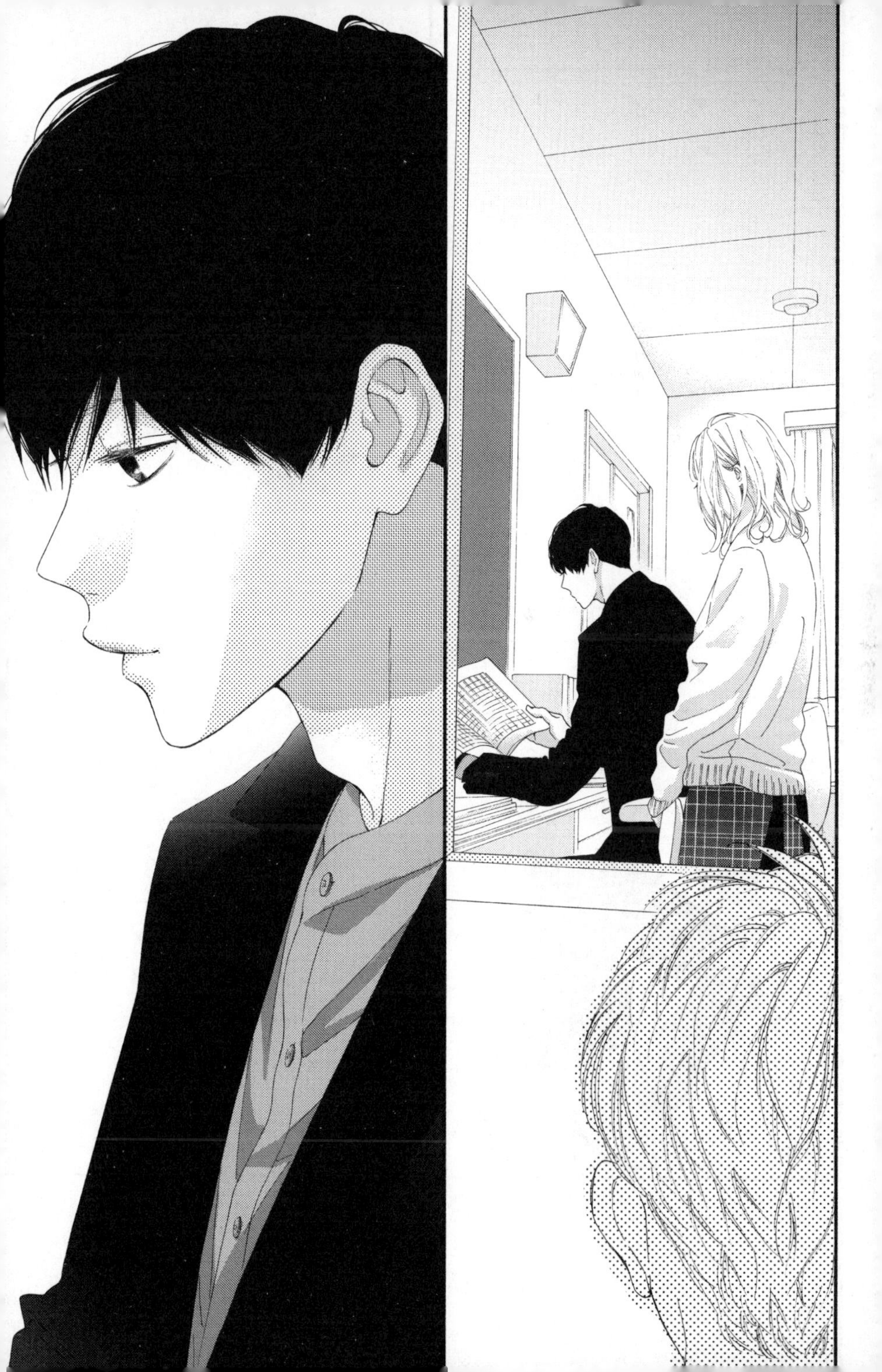

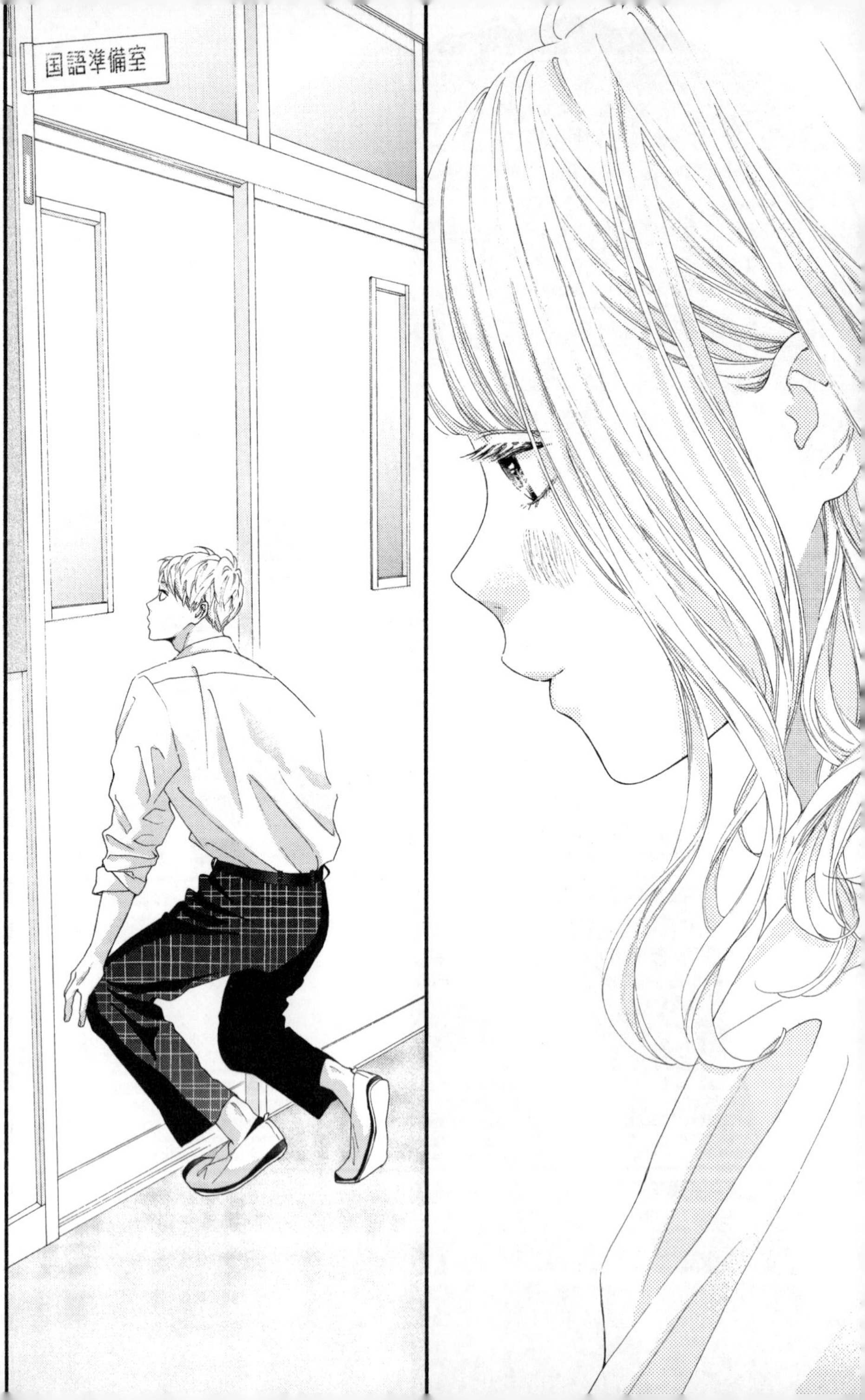
国語準備室

"Foi olhando para você..."

きみの横顔を見ていた

lhando

você...

"Foi olhando para você..."

"Foi olhando para você..."

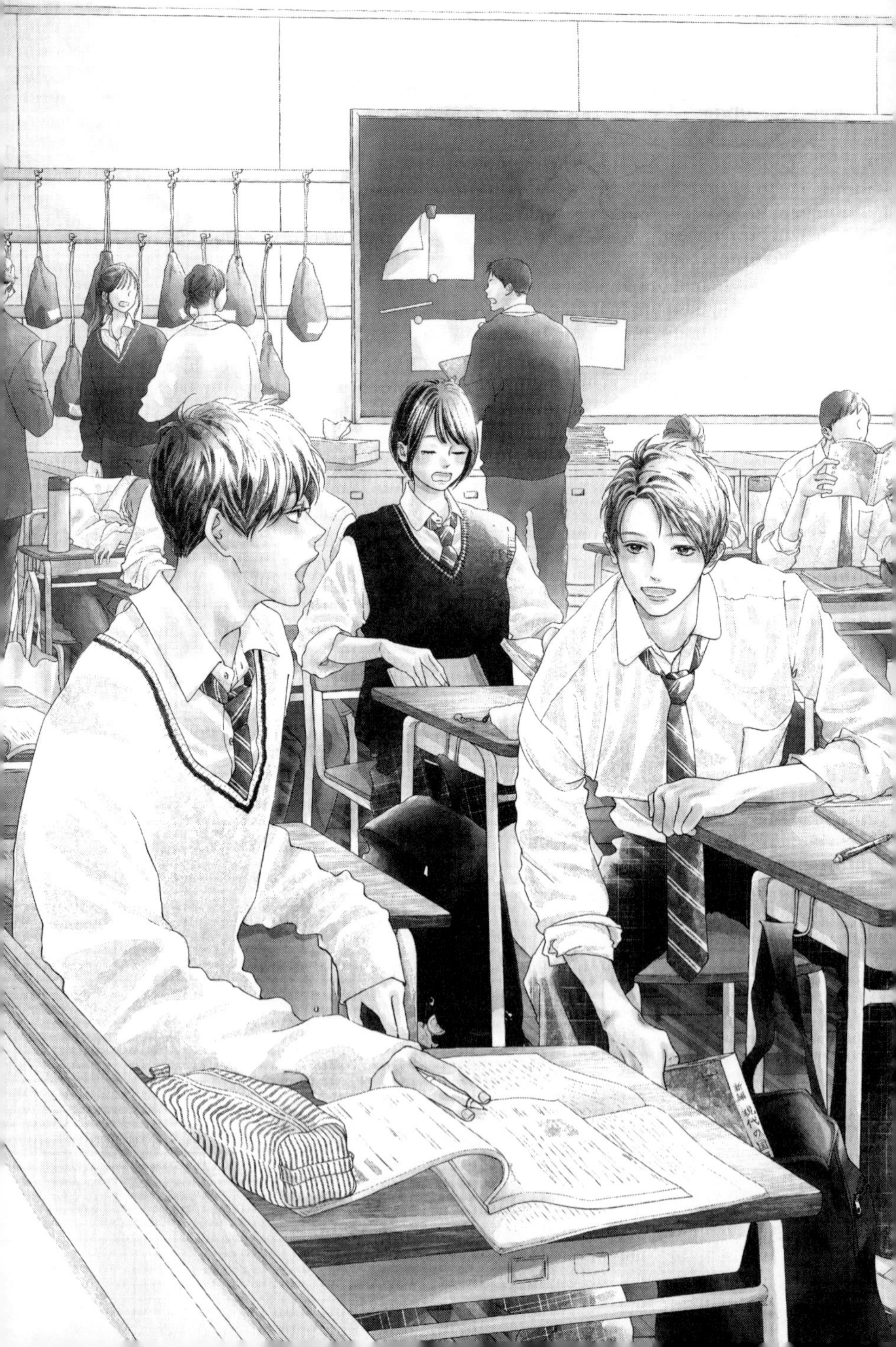

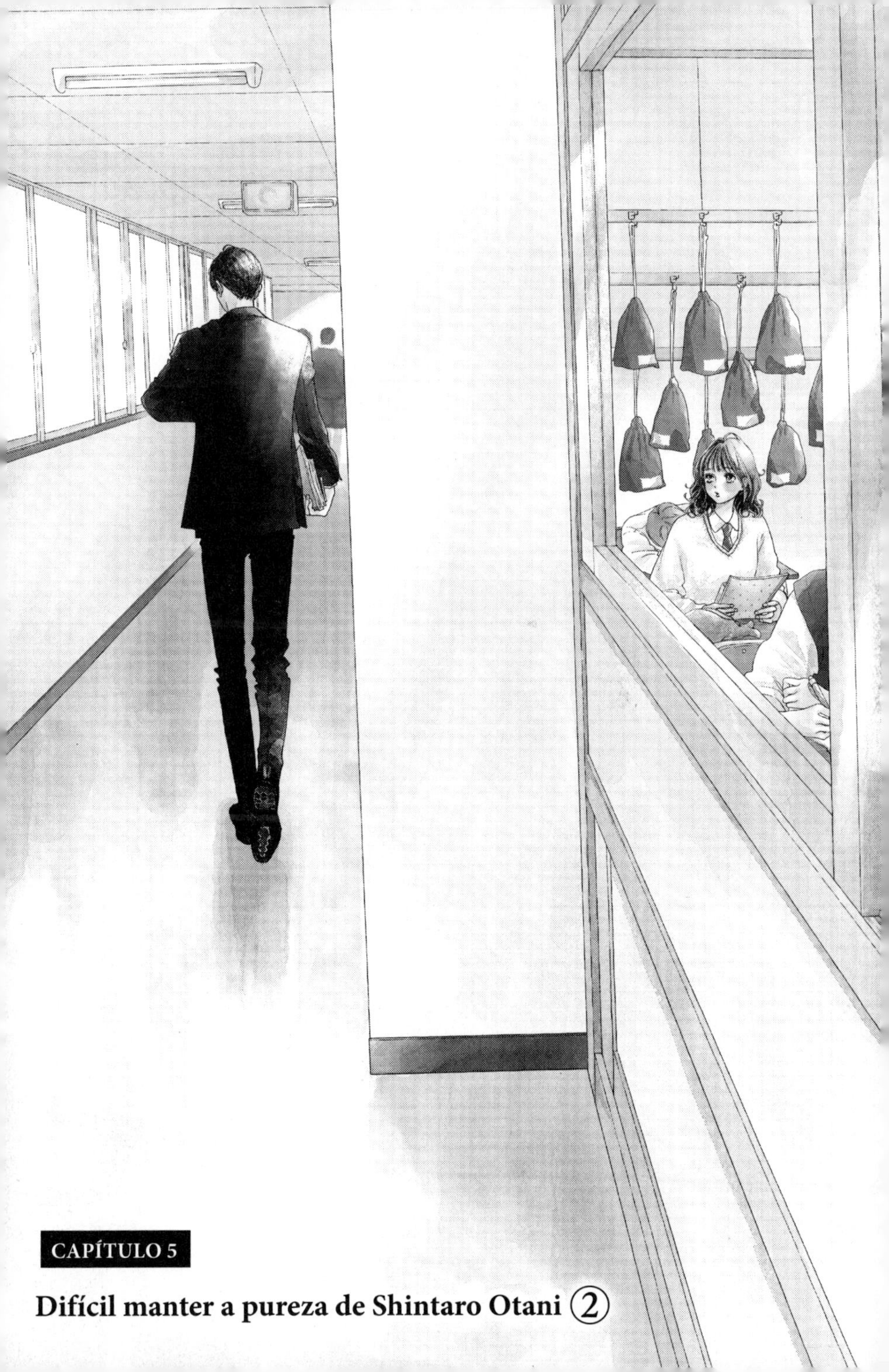

CAPÍTULO 5

Difícil manter a pureza de Shintaro Otani ②

"Foi olhando para você..."

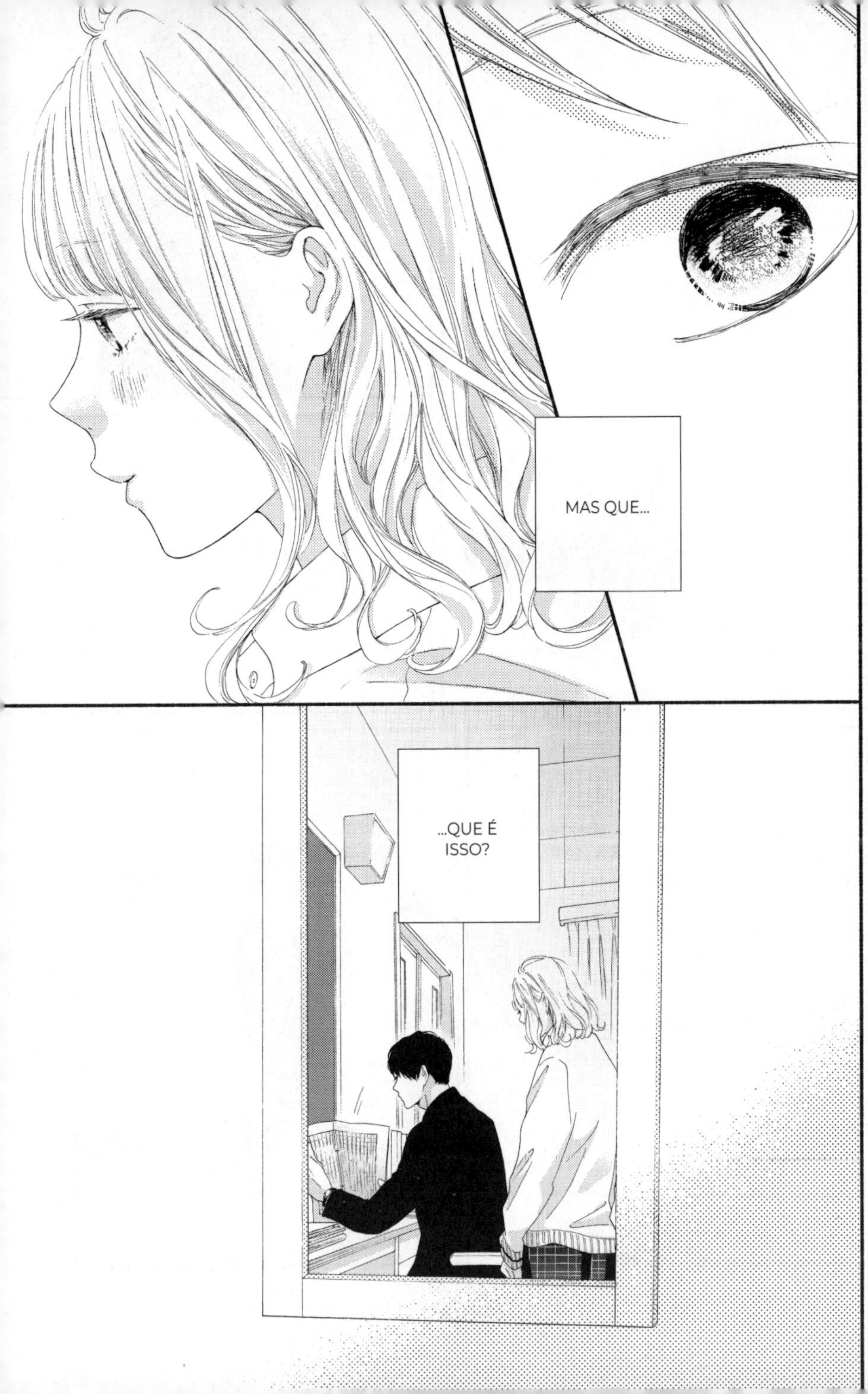
MAS QUE...
...QUE É ISSO?

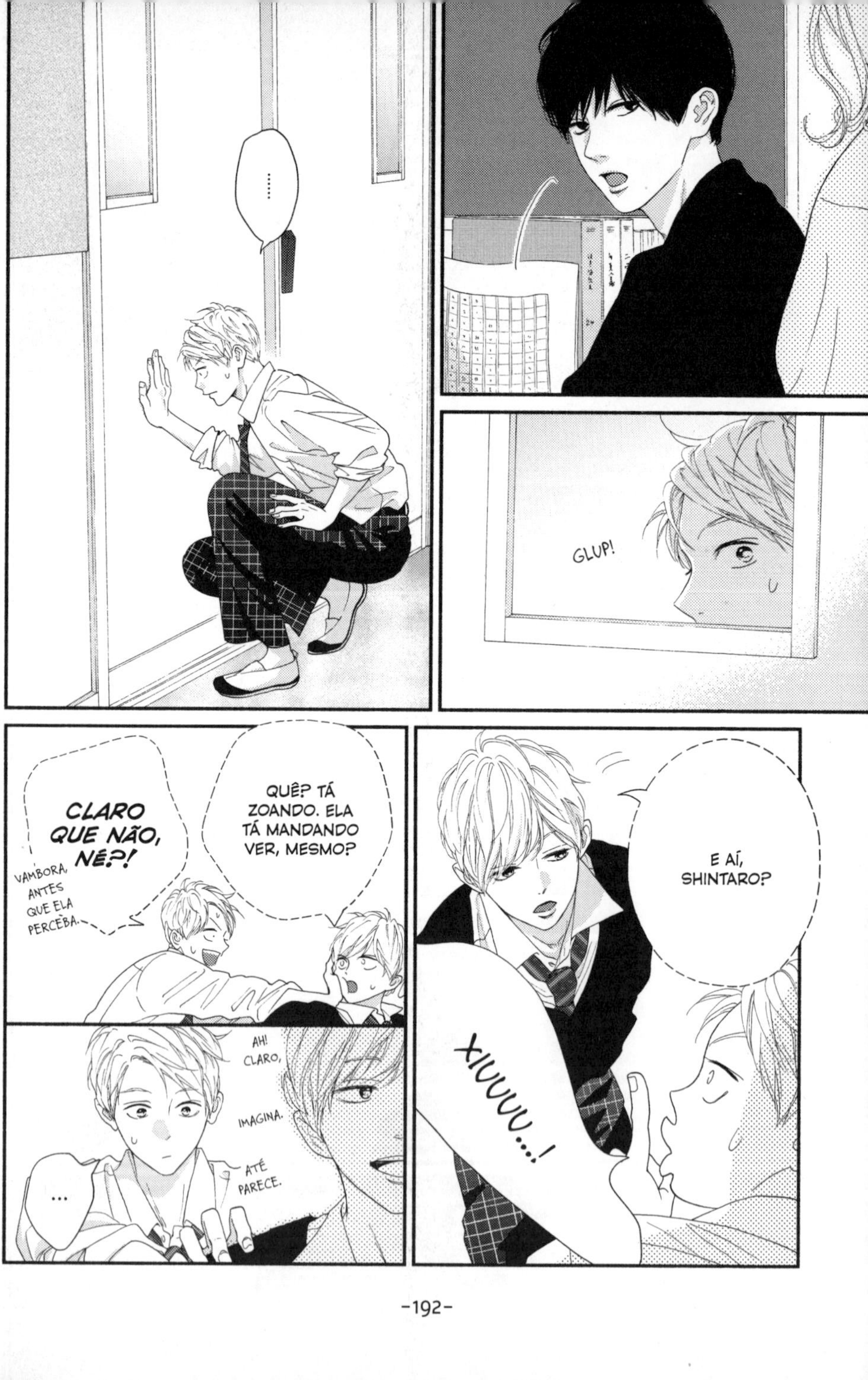
GLUP!
......
E AÍ, SHINTARO?
XIUUUU...!
QUÊ? TÁ ZOANDO. ELA TÁ MANDANDO VER, MESMO?
CLARO QUE NÃO, NÉ?!
VAMBORA, ANTES QUE ELA PERCEBA.
AH! CLARO,
IMAGINA.
ATÉ PARECE.
...

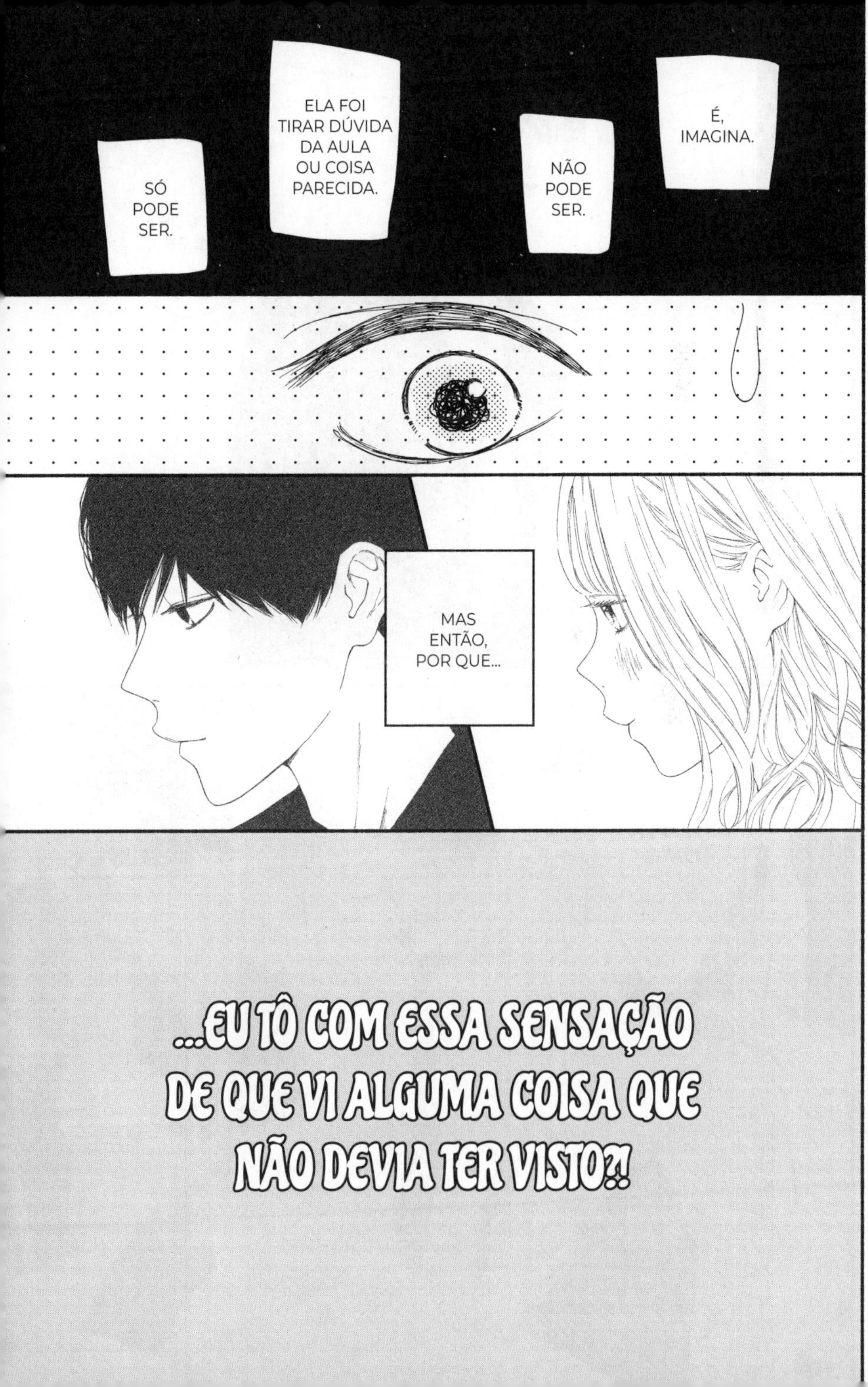
É, IMAGINA.
NÃO PODE SER.
ELA FOI TIRAR DÚVIDA DA AULA OU COISA PARECIDA.
SÓ PODE SER.
MAS ENTÃO, POR QUE...
...EU TÔ COM ESSA SENSAÇÃO DE QUE VI ALGUMA COISA QUE NÃO DEVIA TER VISTO?!

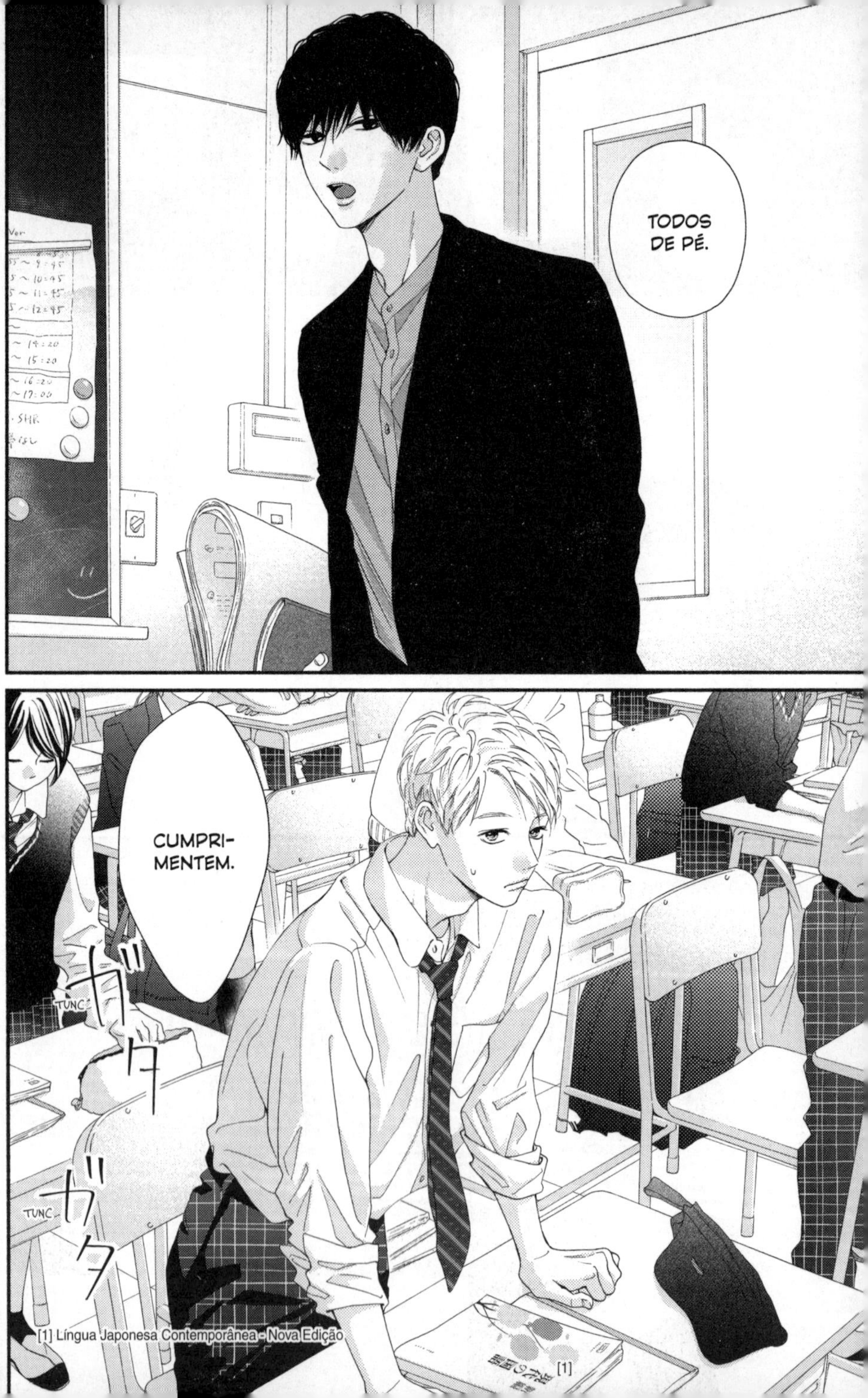
TODOS DE PÉ.
CUMPRI-
MENTEM.
TUNC
TUNC
[1] Língua Japonesa Contemporânea - Nova Edição
[1]

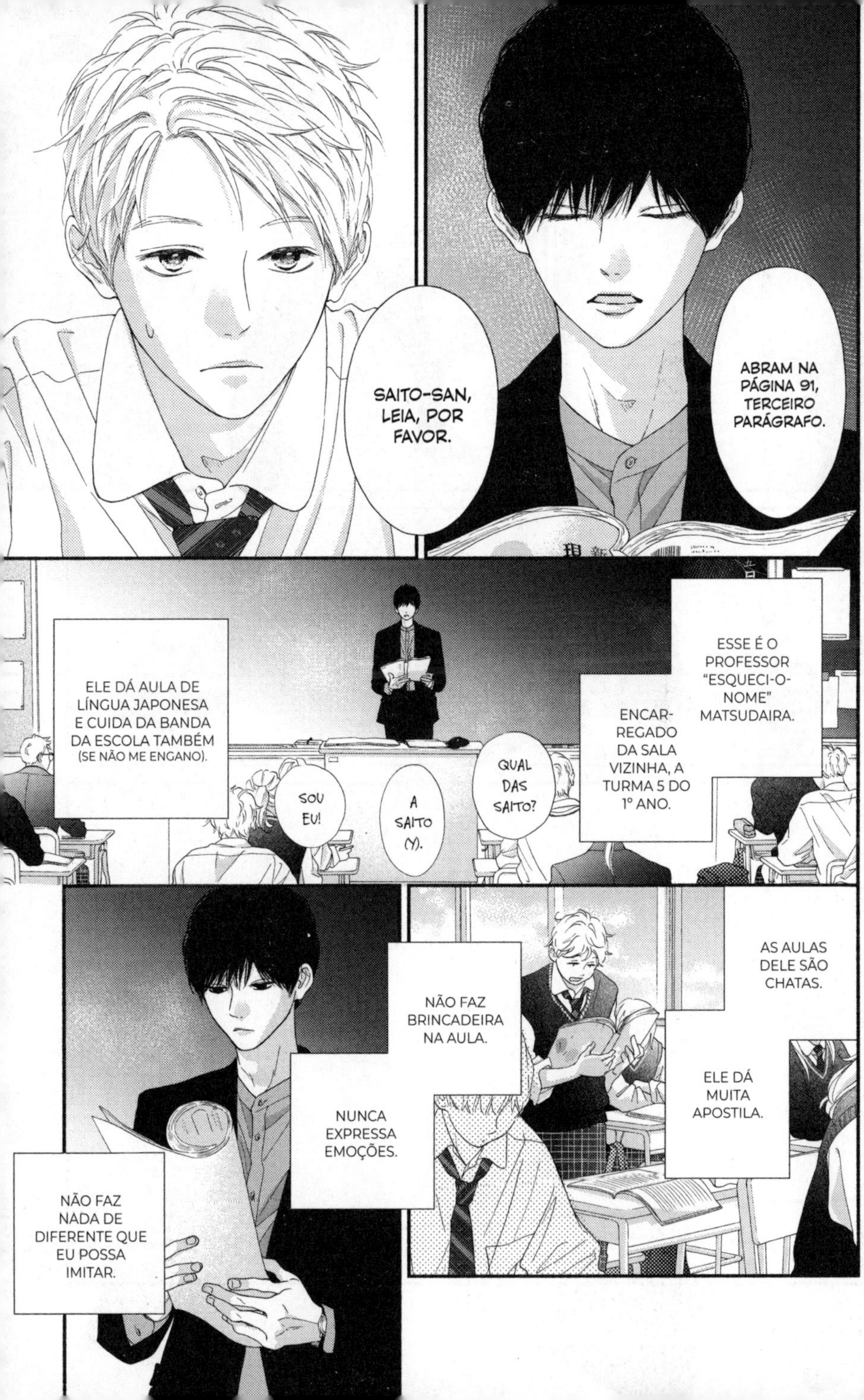
ABRAM NA PÁGINA 91, TERCEIRO PARÁGRAFO.
SAITO-SAN, LEIA, POR FAVOR.
ESSE É O PROFESSOR "ESQUECI-O-NOME" MATSUDAIRA.
ENCAR-REGADO DA SALA VIZINHA, A TURMA 5 DO 1º ANO.
QUAL DAS SAITO?
A SAITO (Y).
SOU EU!
ELE DÁ AULA DE LÍNGUA JAPONESA E CUIDA DA BANDA DA ESCOLA TAMBÉM (SE NÃO ME ENGANO).
AS AULAS DELE SÃO CHATAS.
ELE DÁ MUITA APOSTILA.
NÃO FAZ BRINCADEIRA NA AULA.
NUNCA EXPRESSA EMOÇÕES.
NÃO FAZ NADA DE DIFERENTE QUE EU POSSA IMITAR.

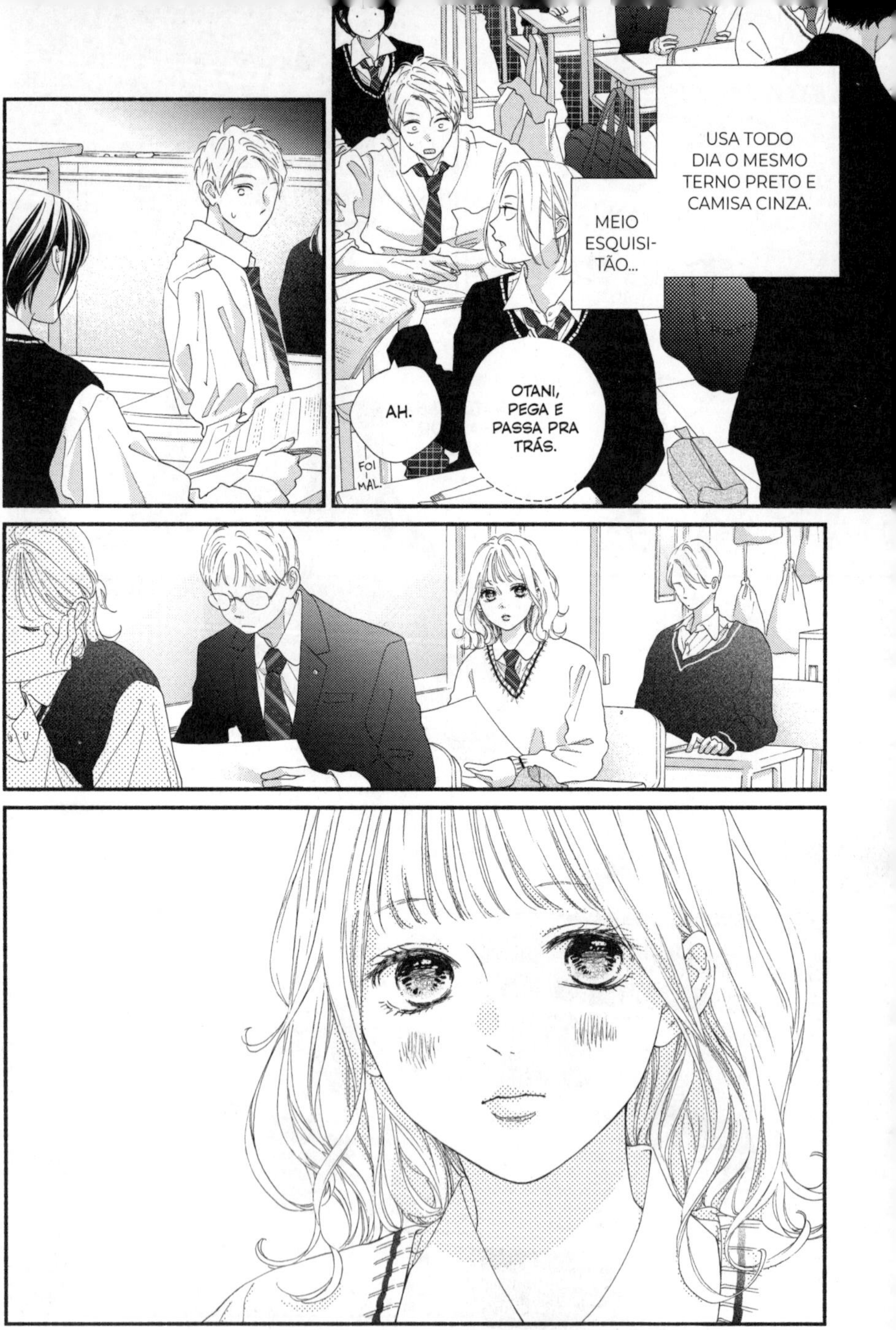
USA TODO DIA O MESMO TERNO PRETO E CAMISA CINZA.
MEIO ESQUISITÃO...
OTANI, PEGA E PASSA PRA TRÁS.
AH.
FOI MAL.

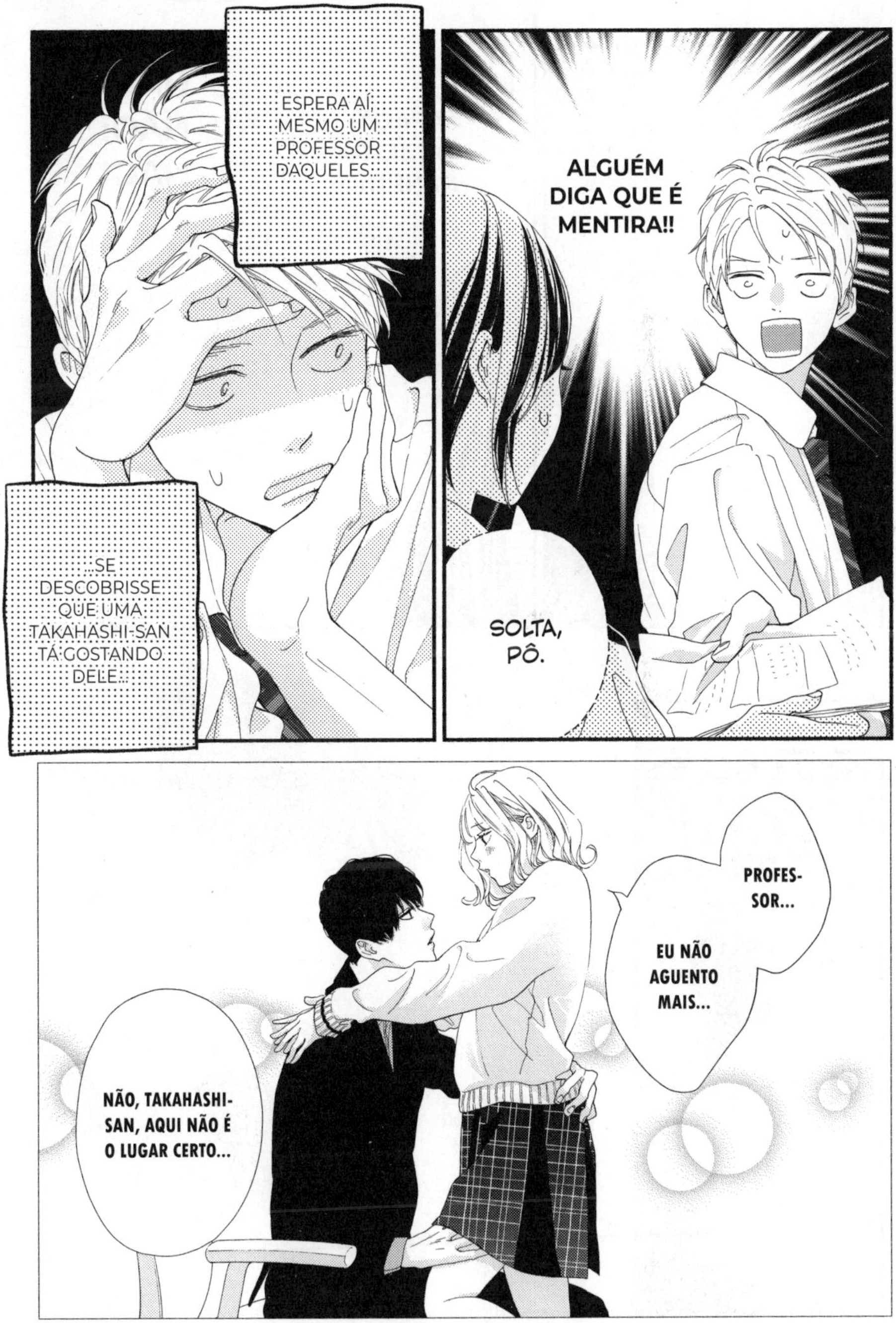
ALGUÉM DIGA QUE É MENTIRA!!
SOLTA, PÔ.
ESPERA AÍ, MESMO UM PROFESSOR DAQUELES...
...SE DESCOBRISSE QUE UMA TAKAHASHI-SAN TÁ GOSTANDO DELE...
PROFES-SOR...
EU NÃO AGUENTO MAIS...
NÃO, TAKAHASHI-SAN, AQUI NÃO É O LUGAR CERTO...

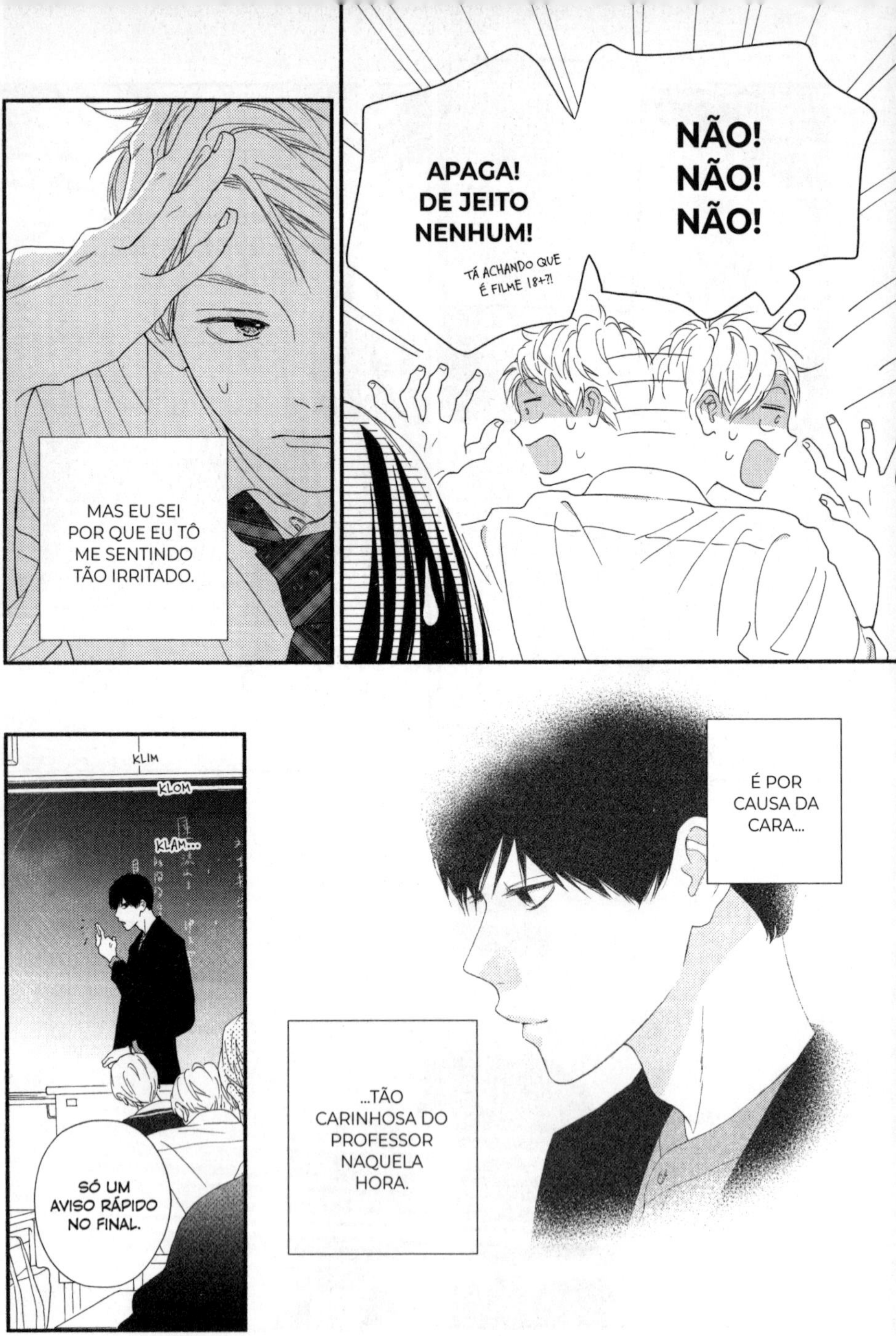
NÃO! NÃO! NÃO!
APAGA! DE JEITO NENHUM!
TÁ ACHANDO QUE É FILME 18+?!
MAS EU SEI POR QUE EU TÔ ME SENTINDO TÃO IRRITADO.
É POR CAUSA DA CARA...
...TÃO CARINHOSA DO PROFESSOR NAQUELA HORA.
KLIM
KLOM
KLAM...
SÓ UM AVISO RÁPIDO NO FINAL.

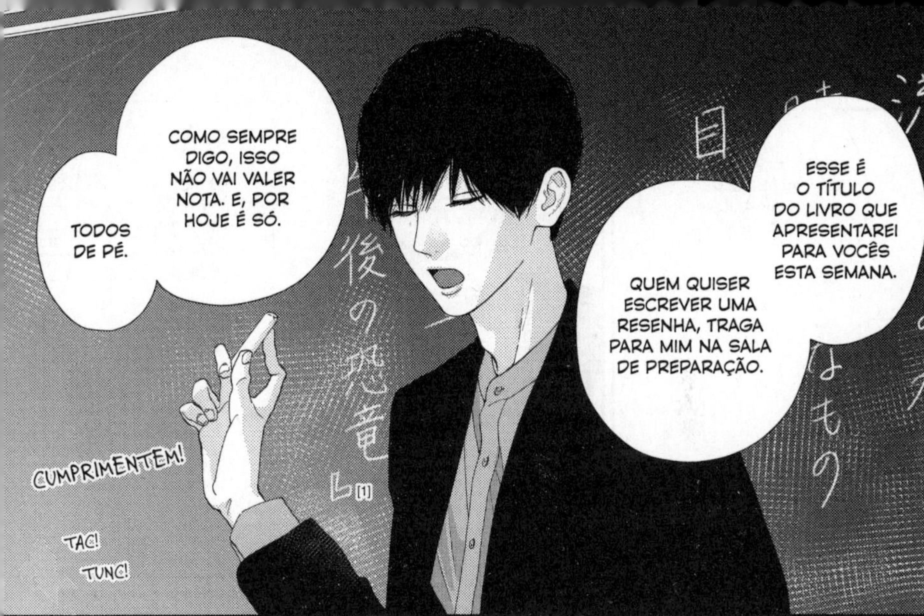
ESSE É O TÍTULO DO LIVRO QUE APRESENTAREI PARA VOCÊS ESTA SEMANA.
QUEM QUISER ESCREVER UMA RESENHA, TRAGA PARA MIM NA SALA DE PREPARAÇÃO.
COMO SEMPRE DIGO, ISSO NÃO VAI VALER NOTA. E, POR HOJE É SÓ.
TODOS DE PÉ.
[1]
CUMPRIMENTEM!
TAC!
TUNC!

[1] "Tarde com Dinossauros" de Shin'ichi Hoshi

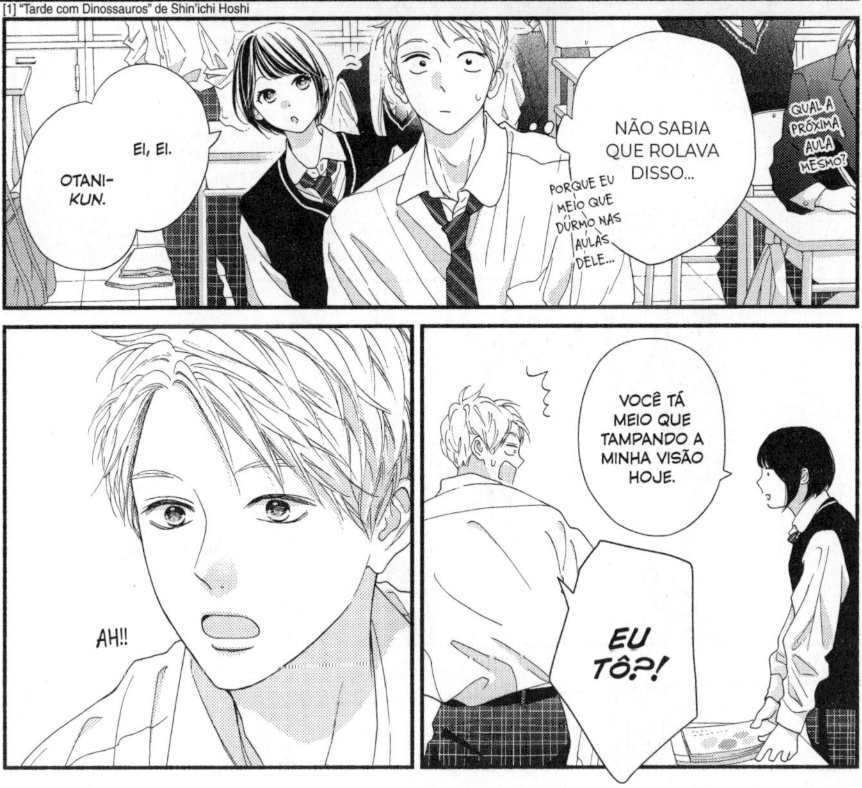
QUAL A PRÓXIMA AULA MESMO?
NÃO SABIA QUE ROLAVA DISSO...
PORQUE EU MEIO QUE DURMO NAS AULAS DELE...
EI, EI.
OTANI-KUN.
VOCÊ TÁ MEIO QUE TAMPANDO A MINHA VISÃO HOJE.
EU TÔ?!
AH!!

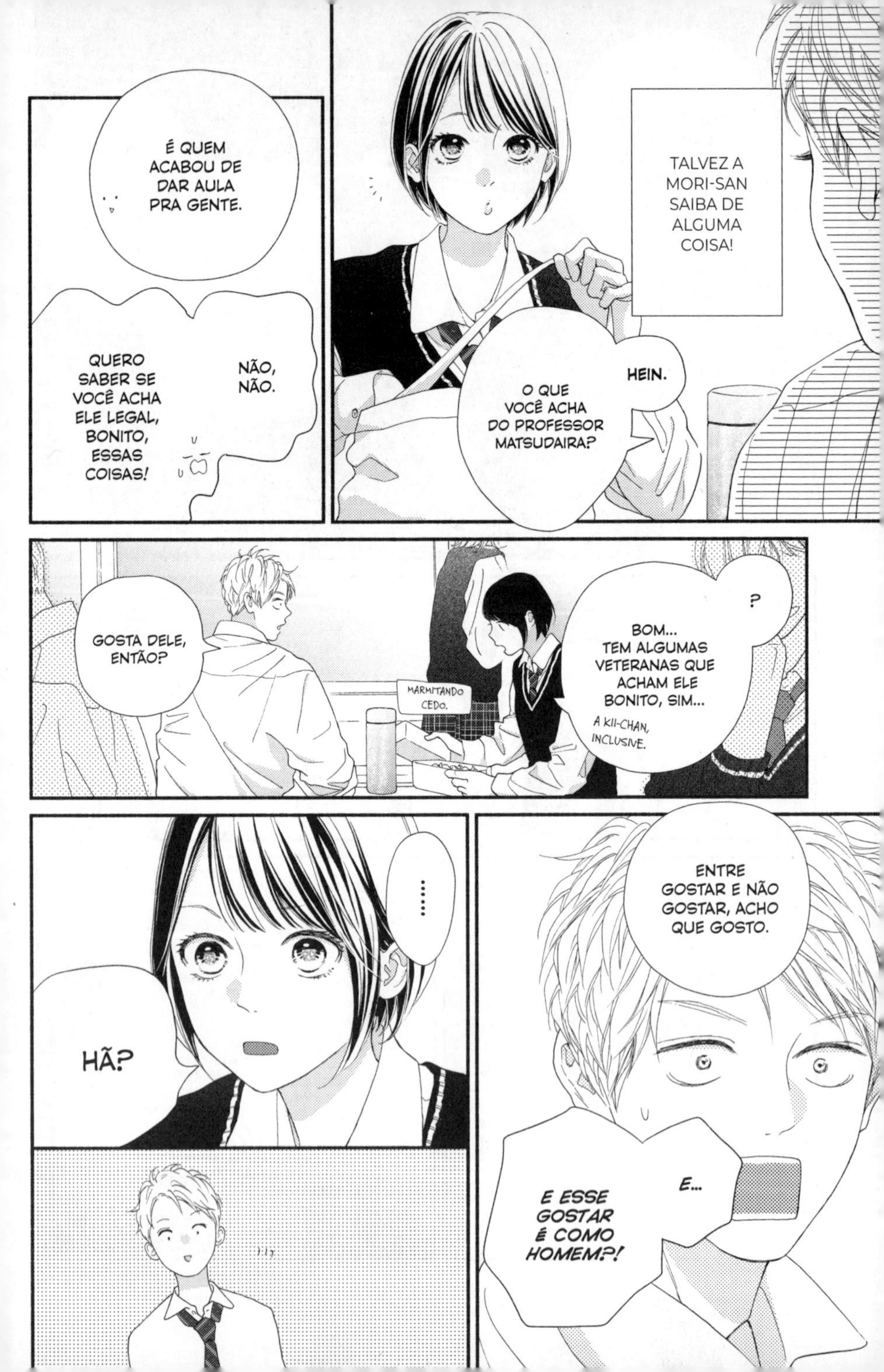
TALVEZ A MORI-SAN SAIBA DE ALGUMA COISA!
HEIN.
O QUE VOCÊ ACHA DO PROFESSOR MATSUDAIRA?
É QUEM ACABOU DE DAR AULA PRA GENTE.
NÃO, NÃO.
QUERO SABER SE VOCÊ ACHA ELE LEGAL, BONITO, ESSAS COISAS!
?
BOM... TEM ALGUMAS VETERANAS QUE ACHAM ELE BONITO, SIM...
A KII-CHAN, INCLUSIVE.
MARMITANDO CEDO.
GOSTA DELE, ENTÃO?
ENTRE GOSTAR E NÃO GOSTAR, ACHO QUE GOSTO.
......
HÃ?
E...
E ESSE GOSTAR É COMO HOMEM?!

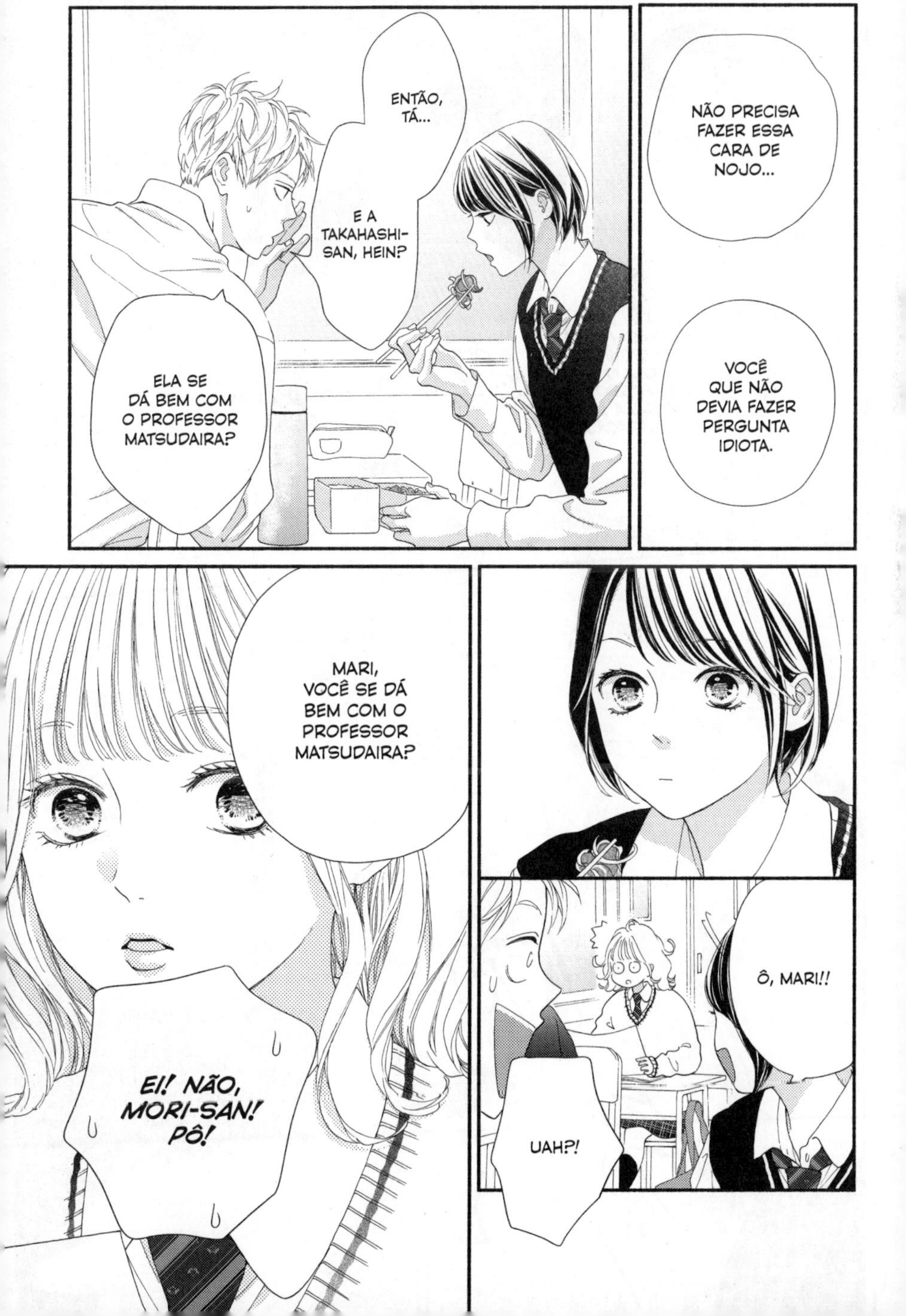
NÃO PRECISA FAZER ESSA CARA DE NOJO...
VOCÊ QUE NÃO DEVIA FAZER PERGUNTA IDIOTA.
ENTÃO, TÁ...
E A TAKAHASHI-SAN, HEIN?
ELA SE DÁ BEM COM O PROFESSOR MATSUDAIRA?
Ô, MARI!!
UAH?!
MARI, VOCÊ SE DÁ BEM COM O PROFESSOR MATSUDAIRA?
EI! NÃO, MORI-SAN! PÔ!

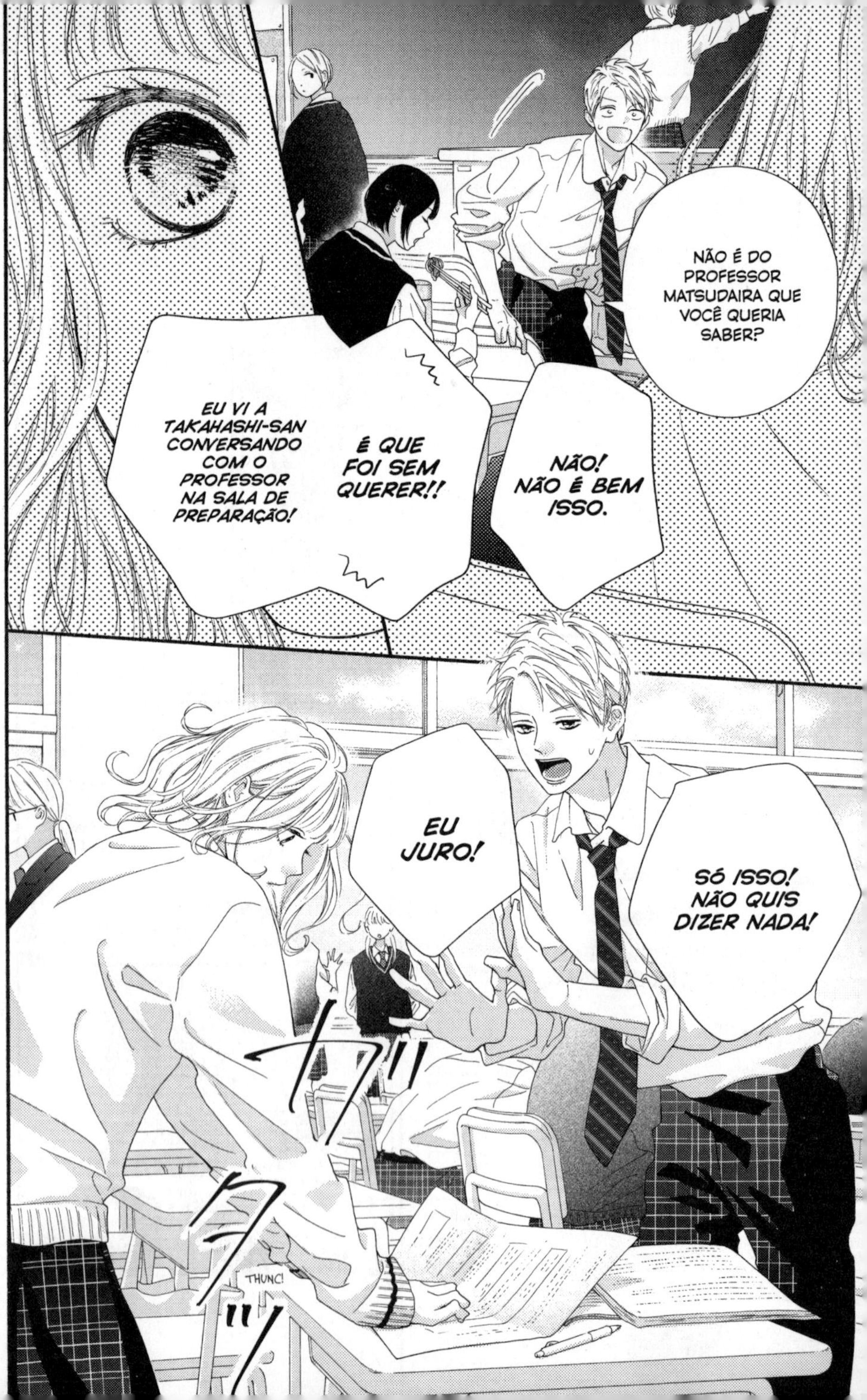
NÃO É DO PROFESSOR MATSUDAIRA QUE VOCÊ QUERIA SABER?
NÃO! NÃO É BEM ISSO.
É QUE FOI SEM QUERER!!
EU VI A TAKAHASHI-SAN CONVERSANDO COM O PROFESSOR NA SALA DE PREPARAÇÃO!
SÓ ISSO! NÃO QUIS DIZER NADA!
EU JURO!
THUNC!

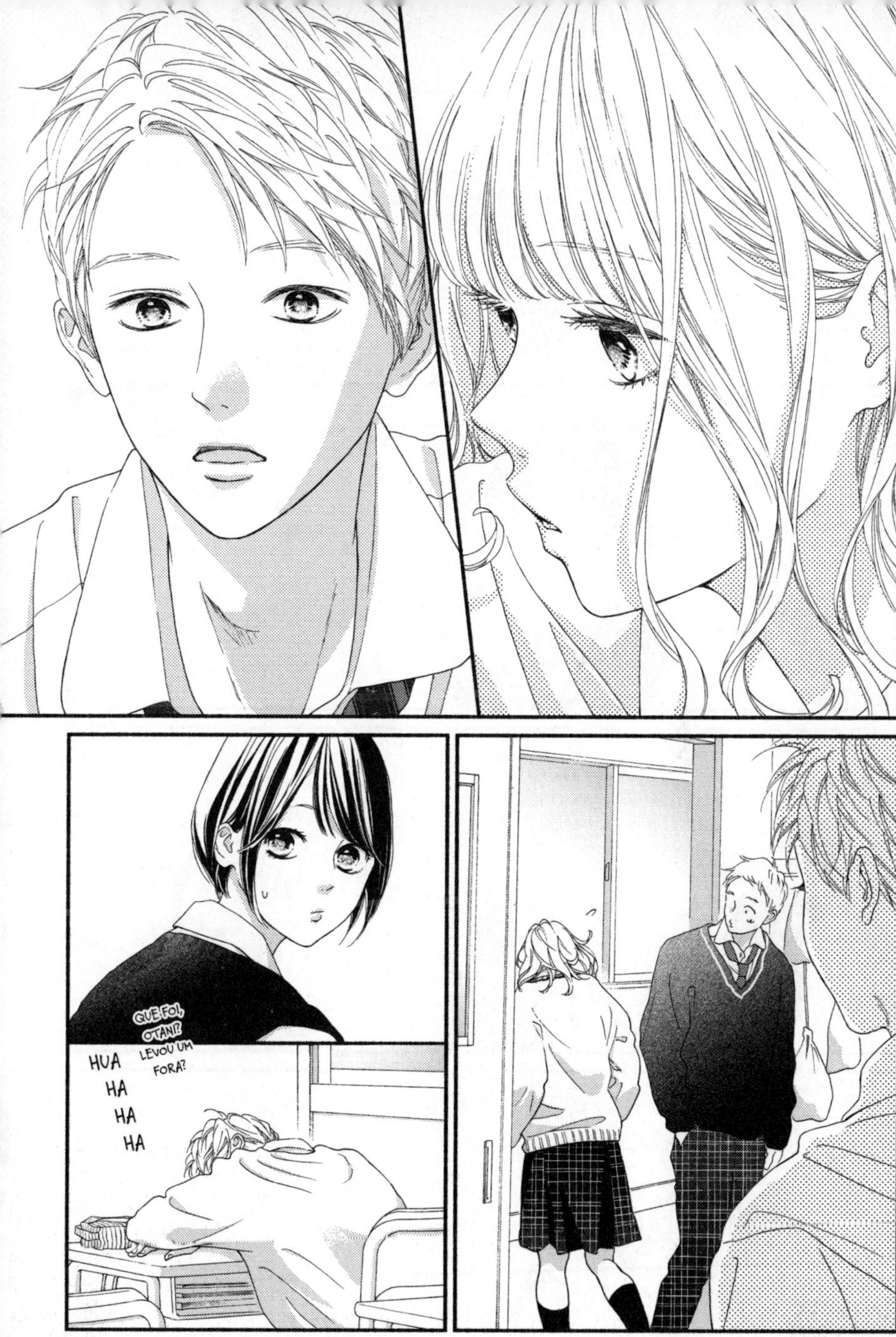
QUE FOI, OTANI? LEVOU UM FORA?
HUA HA HA HA

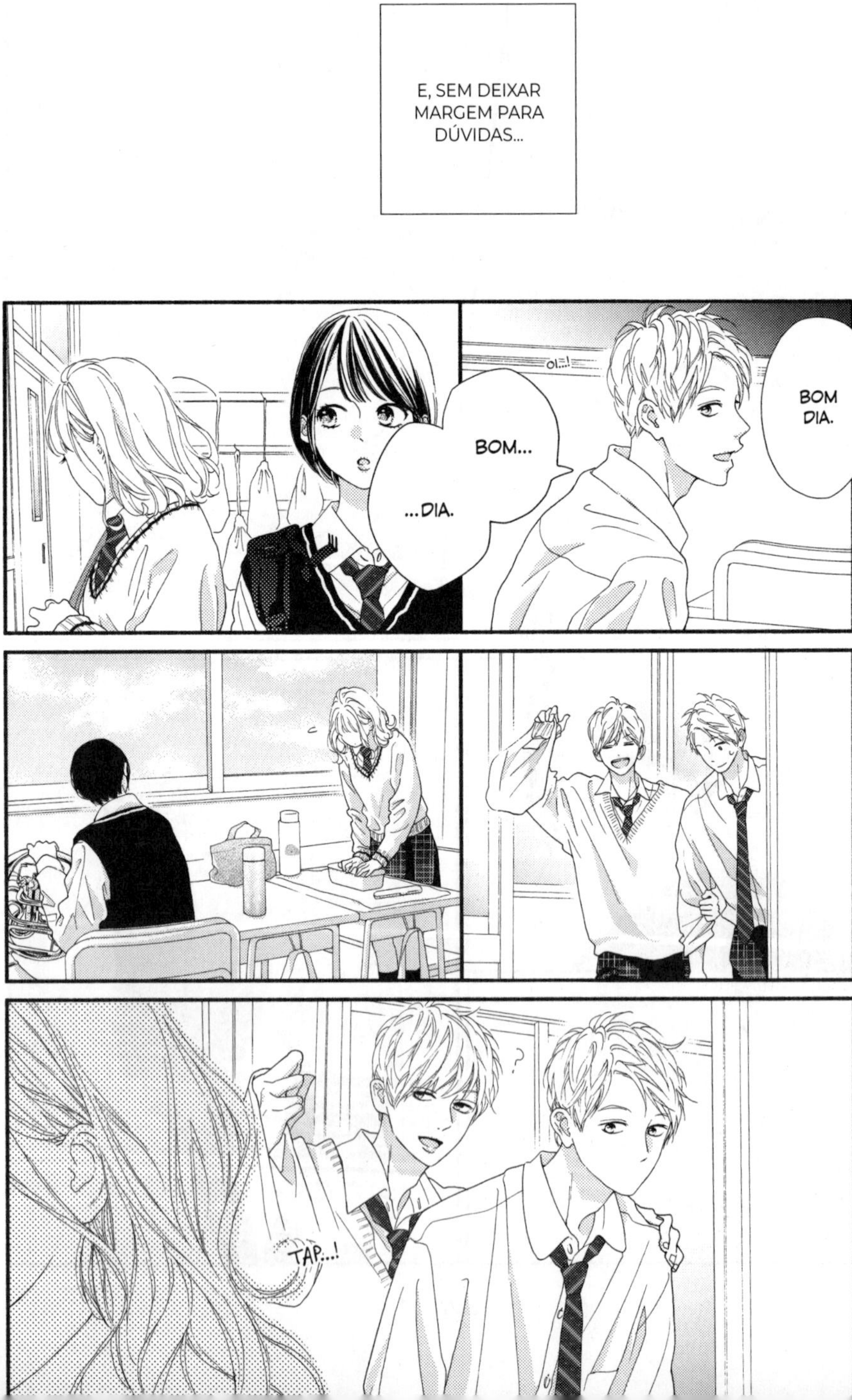
E, SEM DEIXAR MARGEM PARA DÚVIDAS...
OI...!
BOM DIA.
BOM...
...DIA.
TAP...!

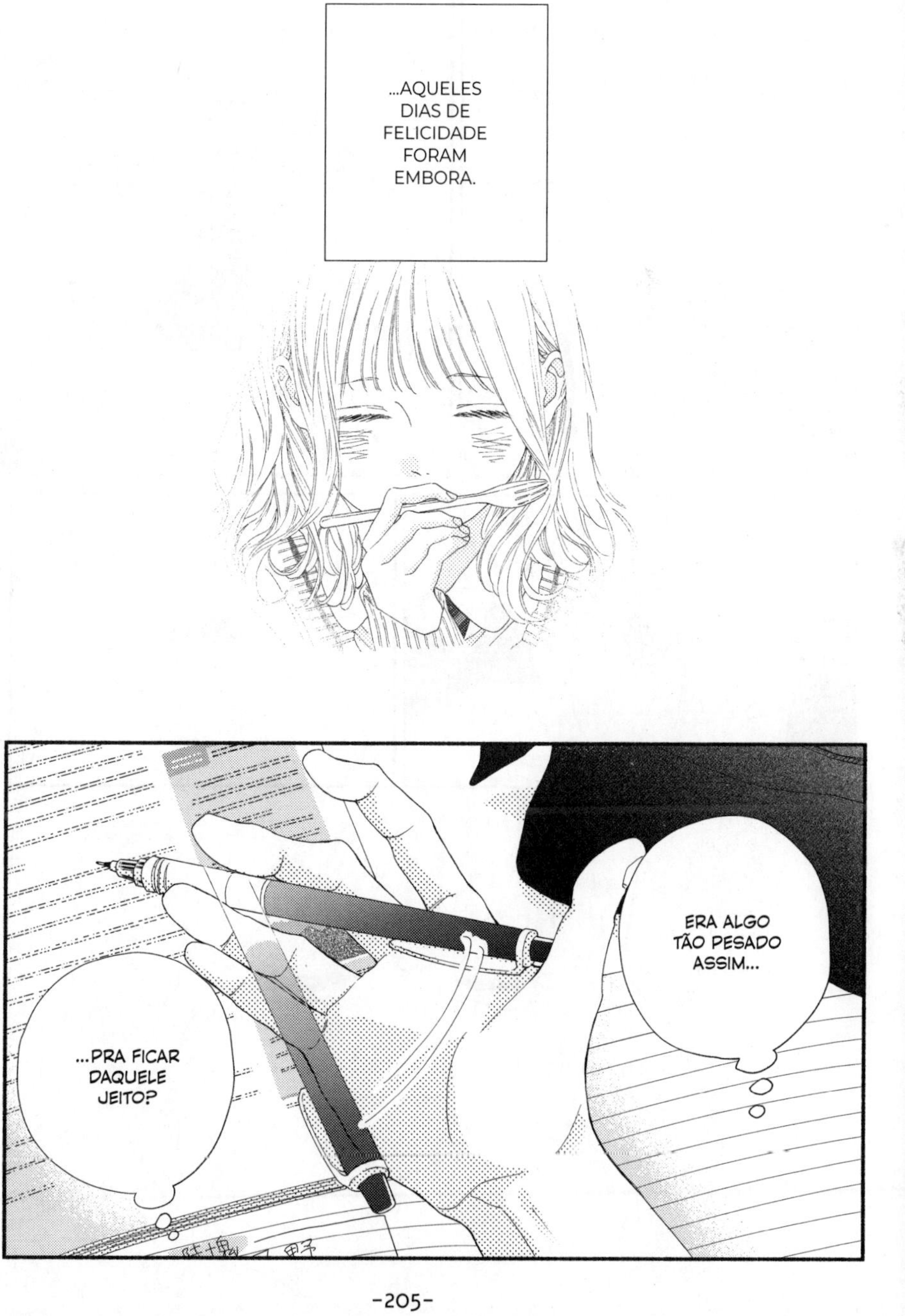
...AQUELES DIAS DE FELICIDADE FORAM EMBORA.
ERA ALGO TÃO PESADO ASSIM...
...PRA FICAR DAQUELE JEITO?

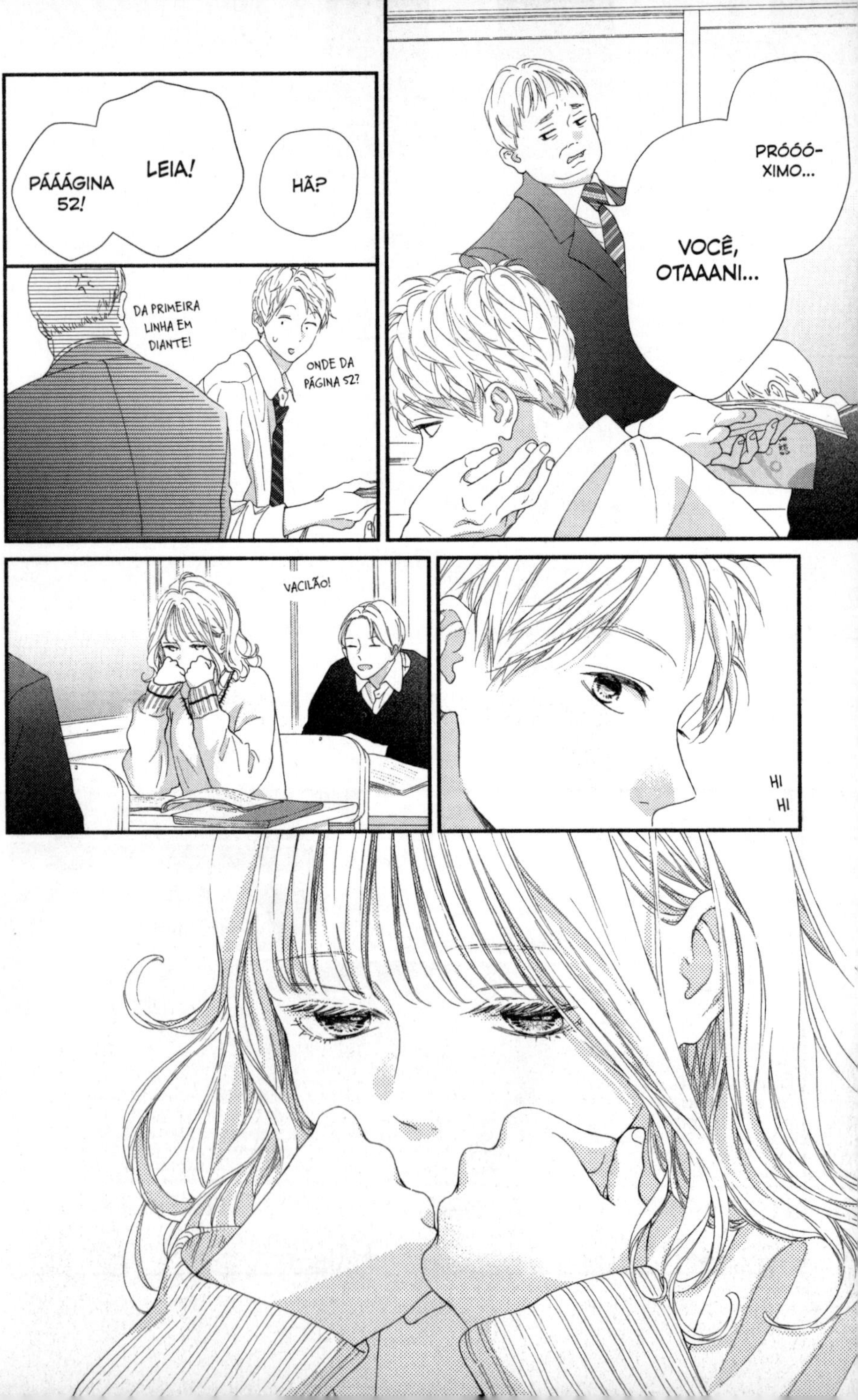
PRÓÓÓ-XIMO...
VOCÊ, OTAAANI...
HÃ?
LEIA!
PÁÁÁGINA 52!
ONDE DA PÁGINA 52?
DA PRIMEIRA LINHA EM DIANTE!
HI HI
VACILÃO!

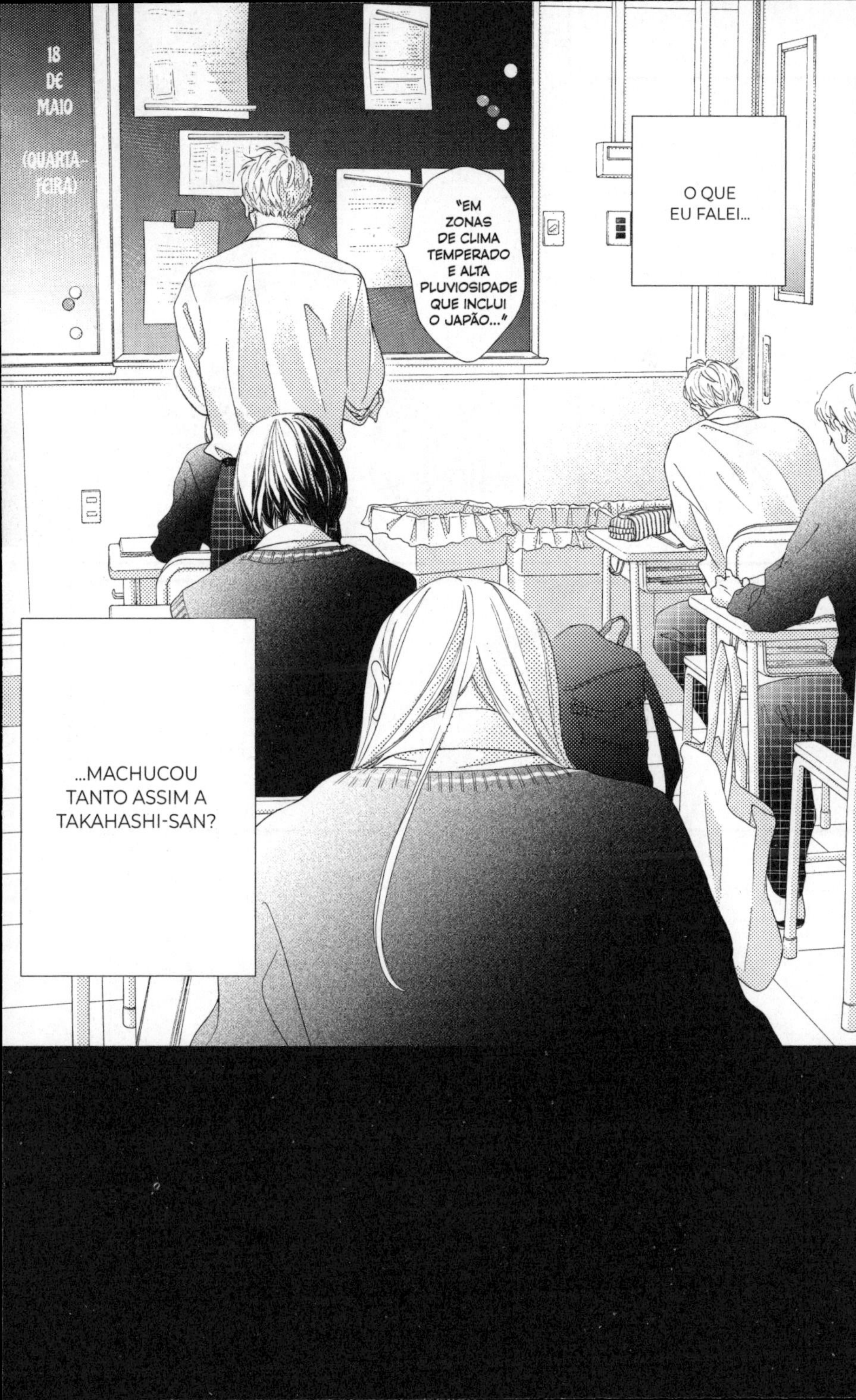
18 DE MAIO (QUARTA-FEIRA)
O QUE EU FALEI...
"EM ZONAS DE CLIMA TEMPERADO E ALTA PLUVIOSIDADE QUE INCLUI O JAPÃO..."
...MACHUCOU TANTO ASSIM A TAKAHASHI-SAN?

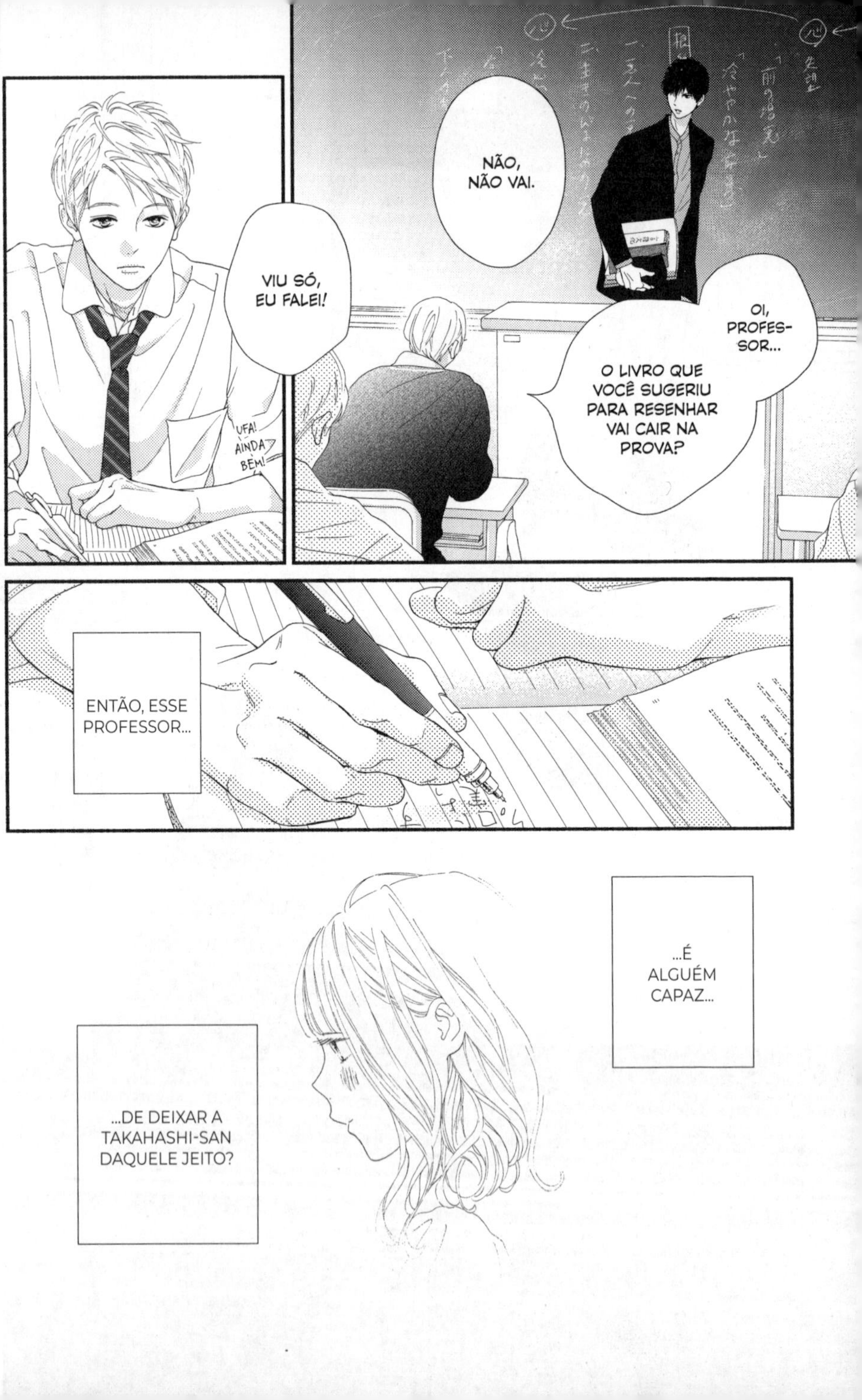
OI, PROFESSOR...
O LIVRO QUE VOCÊ SUGERIU PARA RESENHAR VAI CAIR NA PROVA?
NÃO, NÃO VAI.
VIU SÓ, EU FALEI!
UFA! AINDA BEM!
ENTÃO, ESSE PROFESSOR...
...É ALGUÉM CAPAZ...
...DE DEIXAR A TAKAHASHI-SAN DAQUELE JEITO?

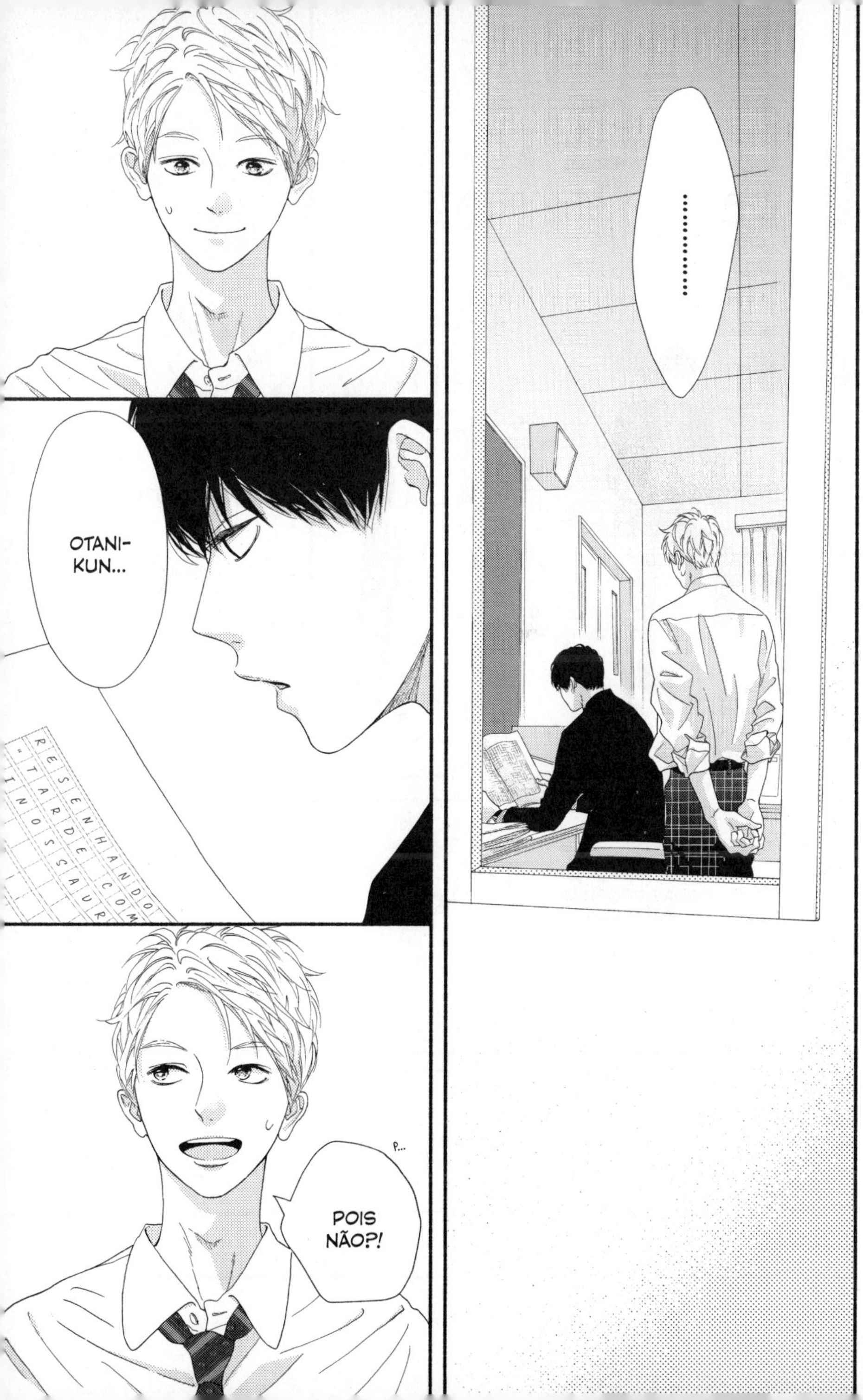
......
OTANI-KUN...
P...
POIS NÃO?!

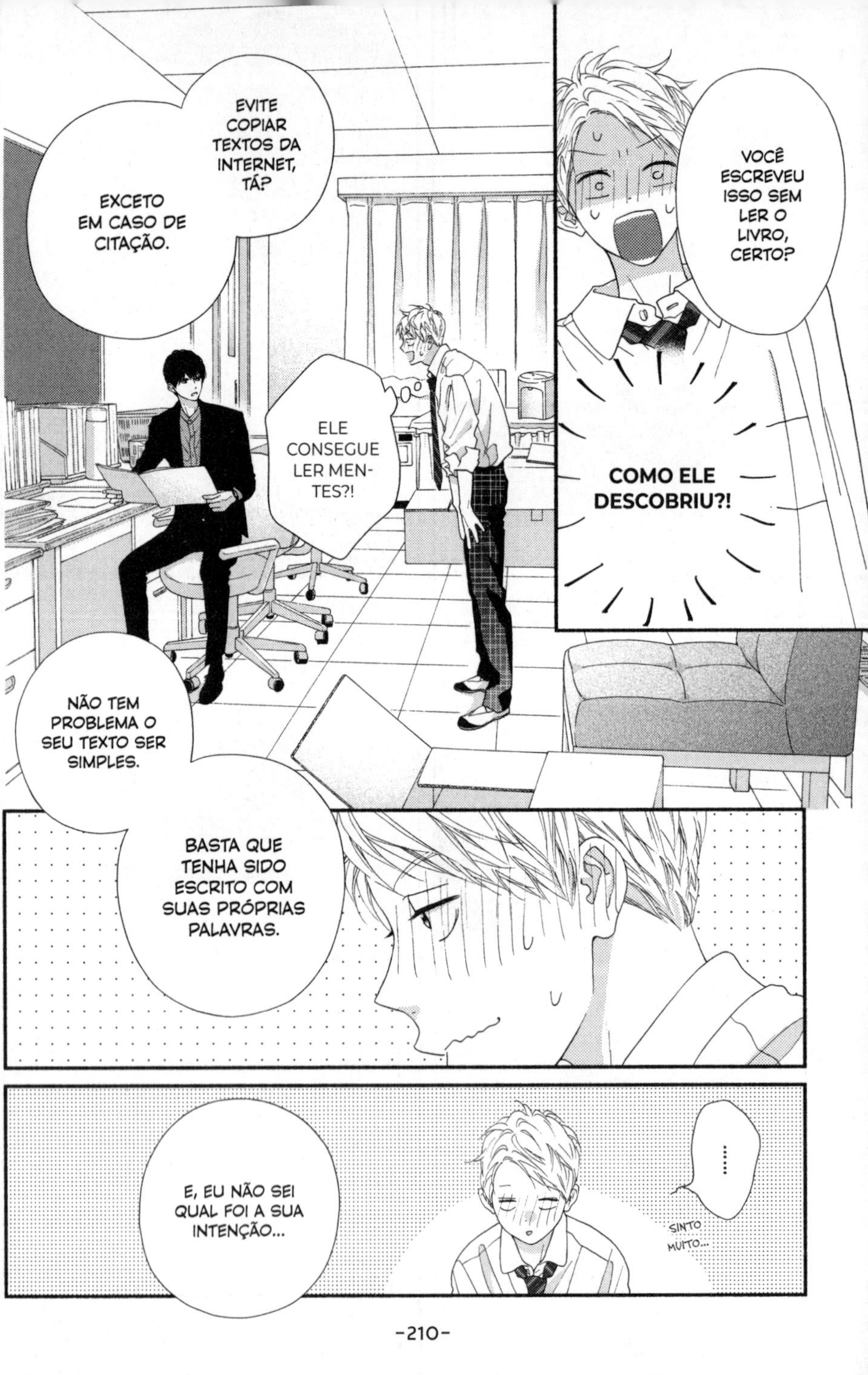
VOCÊ ESCREVEU ISSO SEM LER O LIVRO, CERTO?
COMO ELE DESCOBRIU?!
EVITE COPIAR TEXTOS DA INTERNET, TÁ?
EXCETO EM CASO DE CITAÇÃO.
ELE CONSEGUE LER MEN-TES?!
NÃO TEM PROBLEMA O SEU TEXTO SER SIMPLES.
BASTA QUE TENHA SIDO ESCRITO COM SUAS PRÓPRIAS PALAVRAS.
......
SINTO MUITO...
E, EU NÃO SEI QUAL FOI A SUA INTENÇÃO...

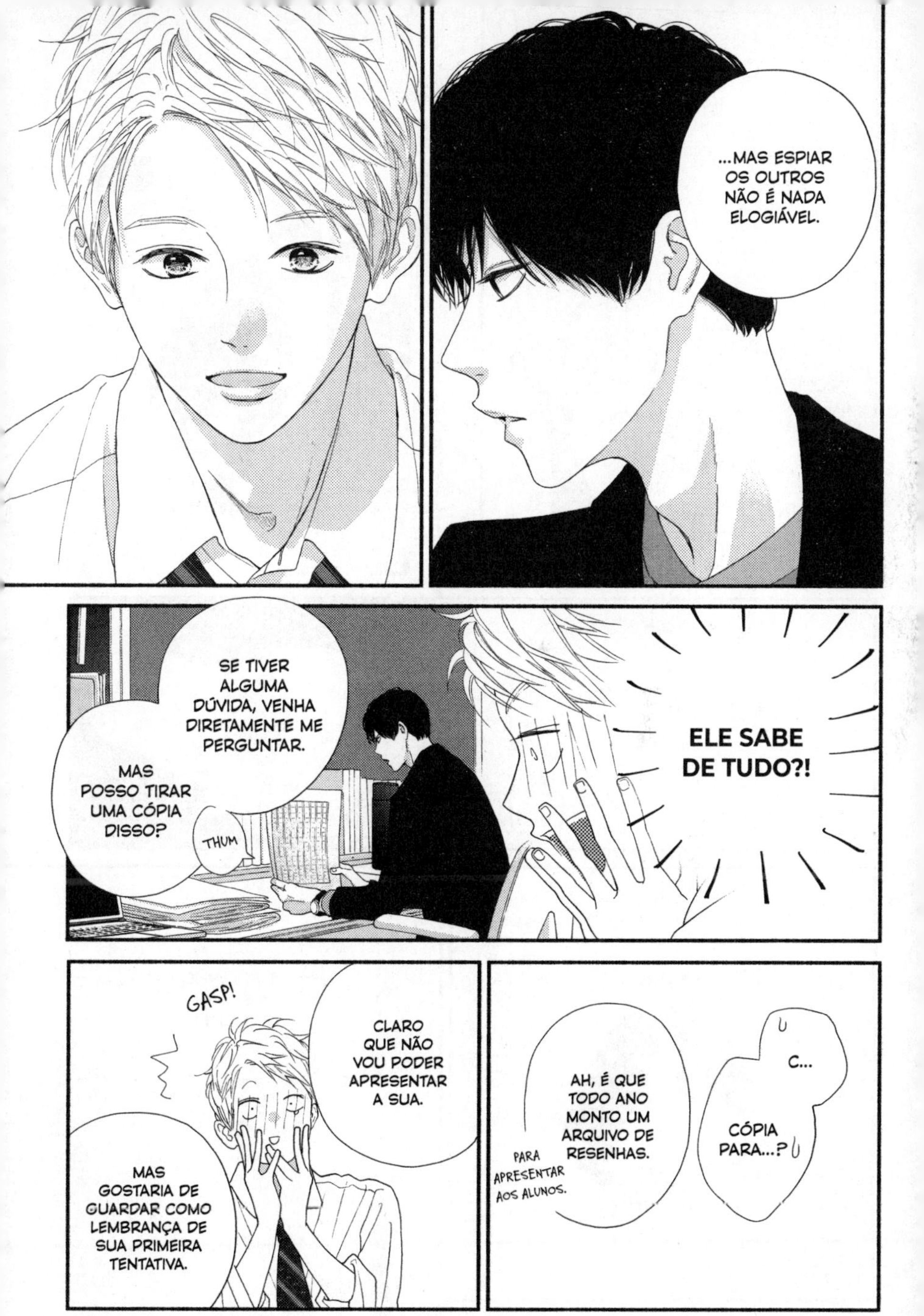
...MAS ESPIAR OS OUTROS NÃO É NADA ELOGIÁVEL.
ELE SABE DE TUDO?!
SE TIVER ALGUMA DÚVIDA, VENHA DIRETAMENTE ME PERGUNTAR.
MAS POSSO TIRAR UMA CÓPIA DISSO?
THUM
C...
CÓPIA PARA...?
AH, É QUE TODO ANO MONTO UM ARQUIVO DE RESENHAS.
PARA APRESENTAR AOS ALUNOS.
CLARO QUE NÃO VOU PODER APRESENTAR A SUA.
GASP!
MAS GOSTARIA DE GUARDAR COMO LEMBRANÇA DE SUA PRIMEIRA TENTATIVA.

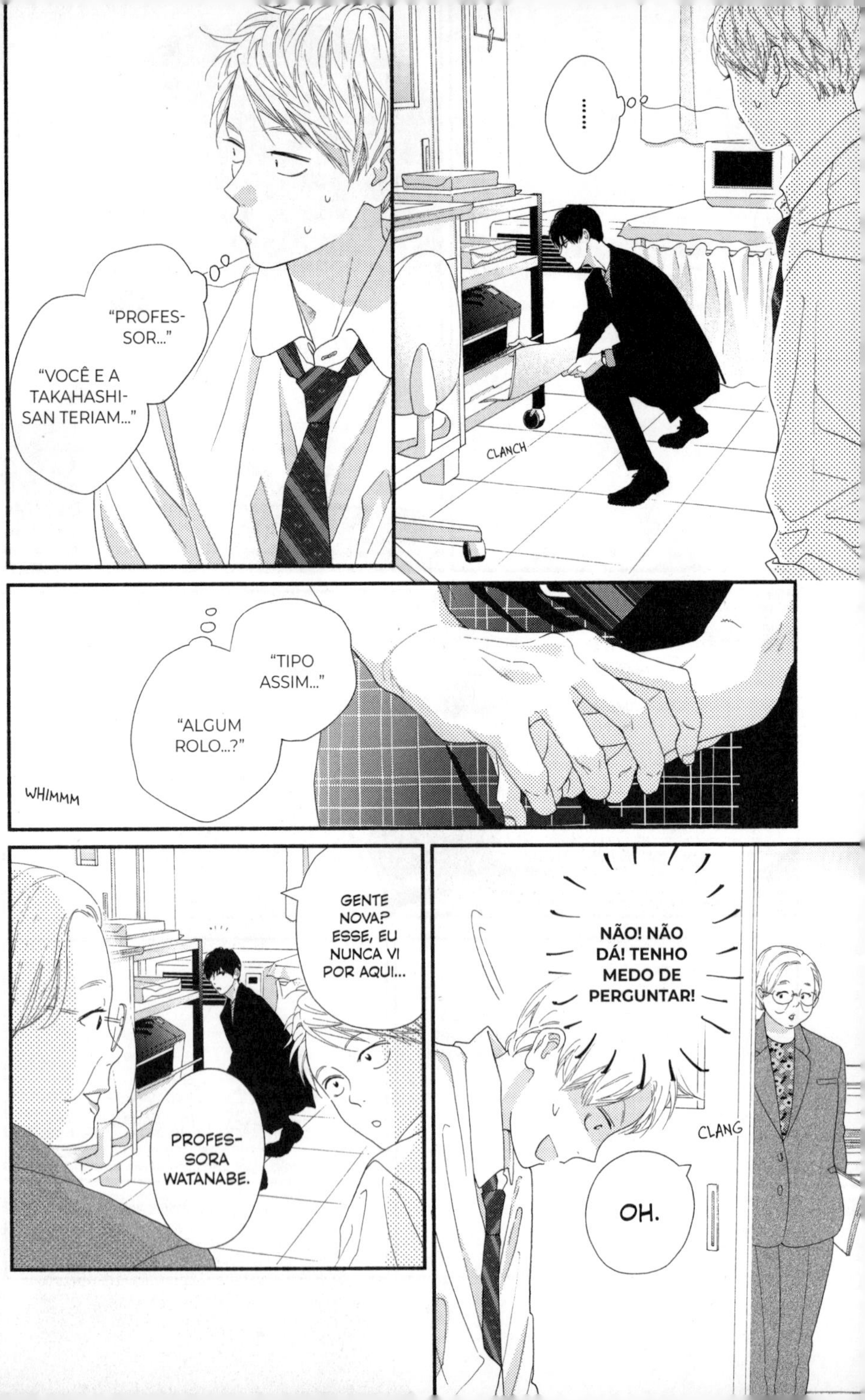
......
CLANCH
"PROFESSOR..."
"VOCÊ E A TAKAHASHI-SAN TERIAM..."
"TIPO ASSIM..."
"ALGUM ROLO...?"
WHIMMM
NÃO! NÃO DÁ! TENHO MEDO DE PERGUNTAR!
CLANG
OH.
GENTE NOVA? ESSE, EU NUNCA VI POR AQUI...
PROFESSORA WATANABE.

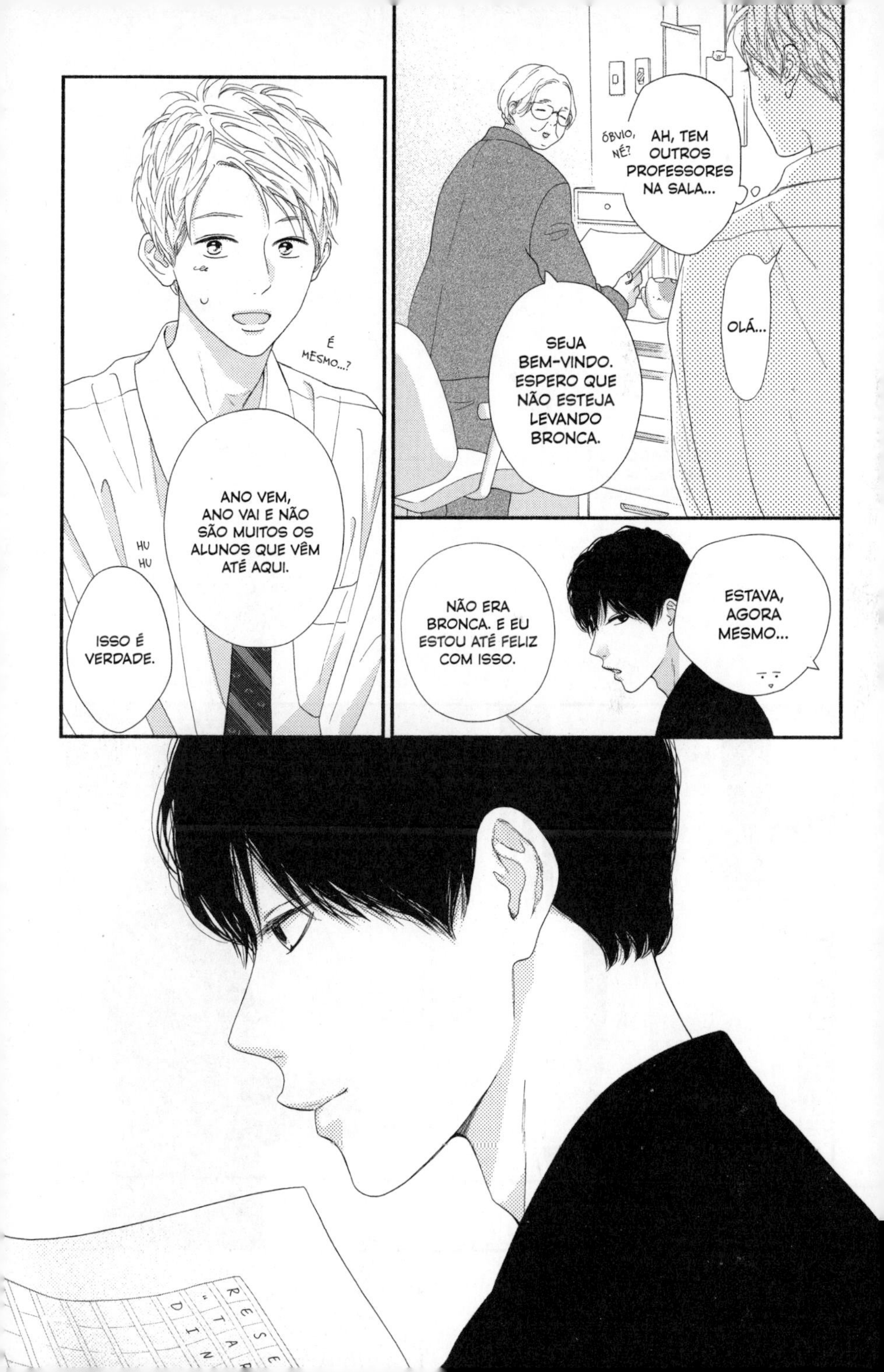
AH, TEM OUTROS PROFESSORES NA SALA...
ÓBVIO, NÉ?
OLÁ...
SEJA BEM-VINDO. ESPERO QUE NÃO ESTEJA LEVANDO BRONCA.
ESTAVA, AGORA MESMO...
NÃO ERA BRONCA. E EU ESTOU ATÉ FELIZ COM ISSO.
ANO VEM, ANO VAI E NÃO SÃO MUITOS OS ALUNOS QUE VÊM ATÉ AQUI.
É MESMO...?
HU HU
ISSO É VERDADE.

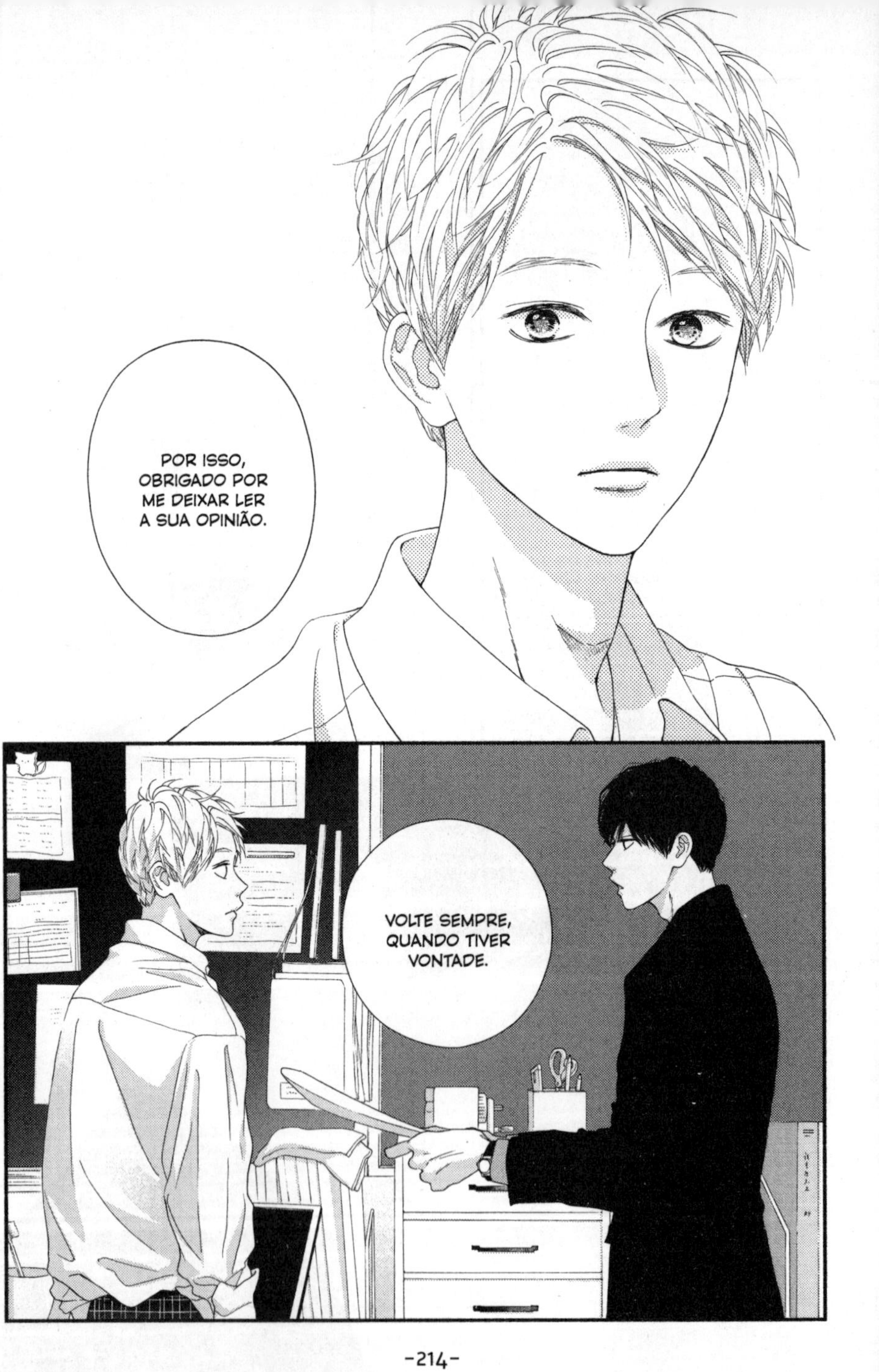
POR ISSO, OBRIGADO POR ME DEIXAR LER A SUA OPINIÃO.
VOLTE SEMPRE, QUANDO TIVER VONTADE.

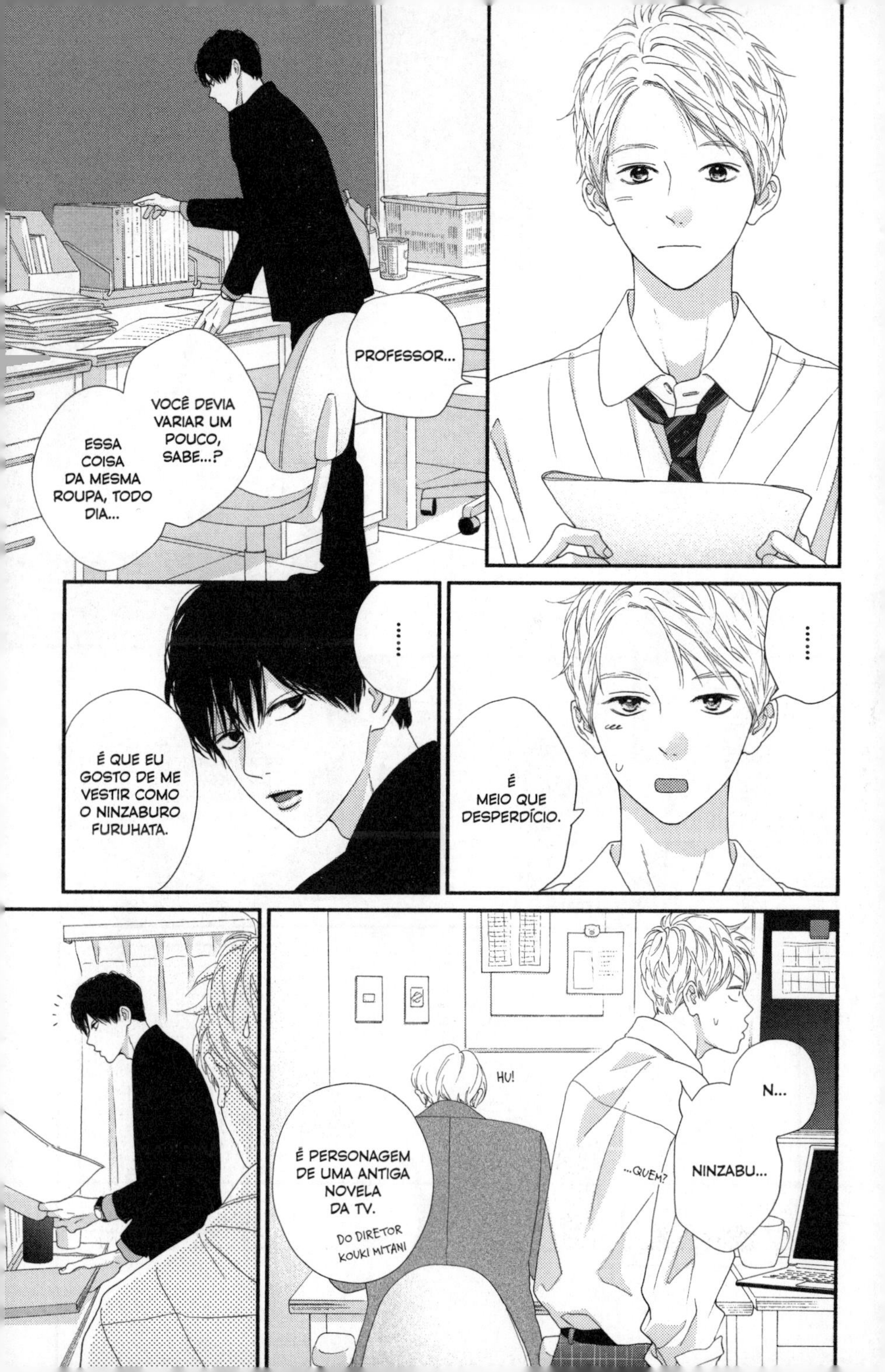
PROFESSOR...
VOCÊ DEVIA VARIAR UM POUCO, SABE...?
ESSA COISA DA MESMA ROUPA, TODO DIA...
......
É MEIO QUE DESPERDÍCIO.
......
É QUE EU GOSTO DE ME VESTIR COMO O NINZABURO FURUHATA.
N...
NINZABU...
...QUEM?
HU!
É PERSONAGEM DE UMA ANTIGA NOVELA DA TV.
DO DIRETOR KOUKI MITANI

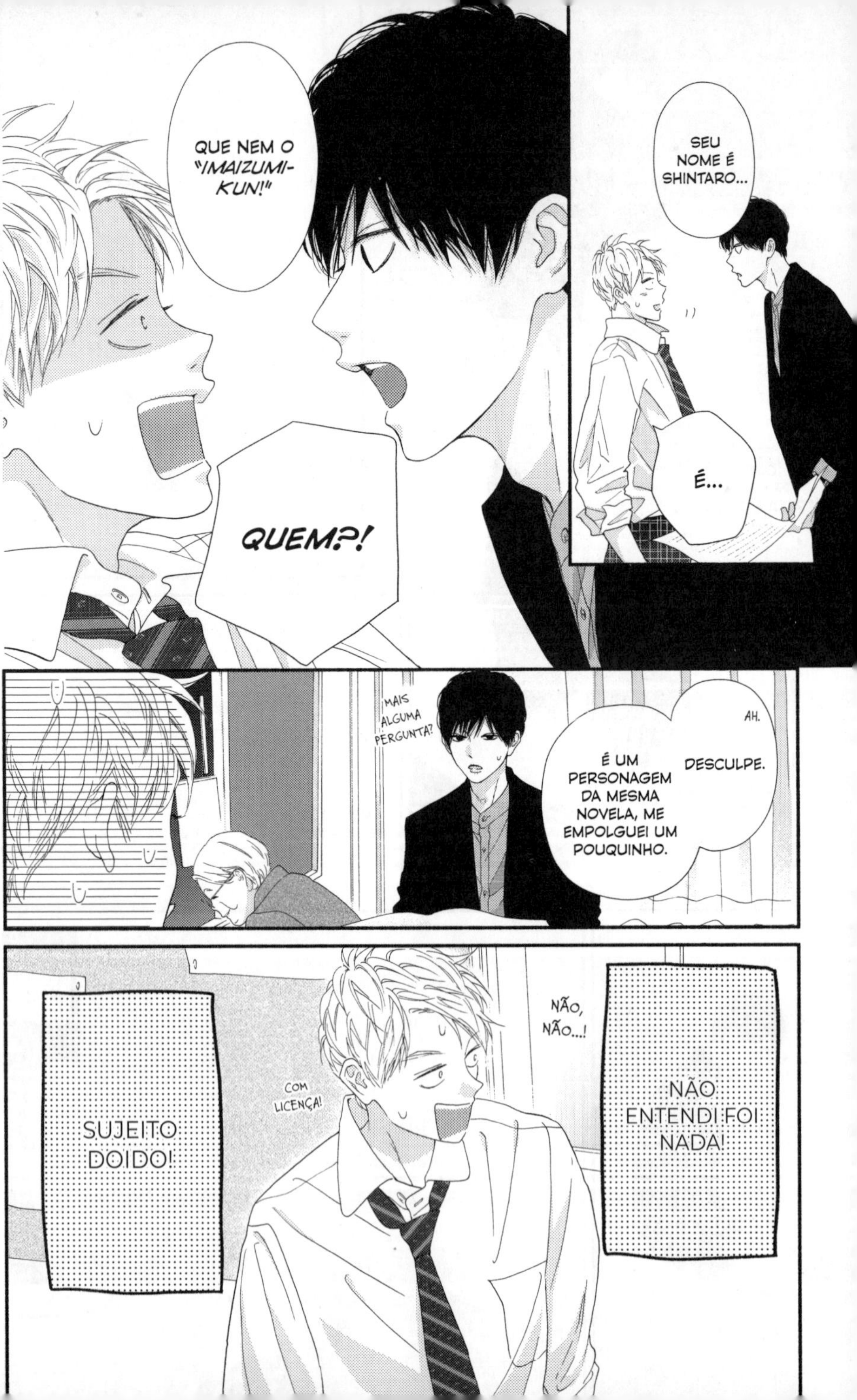
SEU NOME É SHINTARO...
É...
QUE NEM O "IMAIZUMI-KUN!"
QUEM?!
AH.
DESCULPE.
É UM PERSONAGEM DA MESMA NOVELA, ME EMPOLGUEI UM POUQUINHO.
MAIS ALGUMA PERGUNTA?
NÃO, NÃO...!
NÃO ENTENDI FOI NADA!
COM LICENÇA!
SUJEITO DOIDO!

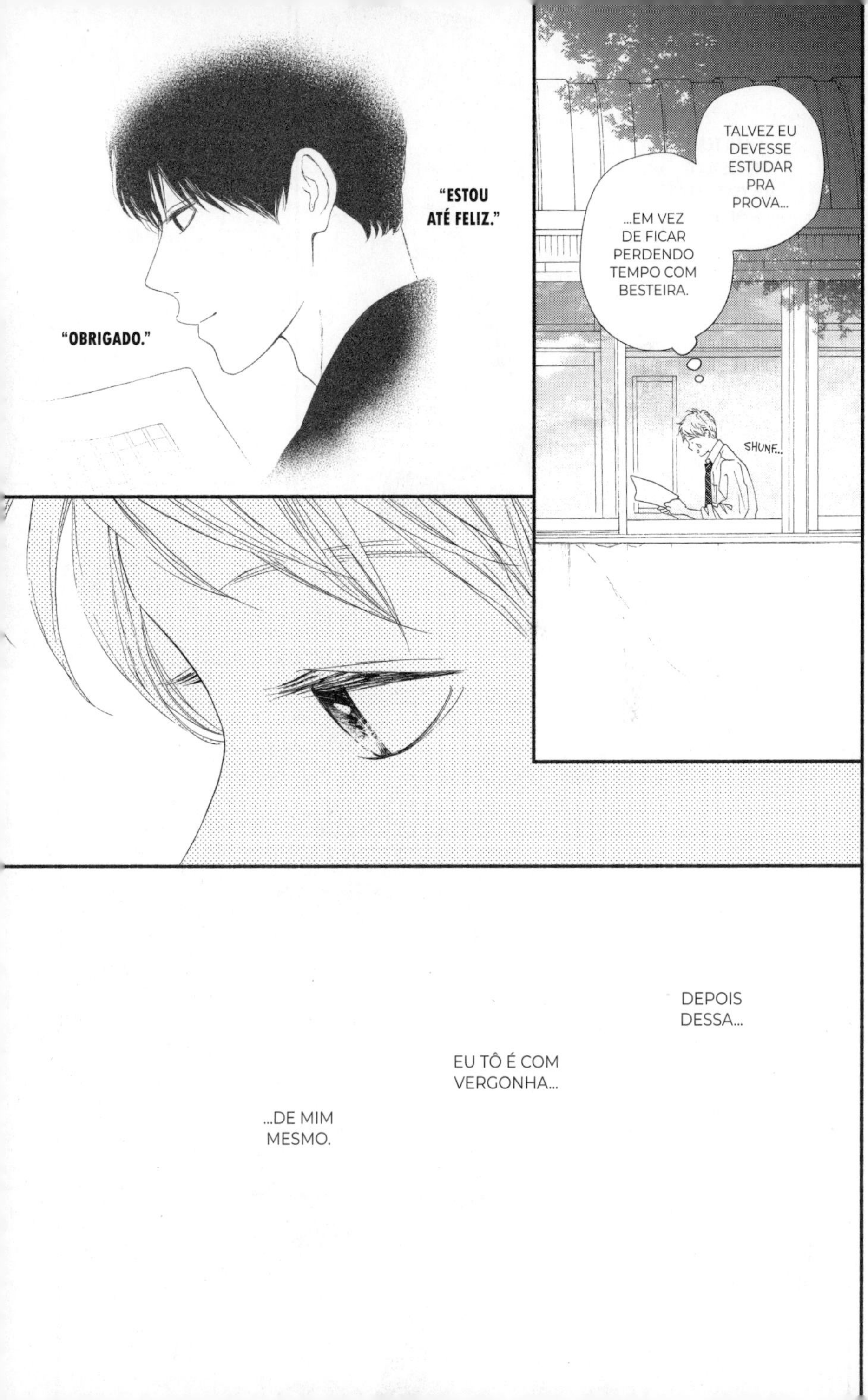
TALVEZ EU DEVESSE ESTUDAR PRA PROVA...
...EM VEZ DE FICAR PERDENDO TEMPO COM BESTEIRA.
SHUNF...
"ESTOU ATÉ FELIZ."
"OBRIGADO."
DEPOIS DESSA...
EU TÔ É COM VERGONHA...
...DE MIM MESMO.

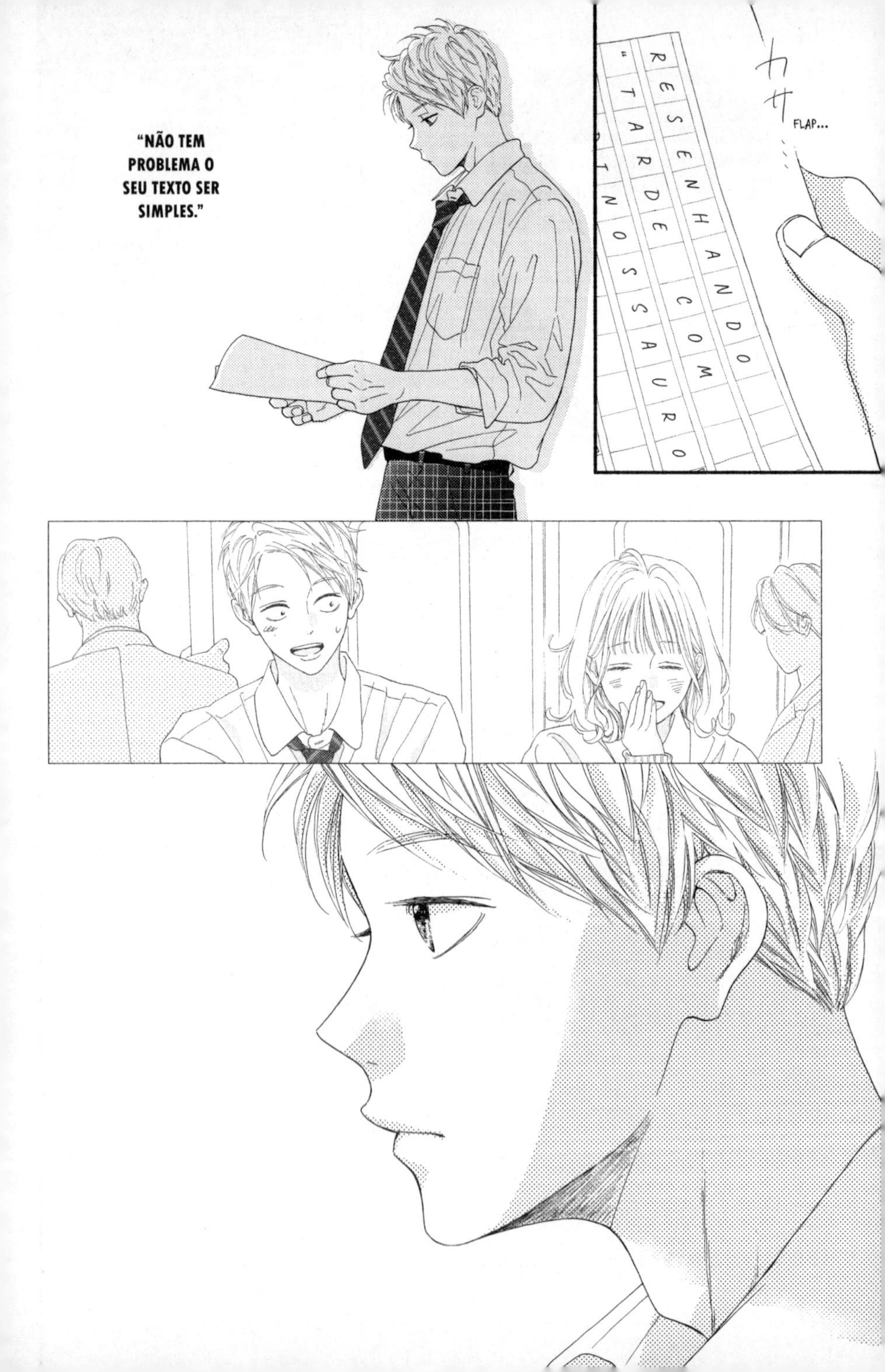
"NÃO TEM PROBLEMA O SEU TEXTO SER SIMPLES."
RESENHANDO
"TARDE COM
NOSSAURO
カサ
FLAP...

"BASTA QUE TENHA SIDO ESCRITO COM SUAS PRÓPRIAS PALAVRAS."

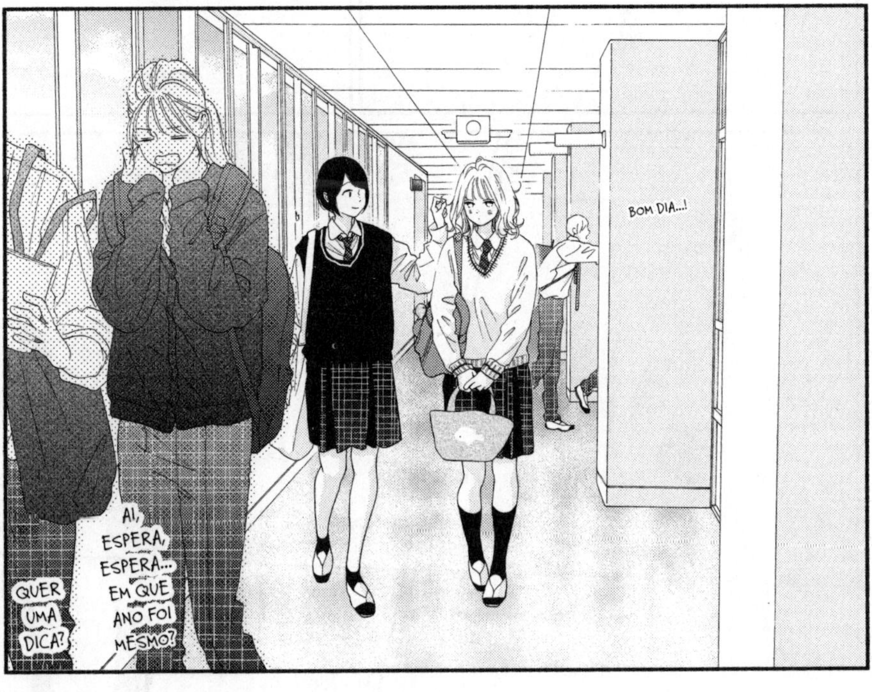
BOM DIA...!
AI, ESPERA, ESPERA... EM QUE ANO FOI MESMO?
QUER UMA DICA?

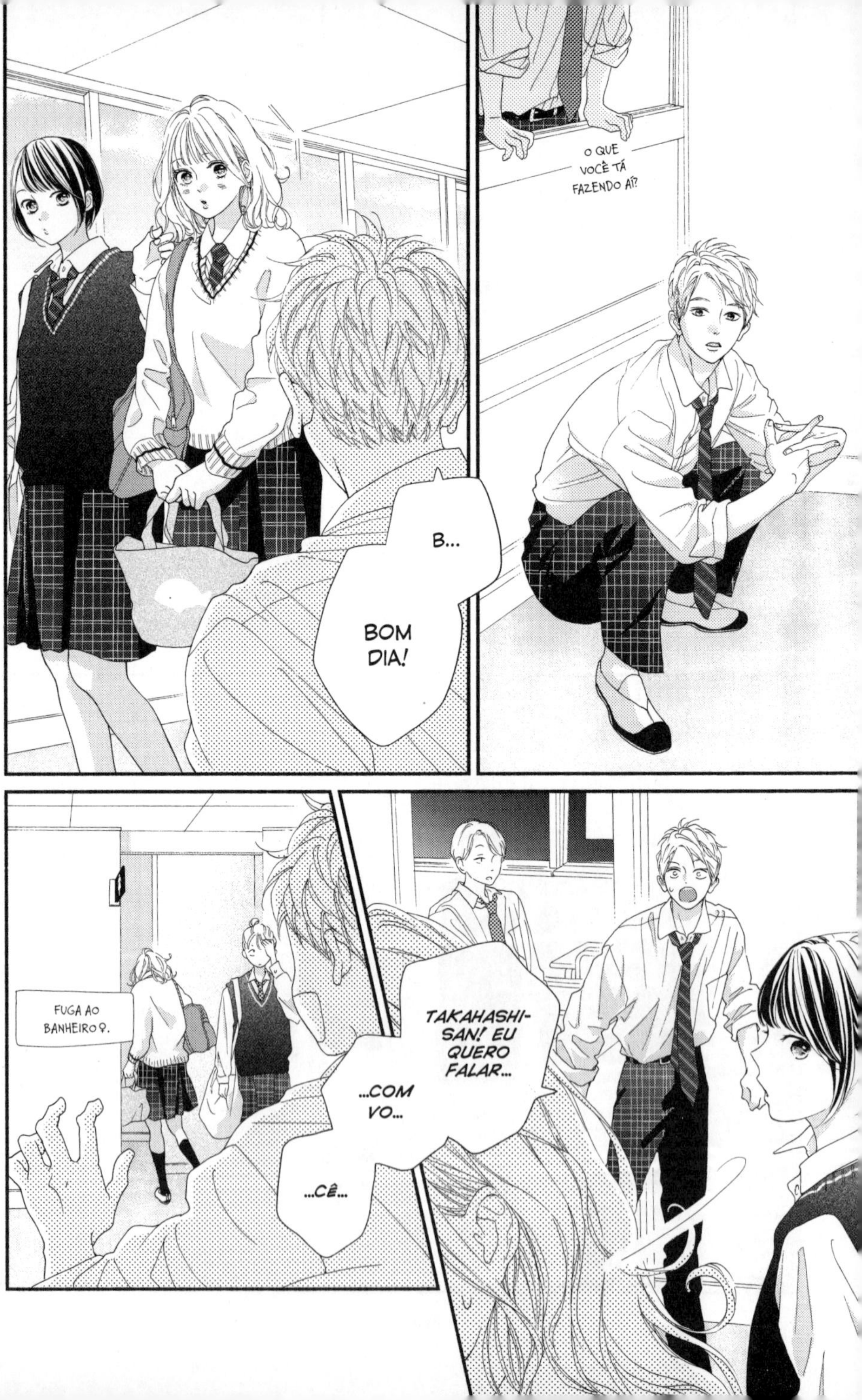
O QUE VOCÊ TÁ FAZENDO AÍ?
B...
BOM DIA!
TAKAHASHI-SAN! EU QUERO FALAR...
...COM VO...
...CÊ...
FUGA AO BANHEIRO♀.

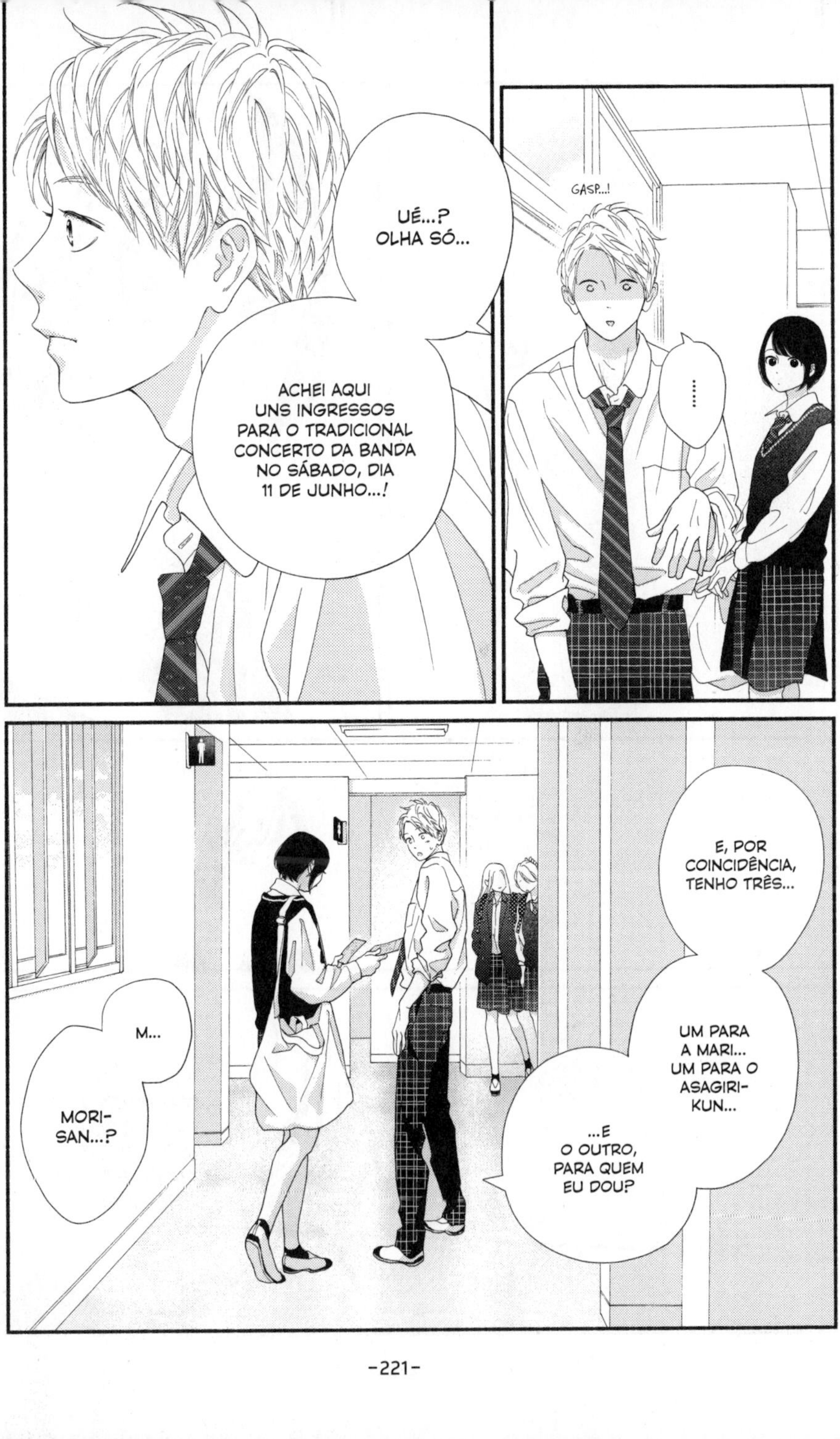
GASP...!
......
UÉ...? OLHA SÓ...
ACHEI AQUI UNS INGRESSOS PARA O TRADICIONAL CONCERTO DA BANDA NO SÁBADO, DIA 11 DE JUNHO...!
E, POR COINCIDÊNCIA, TENHO TRÊS...
UM PARA A MARI... UM PARA O ASAGIRI-KUN...
...E O OUTRO, PARA QUEM EU DOU?
M...
MORI-SAN...?

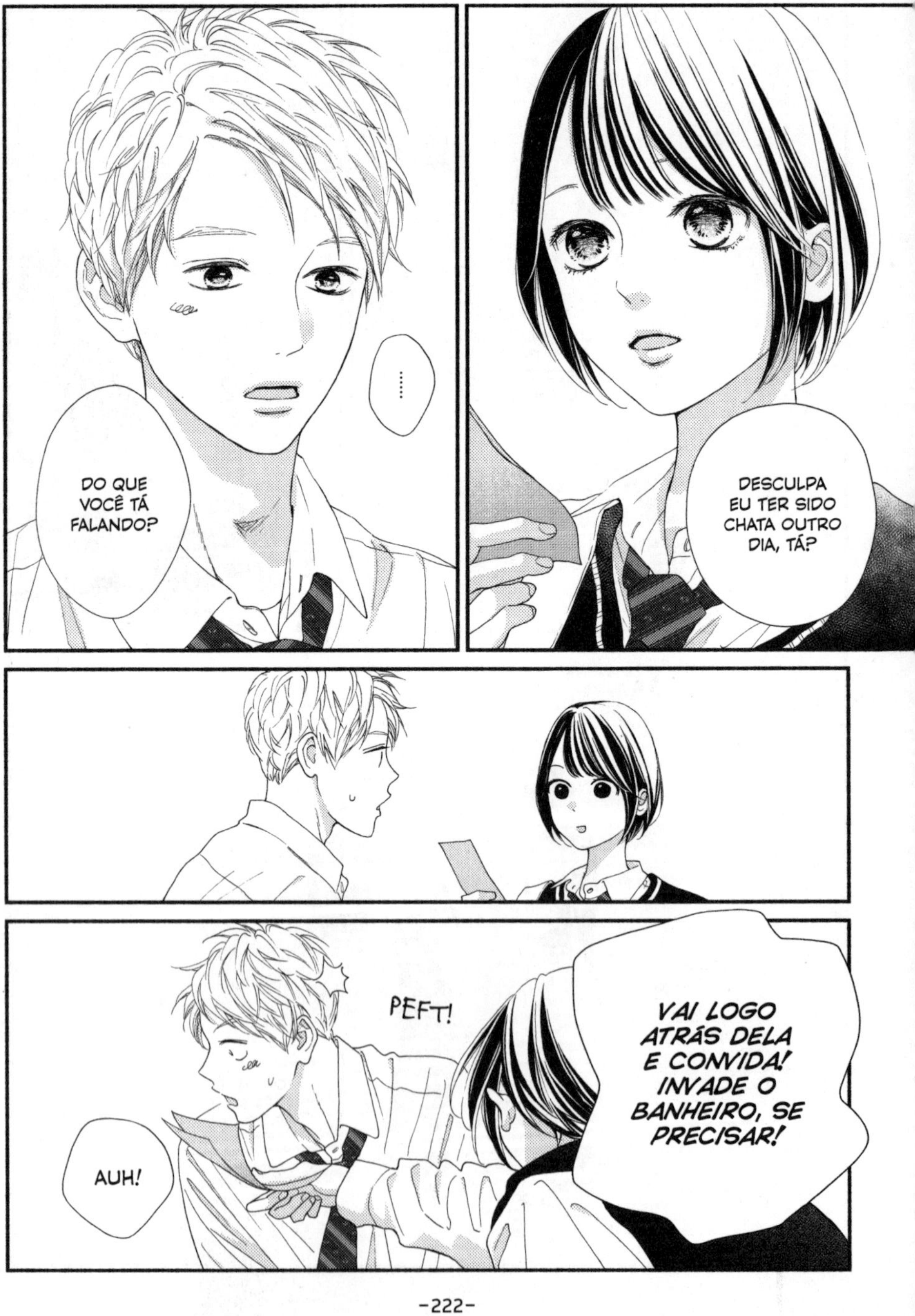
DESCULPA EU TER SIDO CHATA OUTRO DIA, TÁ?
......
DO QUE VOCÊ TÁ FALANDO?
VAI LOGO ATRÁS DELA E CONVIDA! INVADE O BANHEIRO, SE PRECISAR!
PEFT!
AUH!

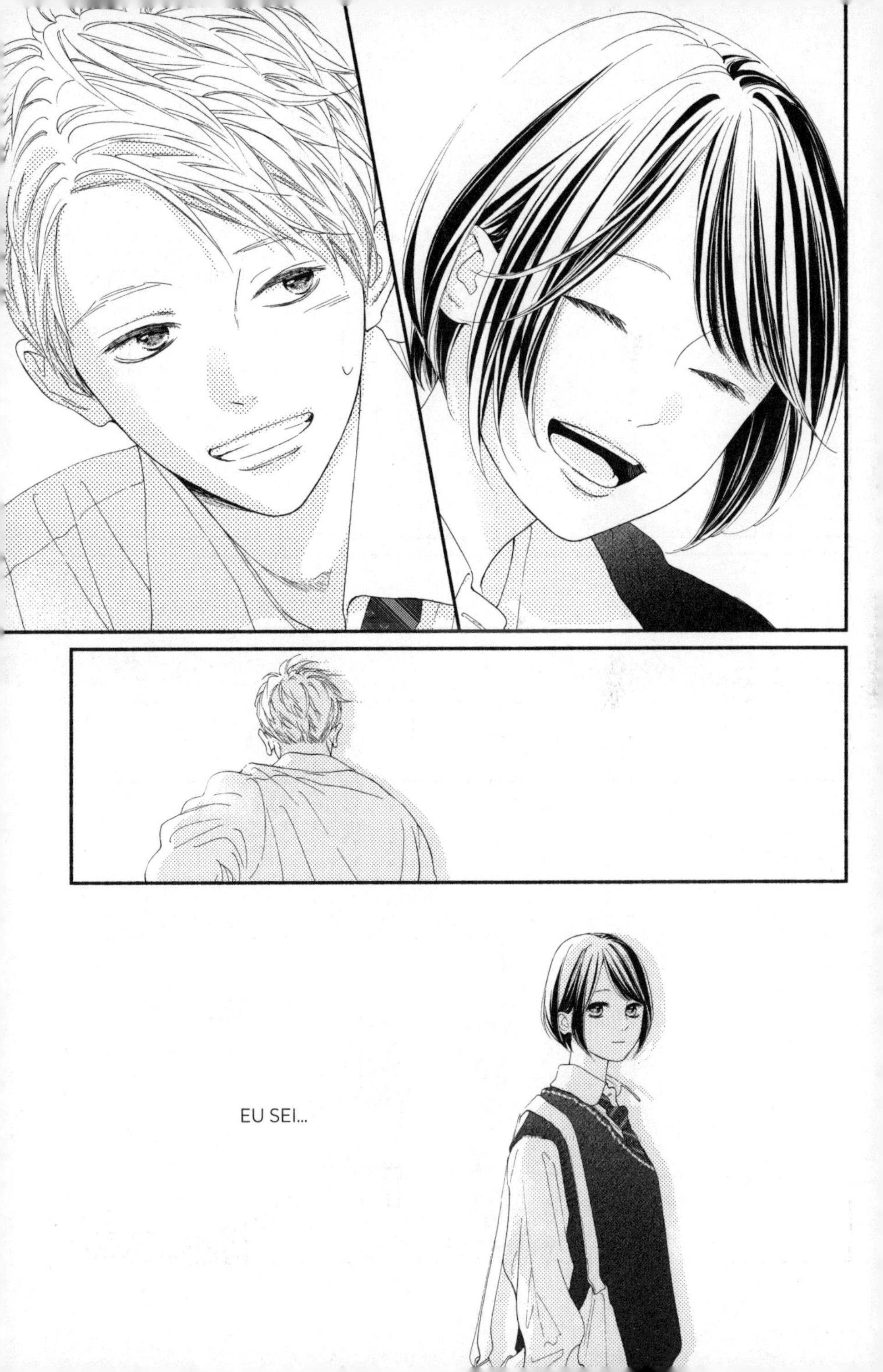
EU SEI...

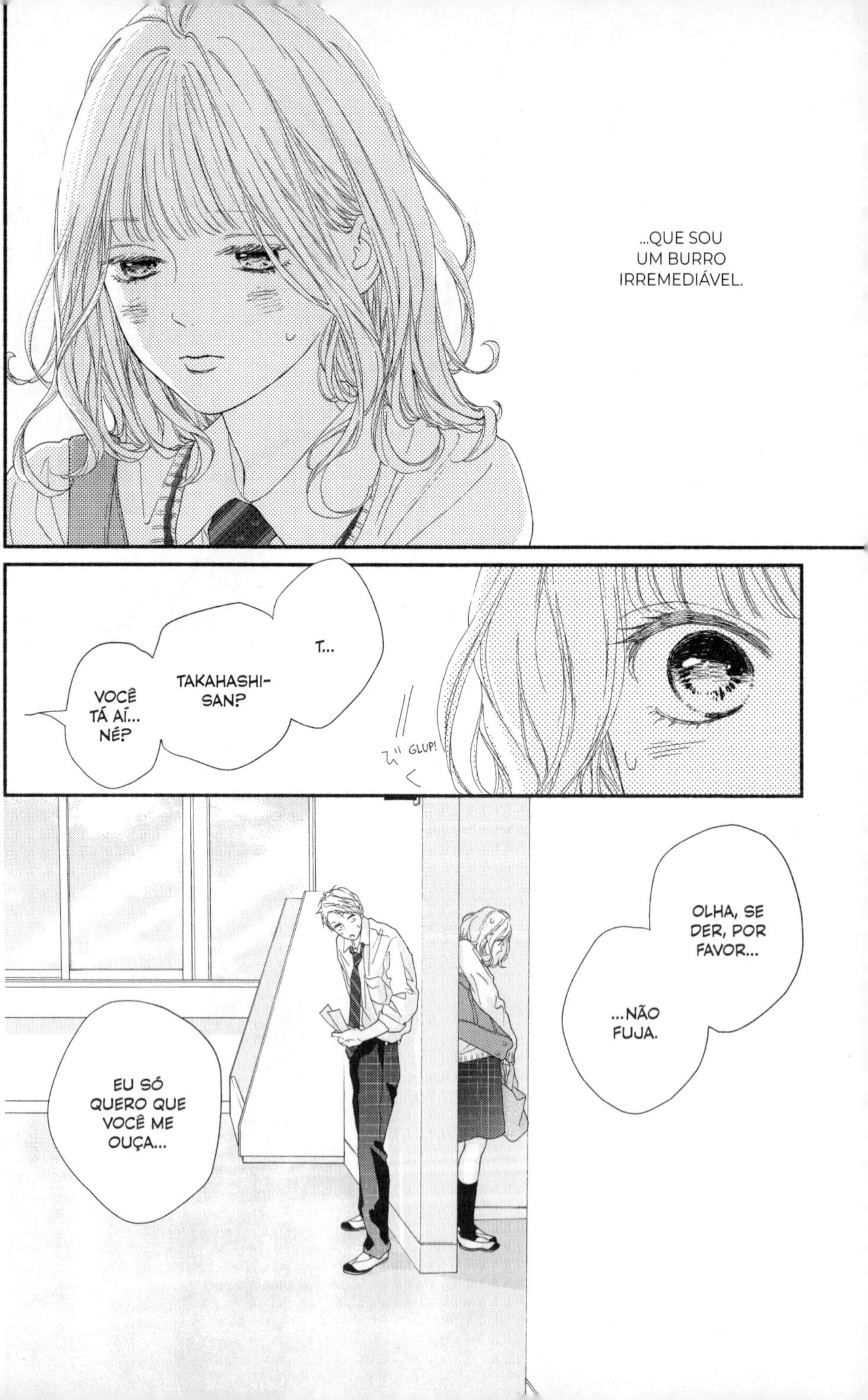
...QUE SOU
UM BURRO
IRREMEDIÁVEL.
GLUP!
T...
TAKAHASHI-
SAN?
VOCÊ
TÁ AÍ...
NÉ?
OLHA, SE
DER, POR
FAVOR...
...NÃO
FUJA.
EU SÓ
QUERO QUE
VOCÊ ME
OUÇA...

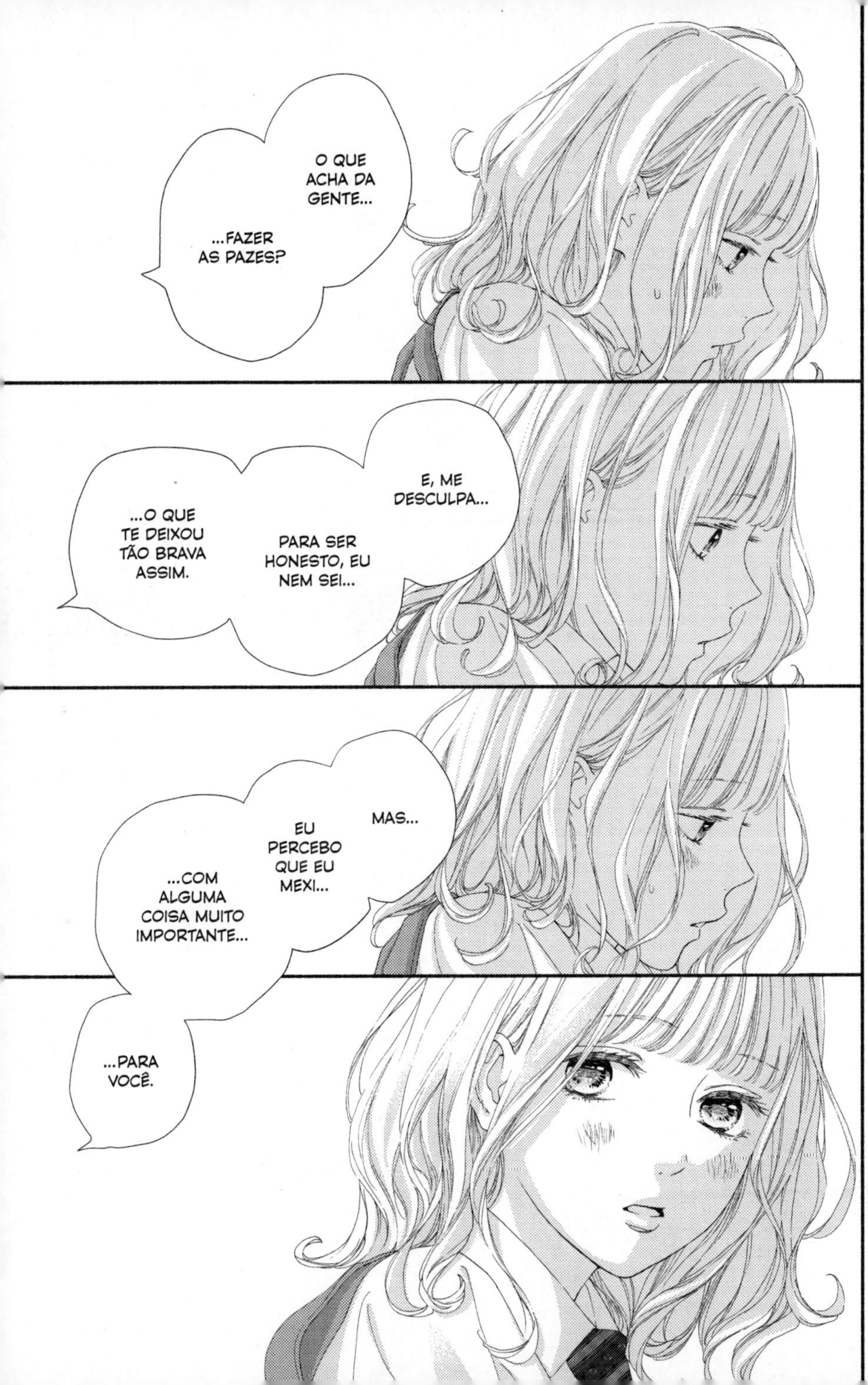
O QUE ACHA DA GENTE...
...FAZER AS PAZES?
E, ME DESCULPA...
PARA SER HONESTO, EU NEM SEI...
...O QUE TE DEIXOU TÃO BRAVA ASSIM.
MAS...
EU PERCEBO QUE EU MEXI...
...COM ALGUMA COISA MUITO IMPORTANTE...
...PARA VOCÊ.

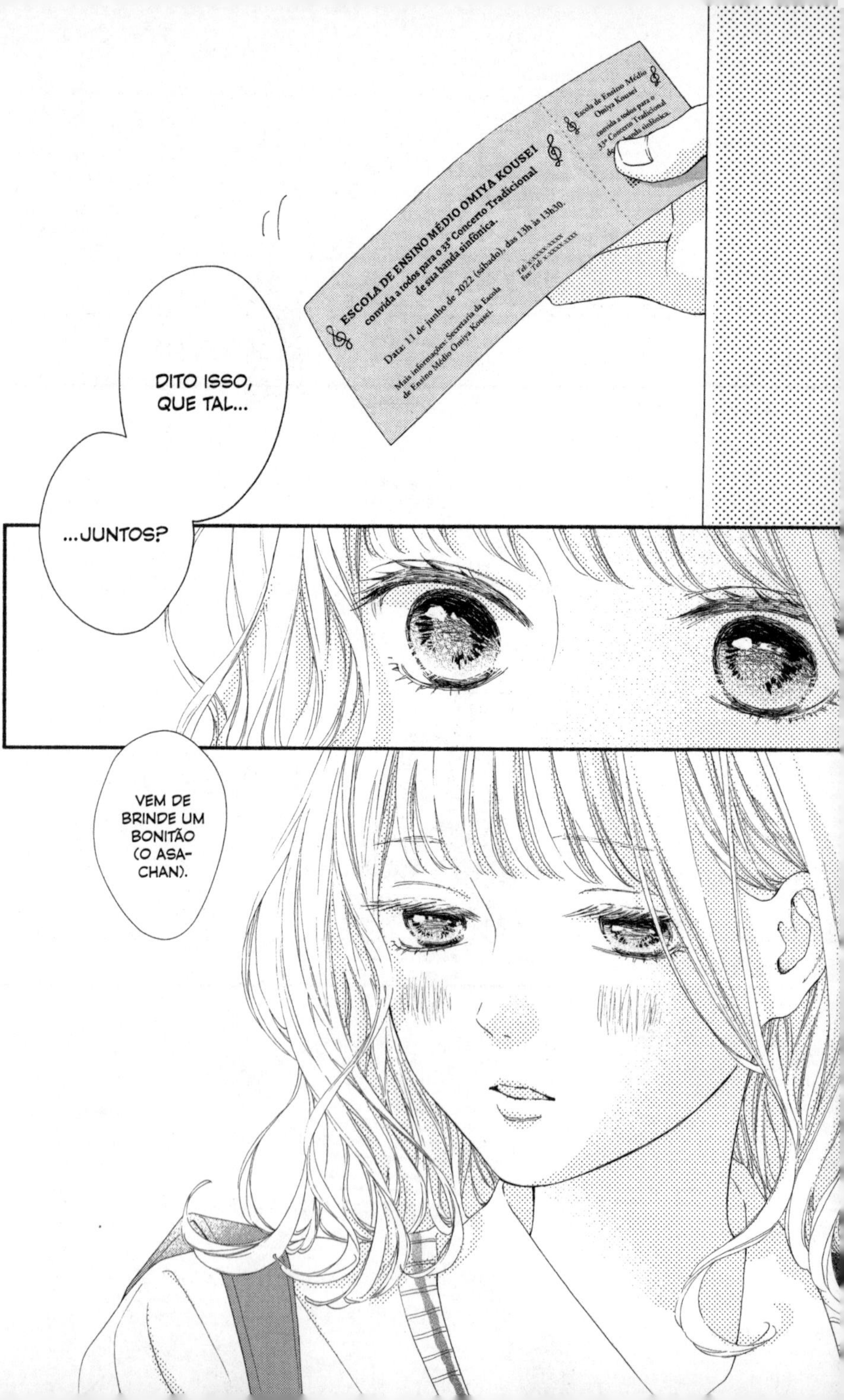
ESCOLA DE ENSINO MÉDIO OMIYA KOUSEI
convida a todos para o 33º Concerto Tradicional
de sua banda sinfônica.
Data: 11 de junho de 2022 (sábado), das 13h às 13h30.
Mais informações: Secretaria da Escola
de Ensino Médio Omiya Kousei.
Escola de Ensino Médio
Omiya Kousei
convida a todos para o
33º Concerto Tradicional
DITO ISSO, QUE TAL...
...JUNTOS?
VEM DE BRINDE UM BONITÃO (O ASA-CHAN).

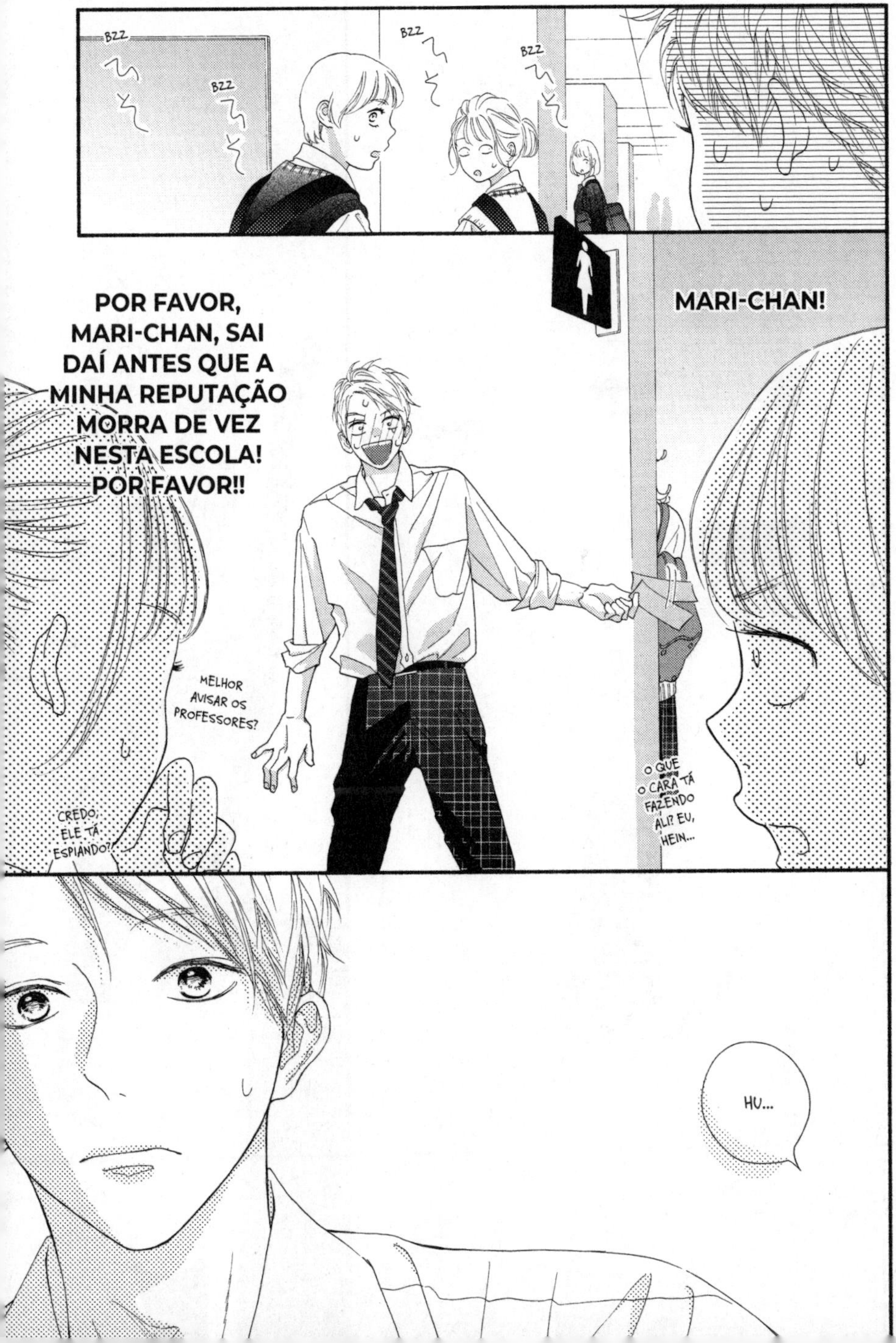
BZZ
BZZ
BZZ
BZZ
MARI-CHAN!
POR FAVOR, MARI-CHAN, SAI DAÍ ANTES QUE A MINHA REPUTAÇÃO MORRA DE VEZ NESTA ESCOLA! POR FAVOR!!
O QUE O CARA TÁ FAZENDO ALI? EU, HEIN...
MELHOR AVISAR OS PROFESSORES?
CREDO, ELE TÁ ESPIANDO?
HU...

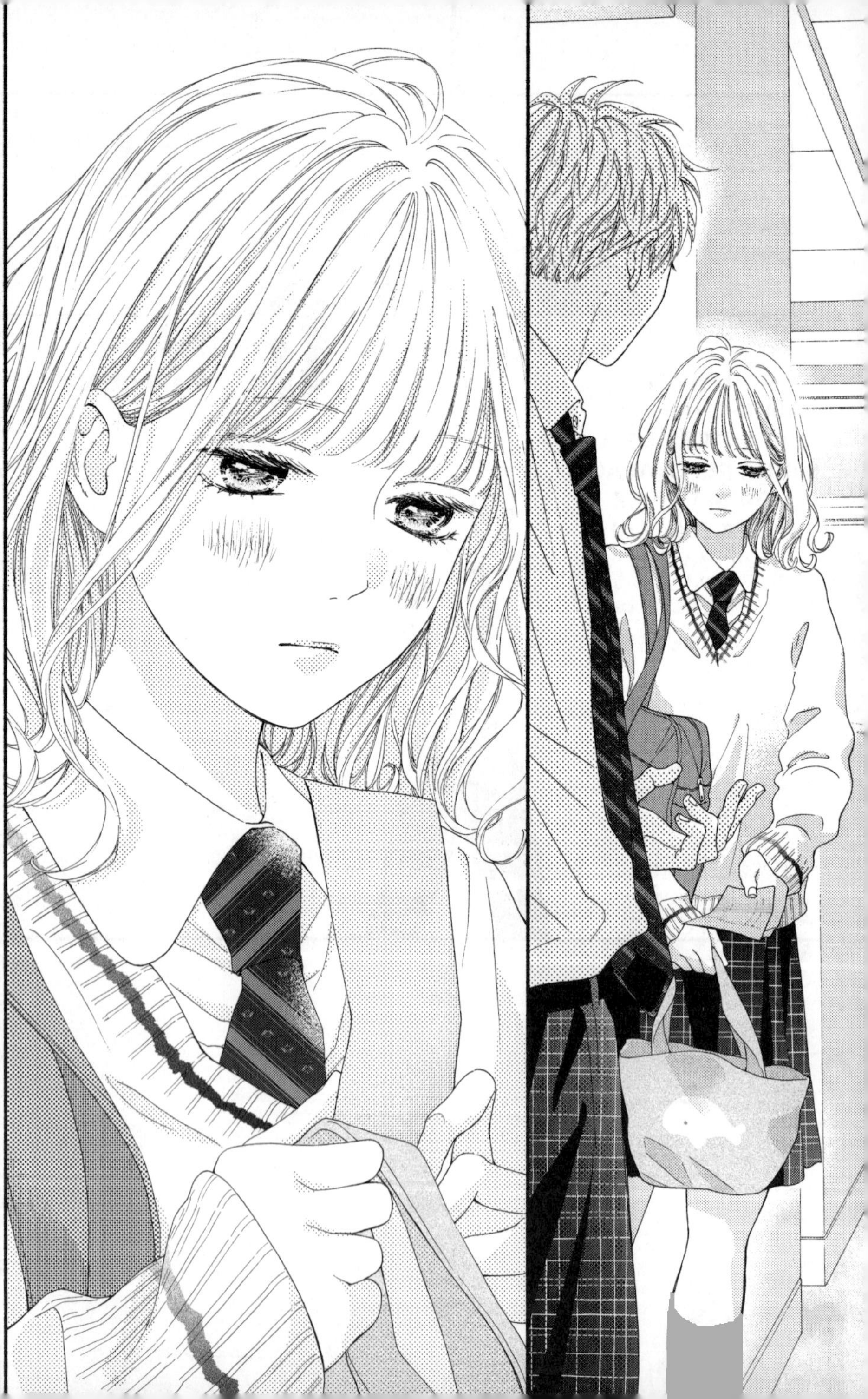

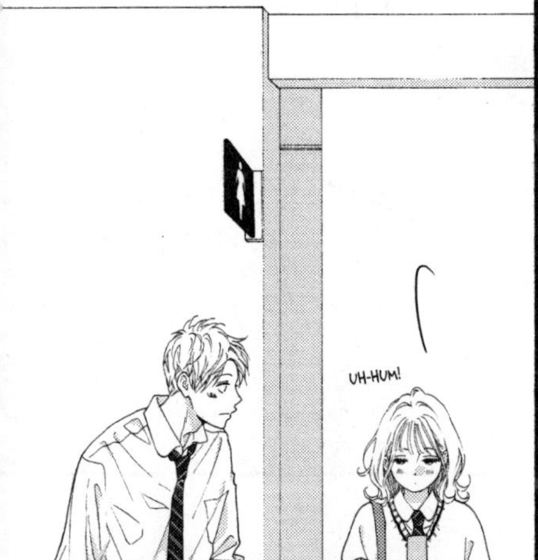
UH-HUM!
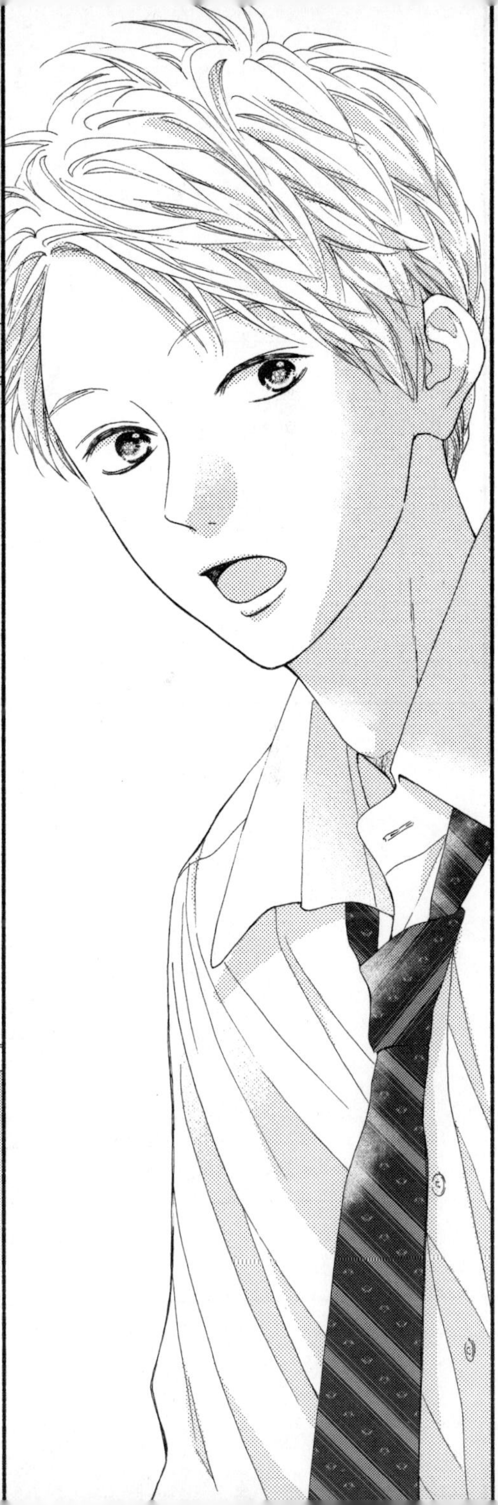

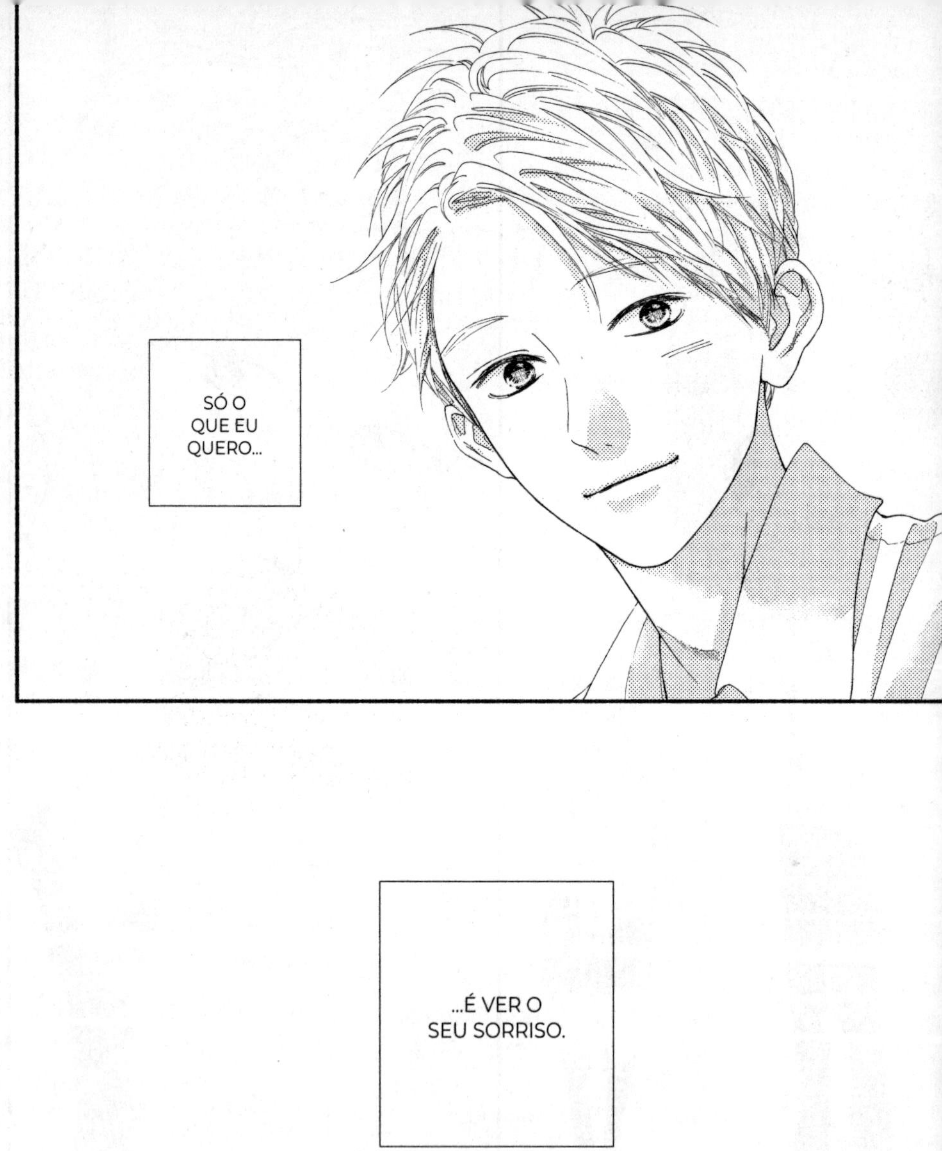
SÓ O QUE EU QUERO...
...É VER O SEU SORRISO.

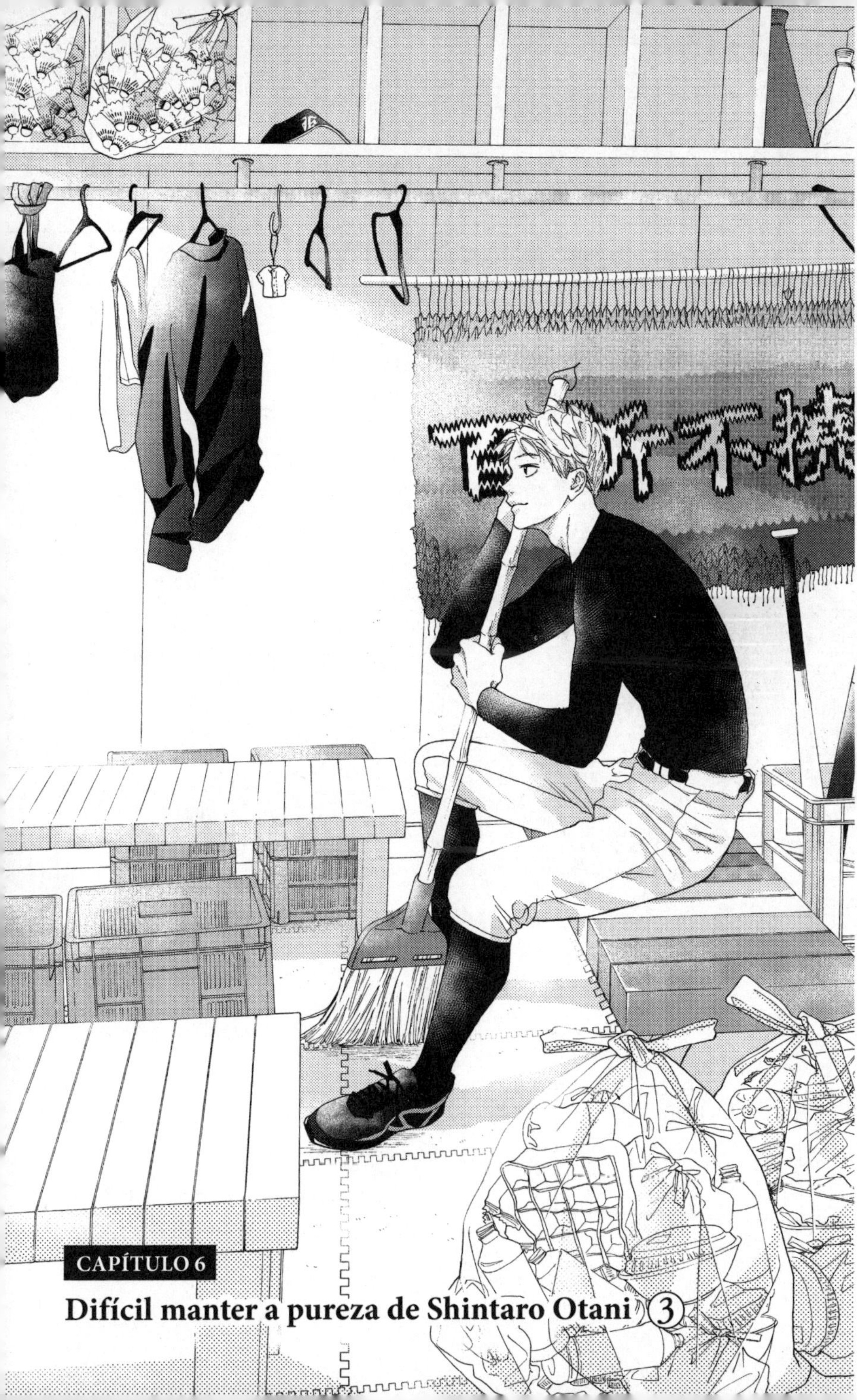

CAPÍTULO 6

Difícil manter a pureza de Shintaro Otani ③

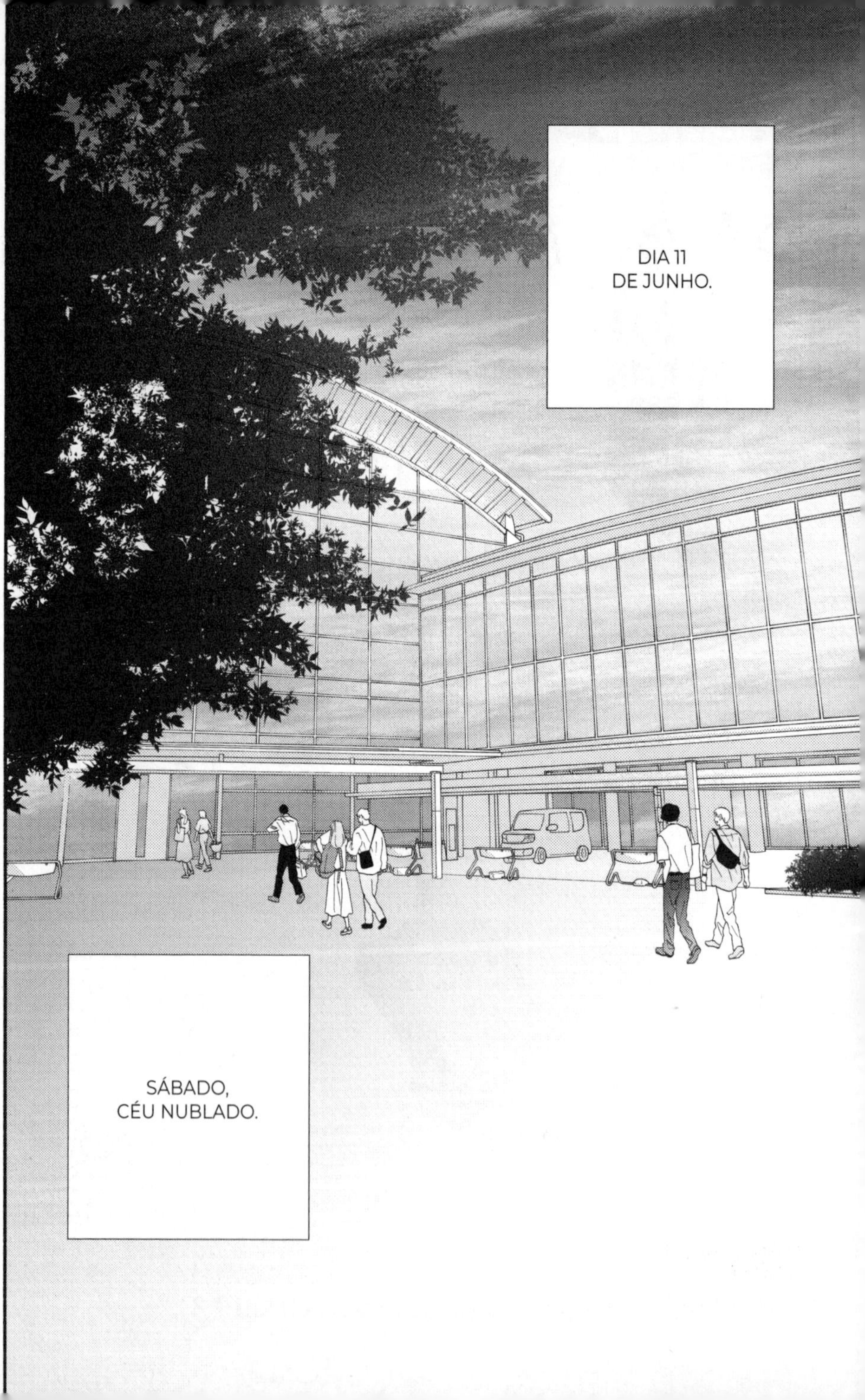
DIA 11
DE JUNHO.
SÁBADO,
CÉU NUBLADO.

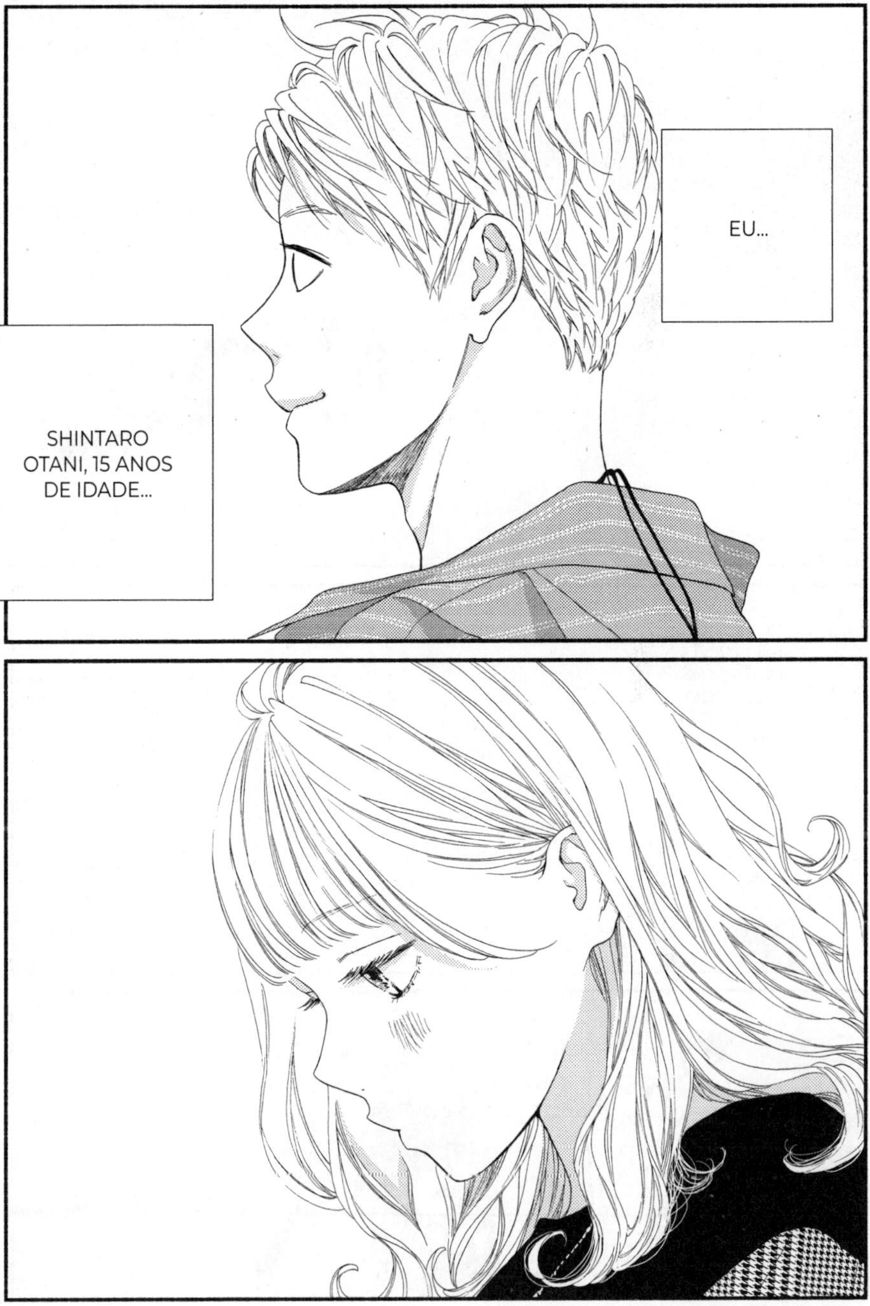
EU...
SHINTARO OTANI, 15 ANOS DE IDADE...

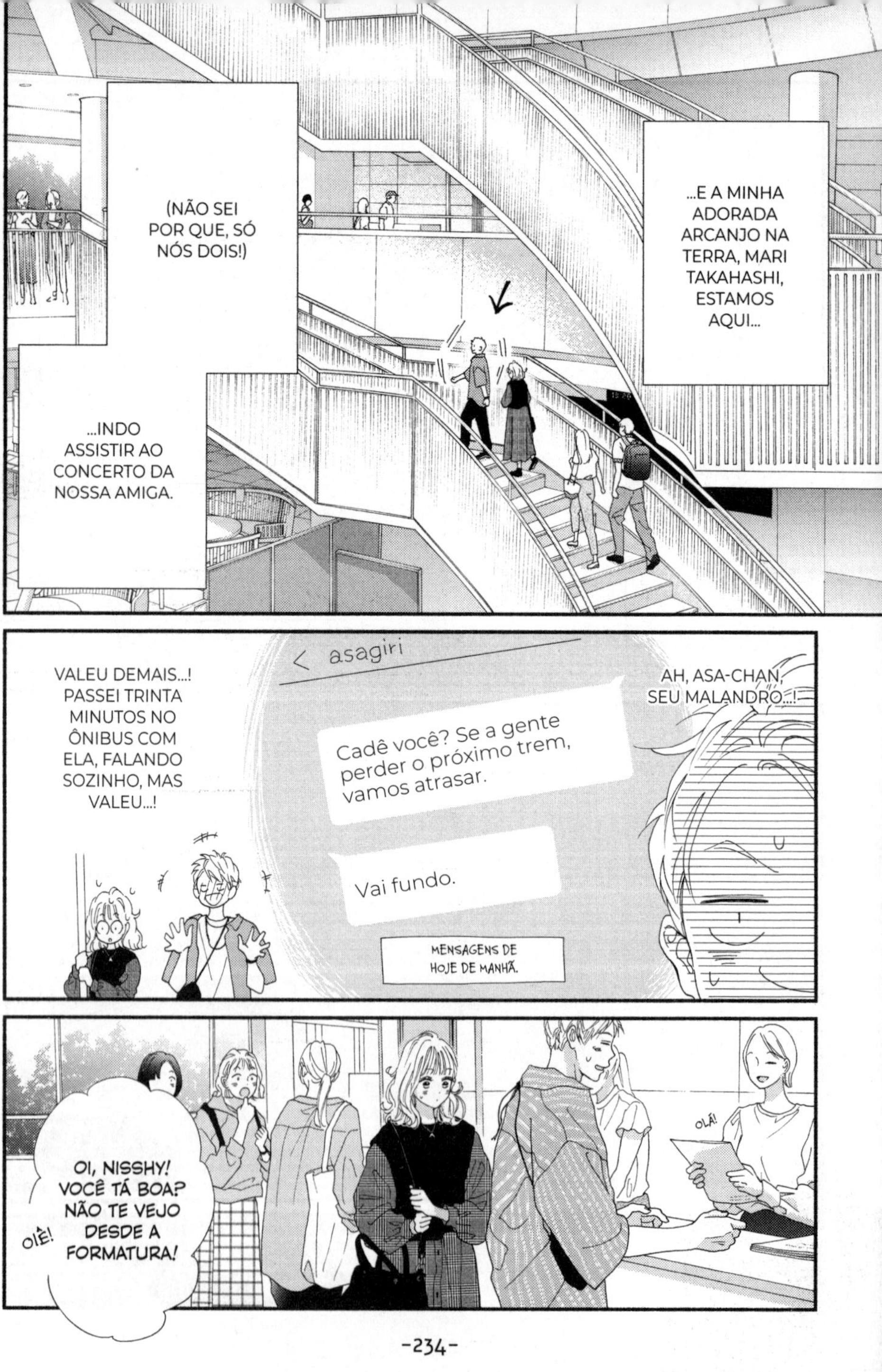
...E A MINHA ADORADA ARCANJO NA TERRA, MARI TAKAHASHI, ESTAMOS AQUI...
(NÃO SEI POR QUE, SÓ NÓS DOIS!)
...INDO ASSISTIR AO CONCERTO DA NOSSA AMIGA.
asagiri
Cadê você? Se a gente perder o próximo trem, vamos atrasar.
Vai fundo.
MENSAGENS DE HOJE DE MANHÃ.
AH, ASA-CHAN, SEU MALANDRO...!
VALEU DEMAIS...! PASSEI TRINTA MINUTOS NO ÔNIBUS COM ELA, FALANDO SOZINHO, MAS VALEU...!
OLÁ!
OI, NISSHY! VOCÊ TÁ BOA? NÃO TE VEJO DESDE A FORMATURA!
OIÊ!

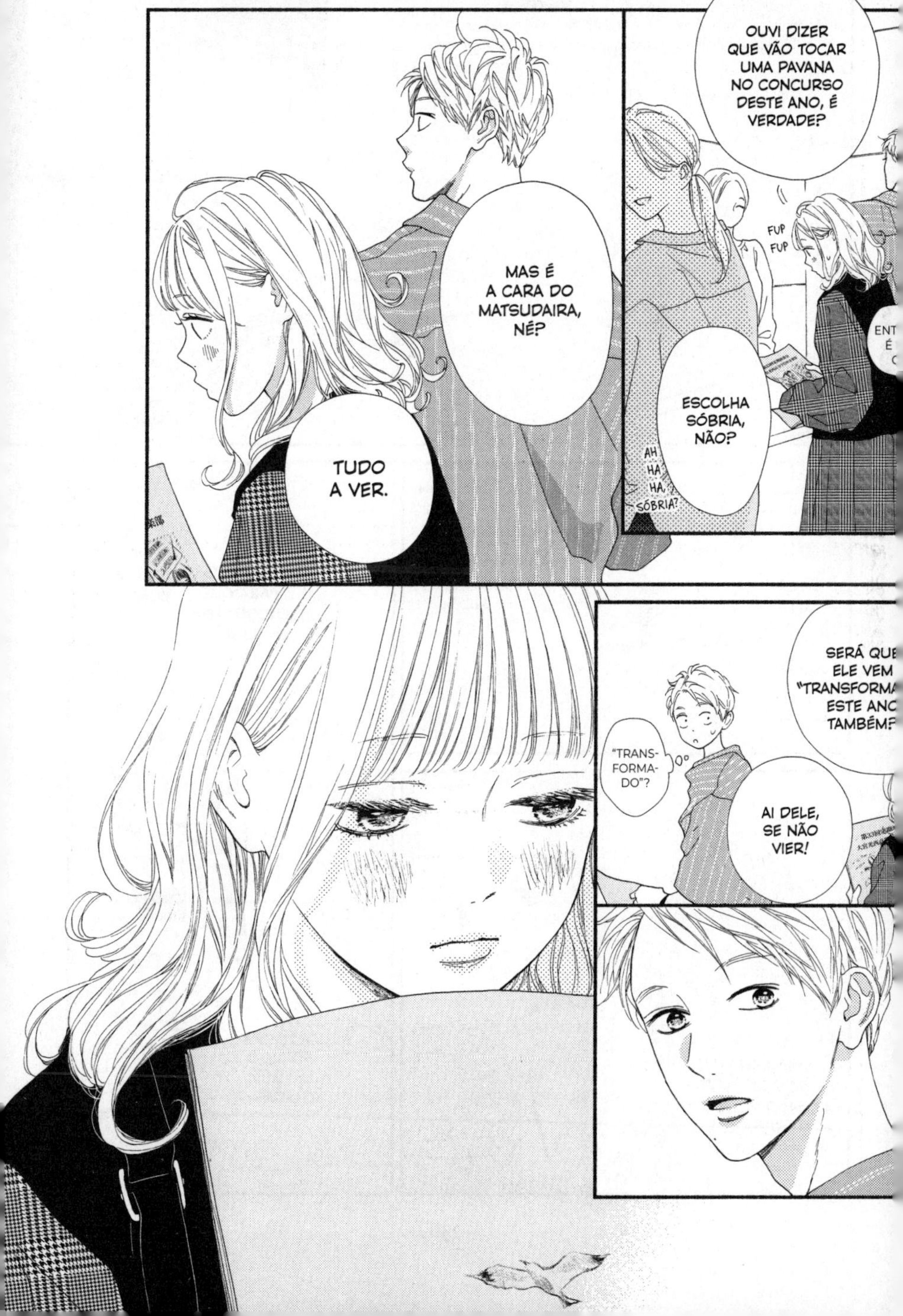
OUVI DIZER QUE VÃO TOCAR UMA PAVANA NO CONCURSO DESTE ANO, É VERDADE?
FUP FUP
ESCOLHA SÓBRIA, NÃO?
AH HA HA, SÓBRIA?
MAS É A CARA DO MATSUDAIRA, NÉ?
TUDO A VER.
SERÁ QUE ELE VEM
TAMBÉM?
AI DELE, SE NÃO VIER!
"TRANS-FORMA-DO"?

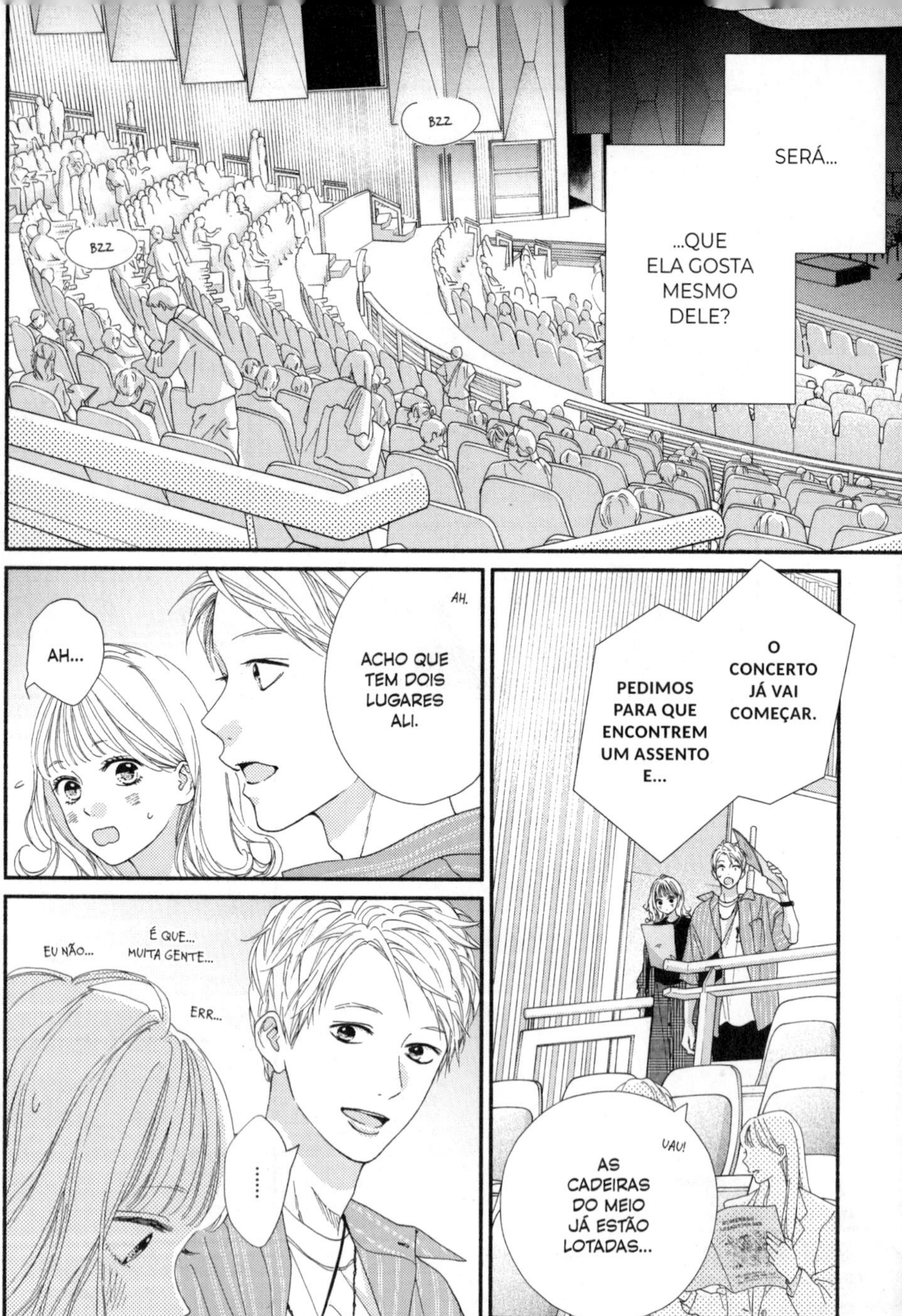
BZZ
BZZ
SERÁ...
...QUE ELA GOSTA MESMO DELE?
O CONCERTO JÁ VAI COMEÇAR.
PEDIMOS PARA QUE ENCONTREM UM ASSENTO E...
UAU!
AS CADEIRAS DO MEIO JÁ ESTÃO LOTADAS...
AH.
ACHO QUE TEM DOIS LUGARES ALI.
AH...
......
É QUE... MUITA GENTE...
EU NÃO...
ERR...

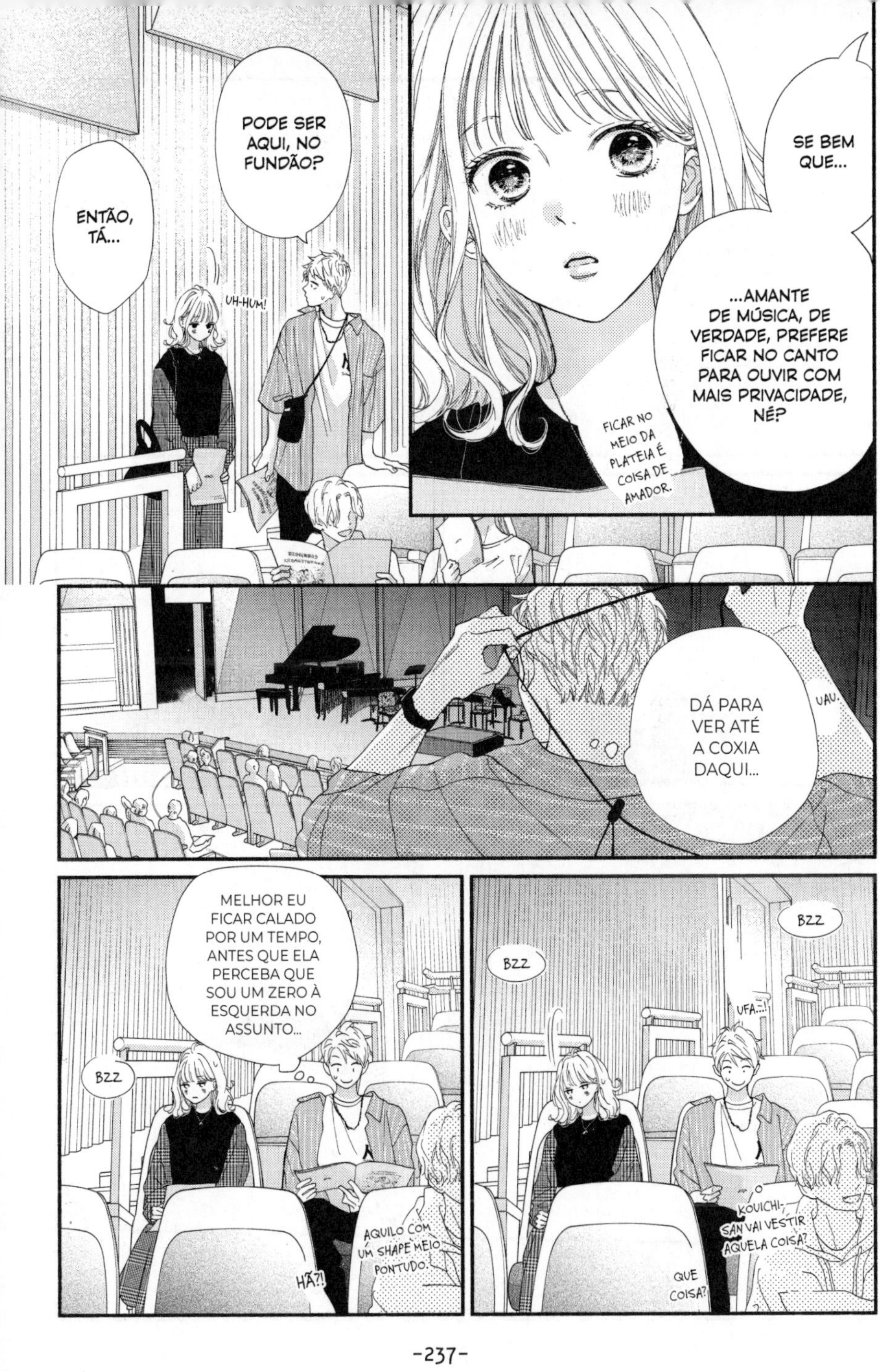

PODE SER AQUI, NO FUNDÃO?
ENTÃO, TÁ...
UH-HUM!
SE BEM QUE...
...AMANTE DE MÚSICA, DE VERDADE, PREFERE FICAR NO CANTO PARA OUVIR COM MAIS PRIVACIDADE, NÉ?
FICAR NO MEIO DA PLATEIA É COISA DE AMADOR.
DÁ PARA VER ATÉ A COXIA DAQUI...
UAU.
BZZ
BZZ
UFA...!
O KOUICHI-SAN VAI VESTIR AQUELA COISA?
QUE COISA?
MELHOR EU FICAR CALADO POR UM TEMPO, ANTES QUE ELA PERCEBA QUE SOU UM ZERO À ESQUERDA NO ASSUNTO...
BZZ
AQUILO COM UM SHAPE MEIO PONTUDO.
HÃ?!

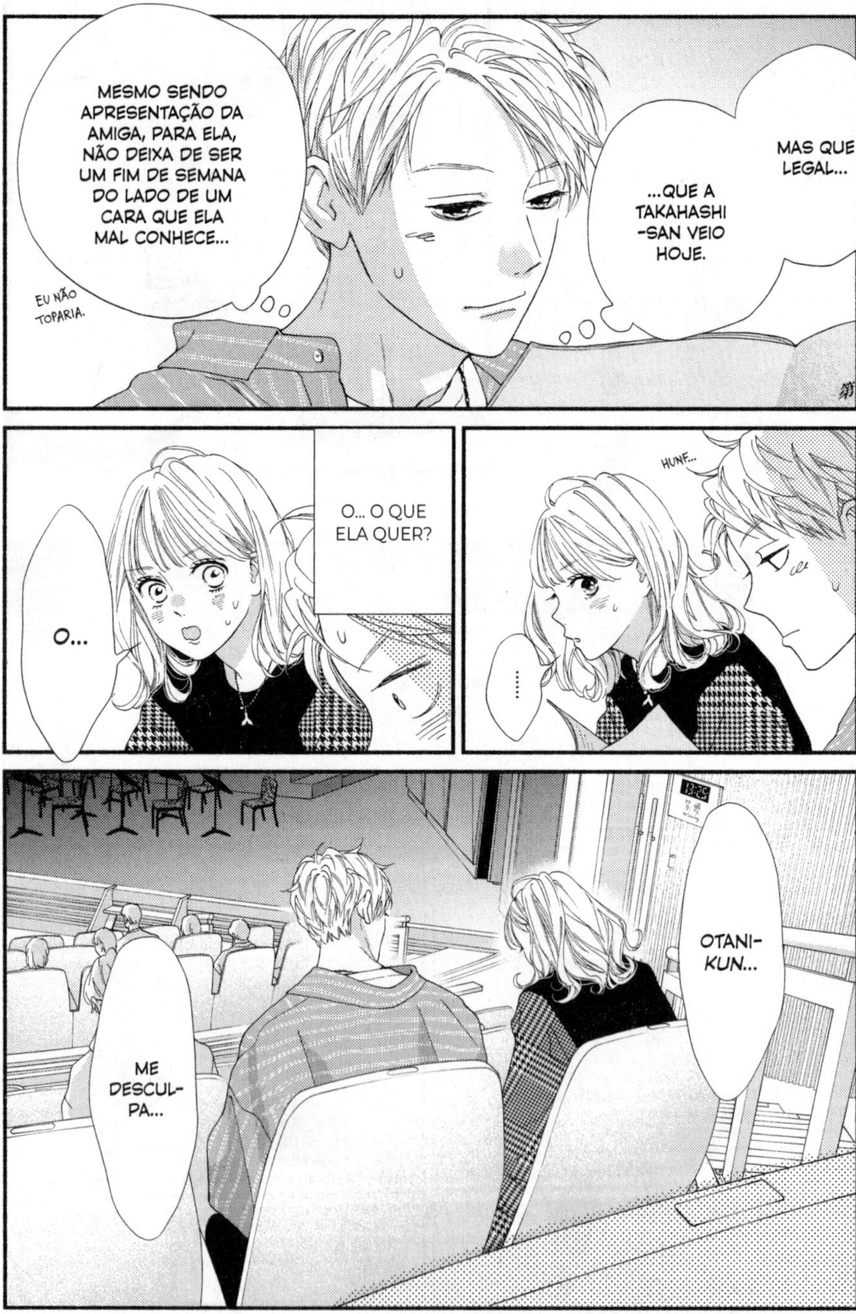
MAS QUE LEGAL...
...QUE A TAKAHASHI-SAN VEIO HOJE.
MESMO SENDO APRESENTAÇÃO DA AMIGA, PARA ELA, NÃO DEIXA DE SER UM FIM DE SEMANA DO LADO DE UM CARA QUE ELA MAL CONHECE...
EU NÃO TOPARIA.
HUNF...
.....
O... O QUE ELA QUER?
O...
OTANI-KUN...
ME DESCULPA...

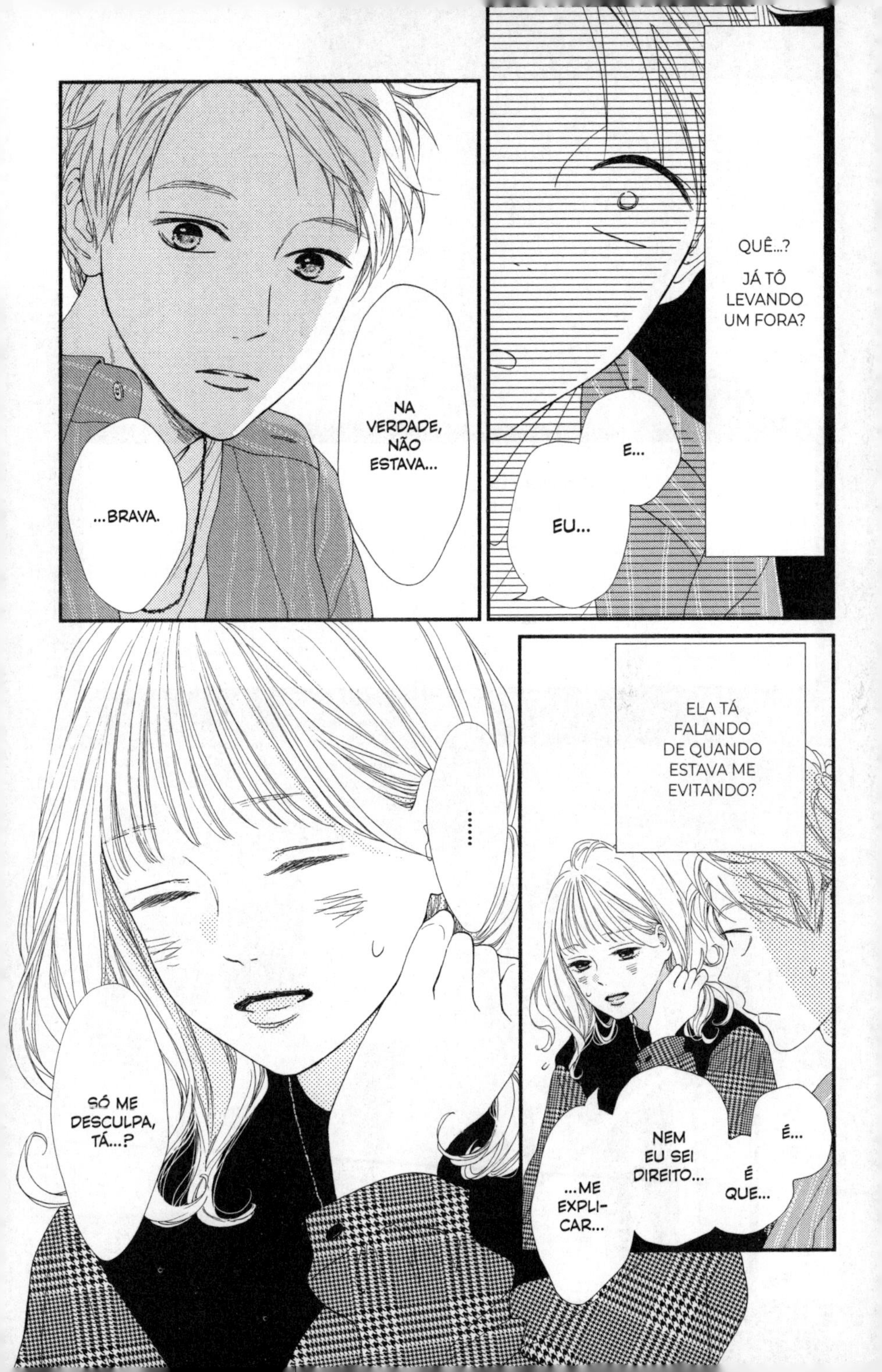
QUÊ...?
JÁ TÔ LEVANDO UM FORA?
E...
EU...
NA VERDADE, NÃO ESTAVA...
...BRAVA.
ELA TÁ FALANDO DE QUANDO ESTAVA ME EVITANDO?
É...
É QUE...
NEM EU SEI DIREITO...
...ME EXPLI-CAR...
......
SÓ ME DESCULPA, TÁ...?

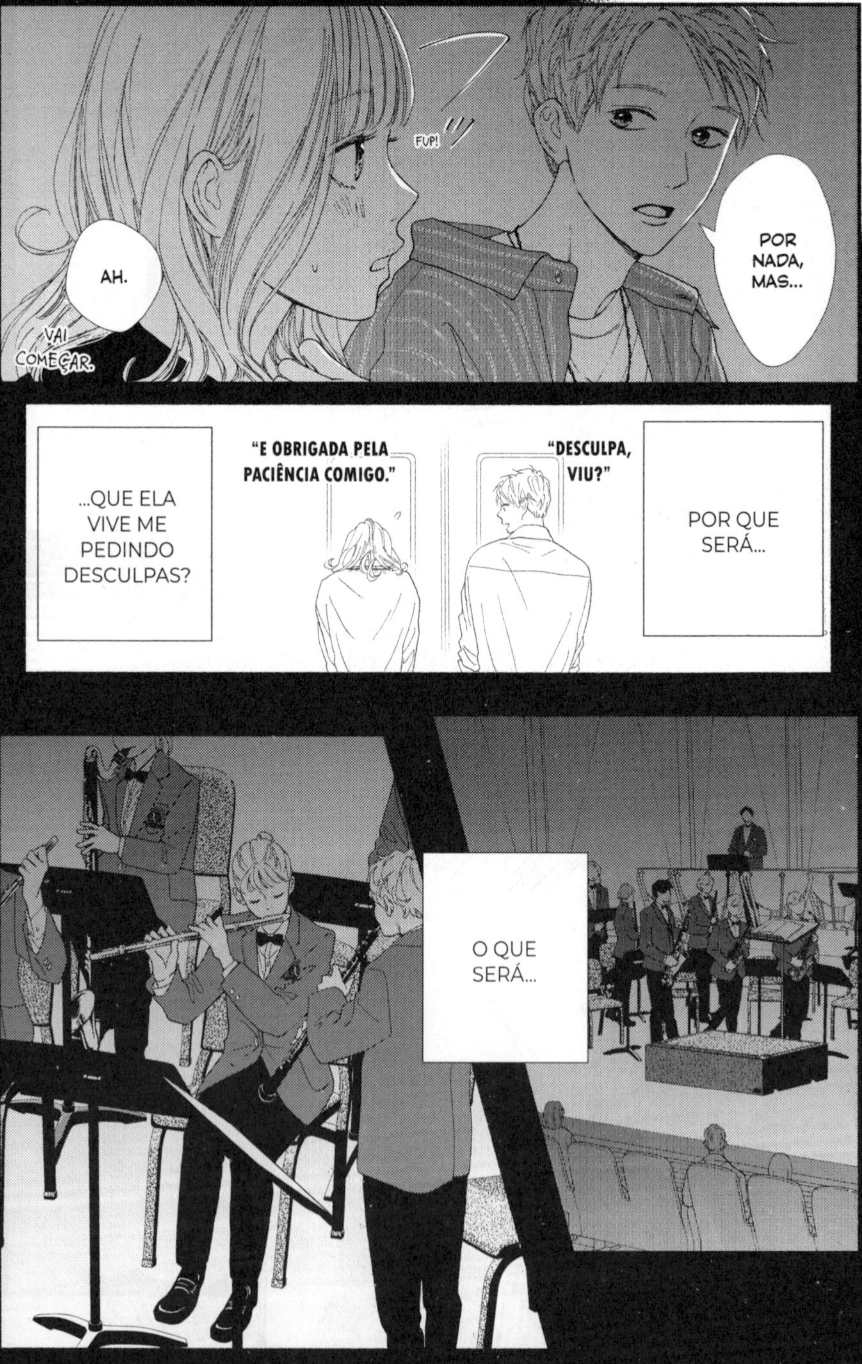
POR NADA, MAS...
FUP!
AH.
VAI COMEÇAR.
POR QUE SERÁ...
"DESCULPA, VIU?"
"E OBRIGADA PELA PACIÊNCIA COMIGO."
...QUE ELA VIVE ME PEDINDO DESCULPAS?
O QUE SERÁ...

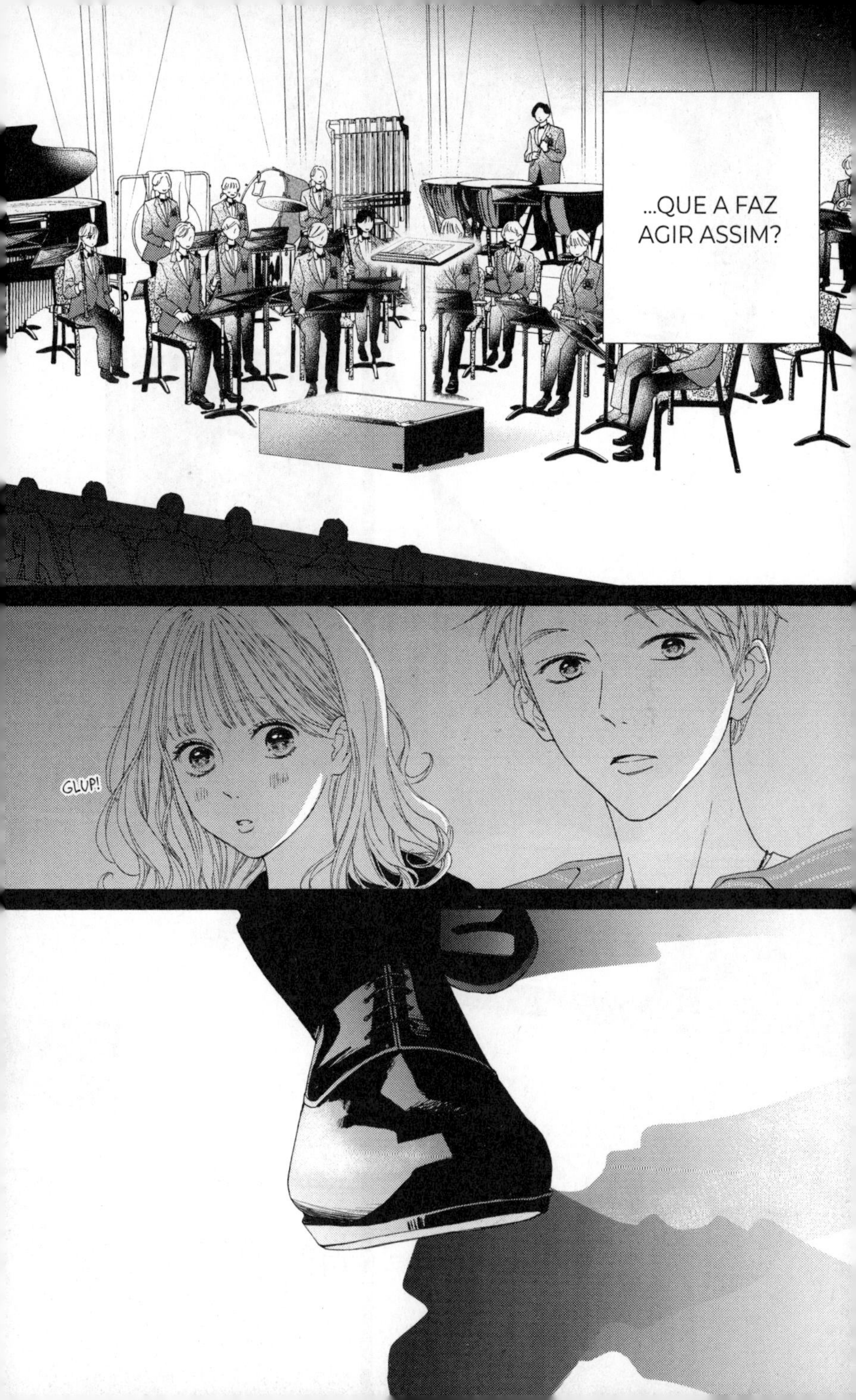
...QUE A FAZ AGIR ASSIM?
GLUP!

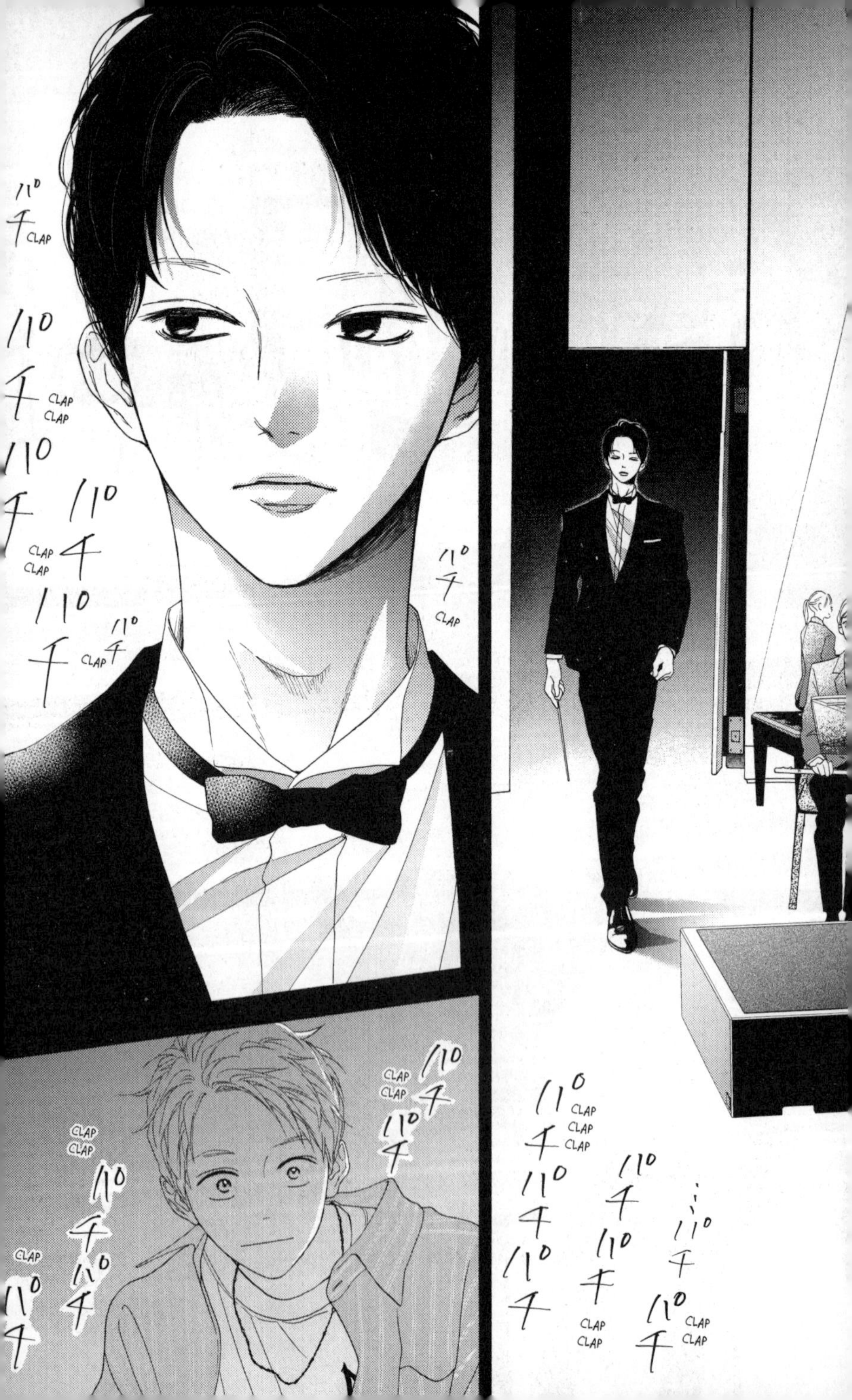

パチ
CLAP
CLAP
CLAP
パチ
パチ
パチ
パチ
パチ
CLAP
CLAP
バチ
パチ
CLAP
CLAP
パチ
CLAP
パチ
CLAP
CLAP
パチ
パチ
CLAP
CLAP
パチ
パチ
CLAP
パチ
CLAP
CLAP
CLAP
パチ
パチ
CLAP
CLAP
パチ
パチ
CLAP
パチ

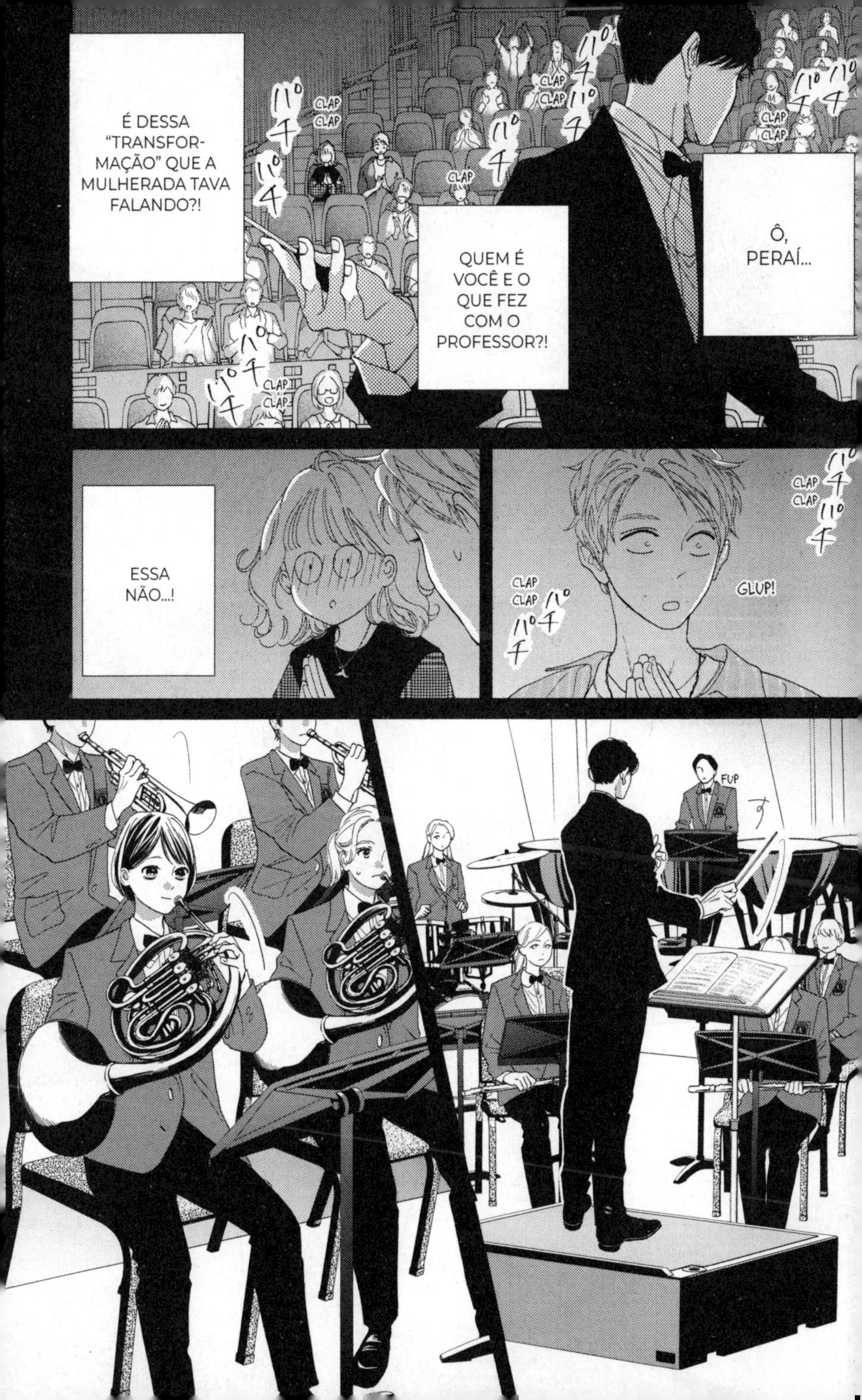
Ô, PERAÍ...
QUEM É VOCÊ E O QUE FEZ COM O PROFESSOR?!
É DESSA "TRANSFOR-MAÇÃO" QUE A MULHERADA TAVA FALANDO?!
CLAP CLAP
GLUP!
CLAP CLAP
ESSA NÃO...!
FUP

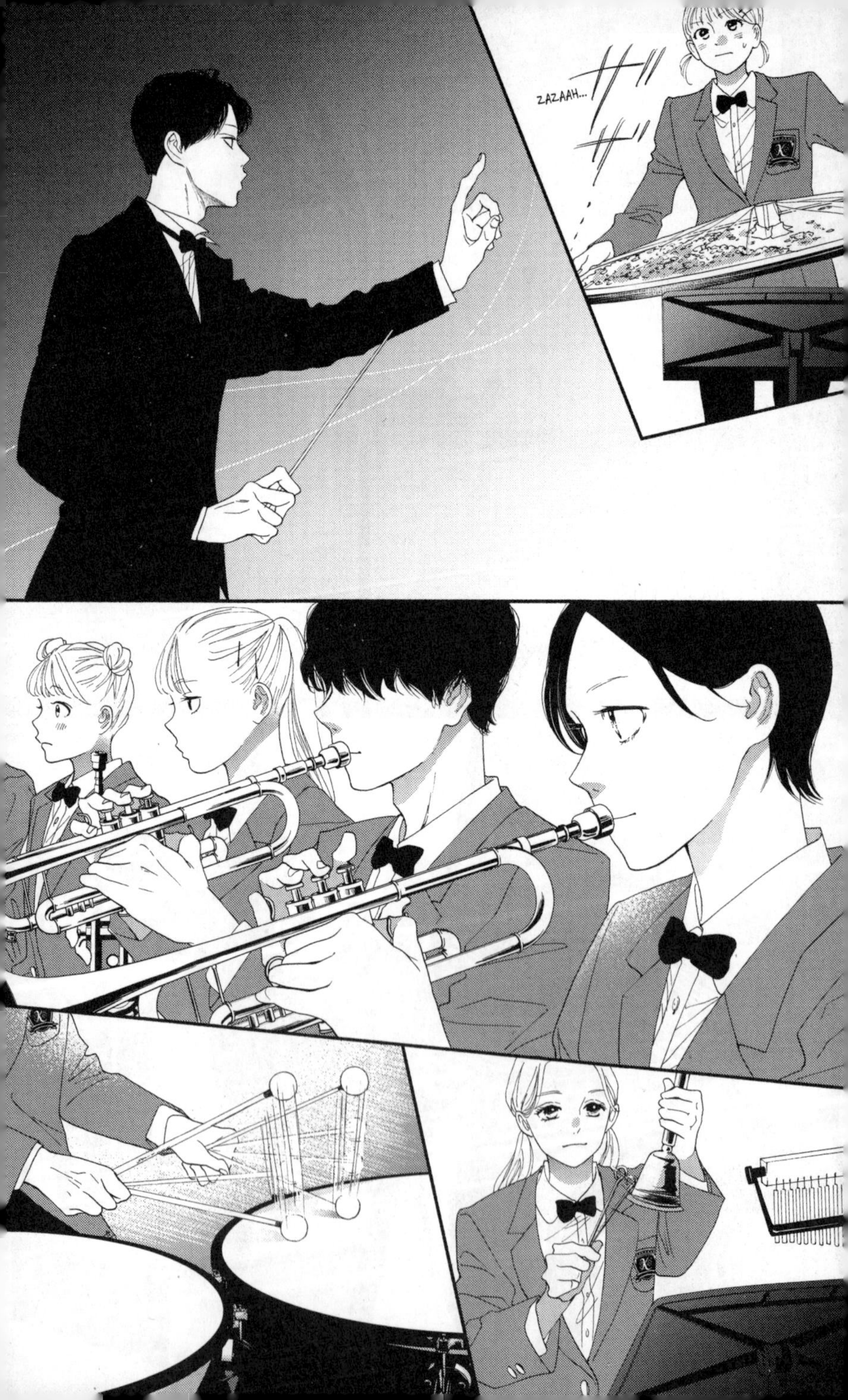
ZAZAAH...

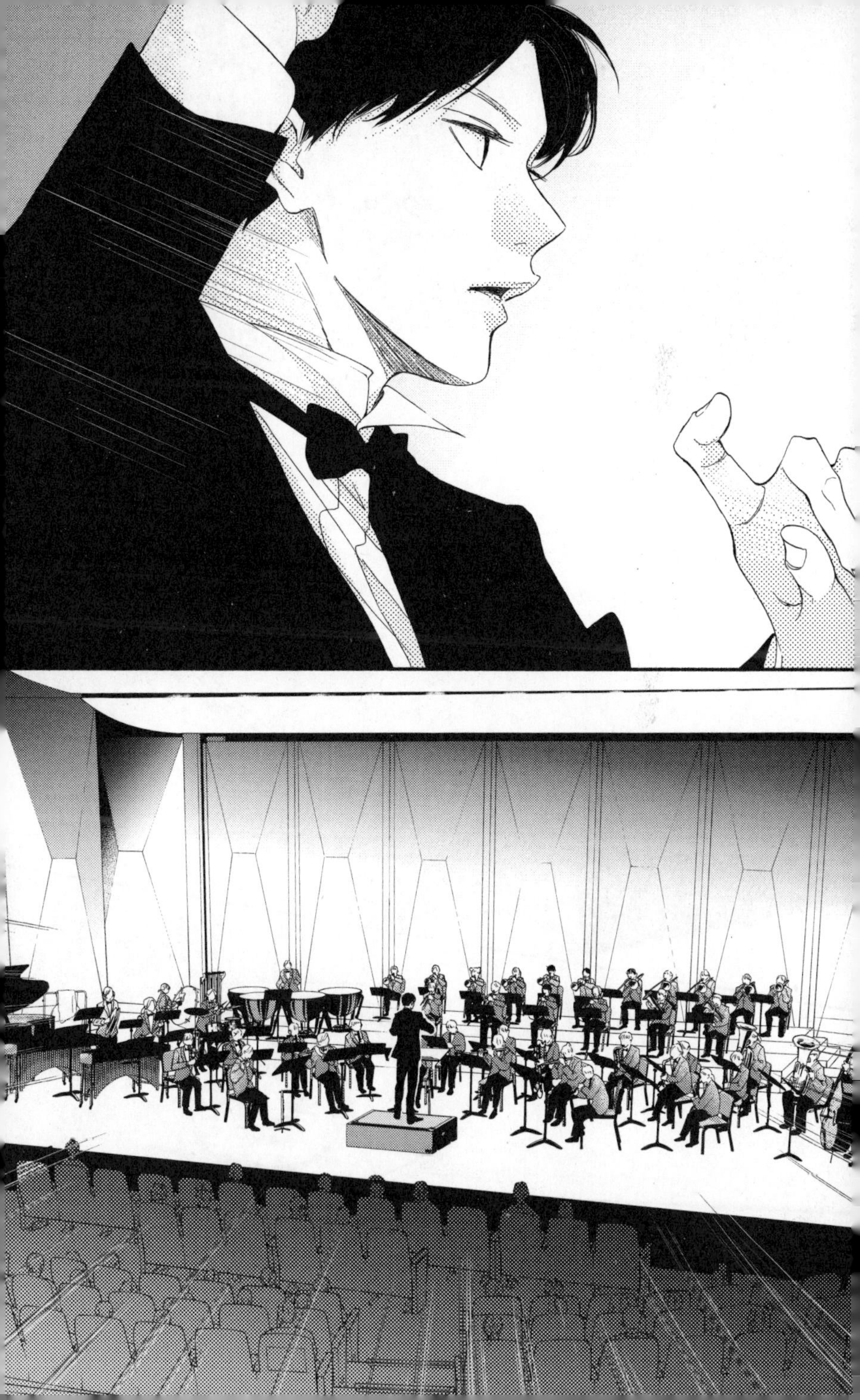

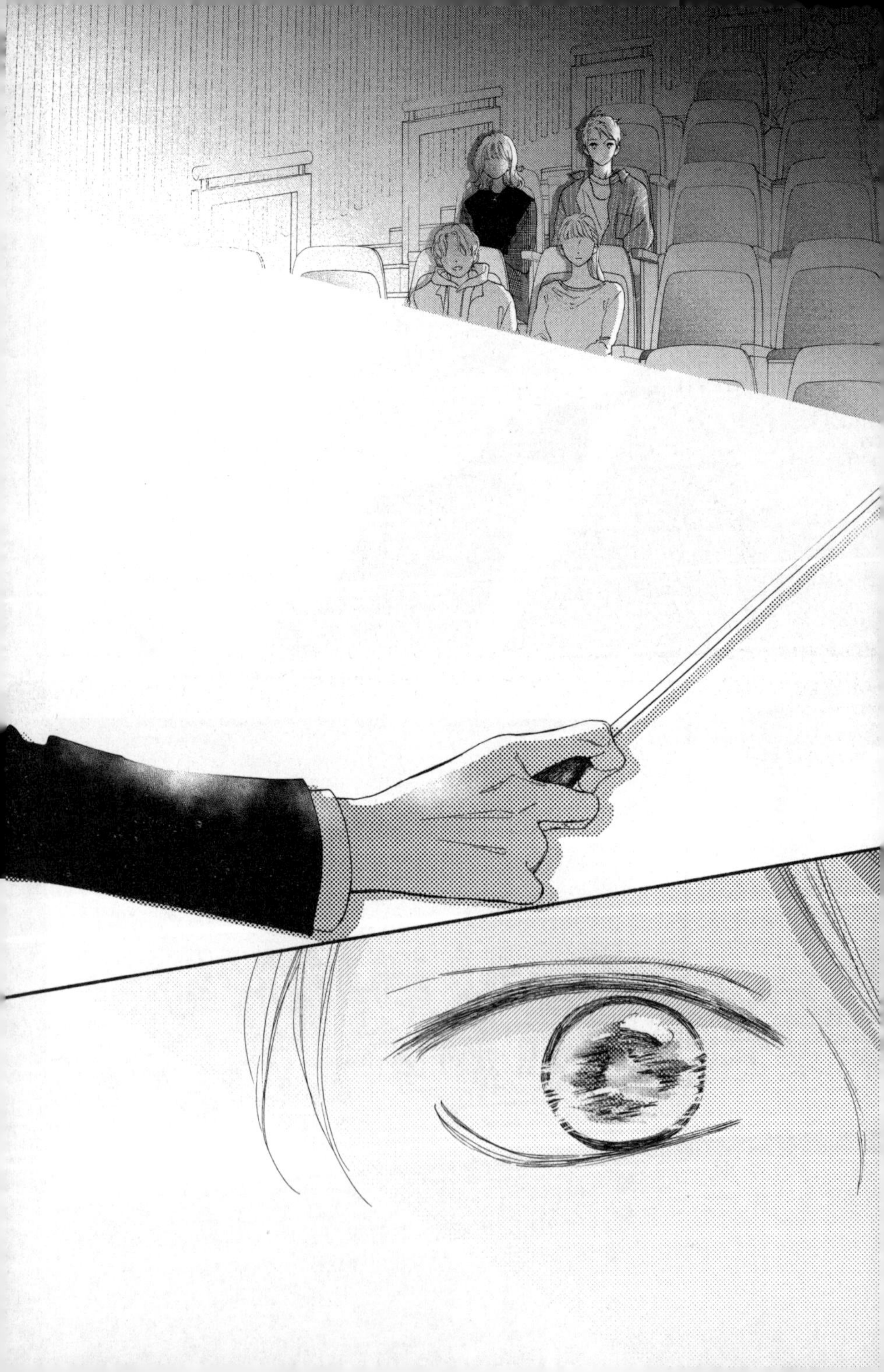

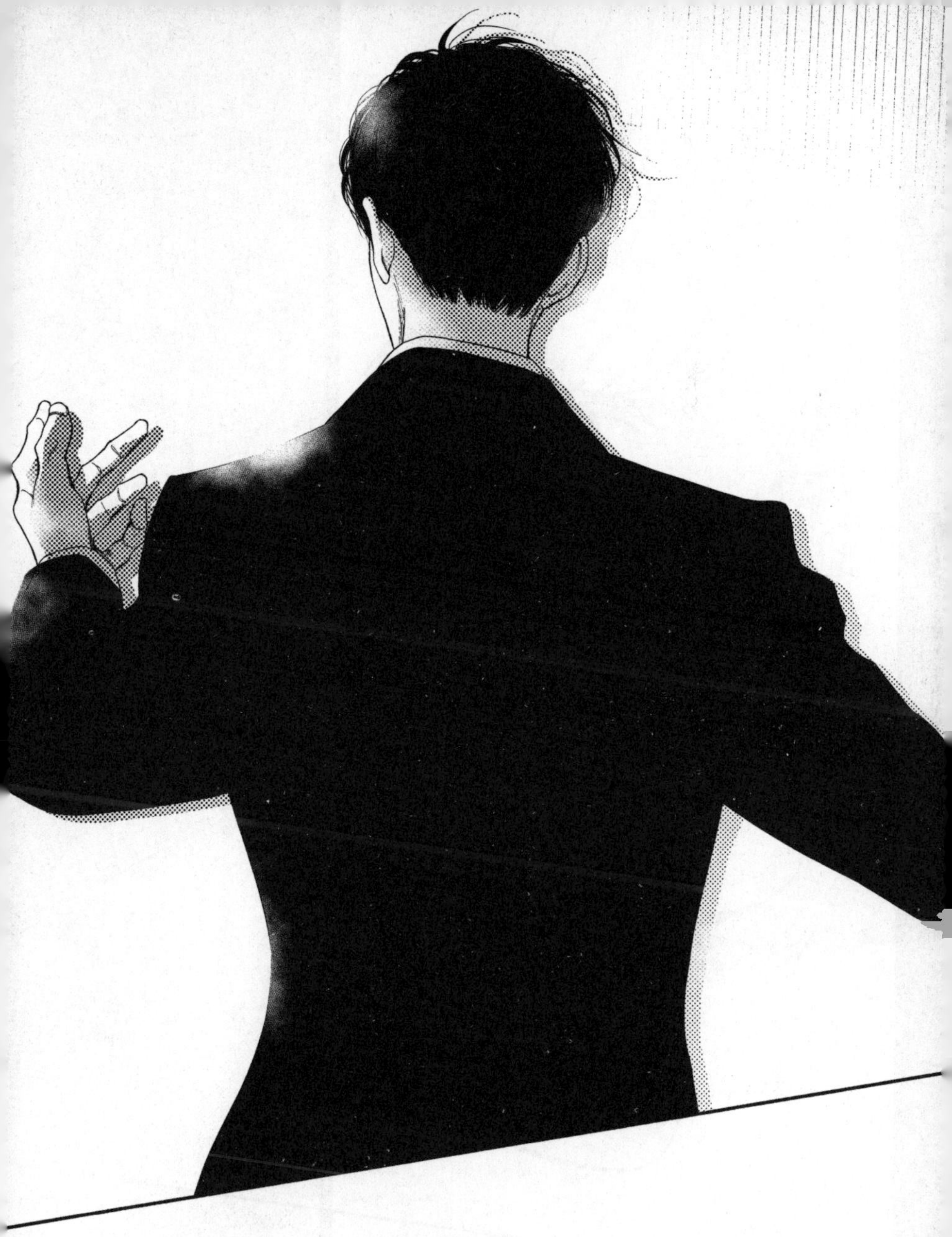

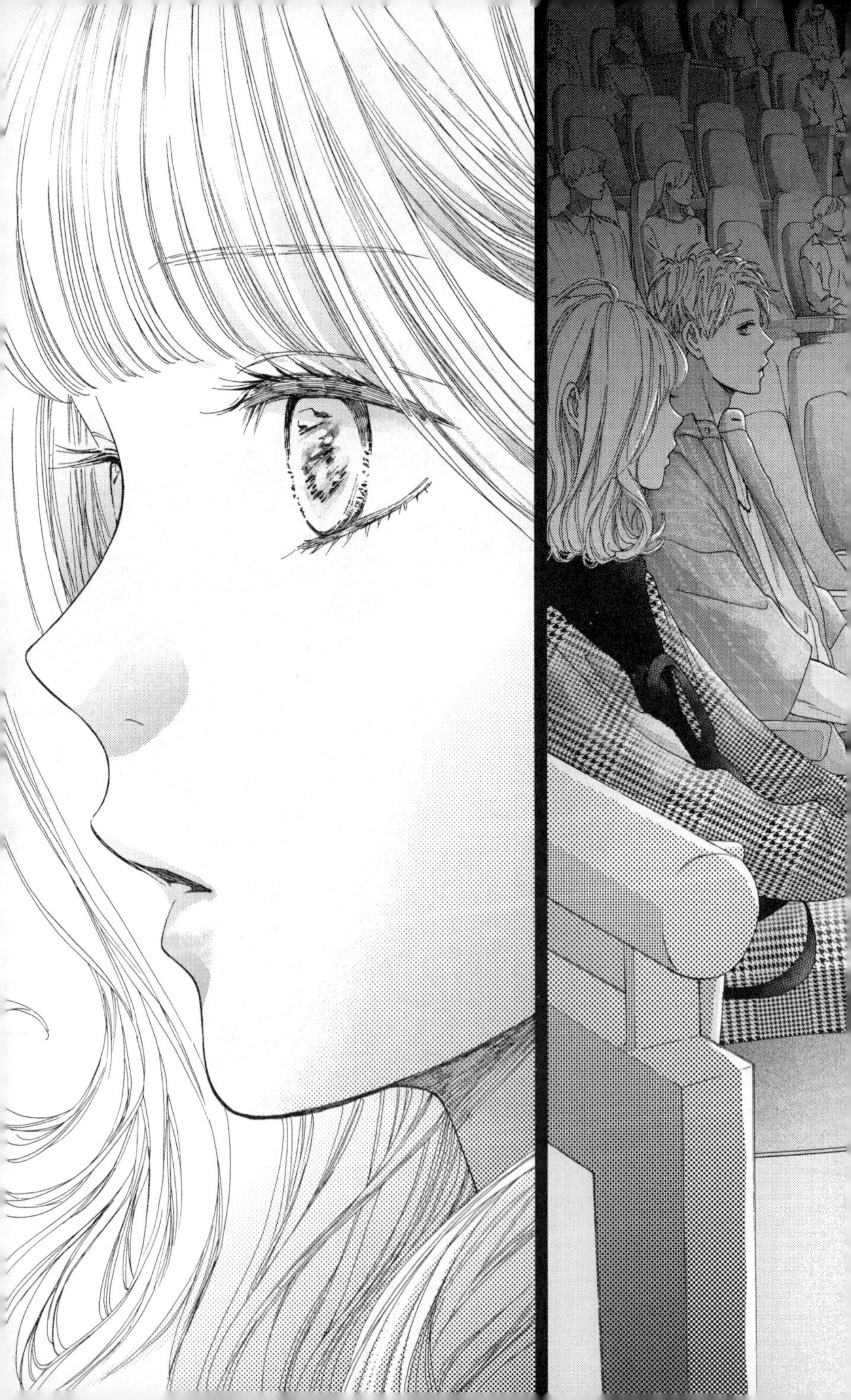

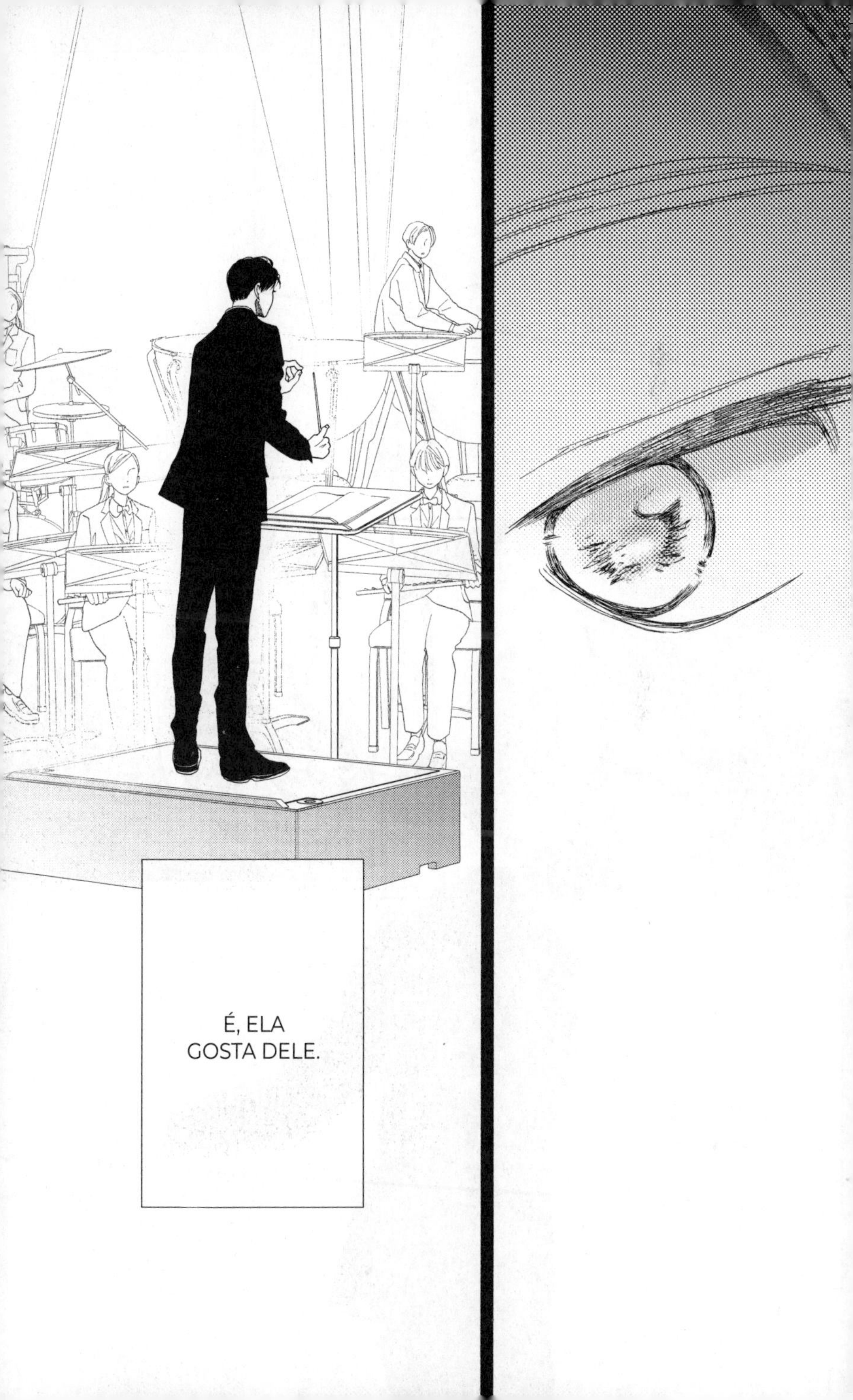
É, ELA
GOSTA DELE.

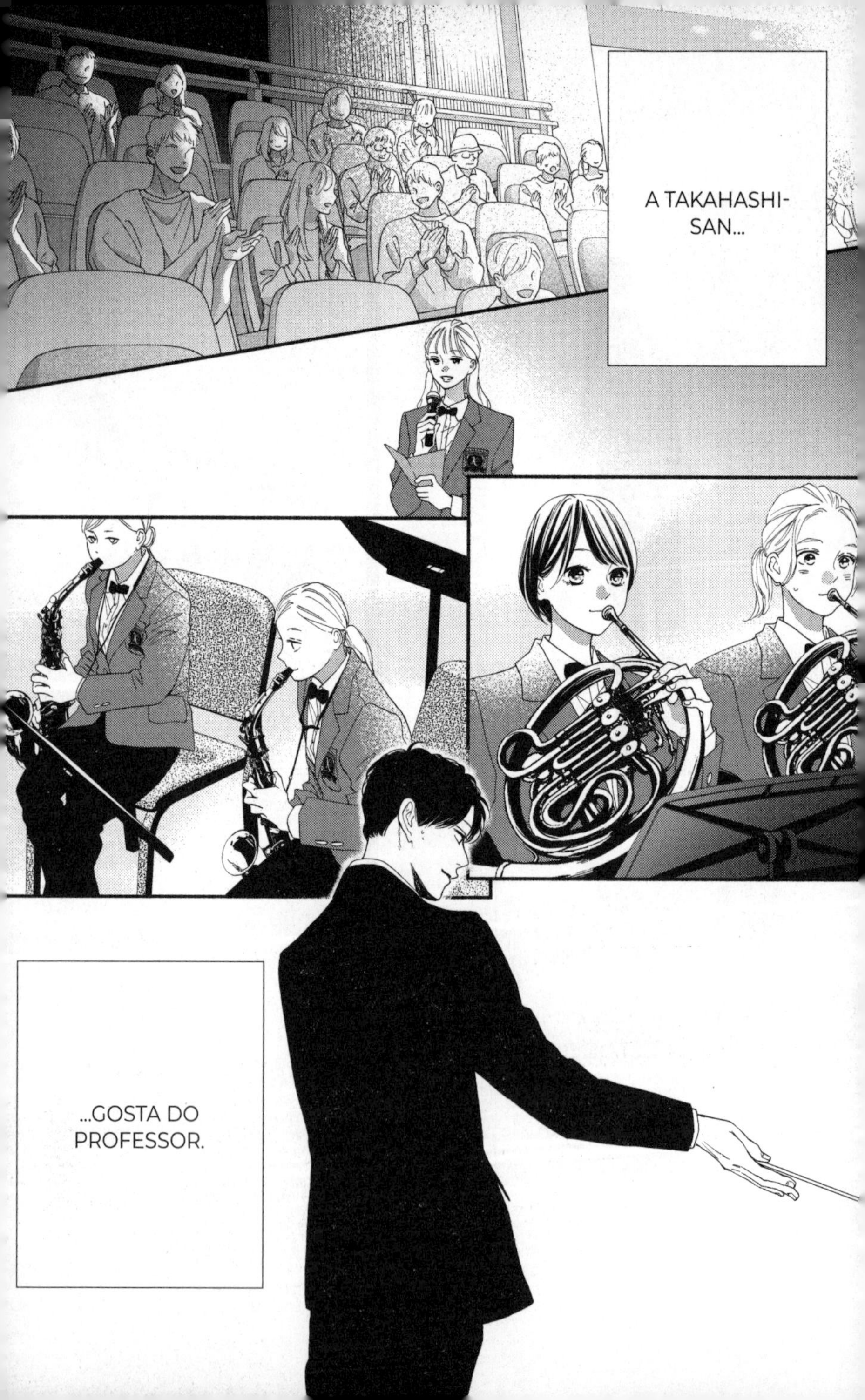
A TAKAHASHI-SAN...
...GOSTA DO PROFESSOR.

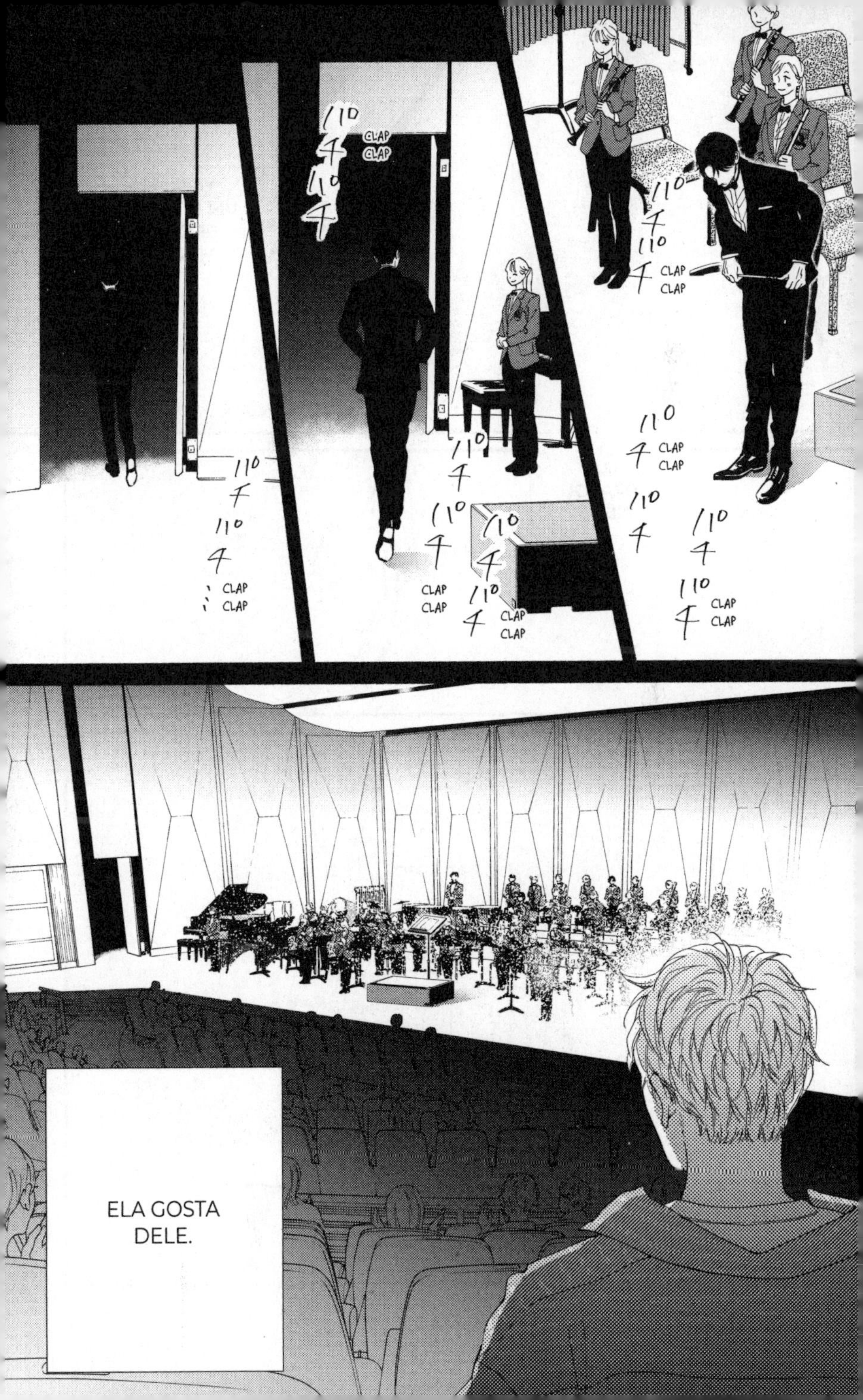
CLAP
CLAP
CLAP
CLAP
CLAP
CLAP
CLAP
CLAP
CLAP
CLAP
CLAP
CLAP
CLAP
CLAP
ELA GOSTA DELE.

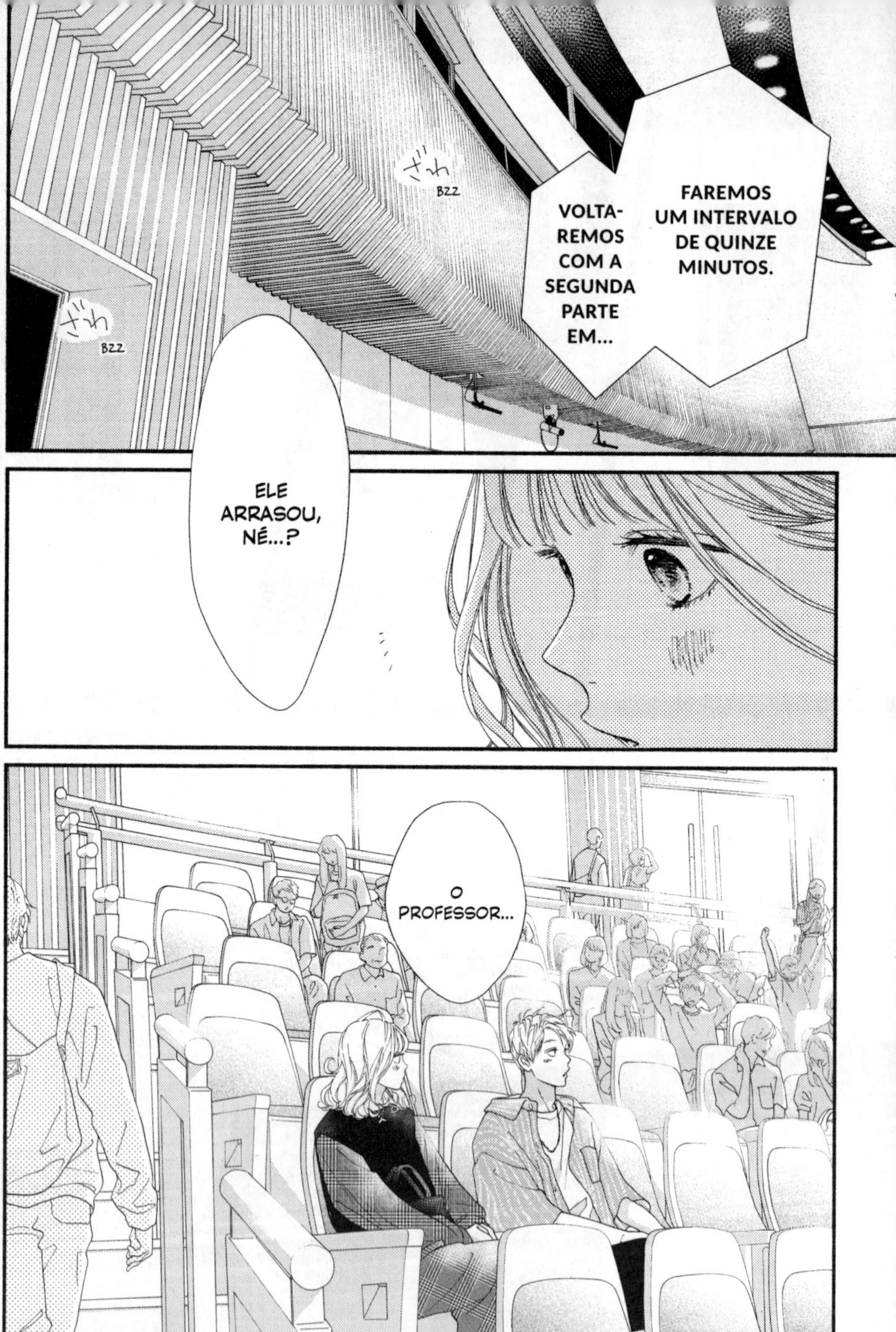
FAREMOS UM INTERVALO DE QUINZE MINUTOS.
VOLTA-REMOS COM A SEGUNDA PARTE EM...
ざわ
BZZ
ざわ
BZZ
ELE ARRASOU, NÉ...?
O PROFESSOR...

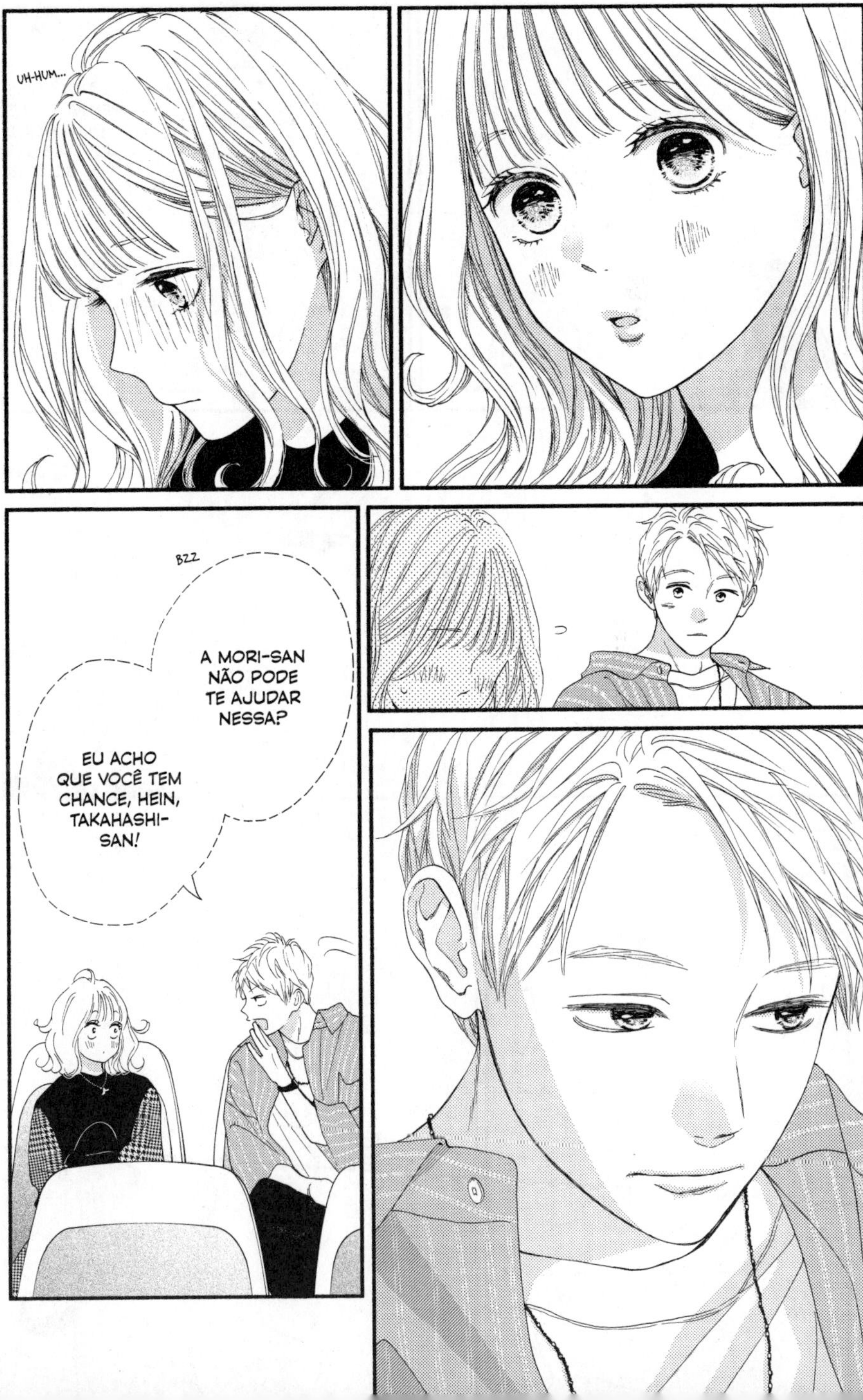
UH-HUM...
BZZ
A MORI-SAN NÃO PODE TE AJUDAR NESSA?
EU ACHO QUE VOCÊ TEM CHANCE, HEIN, TAKAHASHI-SAN!

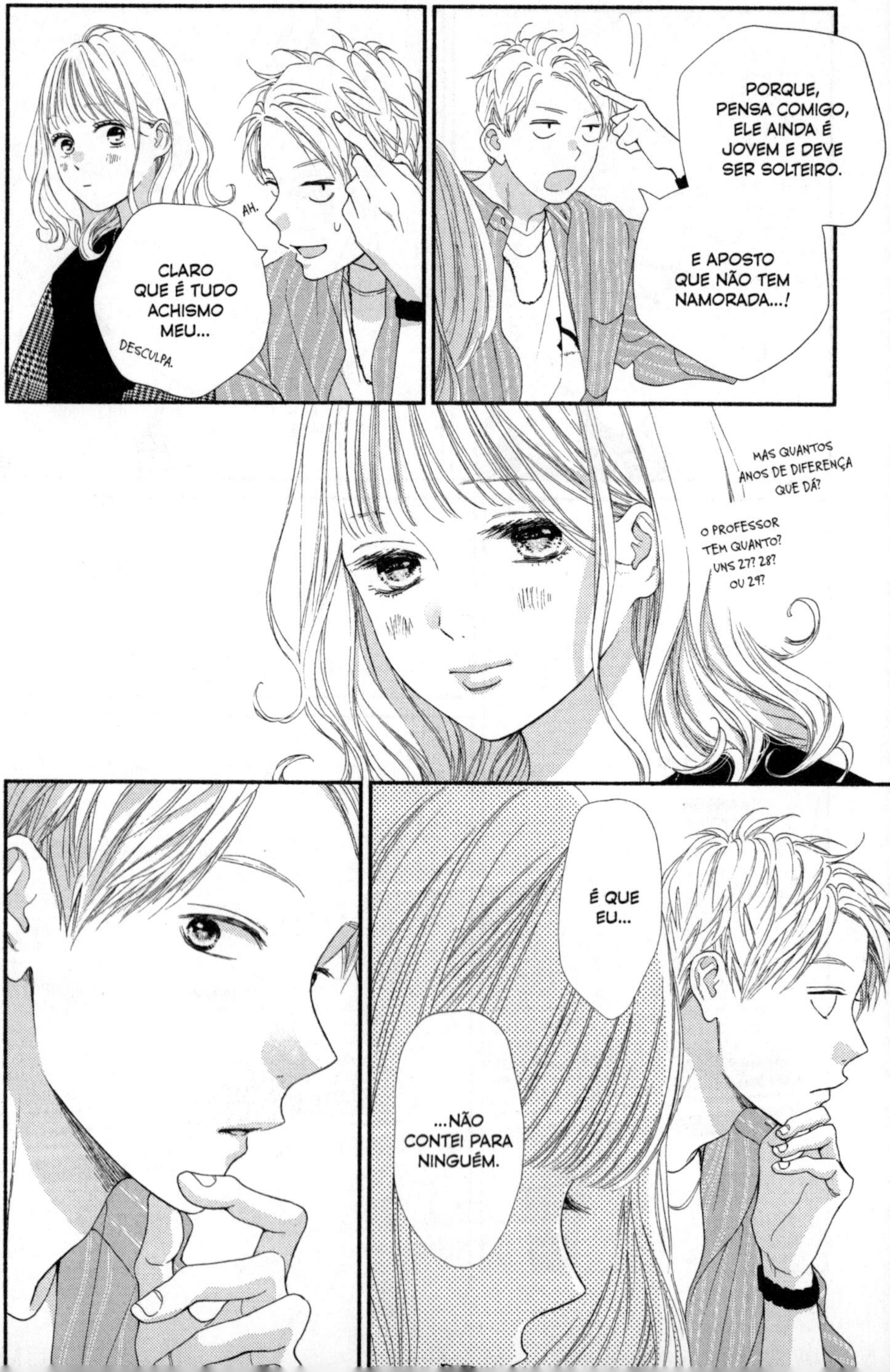
AH.
CLARO QUE É TUDO ACHISMO MEU...
DESCULPA.
PORQUE, PENSA COMIGO, ELE AINDA É JOVEM E DEVE SER SOLTEIRO.
E APOSTO QUE NÃO TEM NAMORADA...!
MAS QUANTOS ANOS DE DIFERENÇA QUE DÁ?
O PROFESSOR TEM QUANTO? UNS 27? 28? OU 29?
É QUE EU...
...NÃO CONTEI PARA NINGUÉM.

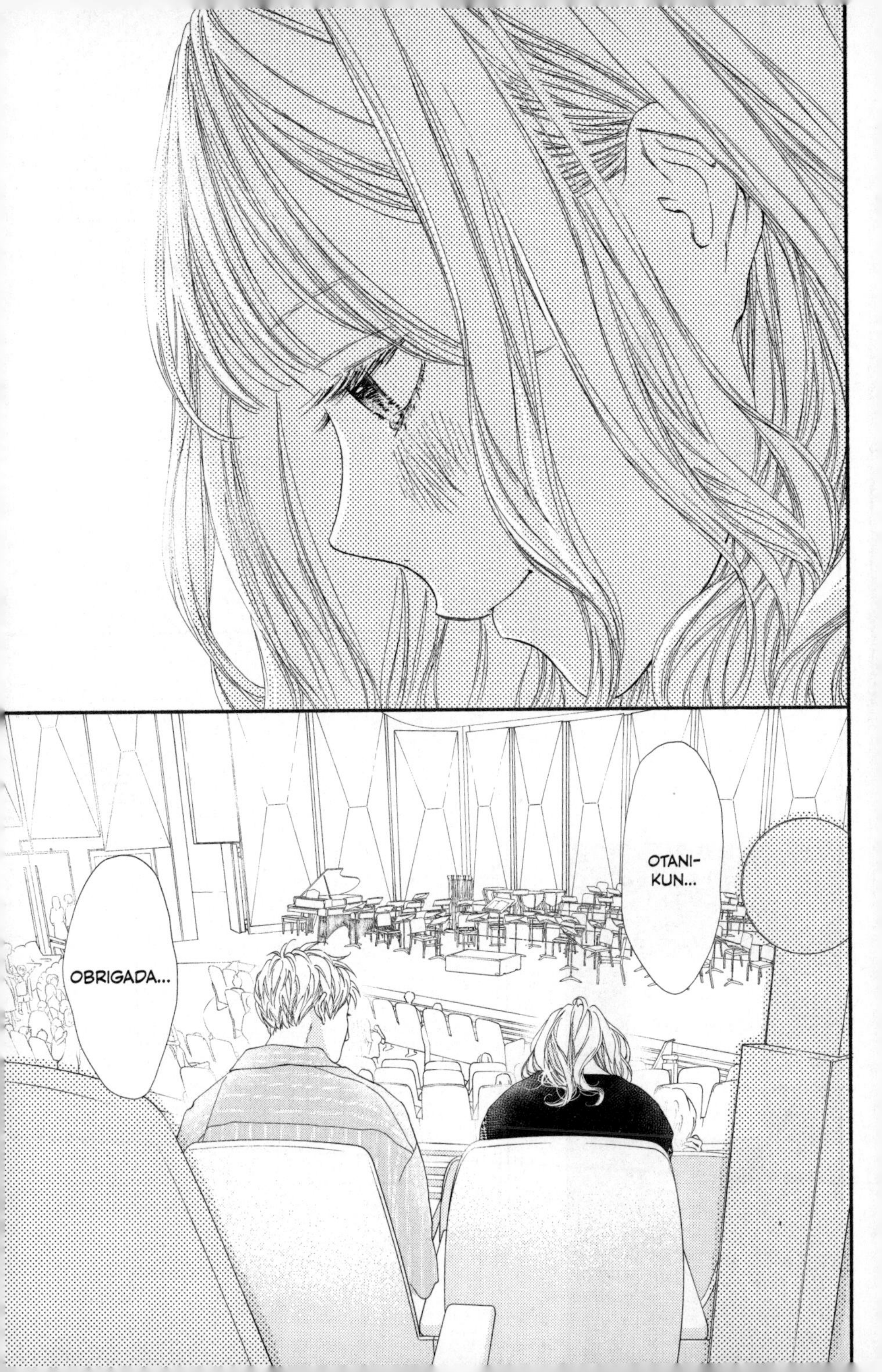
OTANI-KUN...
OBRIGADA...

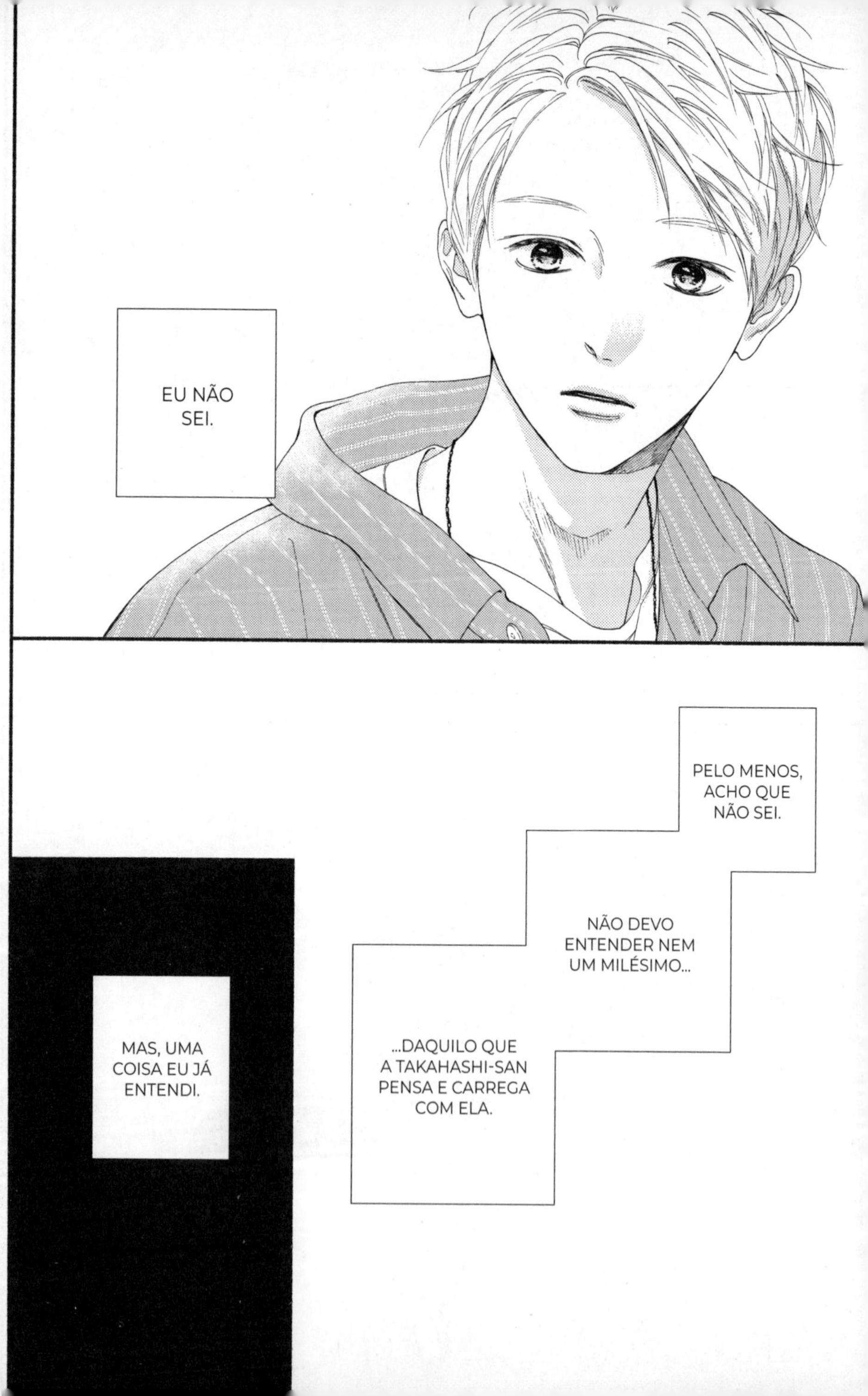
EU NÃO SEI.
PELO MENOS, ACHO QUE NÃO SEI.
NÃO DEVO ENTENDER NEM UM MILÉSIMO...
...DAQUILO QUE A TAKAHASHI-SAN PENSA E CARREGA COM ELA.
MAS, UMA COISA EU JÁ ENTENDI.

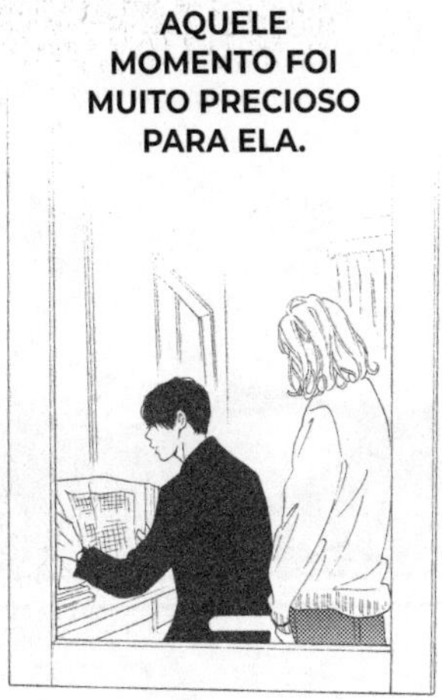
AQUELE MOMENTO FOI MUITO PRECIOSO PARA ELA.

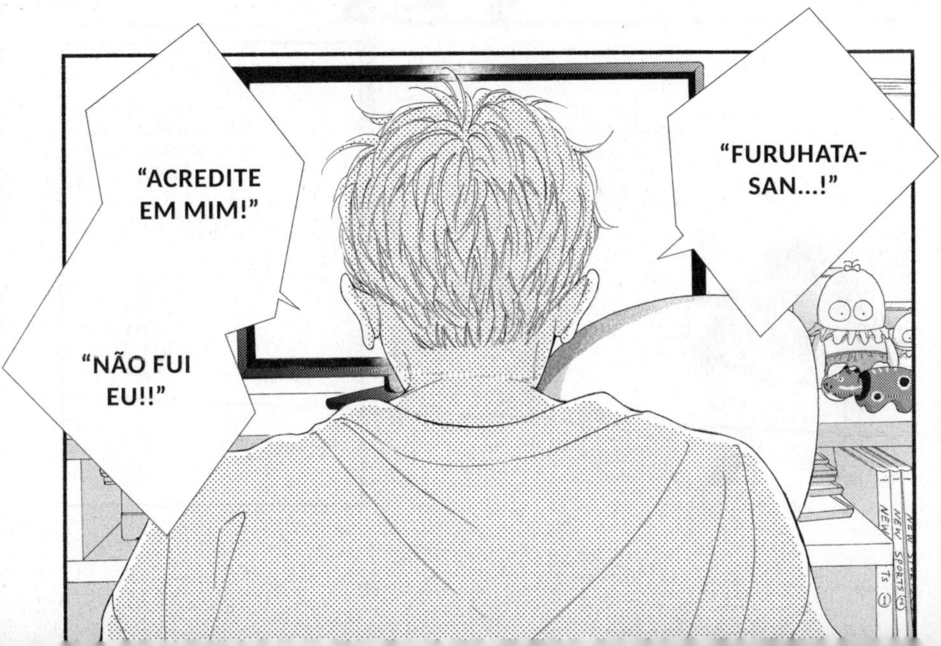
"FURUHATA-SAN...!"
"ACREDITE EM MIM!"
"NÃO FUI EU!!"
NEW SPORTS
NEW

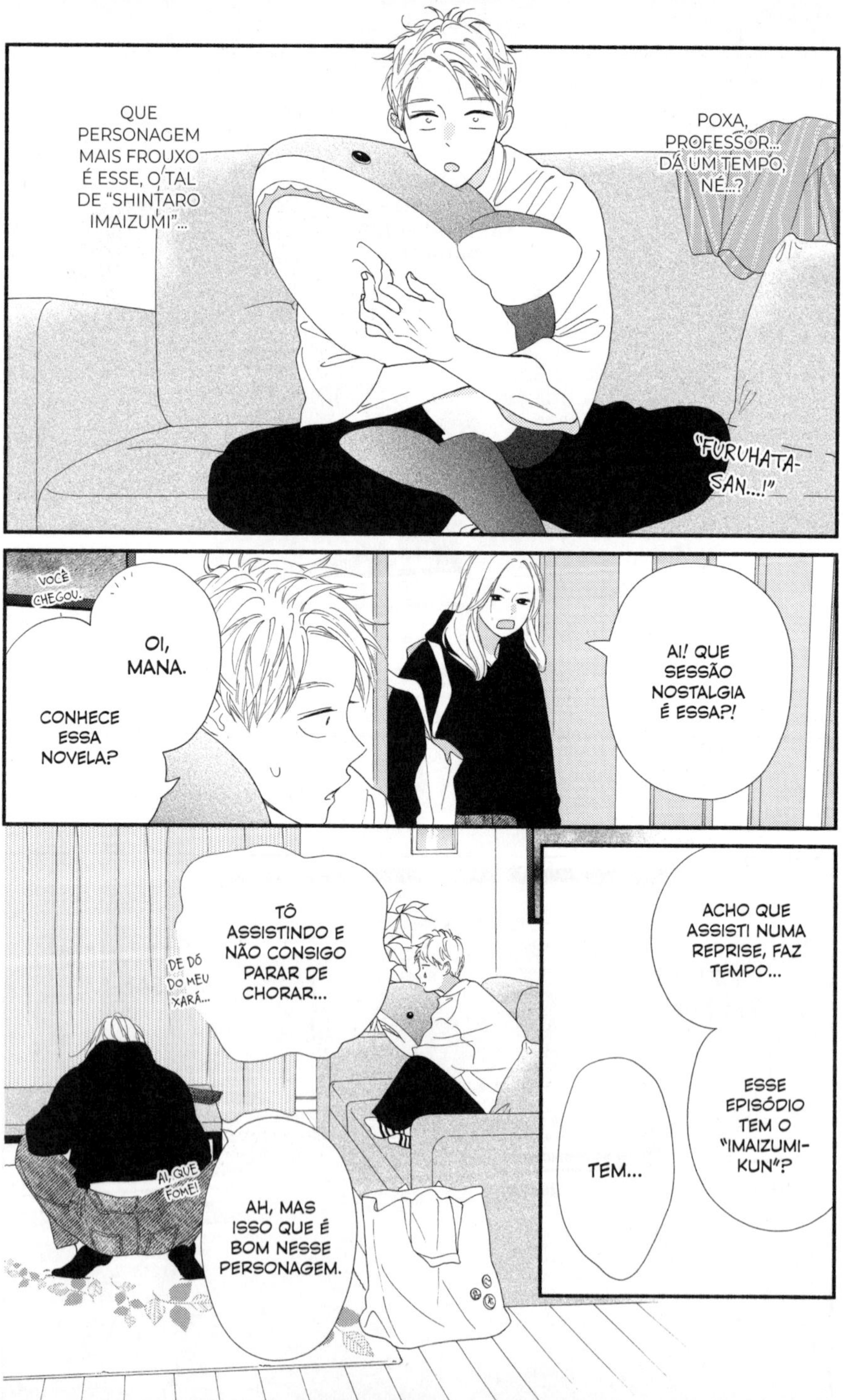
"FURUHATA-SAN...!"
POXA, PROFESSOR... DÁ UM TEMPO, NÉ...?
QUE PERSONAGEM MAIS FROUXO É ESSE, O TAL DE "SHINTARO IMAIZUMI"...
AI! QUE SESSÃO NOSTALGIA É ESSA?!
VOCÊ CHEGOU.
OI, MANA.
CONHECE ESSA NOVELA?
ACHO QUE ASSISTI NUMA REPRISE, FAZ TEMPO...
ESSE EPISÓDIO TEM O "IMAIZUMI-KUN"?
TEM...
TÔ ASSISTINDO E NÃO CONSIGO PARAR DE CHORAR...
DE DÓ DO MEU XARÁ...
AH, MAS ISSO QUE É BOM NESSE PERSONAGEM.
AI, QUE FOME!

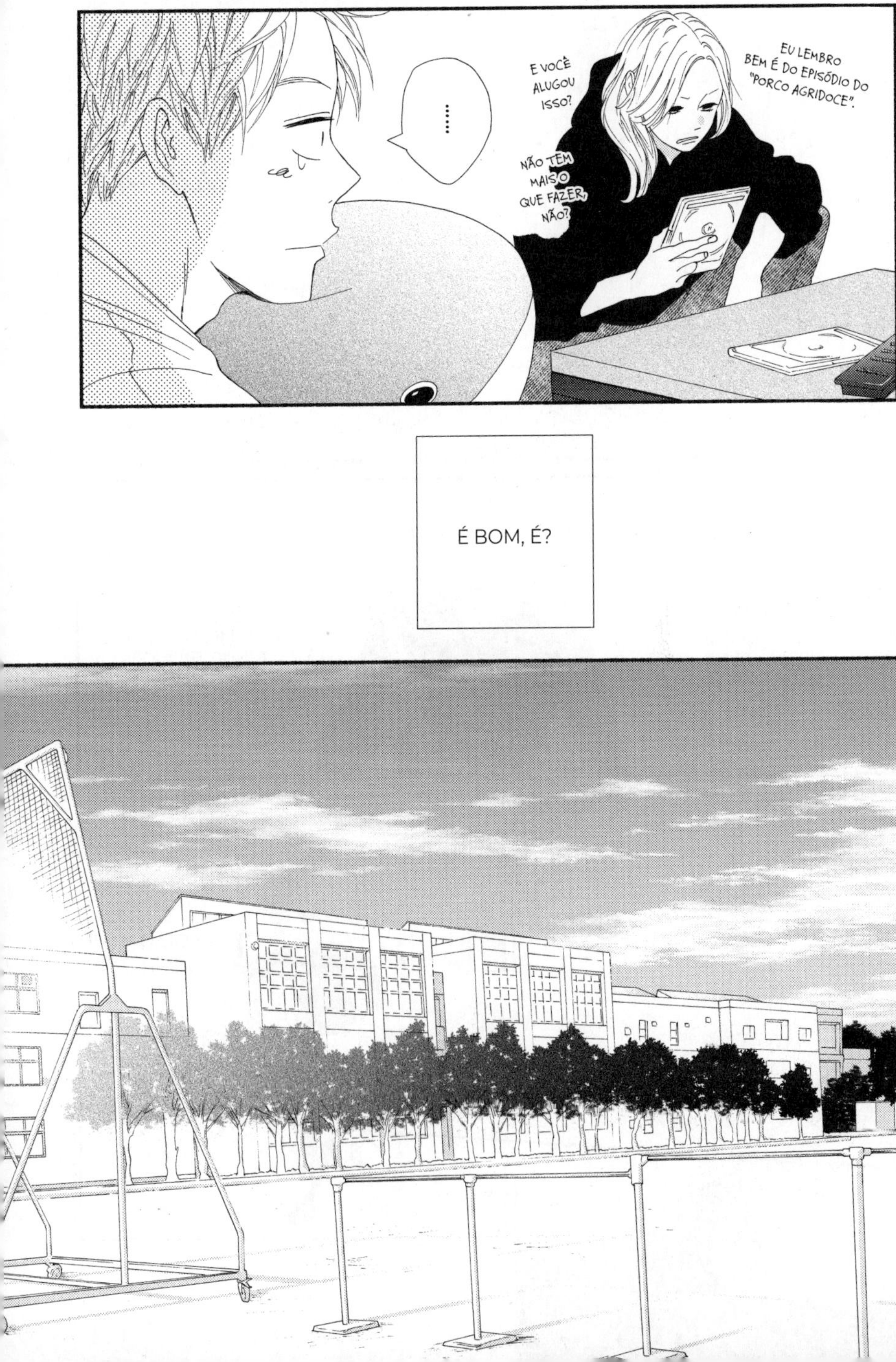
EU LEMBRO BEM É DO EPISÓDIO DO "PORCO AGRIDOCE".
E VOCÊ ALUGOU ISSO?
NÃO TÊM MAIS O QUE FAZER, NÃO?
......
É BOM, É?

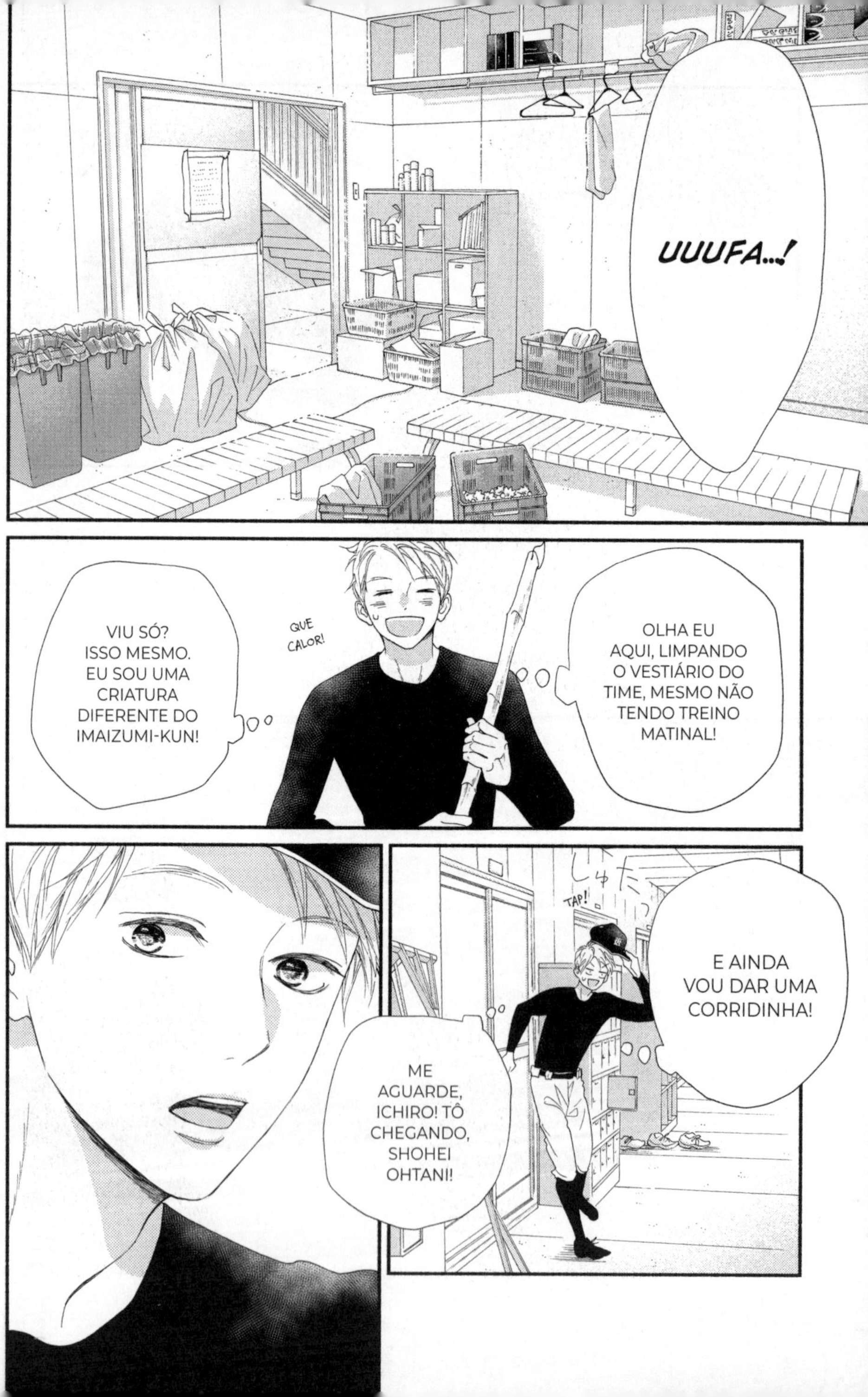
UUUFA...!
OLHA EU AQUI, LIMPANDO O VESTIÁRIO DO TIME, MESMO NÃO TENDO TREINO MATINAL!
QUE CALOR!
VIU SÓ? ISSO MESMO. EU SOU UMA CRIATURA DIFERENTE DO IMAIZUMI-KUN!
TAP!
E AINDA VOU DAR UMA CORRIDINHA!
ME AGUARDE, ICHIRO! TÔ CHEGANDO, SHOHEI OHTANI!

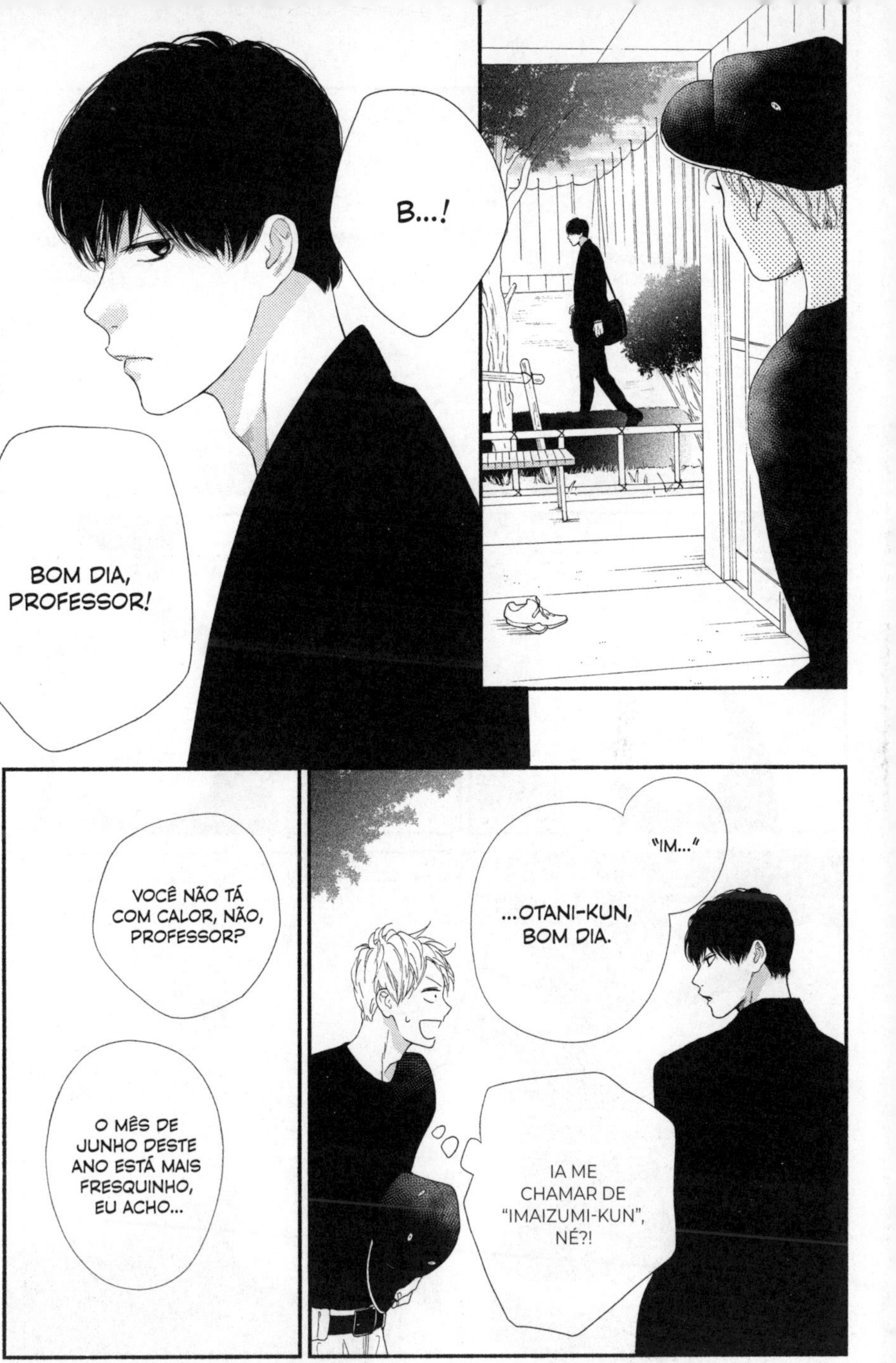
B...!
BOM DIA, PROFESSOR!
"IM..."
...OTANI-KUN, BOM DIA.
IA ME CHAMAR DE "IMAIZUMI-KUN", NÉ?!
VOCÊ NÃO TÁ COM CALOR, NÃO, PROFESSOR?
O MÊS DE JUNHO DESTE ANO ESTÁ MAIS FRESQUINHO, EU ACHO...

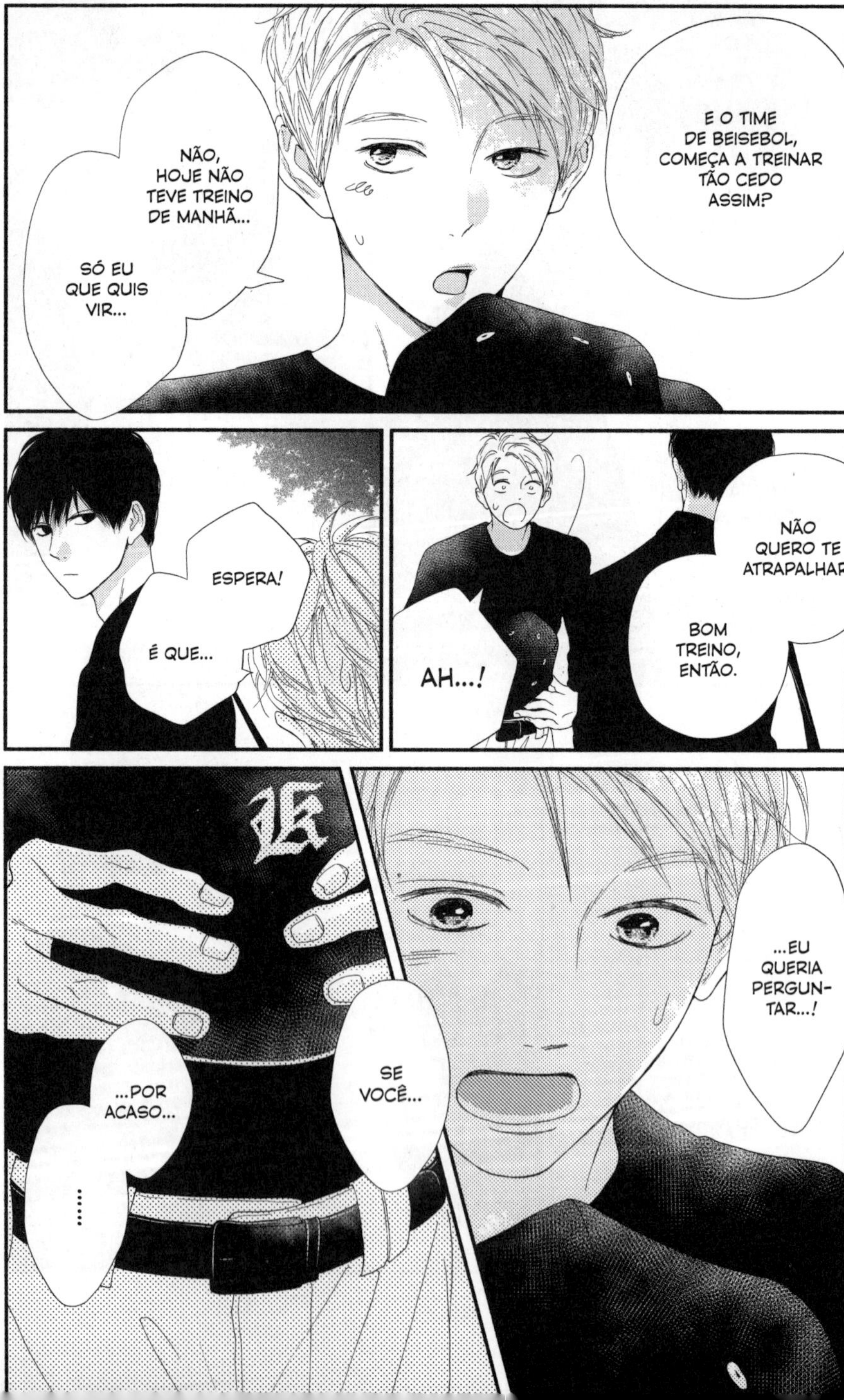
E O TIME DE BEISEBOL, COMEÇA A TREINAR TÃO CEDO ASSIM?
NÃO, HOJE NÃO TEVE TREINO DE MANHÃ...
SÓ EU QUE QUIS VIR...
NÃO QUERO TE ATRAPALHAR.
BOM TREINO, ENTÃO.
AH...!
ESPERA!
É QUE...
...EU QUERIA PERGUN-TAR...!
SE VOCÊ...
...POR ACASO...
......

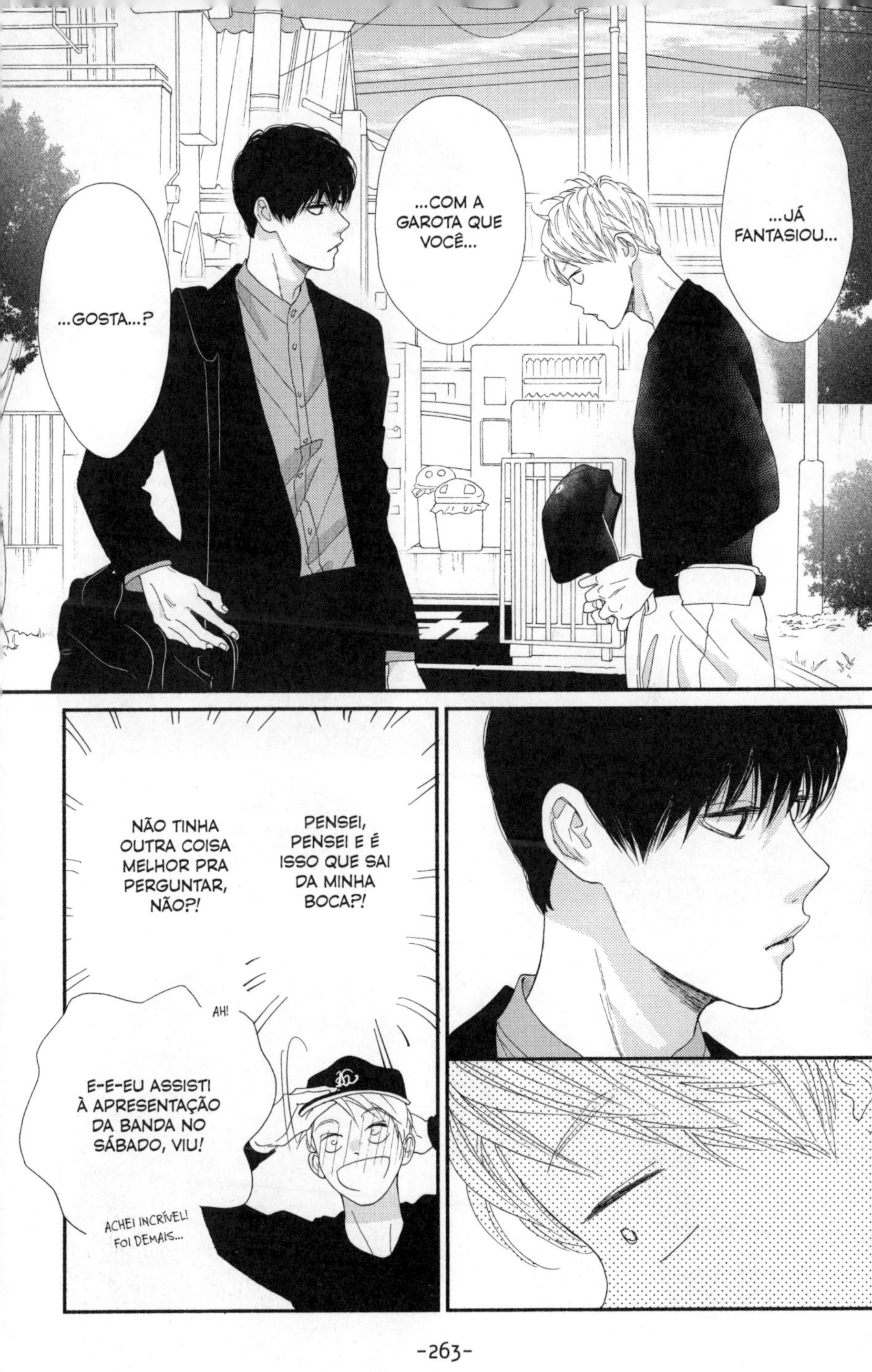
...JÁ FANTASIOU...
...COM A GAROTA QUE VOCÊ...
...GOSTA...?
PENSEI, PENSEI E É ISSO QUE SAI DA MINHA BOCA?!
NÃO TINHA OUTRA COISA MELHOR PRA PERGUNTAR, NÃO?!
AH!
E-E-EU ASSISTI À APRESENTAÇÃO DA BANDA NO SÁBADO, VIU!
ACHEI INCRÍVEL! FOI DEMAIS...

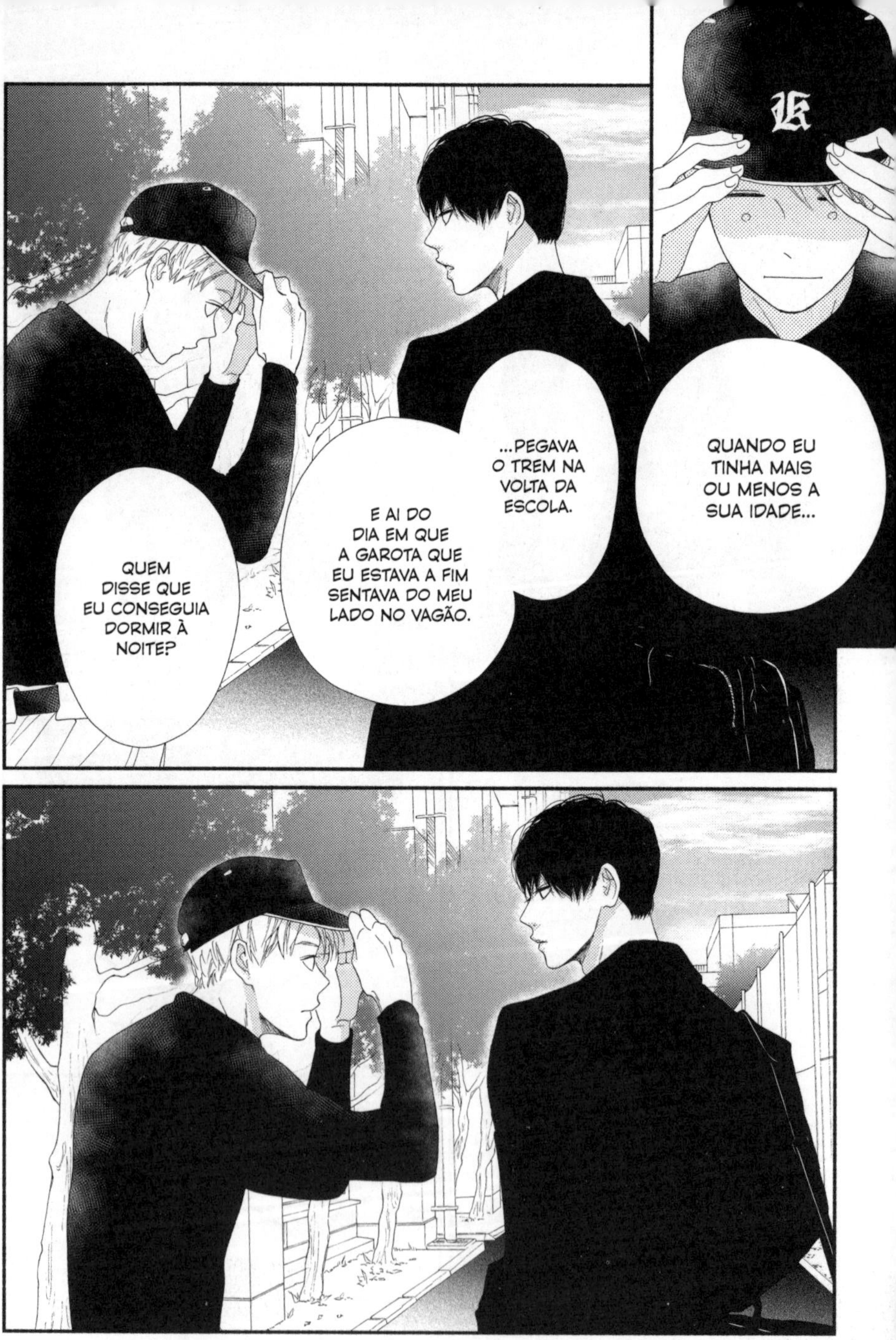
QUANDO EU TINHA MAIS OU MENOS A SUA IDADE...
...PEGAVA O TREM NA VOLTA DA ESCOLA.
E AI DO DIA EM QUE A GAROTA QUE EU ESTAVA A FIM SENTAVA DO MEU LADO NO VAGÃO.
QUEM DISSE QUE EU CONSEGUIA DORMIR À NOITE?

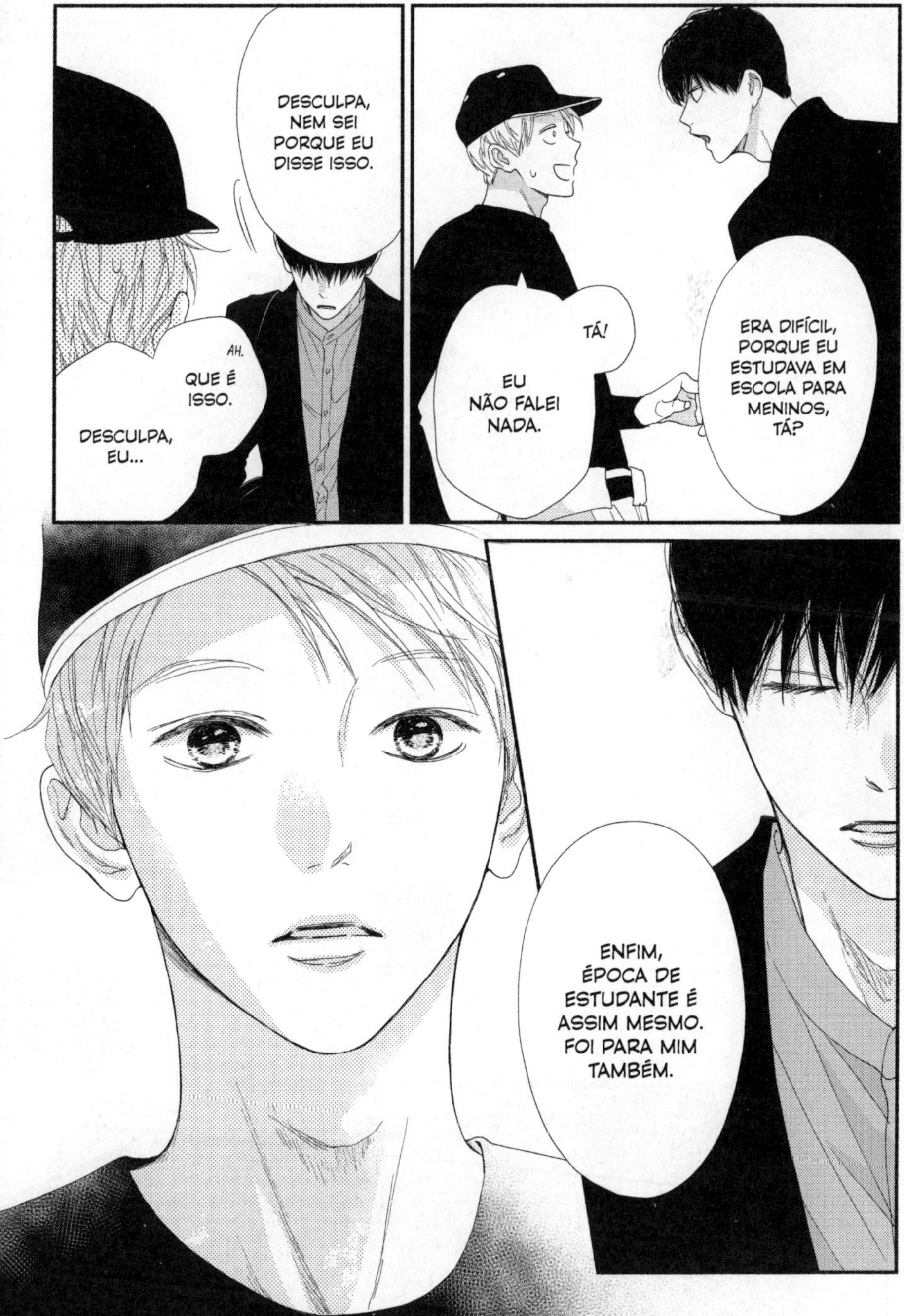
ERA DIFÍCIL, PORQUE EU ESTUDAVA EM ESCOLA PARA MENINOS, TÁ?
TÁ! EU NÃO FALEI NADA.
DESCULPA, NEM SEI PORQUE EU DISSE ISSO.
AH. QUE É ISSO. DESCULPA, EU...
ENFIM, ÉPOCA DE ESTUDANTE É ASSIM MESMO. FOI PARA MIM TAMBÉM.

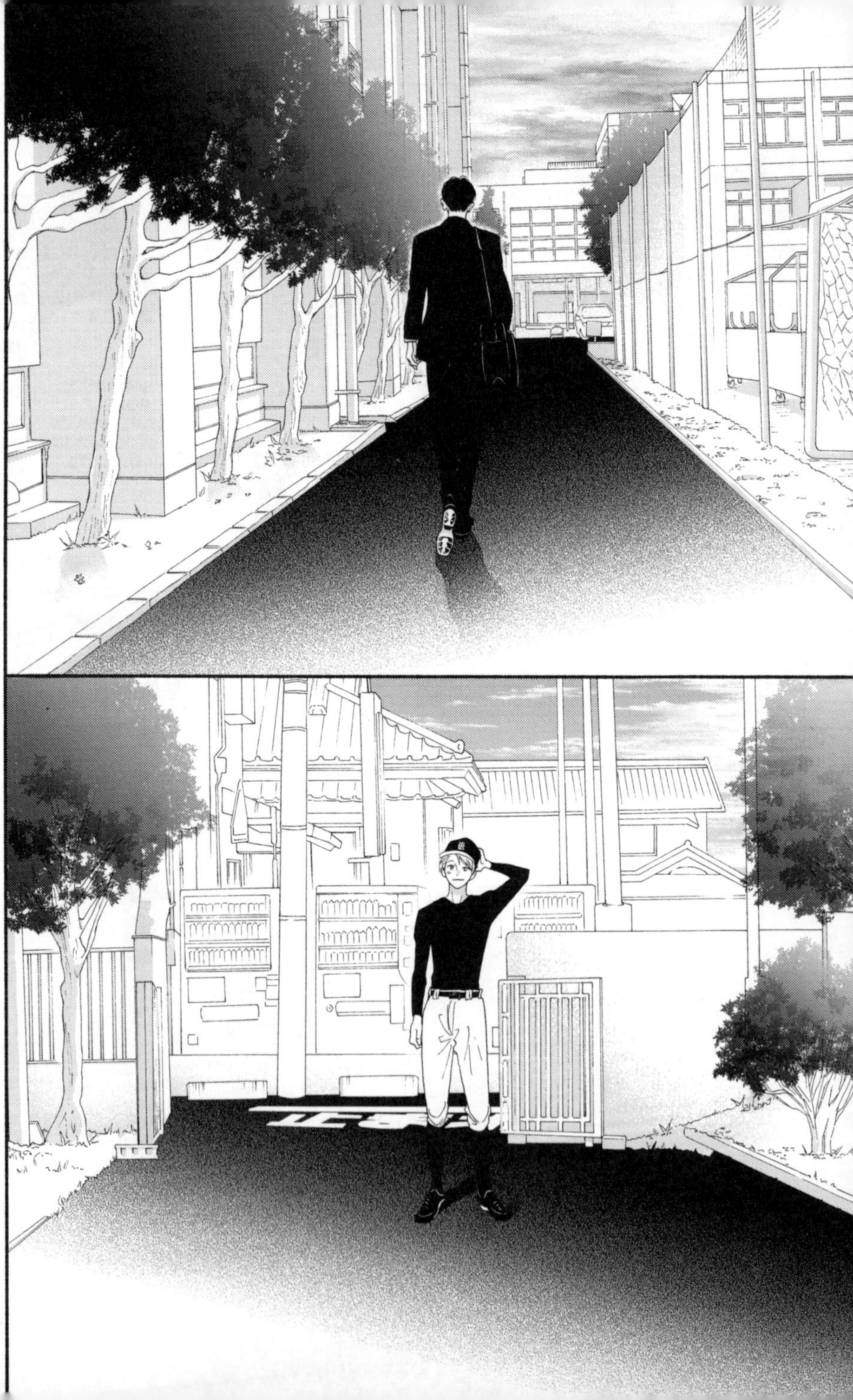

ENTÃO,
É ASSIM
MESMO?

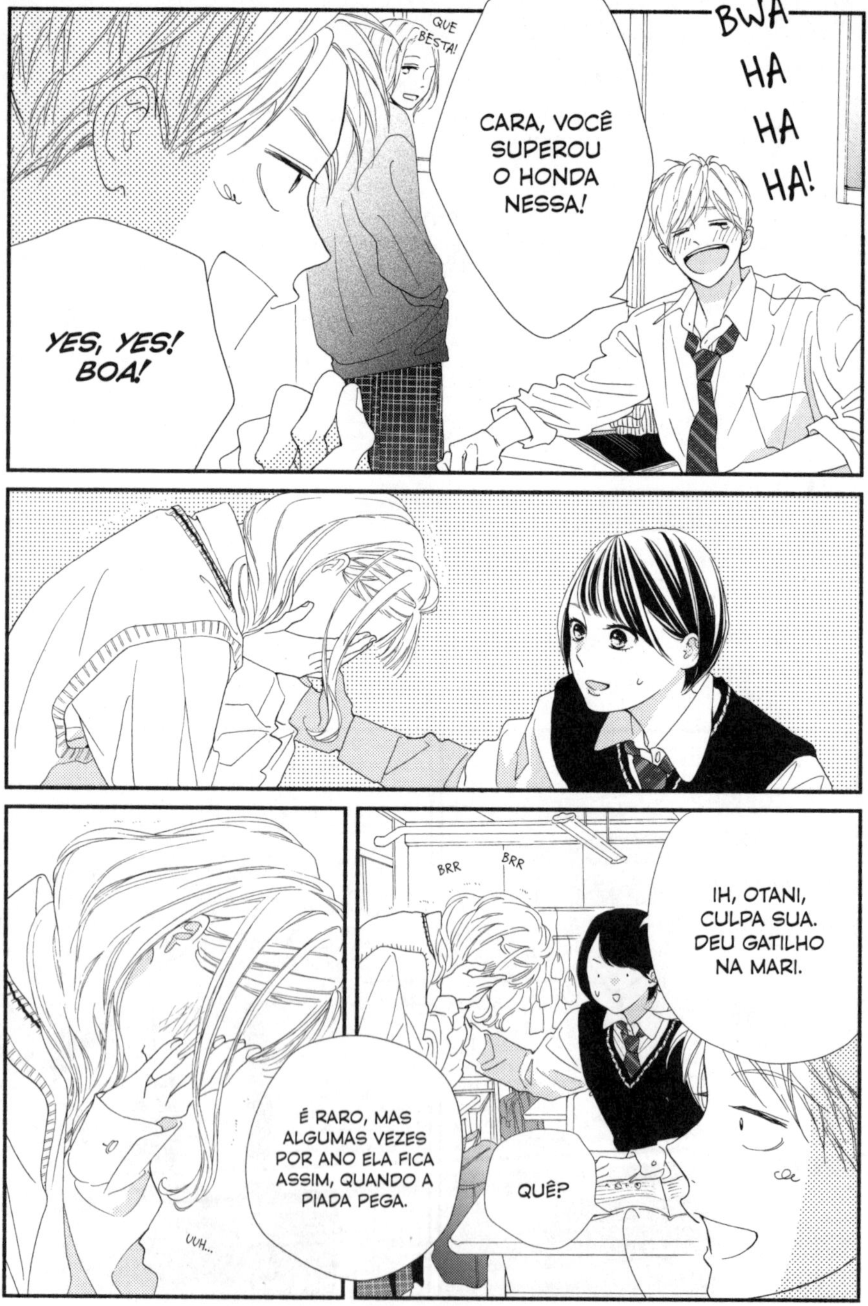
BWA HA HA HA!
CARA, VOCÊ SUPEROU O HONDA NESSA!
QUE BESTA!
YES, YES! BOA!
IH, OTANI, CULPA SUA. DEU GATILHO NA MARI.
BRR BRR
QUÊ?
É RARO, MAS ALGUMAS VEZES POR ANO ELA FICA ASSIM, QUANDO A PIADA PEGA.
UUH...

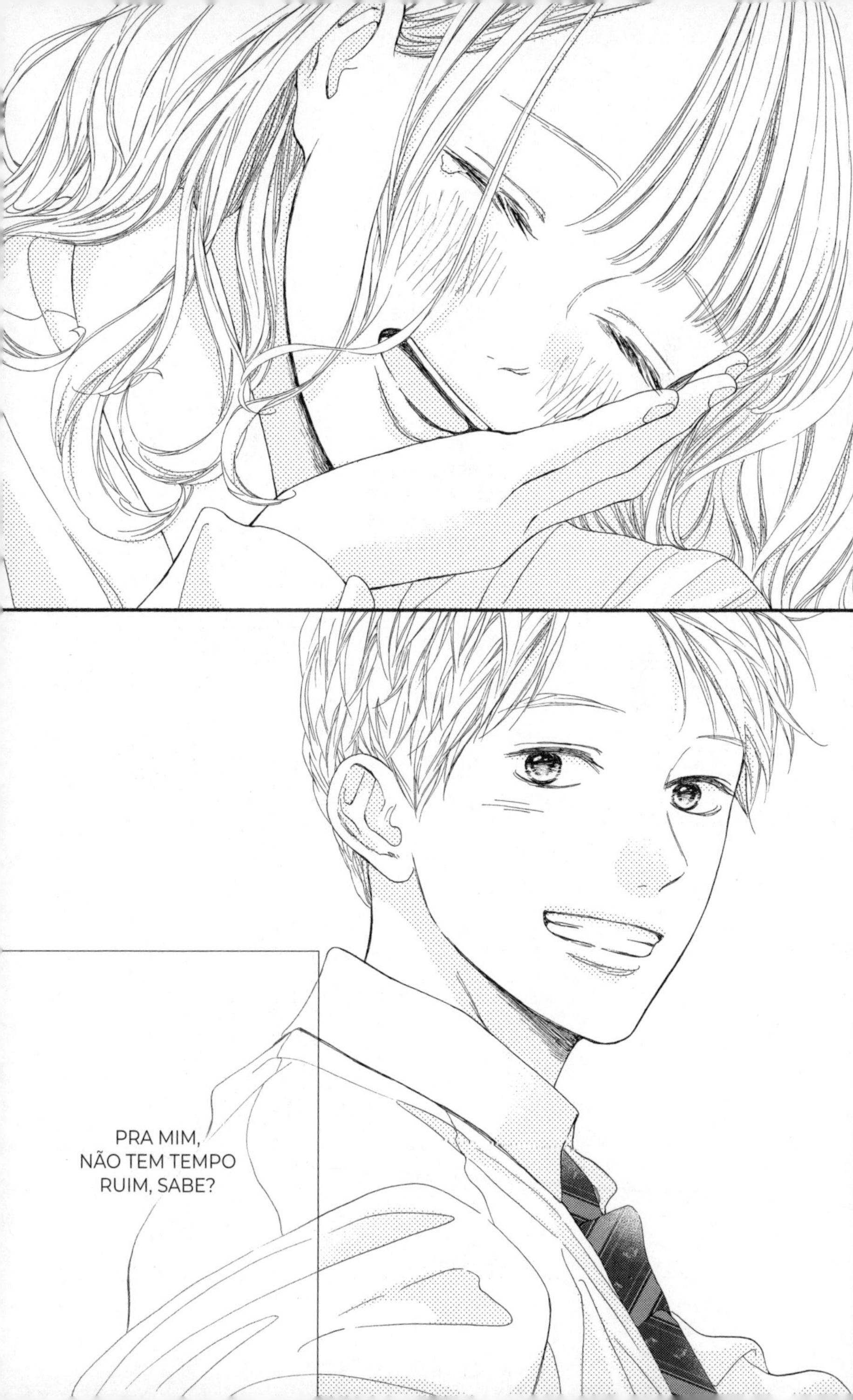
PRA MIM,
NÃO TEM TEMPO
RUIM, SABE?

POSSO VIVER
MAIS MIL ANOS
SÓ DE TER UM
SORRISO SEU.

“Foi olhando para você...”

"Foi olhando para você..."

"Foi olhando para você..."

きみの横顔を見ていた

CONTINUA NO VOLUME 2.

Muito obrigada por terem lido o volume 1 de Foi Olhando Para Você...!

Ficarei muito feliz se voltarem nos próximos volumes também para darem uma espiada na vida desses quatro simpáticos: Hikari, Otani, Mari e Asagiri.

Aguardo ouvir seus comentários e perguntas sobre a obra!

✉ Endereço: Editora Kodansha
Código postal: 112-8001
Tóquio, distrito de Bunkyo-ku, Otowa – 2-12-21
Redação da revista Bessatsu Friend – Aos cuidados de Rumi Ichinohe.

A todos que estiveram envolvidos com esta série... o meu muito obrigada!

Meu editor

Colaboradores na arte

Okayasu

Kurume

Yukikawa

Escola de Ensino Médio Omiya Koryo Koutou Gakkou;
Escola de Ensino Médio para garotas Urawa Daiichi Joshi Koutou Gakkou;
Yokohama Kurikoan, loja Omiya Lumine I.

Todos os professores e alunos da minha antiga escola

E, principalmente **você!**

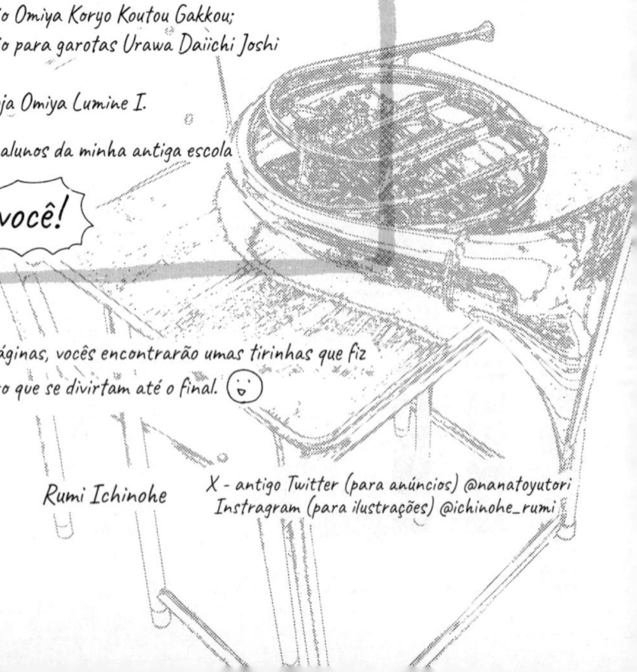

← Nas próximas páginas, vocês encontrarão umas tirinhas que fiz de brinde. Espero que se divirtam até o final. (ᵔᗜᵔ)

Rumi Ichinohe

X - antigo Twitter (para anúncios) @nanatoyutori
Instragram (para ilustrações) @ichinohe_rumi

NO INTERVALO COM A HIKARI (1)

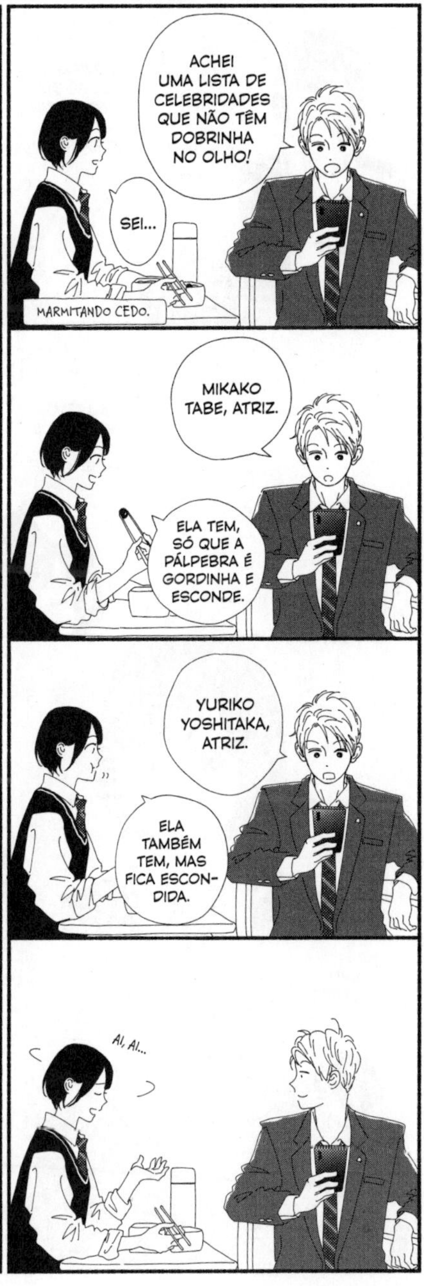
ACHEI UMA LISTA DE CELEBRIDADES QUE NÃO TÊM DOBRINHA NO OLHO!
SEI...
MARMITANDO CEDO.
MIKAKO TABE, ATRIZ.
ELA TEM, SÓ QUE A PÁLPEBRA É GORDINHA E ESCONDE.
YURIKO YOSHITAKA, ATRIZ.
ELA TAMBÉM TEM, MAS FICA ESCON-DIDA.
AI, AI...

NO INTERVALO COM A HIKARI (2)

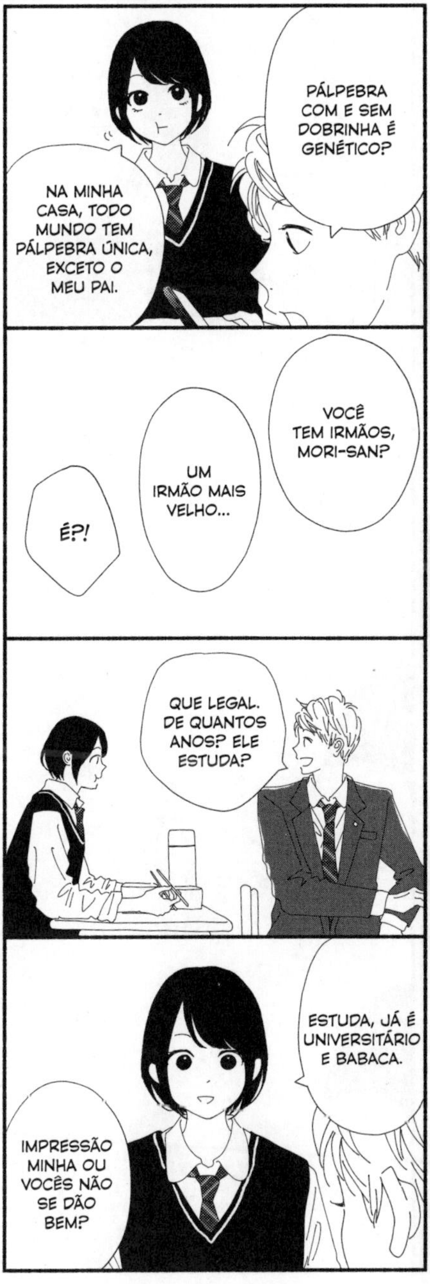
PÁLPEBRA COM E SEM DOBRINHA É GENÉTICO?
NA MINHA CASA, TODO MUNDO TEM PÁLPEBRA ÚNICA, EXCETO O MEU PAI.
VOCÊ TEM IRMÃOS, MORI-SAN?
UM IRMÃO MAIS VELHO...
É?!
QUE LEGAL. DE QUANTOS ANOS? ELE ESTUDA?
ESTUDA, JÁ É UNIVERSITÁRIO E BABACA.
IMPRESSÃO MINHA OU VOCÊS NÃO SE DÃO BEM?

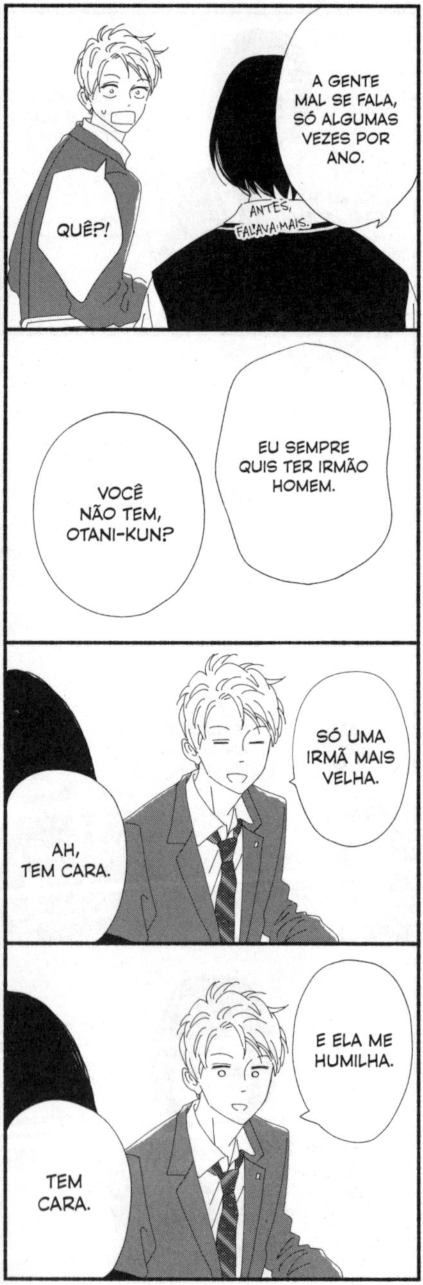
A GENTE MAL SE FALA, SÓ ALGUMAS VEZES POR ANO.
ANTES, FALAVA MAIS.
QUÊ?!
EU SEMPRE QUIS TER IRMÃO HOMEM.
VOCÊ NÃO TEM, OTANI-KUN?
SÓ UMA IRMÃ MAIS VELHA.
AH, TEM CARA.
E ELA ME HUMILHA.
TEM CARA.

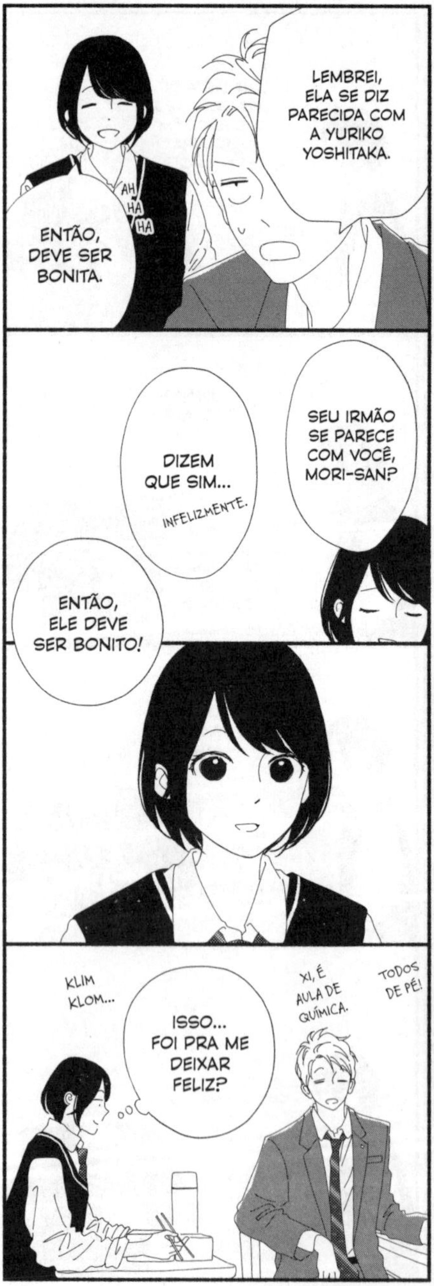
LEMBREI, ELA SE DIZ PARECIDA COM A YURIKO YOSHITAKA.
AH HA HA
ENTÃO, DEVE SER BONITA.
SEU IRMÃO SE PARECE COM VOCÊ, MORI-SAN?
DIZEM QUE SIM...
INFELIZMENTE.
ENTÃO, ELE DEVE SER BONITO!
TODOS DE PÉ!
XI, É AULA DE QUÍMICA.
ISSO... FOI PRA ME DEIXAR FELIZ?
KLIM KLOM...

NO INTERVALO COM O OTANI (1)

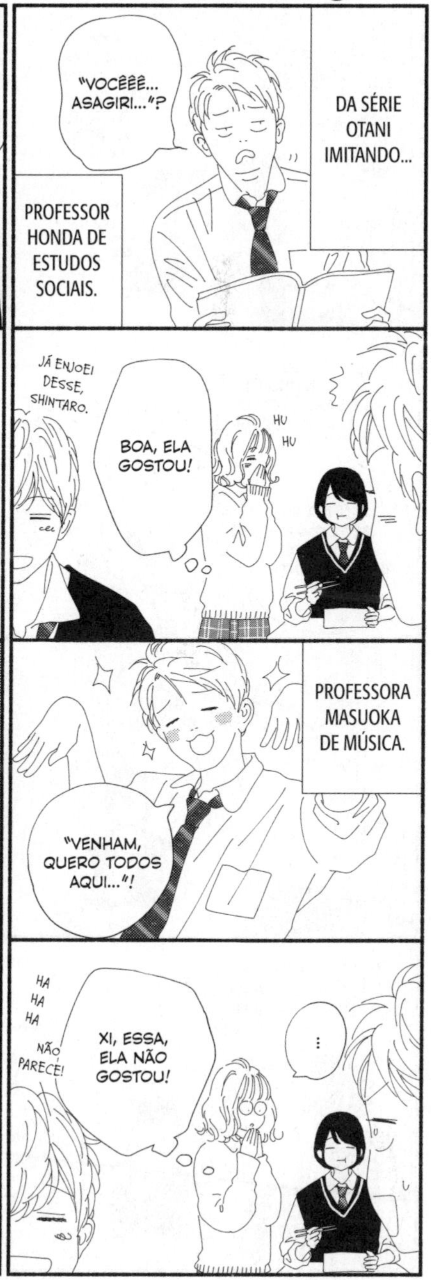
DA SÉRIE OTANI IMITANDO...
"VOCÊÊÊ... ASAGIRI..."?
PROFESSOR HONDA DE ESTUDOS SOCIAIS.
JÁ ENJOEI DESSE, SHINTARO.
HU HU
BOA, ELA GOSTOU!
PROFESSORA MASUOKA DE MÚSICA.
"VENHAM, QUERO TODOS AQUI..."!
...
HA HA HA
NÃO PARECE!
XI, ESSA, ELA NÃO GOSTOU!

NO INTERVALO COM O OTANI (2)

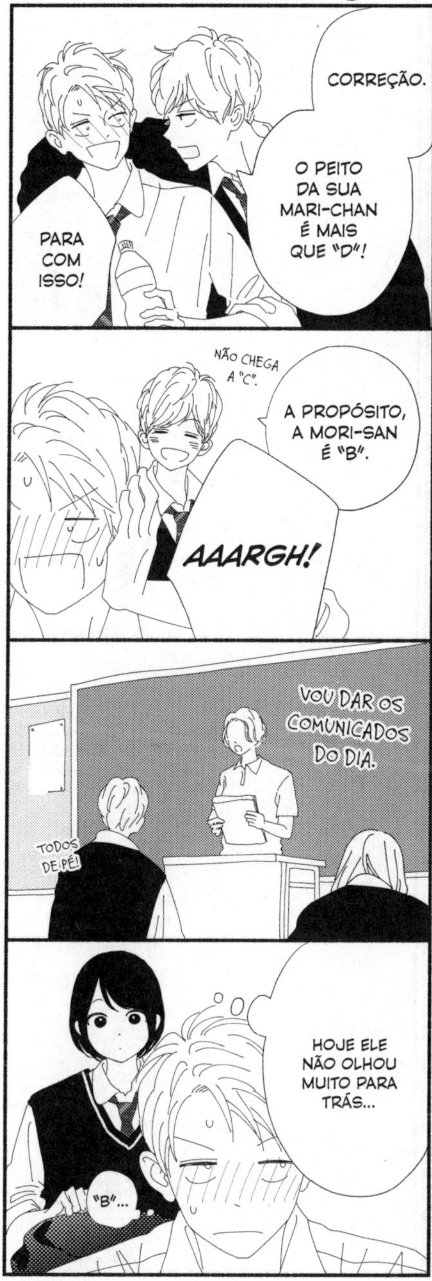
CORREÇÃO.
O PEITO DA SUA MARI-CHAN É MAIS QUE "D"!
PARA COM ISSO!
NÃO CHEGA A "C".
A PROPÓSITO, A MORI-SAN É "B".
AAARGH!
VOU DAR OS COMUNICADOS DO DIA.
TODOS DE PÉ!
HOJE ELE NÃO OLHOU MUITO PARA TRÁS...
"B"...

NO INTERVALO COM O OTANI 3

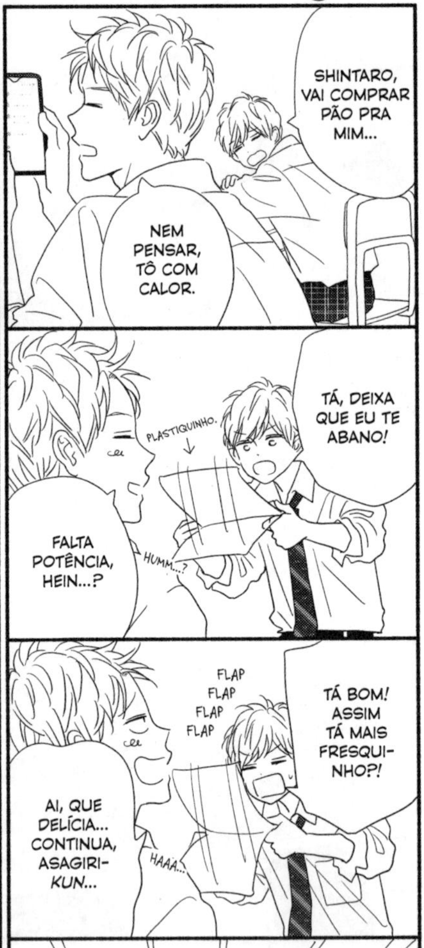
SHINTARO, VAI COMPRAR PÃO PRA MIM...
NEM PENSAR, TÔ COM CALOR.
TÁ, DEIXA QUE EU TE ABANO!
PLASTIQUINHO.
FALTA POTÊNCIA, HEIN...?
HUMM...?
FLAP FLAP FLAP FLAP
TÁ BOM! ASSIM TÁ MAIS FRESQUINHO?!
AI, QUE DELÍCIA... CONTINUA, ASAGIRI-KUN...
HAAA...
PLEEEFT!

NO INTERVALO COM O OTANI 4

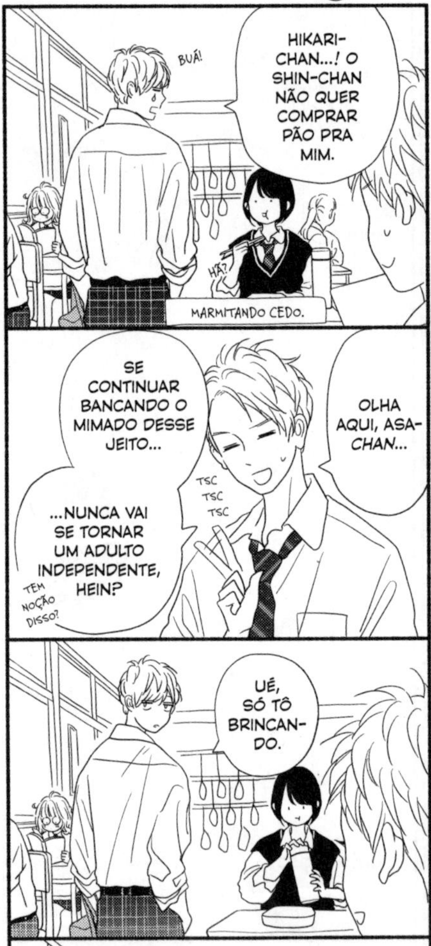
BUÁ!
HIKARI-CHAN...! O SHIN-CHAN NÃO QUER COMPRAR PÃO PRA MIM.
HÃ?
MARMITANDO CEDO.
OLHA AQUI, ASA-CHAN...
SE CONTINUAR BANCANDO O MIMADO DESSE JEITO...
TSC TSC TSC
...NUNCA VAI SE TORNAR UM ADULTO INDEPENDENTE, HEIN?
TEM NOÇÃO DISSO?
UÉ, SÓ TÔ BRINCANDO.
EU, HEIN. POR QUE AS SALAS DE AULA DOS CALOUROS TÊM QUE SER NO QUARTO ANDAR, HEIN? QUE PREGUIÇA...

Glossário

Página 10:

Os honoríficos japoneses no ambiente escolar:

-san (さん)
Esse é o honorífico coringa. O uso na forma [Sobrenome]-san não tem erro, é respeitoso para lidar com conhecidos e desconhecidos, com formalidade e simpatia na dose certa.

-san (さん) / **-kun** (くん)
Contudo, entre colegas de sala de aula, as mulheres costumam ser tratadas de [Sobrenome]-san e, os homens, de [Sobrenome]-kun, que é um honorífico considerado masculino, com algumas exceções.

-kun (くん) / **-chan** (ちゃん)
Com um pouco mais de amizade, as amigas podem se chamar de [Nome]-chan ou só o nome, assim como os amigos podem se chamar de [Nome]-kun ou só o nome. No entanto, um garoto só pode chamar uma garota de [Nome]-chan ou só o nome quando tiver um relacionamento muito próximo com ela, pois denota um carinho especial. Muitas vezes, começar a chamar pelo nome representa uma aproximação muito grande entre as partes.

-senpai (先輩)
Outra palavra importante no ambiente escolar é o senpai (先輩), que significa "veterano". Usada na forma [Sobrenome]-senpai, a palavra torna-se um honorífico neutro para chamar alguém de qualquer ano acima do seu.
Agora, apesar de a palavra kouhai (後輩) existir como antônimo de senpai, indicando alguém de qualquer ano abaixo do seu, ela não costuma ser usada como honorífico. Um senpai chama o kouhai de [Sobrenome ou nome]-san, -kun, -chan ou até mesmo sem honorífico.

A autora tem uma obra chamada Kimi wa Kawaii Onna-no-ko (em tradução livre: "Você é uma linda garota", ou You're so Sweet Girl), apelidada de "KimiKawa". É sobre uma garota chamada Tsugumi Koeda que, de tão mignonzinha e magra, parece um graveto (por acaso, seu sobrenome Koeda significa justamente "graveto"). Esse é o maior complexo da vida dela e é algo que inibiu sua feminilidade. Até que aparece o Masamune, um garoto popular e espontâneo, que a conhece e a relação dos dois começa a despertar a feminilidade adormecida da protagonista.
Nesta história, a autora se autoparodiou e criou o "KimiKawa" ou Kimi mo Kawaii Onna-no-ko (em tradução livre: "Você também é uma linda garota", ou You're Sweet Girl Too).

Na versão original dessa paródia, o rival do mocinho Masamune é o Kiyodou, e a melhor amiga da protagonista é a En-chan, aqui substituídos por Takamune, Kiyodoh e Yun-chan.

Palcy é um aplicativo real de leitura online de mangás administrado pela editora japonesa Kodansha, na qual a autora também publica seus trabalhos.

Página 12:

A ansiedade pelas 19h faz referência ao funcionamento do aplicativo Palcy. Os tíquetes de leitura online gratuita são liberados duas vezes por dia, às 7h e 19h, horário esperado com ansiedade pelas leitoras.

A origem do apelido Pi-chan vem do nome Hikari, que significa "luz" ou "luz elétrica" e a onomatopeia para o brilho da luz é "pika, pika".

Página 16:

Yorushika (ヨルシカ), dupla japonesa de pop-rock formada em 2017.

Spitz (スピッツ), banda japonesa de pop rock formada em 1987. Fizeram grande sucesso na década de 1990.

Página 22:

O personagem Shintaro Otani tem seu nome associado em alguns trechos com o nome de Shohei Ohtani (大谷翔平, 1994 –), o jogador japonês de beisebol do Los Angeles Dodgers, time da liga profissional americana desde 2023.

Página 25:

Imagem & Palavra é tradução livre para o jogo E-Shiritori (絵しりとり), literalmente, "corrente de palavras com imagens". O jogador deve desenhar uma imagem que represente uma palavra e o jogador seguinte deve desenhar outra imagem de uma palavra que comece com a última sílaba da palavra anterior, assim sucessivamente.

Página 58:

Produtos para pálpebra dupla são produtos cosméticos para a área dos olhos que auxiliam na criação de dobrinhas na pele da pálpebra superior, simulando olhos ocidentais que costumam ter essa linha naturalmente. O produto mais conhecido é o Eye Putti, uma cola cosmética, que virou sinônimo desses produtos. Também há no formato de fita adesiva.

Página 64:

Yokohama Kurikoan (desde 1938) é uma doceria japonesa especializada no taiyaki (たい焼き), um doce tradicional com massa de farinha de trigo e recheio de anko, assado no formato de um peixe chamado tai (pargo), que é considerado auspicioso e servido em momentos de celebração, mas o doce mesmo é uma iguaria do dia a dia.

Anko é a denominação geral do recheio de doces feito de feijão azuki cozido com açúcar. O anko servido com os grãos ainda íntegros é chamado de tsubu-an; quando é liso, passado na peneira, é o koshi-an; e se o grão azuki usado for maior, é chamado de ogura-an.

Página 70:

A embalagem entregue pelo personagem é uma famosa barra de cereal chamada CalorieMate, fabricada pela Farmacêutica Otsuka desde 1983.

Página 108:

O Meu Vizinho Totoro, filme de 1988 do Studio Ghibli. Mei é a irmã mais nova da dupla de personagens do filme.

Página 153:

O tamanho dos seios femininos no Japão é comumente referido por uma medida chamada taça ou copa (cup), que é definida subtraindo-se a medida do diâmetro das costas, na altura logo abaixo dos seios, da medida do diâmetro do ponto mais alto do busto. O resultado é representado por letras do alfabeto, sendo a taça "AA" a que apresenta menor diferença, por volta de 7 centímetros; taça "A", por volta de 10 centímetros; taça "B", por volta de 12 centímetros; taça "C", por volta de 15 centímetros; taça "D", por volta de 17 centímetro, e assim por diante, ou seja, quanto mais se avança no alfabeto, maior é o tamanho do bojo do seio.

Página 164:

Sakamichi Series ou "Série Ladeiras" é a denominação de uma franquia de grupos de idols japonesas, geralmente formados por dezenas de garotas jovens e selecionadas que cantam e dançam. A franquia foi idealizada pelo produtor musical Yasushi Akimoto e o nome dos grupos são padronizados em nomes de ladeiras (-saka ou -zaka, em japonês), a saber: Nogizaka46, Sakurazaka46, Hinatazaka46 e assim por diante. Estar no "centro" desses grupos significa lugar de destaque para a idol.

Página 165:

Referência a Teto, animal fictício com aparência de raposa com esquilo, que acompanha a personagem principal Nausicaä na obra Nausicaä do Vale dos Ventos (mangá de 1982 e filme de animação de 1984) de Hayao Miyazaki pelo Studio Ghibli.

Página 199:

Gogo no Kyouryu (午後の恐竜, 1968), em tradução livre "Tarde com Dinossauros", é um miniconto de ficção científica do escritor japonês Shin'ichi Hoshi (星新一, 1926 – 1997), considerado o "deus dos minicontos". Um dia, repentinamente, dinossauros ressurgem no mundo! Mas eles não eram tocáveis, eram apenas imagens tridimensionais muito reais. As pessoas que, de início se assustaram, acabaram se acostumando a conviver com as imagens entre elas e até apreciando assistir ao cotidiano daquelas imensas criaturas. Mas alguns ainda se questionavam o que significava o retorno delas à Terra e...

Página 215:

Ninzaburo Furuhata (古畑任三郎) é um personagem icônico da teledramaturgia japonesa que dá nome a uma série novelística do canal Fuji TV. Estreou em 1994 e gerou muitas outras temporadas e especiais até 2008. Ninzaburo é um inspetor de polícia que, com sua sagacidade e poder de oratória, resolve os mais complicados casos criminais, em sua maioria homicídios. Protagonizado pelo ator Masakazu Tamura (1943 – 2021) com seu ar de galã e jeito blasé de falar, tornou-se um fenômeno no Japão, imitado por muitos.

Kouki Mitani (三谷幸喜, 1961 –) é roteirista de "Ninzaburo Furuhata" e muitas outras novelas, além de diretor de filmes de grande sucesso, como A Hora Mágica (The Magic Hour, 2008). É conhecido pela sua personalidade extrovertida.

Página 216:

Shintaro Imaizumi é personagem da novela "Furuhata Ninzaburo". Como policial da homicídios, ele é bem atrapalhado, covarde e parece incompetente, mas é o coadjuvante de Ninzaburo que fornece os ganchos para ele resolver os casos.

Página 231:

A faixa atrás do personagem traz a expressão Hyakusetsu Futou (百折不撓), que significa "nem cem fracassos me farão desistir" e é uma das preferidas a serem usadas por torcidas em partidas esportivas.

Página 259:

O porco agridoce ou subuta (酢豚) é uma versão japonesa desse prato chinês, mas com a carne de porco frita e o molho avinagrado bem espesso. Na novela, o prato predileto de Ninzaburo Furuhata é esse porco agridoce, que vira e mexe aparece na história. Não há confirmação textual de qual seria o episódio referido nessa página, mas é provável que seja o episódio 8 da 1ª temporada, em que um homicídio acontece dentro de um trem-bala e Ninzaburo se anima a realizar um sonho, que é o de comer uma marmita de porco superagridoce que só servem dentro do trem-bala, porém, a marmita estava em falta e ele se conforma em comer, emburrado, um porco agridoce normal.

Página 260:

Ichiro Suzuki (鈴木一郎, 1973 –) é outro jogador japonês de beisebol muito famoso por ter atuado na liga principal dos Estados Unidos desde 2001. Ficou mais de uma década no time de Seattle Mariners, passou por outro times por um curto espaço de tempo e terminou a carreira novamente no Seattle Mariners, em 2019.

hando

você...

"Foi olhando para você..."

“Foi olhando para você...”

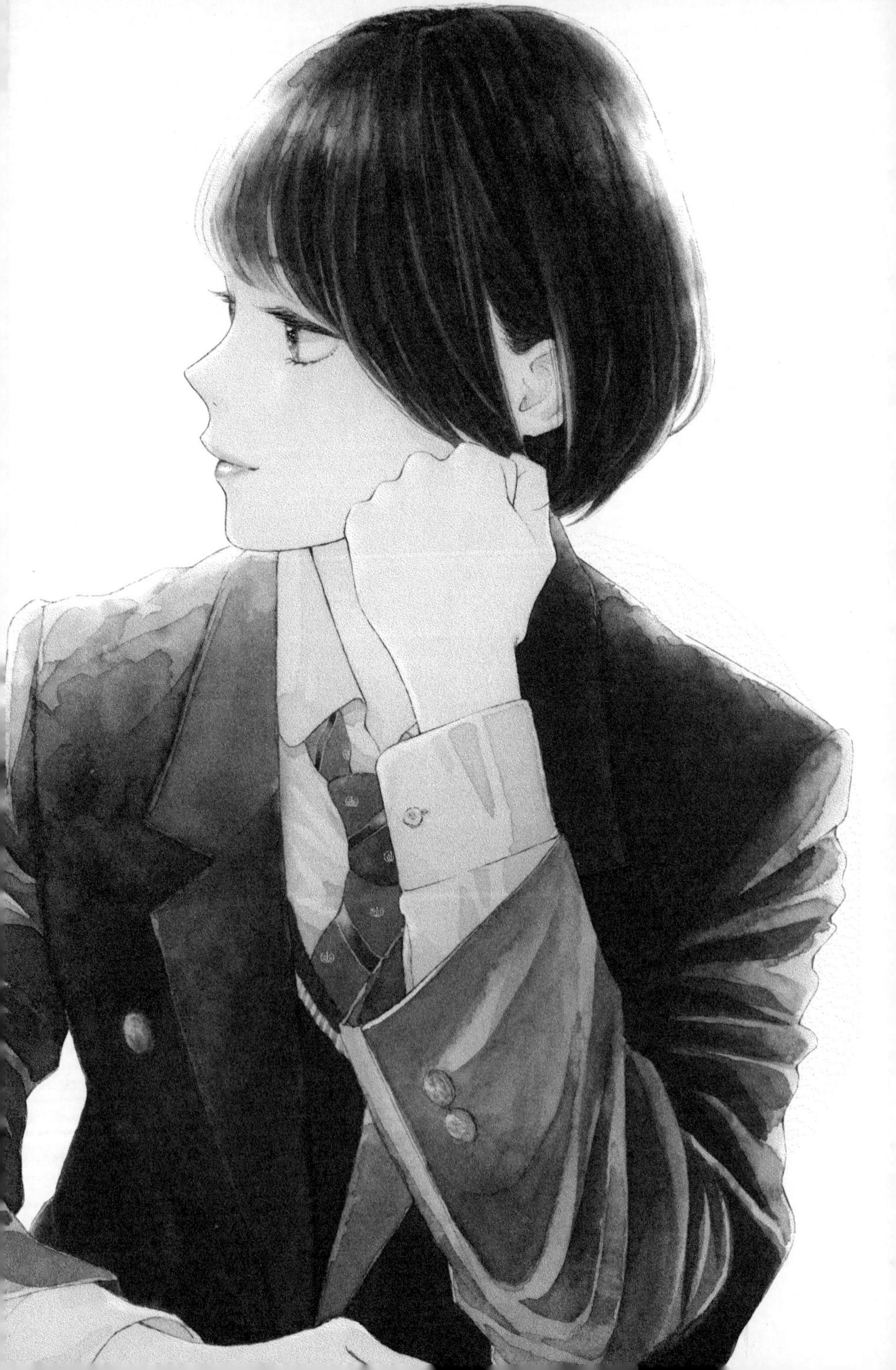

Taverna do Rei®

Direção editorial: Felipe Carvalho

Supervisão editorial: Bruno Moura

Tradução: Drik Sada

Edição, letras e diagramação: Max Andrade

Assistentes de edição: Julia Menezes e Christopher Bahamondes

Revisão: Fakada Chinaski

Impressão e acabamento: Corprint Gráfica e Editora LTDA.

Setembro/2025

editora.tavernadorei.com.br
youtube.com/@EditoraTavernadoRei
instagram.com/@EditoraTavernadoRei
editora@tavernadorei.com.br

KODANSHA

Dados Internacionais de Catalogação na Publicação (CIP)

I16 Ichinohe, Rumi

Foi olhando para você: volume 1 / Rumi Ichinohe ; tradução Drik Sada - São Paulo : Taverna do Rei, 2025.
288p.; il.

Tradução de: Kimi no yokogao o miteita.
ISBN 978-65-981381-9-6

1. 1. Ficção japonesa 2. Histórias em quadrinhos I. Sada, Drik II. Título

CDD 741.5
CDU 741.5: 821.521

Índices para catálogo sistemático:
1. Histórias em quadrinhos 741.5
Elisa Machado Alves Corrêa – Bibliotecária – CRB-7/6314

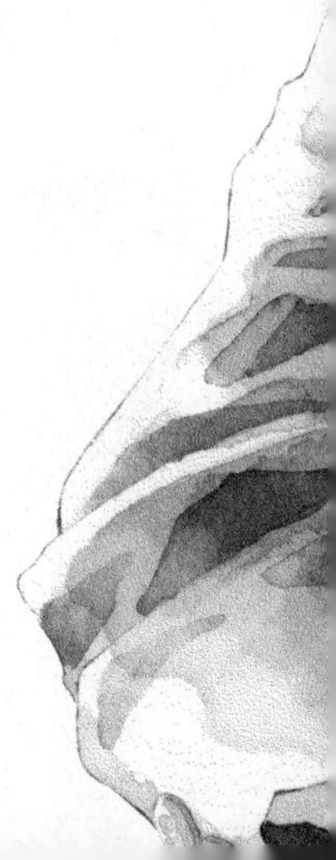

ATENÇÃO!

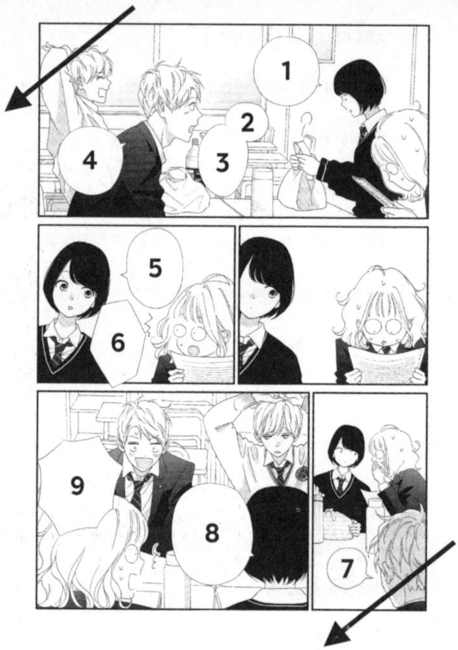

Foi olhando para você...
é um mangá.

Originalmente publicado no Japão, possui o sentido de leitura oriental e, portanto, esta é a última página deste livro.

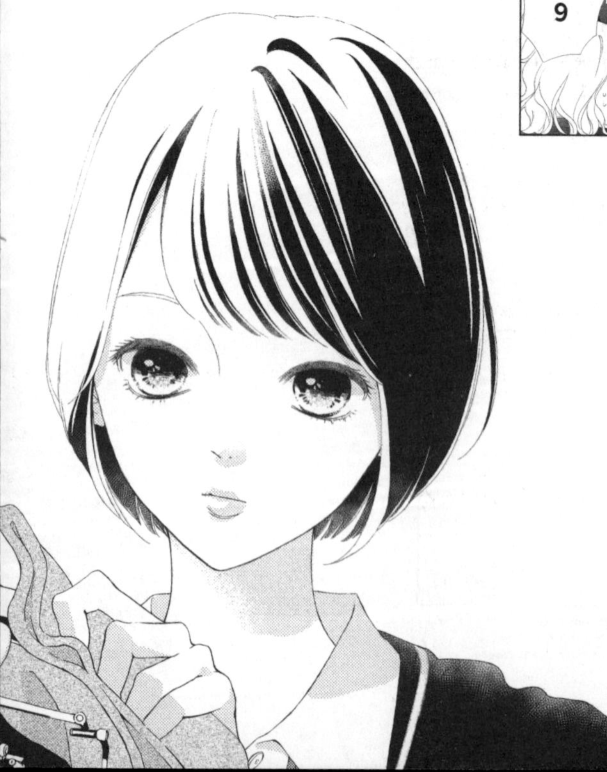

Inicie do outro lado e siga os balões e quadros de cima para baixo, como de costume, mas com a leitura da direita para a esquerda, conforme o exemplo acima.

Boa leitura!